妊娠高血圧症候群の診療指針 2015

Best Practice Guide

■編集
日本妊娠高血圧学会

JSSHP

MEDICAL VIEW

本書では，厳密な指示・副作用・投薬スケジュール等について記載されていますが，これらは変更される可能性があります。本書で言及されている薬品については，製品に添付されている製造者による情報を十分にご参照ください。

Best Practice Guide 2015 for Care and Treatment of Hypertension in Pregnancy
(ISBN978-4-7583-1247-9 C3047)

Editor : Japan Society for the Study of HYPERTENSION IN PREGNANCY

2015. 4. 1 1st ed

©MEDICAL VIEW, 2015
Printed and Bound in Japan

Medical View Co., Ltd.
2-30 Ichigayahonmuracho, Shinjuku-ku, Tokyo, 162-0845, Japan
E-mail ed@medicalview.co.jp

◆◆ 刊行にあたって ◆◆

　2009年に日本妊娠高血圧学会は『妊娠高血圧症候群(PIH)管理ガイドライン』を当時学会理事長であった佐藤和雄先生ならびに多くの委員の献身的な支援により，メジカルビュー社から刊行しました。

　本管理ガイドラインは2009年当時のbest practiceをCQ形式で，しかもエビデンスレベルの質的評価ならびに，推奨の基準も付記したものでした。臨床上，きわめて有用な情報を提供し，多くの産婦人科医，内科医に利用され，全国の医療施設間のレベル格差を少なくし，妊娠高血圧症候群に罹患した母子の救命に貢献してきました。

　しかし，発刊以降に多くの新しいエビデンスが報告されたため，妊娠高血圧症候群の管理法につき再検討し，この度，『妊娠高血圧症候群の診療指針2015 Best Practice Guide』と名称を変更して発刊することにいたしました。改訂にあたっては江口勝人前理事長，山崎峰夫常任理事，高木健次郎常任理事をはじめ，多くの委員の協力のもと，合計17回のガイドライン委員会が開催され，4回のコンセンサスミーティングも行い，その都度，修正を行い，現時点でのbest practiceを産科医，内科医に臨床で実践していただけるようになりました。

　出産年齢が高齢化するに従い，高血圧合併妊娠や加重型妊娠高血圧腎症ならびに腎疾患合併妊娠症例が増加しており，産科医と内科医が協力して治療に当たる機会も増えてきています。2011年にラベタロールとニフェジピンの添付文書が改訂され，妊婦(ニフェジピンは妊娠20週以降)に投与可能となったため，本診療指針でも改訂されています。また日本脳神経外科学会，日本産科婦人科学会，日本妊娠高血圧学会で議論している妊産婦脳卒中委員会での内容も追加し，高血圧緊急症としての降圧薬の選択法も追加しました。2014年には日本高血圧学会による『高血圧治療ガイドライン2014』が作成されましたが，本診療指針でも，その内容と整合性を図っています。さらに家庭血圧についても記載されています。今後，妊娠高血圧症候群の予知，管理に家庭血圧測定は重要な方法となることが考えられますが，現時点での知見を整理しています。その他，多くの新CQや，従来のCQの改訂を行っておりますので，ぜひとも本書をご利用いただき，臨床に活用していただきたいと思います。

　終わりに，本書の刊行のために絶大なる尽力をされたメジカルビュー社の浅見直博氏，清澤まや氏，日本妊娠高血圧学会事務局の角田怜子氏に感謝申し上げます。

平成27年2月吉日

日本妊娠高血圧学会
理事長　齋藤　滋

◆◆ 序　文 ◆◆

　1980年，妊娠中毒症（当時の病名）について，専門的に議論する場を提供することを目的として誕生したのが「妊娠中毒症研究会」である。その後次第に同好の志が増加して「日本妊娠中毒症学会」と発展的に改称し，学会雑誌を刊行するに至った。海外の動向に鑑み，2005年従来の「妊娠中毒症」から「妊娠高血圧症候群（Pregnancy induced Hypertension；PIH）」と病名・定義・分類を改訂したことを契機に，学会名も「日本妊娠高血圧学会」と変更した。

　大きな変革に携わったわれわれは，病名変更が医療現場で混乱を起こすことを最も懸念した。出産をめぐる医療訴訟が連日マスコミで報道され，産科医療が崩壊の危機に直面していた頃でもある。この時，①周産期医療のさらなる向上に寄与すること，②妊娠高血圧症候群に関する海外の文献を整理ならびに客観的評価を行い，エビデンスレベルを設定すること，③妊娠高血圧症候群患者に対して適切な対応（治療）法を選択する基本情報となること，等を目的としてガイドラインを作成した。

　2009年メジカルビュー社から『妊娠高血圧症候群（PIH）管理ガイドライン2009』として発行され，国内に広く妊娠高血圧症候群に関するメッセージを発信するとともに，医療現場で大いに役立ったものと確信している。ただ，出版のタイムリミットの関係から，作成委員会で十分議論が尽くされていない項目もあったので，ガイドライン刊行後間もなく，次の改訂版の準備を進めてきた。

　ガイドラインは，医療情報を提供するものであり，決して医師を拘束するものではないことを明確にする意味で，『妊娠高血圧症候群の診療指針2015　Best Practice Guide』とした。今回の刊行に際しては，日本妊娠中毒症学会当時からの盟友である山崎峰夫，高木健次郎両委員長（ガイドライン改訂委員会）ならびに委員および参加された内科の先生方の並々ならぬ御努力の結晶であることを記しておきたい。

　終わりに，本書上梓に際して絶大なる御理解と御助力を賜ったメジカルビュー社，浅見直博氏，清澤まや氏に深い謝意を表する。

平成27年2月

日本妊娠高血圧学会
前理事長　江口勝人

◆◆ 第1版序文 ◆◆

　2004年(平成16年)妊娠中毒症と呼称されていた疾患が妊娠高血圧症候群(PIH)との名称に変更され，定義・分類も新しいものに変わった。これまで妊娠高血圧症候群(PIH)の病因・病態に関する研究は極めて精力的に進められてきたが，その管理・取扱・治療について解説書など十分な指針となるものがほとんどなかったことは産科臨床上残念であったと言わざるを得ない。この度名称・定義・分類が新たに定まり産科臨床に定着しつつあることに鑑み，日本妊娠高血圧学会としてその診療における管理・治療の指針を示すためにガイドラインの作成を計画した。2004年(平成16年)は，わが国での"妊娠中毒症"研究が，研究会または学会のような組織を基盤として進められるようになって25年が経過した年に当たっており，その間の歴史と新しい定義・分類をまとめ解説した日本妊娠高血圧学会編集の『妊娠中毒症から妊娠高血圧症候群へ—過去から未来へ—』(2005年，メジカルビュー社)が出版された。これまで病因・病態の研究は精力的に行われてきたが管理・治療に関して総合的，統一的な指針作りの努力について見るべきものがあったとは言い難い。定義・分類も新たに決まり病名も変わった現在，その治療指針を作成する機会としては極めて時宜を得たものであるといえよう。残念ながら未だ病因の本態論も混沌としており治療法について十分なエビデンスも得にくい状況下にあるが，平成17年3月19日開催の第1回から平成20年10月4日の最終回まで実に28回のガイドライン委員会が開催され，延べ約90時間の議論検討を経てようやく成案に漕ぎ着けることができ，本ガイドラインを上梓することができた。その間の委員の努力と忍耐に衷心より感謝したい。委員の大部分が東京以外の遠方からほとんど手弁当で参加してもらったことにも深甚な感謝の念を表したい。

　ガイドラインの内容の公表，検討と承認は，日本妊娠高血圧学会のホームページへの掲載と会員からの意見聴取ならびに第28回，第29回日本妊娠高血圧学会(伊藤会長，松山および佐藤章会長，福島)で教育講演(理事長講演)として行われ，第29回日本妊娠高血圧学会理事会，評議員会で承認可決され，ここにメジカルビュー社から刊行された。今後この妊娠高血圧症候群(PIH)の管理・治療のガイドラインが基準指針の一つとして産科臨床家に利用され，わが国での妊娠高血圧症候群(PIH)の予後に格段の進歩改善がみられ，本邦での多くのエビデンスが集積されることを祈念するものである。さらにそれら集積されたエビデンスを用いてある期間の後日本妊娠高血圧学会として改訂を行うことを予定したい。

　終わりに，本書の刊行のために絶大なる尽力をされたメジカルビュー社の原鎮夫，清澤まや，浅見直博各氏に感謝したい。

平成21年2月吉日

日本妊娠高血圧学会
理事長　**佐藤和雄**

妊娠高血圧症候群の診療指針 2015 − Best Practice Guide −

■ 編　集　　日本妊娠高血圧学会

■ ガイドライン改訂委員会

委員長	高木健次郎	常任理事
委員長	山崎　峰夫	常任理事
委員	齋藤　　滋	理事長
	鈴木　洋通	常任理事
	関　博之	常任理事
	竹田　　省	常任理事
	大野　泰正	理事
	杉村　　基	理事
	鈴木　佳克	理事
	渡辺　員支	幹事長

■ 執筆者・編集協力者　（五十音順）

板倉　敦夫	順天堂大学医学部産婦人科学講座教授
今井　　潤	東北大学大学院薬学研究科医薬開発構想寄附講座教授
江口　勝人	特定医療法人鴻仁会岡山中央病院産婦人科周産期センター長
大口　昭英	自治医科大学産婦人科准教授
大野　泰正	大野レディスクリニック院長
甲賀かをり	東京大学大学院医学系研究科産婦人科学講座准教授
齋藤　　滋	富山大学医学薬学研究部産科婦人科学教室教授
杉村　　基	浜松医科大学医学部医学科産婦人科家庭医療学講座特任教授
杉本　充弘	日本赤十字社医療センター周産母子・小児センター顧問
鈴木　洋通	埼玉医科大学腎臓内科教授
鈴木　佳克	名古屋市立西部医療センター第二産婦人科部長
角倉　弘行	順天堂大学医学部麻酔科学・ペインクリニック講座教授
関　博之	埼玉医科大学総合医療センター総合周産期母子医療センター母体・胎児部門教授，副センター長
高木健次郎	自治医科大学附属さいたま医療センター周産期科教授，周産期母子医療センターセンター長
竹田　　省	順天堂大学医学部産婦人科学講座教授
竹田　善治	総合母子保健センター愛育病院産婦人科胎児診断部長
田中　幹二	弘前大学医学部附属病院周産母子センター准教授
田中　和東	大阪市立総合医療センター産科・婦人科医長
照井　克生	埼玉医科大学総合医療センター産科麻酔科教授
中本　　収	大阪市立総合医療センター産科部長
成田　一衛	新潟大学医歯学系腎・膠原病内科学教授

成瀬　勝彦	奈良県立医科大学産科婦人科学教室学内講師
牧野真太郎	順天堂大学医学部産婦人科学講座准教授
松田　義雄	国際医療福祉大学病院産婦人科・周産期センター教授
松原　茂樹	自治医科大学産婦人科教授
水上　尚典	北海道大学大学院医学研究科産科・生殖医学分野教授
三戸　麻子	国立成育医療研究センター周産期・母性診療センター母性内科医員，妊娠と薬情報センター
宮内　彰人	日本赤十字社医療センター第一産婦人科部長
三宅　秀彦	京都大学医学部附属病院遺伝子診療部特定准教授
村島　温子	国立成育医療研究センター周産期・母性診療センター主任副センター長，妊娠と薬情報センターセンター長
村山　敬彦	公益社団法人地域医療振興協会練馬光が丘病院産婦人科部長
目時　弘仁	東北大学東北メディカル・メガバンク機構地域医療支援部門周産期医学分野講師
森川　　守	北海道大学大学院医学研究科産科・生殖医学分野，周産母子センター講師
山崎　峰夫	医療法人社団純心会パルモア病院院長
山本　樹生	日本大学医学部産婦人科学系産婦人科学分野主任教授
山本　珠生	マミーローズクリニック医員
吉松　　淳	国立循環器病研究センター周産期・婦人科部長
渡辺　員支	愛知医科大学生殖・周産期母子医療センター准教授
渡辺　央美	国立成育医療研究センター妊娠と薬情報センター副センター長

■ 編集協力学会一覧

　　一般社団法人　日本脳神経外科学会
　　特定非営利活動法人　日本高血圧学会

妊娠高血圧症候群(PIH)管理ガイドライン 2009

● 編　集　　日本妊娠高血圧学会

● ガイドライン作成委員会

| 佐藤　和雄(委員長) | 日高　敦夫 | 中林　正雄 | 松田　義雄 | 江口　勝人 | 関　博之 |
| 三宅　良明 | 山崎　峰夫 | 高木健次郎 | 中本　　收 | 鈴木　佳克 | |

● 執筆者 (掲載順)

| 佐藤　和雄 | 三宅　良明 | 山崎　峰夫 | 竹田　善治 | 中林　正雄 | 関　博之 |
| 日高　敦夫 | 江口　勝人 | 松田　義雄 | 高木健次郎 | 鈴木　佳克 | 中本　　收 |

妊娠高血圧症候群の診療指針 2015 − Best Practice Guide −

目　次

刊行にあたって
序　文
第1版序文
ガイドライン改訂委員会／執筆者・編集協力者一覧
本診療指針の目的と使い方

I　妊娠高血圧症候群の基本的事項

1. preeclampsiaの病因・病態 ……………………………………… 18
2. 定義・分類 ………………………………………………………… 28
3. 妊娠高血圧と妊娠高血圧腎症の母児予後の差 ………………… 33
4. 妊娠蛋白尿についての考え方 …………………………………… 38
5. 浮腫に関する考え方 ……………………………………………… 40
6. リスク因子 ………………………………………………………… 42
7. 妊娠高血圧症候群の発症予知法 ………………………………… 48

II　診断の基礎

1. 血圧測定，高血圧の診断

- **CQ1**　外来での正しい血圧測定方法とその評価方法は？ ……… 52
- **CQ2**　妊婦の家庭血圧測定は？ …………………………………… 54
- **CQ3**　妊婦における自由行動下血圧測定方法とその意義は？ … 56
- **CQ4**　妊婦における白衣高血圧の診断は？ ……………………… 57

2. 蛋白尿の診断

- **CQ**　妊婦における蛋白尿の診断・評価は？ ……………………… 58

3. 妊婦健診での留意点

- **CQ**　妊娠高血圧症候群早期発見のために妊婦健診で注意すべき点は？ … 61

4. 鑑別診断

- **CQ**　高血圧合併妊娠と妊娠高血圧症候群の鑑別は？ …………… 63

III 発症予防

- **CQ1** カルシウム経口補充療法は妊娠高血圧症候群の発症予防に有用か？ … 64
- **CQ2** 低用量アスピリン療法は妊娠高血圧症候群の発症予防に有用か？ … 65

IV 妊婦管理

1. 母体評価

- **CQ1** 血圧の重症度評価は？ … 67
- **CQ2** 病的蛋白尿（1日300mg以上）を呈する妊婦の管理は？ … 68
- **CQ3** 中枢神経系の病態評価は？ … 72
- **CQ4** 血液凝固・線溶系マーカーによる母体評価は？ … 74
- **CQ5** 妊婦の心機能評価法は？ … 80
- **CQ6** 妊娠高血圧症候群発症前後の肝・代謝機能をどのように評価するか？ … 82

2. 胎児評価

- **CQ1** 妊娠高血圧症候群における胎児well-beingの評価は？ … 84
- **CQ2** 妊娠高血圧症候群の分娩前副腎皮質ホルモン投与は？ … 88

3. 非薬物療法

- **CQ1** 妊娠高血圧症候群に対する入院の適応は？ … 90
- **CQ2** 入院治療としての安静度の意義は？ … 90
- **CQ3** 妊娠高血圧症候群に対する食事療法：食塩，水分，カロリー摂取は？ … 91

4. 輸液療法

- **CQ** 妊娠高血圧症候群に対する輸液療法は？ … 93

5. 降圧薬療法

- **CQ1** 妊娠高血圧症候群に対する降圧薬療法の適応は？ … 94
- **CQ2** 妊娠高血圧症候群における降圧の範囲は？ … 95
- **CQ3** 妊娠高血圧症候群における降圧薬の選択とその使用法は？ … 97

6. 抗凝固療法

- **CQ** 妊娠高血圧症候群に関連した妊娠中の静脈血栓塞栓症（VTE）の予防的抗凝固療法は？ 妊娠中のVTE発症例の抗凝固療法は？ … 102

V 高血圧合併妊娠

1. 基本的知識
- **CQ** 高血圧合併妊娠とは？ 高血圧合併妊娠の分類は？ 母児の予後は？ ……108

2. 降圧薬療法
- **CQ1** 高血圧合併妊娠の降圧薬療法開始の基準血圧と降圧目標値は？ ……111
- **CQ2** 実際の投与薬剤と使用方法は？ ……111
- **CQ3** 妊娠前から降圧薬を服用している場合の対応は？ ……111

3. 加重型妊娠高血圧腎症の診断と管理
- **CQ** 加重型妊娠高血圧腎症の早期発見，診断，管理のポイントは？ ……116

4. 高血圧合併妊娠，加重型妊娠高血圧腎症の分娩時期，分娩後の管理
- **CQ1** 高血圧合併妊娠，加重型妊娠高血圧腎症の分娩時期は？ ……118
- **CQ2** 高血圧合併妊娠，加重型妊娠高血圧腎症の分娩後の管理は？ ……119

VI 腎疾患合併妊娠

- **CQ1** 妊娠前から腎疾患を合併している患者が妊娠した場合のカウンセリングは？ ……120
- **CQ2** 腎機能の重症度の診断は？ ……121
- **CQ3** 腎疾患合併の妊娠許可条件は？ ……122
- **CQ4** ネフローゼ症候群の妊娠許可条件は？ ……124
- **CQ5** 腎疾患合併の妊娠管理は？ ……126
- **CQ6** 軽度，中等度，高度別にみた腎機能障害における妊娠中の管理上の留意点は？ ……126
- **CQ7** 腎透析開始の適応と管理は？ ……130
- **CQ8** 維持透析患者の妊娠は？ ……131
- **CQ9** 腎移植患者の妊娠と管理は？ ……132
- **CQ10** 腎疾患合併妊娠の周産期予後に及ぼす影響は？ ……134
- **CQ11** 分娩後に特異的な腎疾患は？ ……134

VII 子癇

- **CQ1** 子癇の病態は？ ……136
- **CQ2** 子癇の管理法は？ ……139

VIII 特殊な病態

1. HELLP症候群・関連疾患
- **CQ1** HELLP症候群を早期に診断するためには？ ……… 143
- **CQ2** HELLP症候群の診断は？ ……… 144
- **CQ3** HELLP症候群の鑑別診断とその要点は？ ……… 145
- **CQ4** HELLP症候群の予防・管理は？ ……… 149
- **CQ5** HELLP症候群の薬物療法は？ ……… 150
- **CQ6** HELLP症候群の分娩後の管理は？ ……… 151

2. 心不全・肺水腫・周産期心筋症
- **CQ1** 心不全・肺水腫・周産期心筋症につながる病的浮腫とは？ ……… 153
- **CQ2** 心不全・肺水腫・周産期心筋症の診断は？ ……… 154
- **CQ3** 心不全・肺水腫・周産期心筋症の管理，治療は？ ……… 157

3. 常位胎盤早期剥離
- **CQ1** 常位胎盤早期剥離と妊娠時の高血圧との関連は？また予知・予防できる方法は存在するか？ ……… 161
- **CQ2** 常位胎盤早期剥離の診断は？ ……… 163
- **CQ3** 常位胎盤早期剥離の治療法は？ また待期的管理は可能か？ ……… 165
- **CQ4** 胎児が死亡している常位胎盤早期剥離の分娩方法は？ ……… 167

4. 脳卒中
- **CQ** 脳卒中の診断と管理は？ ……… 169

5. 播種性血管内凝固症候群（DIC）
- **CQ** 播種性血管内凝固症候群（DIC）の診断・治療は？ ……… 174

6. 急性腎不全
- **CQ1** 急性腎不全の診断は？ ……… 180
- **CQ2** 急性腎不全の治療は？ ……… 181

7. 深部静脈血栓症／肺血栓塞栓症
- **CQ** 妊娠産褥期における静脈血栓塞栓症（VTE）患者の診断・治療は？ ……… 184

IX 分娩周辺期および分娩時の管理

1. 妊娠継続のための留意点
- **CQ1** 妊娠高血圧症候群重症の管理法は？ ……… 189
- **CQ2** 妊娠高血圧症候群軽症の管理法は？ ……… 189

2. 妊娠終結の決定条件
- **CQ** 妊娠終結の決定条件は？ ……… 200

3. 分娩様式の決定
- **CQ** 分娩様式の選択は？ ……… 205

4. 分娩誘発
- **CQ1** 分娩誘発の適応と時期は？ ……… 207
- **CQ2** 分娩誘発の方法と注意点は？ ……… 208

5. 分娩時の血圧管理
- **CQ** 分娩時の血圧管理とその注意点は？ ……… 210

6. 分娩時の高血圧
- **CQ** 分娩時の高血圧に対する降圧療法は？ ……… 212

7. 無痛分娩
- **CQ1** 妊娠高血圧症候群の分娩管理で硬膜外麻酔は有用か？ ……… 213
- **CQ2** 妊娠高血圧症候群で硬膜外麻酔による無痛分娩を行う場合の注意点は何か？ ……… 214

8. 帝王切開術
- **CQ1** 妊娠高血圧症候群に対する帝王切開の注意点は？ ……… 216
- **CQ2** 妊娠高血圧症候群に対する帝王切開時麻酔の方法は？ ……… 217
- **CQ3** 妊娠高血圧症候群に対する全身麻酔のリスクは？ ……… 221
- **CQ4** 抗凝固療法中の妊婦の麻酔方法は？ ……… 223
- **CQ5** 妊娠高血圧症候群患者の帝王切開時静脈血栓塞栓症（VTE）に対する予防的抗凝固療法は？ ……… 225

X 分娩直後から産褥早期の管理

1. 観察と検査
CQ 観察すべき症候と実施すべき検査は？ ……………………………… 229

2. 降圧薬療法
CQ 産褥早期の高血圧に対する加療は？ ……………………………… 231

3. 輸液療法，その他の薬物療法
CQ 分娩直後の輸液療法の実際と注意点は？ ……………………… 233

4. 産褥期の薬物療法と授乳
CQ 産褥期の薬物療法と授乳は？ ……………………………………… 235

XI 産褥3日目以降〜1カ月の管理

CQ 観察すべき症候と実施すべき検査は？ ……………………………… 237

XII 長期予後

1. 次回妊娠に向けた指導
CQ 妊娠高血圧腎症発症後の，次回妊娠時の母児に対する影響および再発予防法は？ ……………………………… 239

2. 母体の長期予後
CQ 長期予後を見据えた管理方法は？ ……………………………… 241

XIII 他のガイドラインにおける妊娠高血圧症候群の位置づけ

日本高血圧学会 ……………………………………………………………… 244

索引 ……………………………………………………………………………… 246

本診療指針の目的と使い方

目的

本書は，妊娠高血圧症候群およびそれに関連する疾患の臨床的管理について，下記の内容を実現することを意図した。

A. 現時点で適正と考えられる方法を示すこと。
B. 実施している施設間のレベル格差を少なくすること。
C. 安全性と成績の向上を図ること。
D. 人的ならびに経済的負担を軽減すること。
E. 医療従事者と患者の相互理解に役立つこと。

本診療指針を使うための条件

1. 妊娠高血圧症候群のより良い管理法選択のための一つの基準と根拠を示したが，本書に記載されない管理法を制限するものではない。
2. 各施設において人的，設備上の問題から本書における記載に従うことが困難な場合は，高次医療機関への搬送を考慮する。
3. 地域によっては周産期医療システム構築の問題で，高次医療機関が病床不足のために受け入れできない場合や，高次医療機関まで遠距離である場合などで搬送が困難なことがある。このような場合は本書に従った診療は難しいことが予想されるため，各施設は与えられた環境の中で最大限の安全性を担保できるよう，独自の管理，治療指針を確立しておく必要がある。
4. 本診療指針を利用する医師は，「保険医」であるとの自覚に基づき，実地医療での承認条件にある適応疾患を尊重すべきである。しかし，当該患者の状況に応じた「格段の事情」が明らかな場合は，エビデンスや国内における実態に即した薬物などの適応外使用を制限するものではない。

対象

妊娠高血圧症候群およびそれに関連する疾患と診断された妊産褥婦の実地診療に携わる医師を対象とした。

責任

本診療指針の記述内容に対しては日本妊娠高血圧学会が責任を負うものとする。
しかし，本診療指針を適用するか否かは患者の状況に応じて最終的にその利用者が判断すべきであり，個々の症例における診療の結果に対する責任は直接の診療担当医師に帰属すべきものである。

取り扱う疾患

妊娠高血圧症候群およびそれに関連する疾患を取り扱い対象とする。

作成の基本方針

A. 本診療指針は，実質的には「妊娠高血圧症候群(PIH)管理ガイドライン2009(メジカルビュー社，2009年刊)」(以下，ガイドライン2009)の改訂版である。したがって，ガイドライン2009と本書それぞれの記載内容に相違が認められる部分については，本書における記載をもって現時点での日本妊娠高血圧学会における見解とする。

B. 日本妊娠高血圧学会に設置されたガイドライン改訂委員会(注)により決定された改訂作業案に従い，各項目の執筆，査読を依頼した。そのうえで作成された一次原稿を委員会内で以下の方針に従い，十分な検討を重ねて原案を作成した。さらに，学会内外の意見を取り入れて最終案をまとめ，学会の承認を得て刊行した。

C. 管理ガイドライン作成のための国際的標準方法とされる「科学的根拠に基づく医療Evidence-based Medicine」の手順に則って作成した。

D. 国内外で発表された文献・データを検索し，エビデンスを収集する。それらエビデンスに基づいた確定的な記載と，最新の研究成績に基づくトピックス的な内容とを区別して記述する。

E. 収集したエビデンスの質をガイドライン改訂委員会の基準(**表1-1**)に基づいて評価する。

F. 各項は原則としてCQ(clinical question；臨床的疑問)，推奨，解説，文献からなる(第1章「PIHの基本的事項」を除く)。

G. エビデンスの多くは欧米の臨床試験から得られたものであり，本診療指針でもそれらが多く採用されている。しかし，欧米においては質の高いエビデンスであっても日本では背景が異なっており，そのまま受け入れることが適切ではないものもある。また，国内で一般的に施行されている管理方法が欧米のものと異なっていることも多い。このような場合は，高いエビデンスが国内では得られていない現状であっても，国内での一般的なコンセンサスを優先させた。

H. 本診療指針作成中に妊娠高血圧腎症の定義や重症度，血圧や蛋白尿の評価について，国際的に大きな見直しの動きが起こった。また，2005年よりわが国において公式に使用されている「妊娠高血圧症候群」の英訳名pregnancy induced hypertension(PIH)の病名そのものが，近年では米国産婦人科学会や国際妊娠高血圧学会をはじめ，欧米の学会では使用されていない。これらの状況からわ

表1-1 エビデンスの質評価基準(レベル)

I	複数のランダム化比較試験のメタアナリシス，または複数のランダム化比較試験のエビデンス
II	少なくとも一つのランダム化比較試験のエビデンス，または複数のよくデザインされた非ランダム化比較試験のエビデンス
III	少なくとも一つの他のタイプのよくデザインされた準実験的研究のエビデンス，または比較研究，相関研究，症例比較研究など，よくデザインされた非実験的記述研究によるエビデンス
IV	専門委員会の報告や意見，または権威者の臨床試験

が国における定義分類も近い将来変更が求められる可能性が高い。本書の編集にあたっては，最新の知見をできるだけ反映させたが，妊娠高血圧症候群の病名はそのまま使用した。読者においては，現在がこれら疾患概念の変化している過渡期にあることを理解したうえで本書を利用されたい。

(注)日本妊娠高血圧学会・妊娠高血圧症候群管理ガイドライン改訂委員会：
　　委員長：高木健次郎，山崎峰夫
　　副委員長：中本　收
　　委員：齋藤　滋，鈴木洋通，関　博之，竹田　省，大野泰正，杉村　基，鈴木佳克，
　　　　　渡辺員支

書名について

本書が取り扱う疾患は，科学的エビデンスが十分ではない臨床上の問題点を多く含むことや，病態悪化の速さや程度がしばしば診療管理に携わる医師の想定を超えるため，医師は本書に記載される「推奨」にしばられず，自身の裁量で診療を進めねばならないことがある。そのような事情に鑑み，本書の書名はあえて「ガイドライン」とせず「診療指針」とした。

改訂作業

A. 医療，医学の進歩に従い，随時診療指針の改訂作業を行う。
B. 改訂委員会では現行の診療指針作成後に新たに報告されたエビデンスを収集し，それぞれの質を評価したうえでデータベースとして蓄積する。そのデータベースを基に，診療指針の必要な箇所を修正する。
C. 現行の診療指針運用の間に，実際の適用に際して不都合が生じた場合にも改訂委員会で情報を集積しておき，次回改訂の資料とする。

公開

A. 本診療指針を出版し，広く一般にも利用されるようにする。
B. 学会のホームページでも公開する。

表1-2　推奨の基準（グレード）

A	タイプⅠのエビデンスがあるか，またはタイプⅡ，Ⅲ，Ⅳに属する複数の研究から一貫した調査結果が入手できる。
B	タイプⅡ，ⅢまたはⅣのエビデンスがあり，調査結果は概して一貫している
C	タイプⅡ，ⅢまたはⅣのエビデンスがあり，調査結果が一貫していない
D	体系的な実験的エビデンスがほとんどない，または全くない。

妊娠高血圧症候群の診療指針2015

I 妊娠高血圧症候群の基本的事項

1. preeclampsia の病因・病態

　preeclampsiaは学説の疾患といわれるほど，多くの病因・病態論が展開されてきたが，"two-stage disorder"theory[1]が提唱されるに至って，その病態形成の過程がかなり明らかになってきた。はじめに，immunogenic maladaptationが起こり，その結果，抗血管新生因子が絨毛細胞から産生され，胎児胎盤循環や母体循環系で血管内皮障害を起こし，preeclampsiaの臨床症状が発現してくると考えられている。Karumanchiらの研究[2~9]により抗血管新生因子が重要な役割を担っていることが明らかとなり，Wallukatらにより発見されたアンジオテンシンⅡタイプ1受容体の自己抗体(angiotensin Ⅱ type 1 receptor agonistic autoantibody；AT₁-AA)もpreeclampsiaの病態形成に関与している可能性[10~18]が示唆され，preeclampsiaの病態形成におけるレニン-アンジオテンシン系(renin-angiotensin system；RAS)の重要性が再認識された。しかし，これらの報告によりpreeclampsiaの病因・病態形成のメカニズムはかなり明らかになってきたものの，現在までの知見でpreeclampsiaの病因・病態のすべてが説明できるわけではない。本項では，これまでの知見で明らかになったことを要約し，病因・病態を考えるうえで，現在の問題点や今後の課題について述べる。

1 "two-stage disorder"theory以前のpreeclampsiaの病態の考え方

　Williams Obstetricsの初版にも，preeclampsiaは胎盤から産生される"中毒物質"により高血圧が発症すると考えられていた。その後"中毒物質"の解明が盛んに試みられたが，その存在は確認できなかった。このため，高血圧の発症を昇圧系と降圧系のバランスの破綻という観点から考察するようになった。妊娠すると循環血液量が増加するが，正常妊娠では代償的に血管抵抗が減弱して血圧はむしろ低下する。しかし，preeclampsiaでは血管拡張が十分に起こらず高血圧が発症する。すなわち，preeclampsiaは循環系の負荷に対する一種の"適応不全症候群"と考えられていた。血管拡張が起こらない原因は血管内皮障害によるNOやプロスタサイクリンの産生低下により，昇圧因子と降圧因子のバランスが破綻し，昇圧因子優位となったため発症する[19]と考えられていた(図1)。そのうえで，軽症と重症の病態は異なるとの報告[20,21]や早発型(early onset type)と遅発型(late onset type)の病態は異なるとの報告[22,23]，さらに高血圧が最初に発症せず，蛋白尿からpreeclampsiaを発症する症例[24]もあり，その病態はきわめて多彩であることが明らかとなった。このため，蛋白尿は高血圧と蛋白尿を発症する，いわゆる"症候群"で，必ずしも単一の疾患ではないと考えられていた。

2 "two-stage disorder"theory

　近年，詳細不明であった血管内皮障害の発症メカニズムが，螺旋動脈のリモデリング不全によることが明らかになってきた。正常妊娠においては，絨毛細胞が脱落膜へ侵入し，脱落膜螺旋動脈の血管内皮細胞や血管平滑筋に置き換わることにより，narrow-calibre high-resistance vesselsからwide-calibre low-resistance vesselsに変わる，いわゆる螺旋動脈のリモデリングが起こるが[25]，preeclampsiaでは螺旋動脈のリモデリングがうまくいかない[26]。uterine natural killer cell(uNK)やregulatory T cellsは妊娠維持に必須な細胞[27,28]と考えられ，uNKは血管内皮増殖因子(vascular endothelial growth factor；VEGF)や胎盤増殖因子(placental growth factor；PlGF)などのVEGFファミリーを産生し[29]，これ

図1 preeclampsiaにおける恒常性の破綻

preeclampsiaでは、血管内皮障害のためPGI₂やNOの産生低下が起こり、昇圧系と降圧系のバランスが昇圧系優位に偏倚する。抗血管新生因子と血管新生因子のバランスに関してはほとんど報告がない。理論的には、抗血管新生因子が優位になっていると推測される。

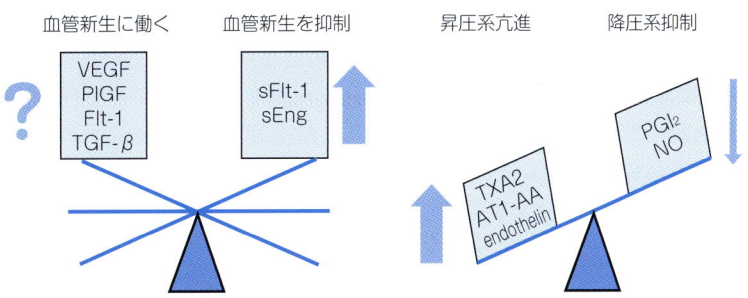

図2 preeclampsiaの発症メカニズム（two-stage disorder）

immunogenic maladaptationが最初に起こるイベントか否かに関してはcontroversialであるが、「螺旋動脈のリモデリング不全」以降の発症メカニズムはほぼ確認されている。

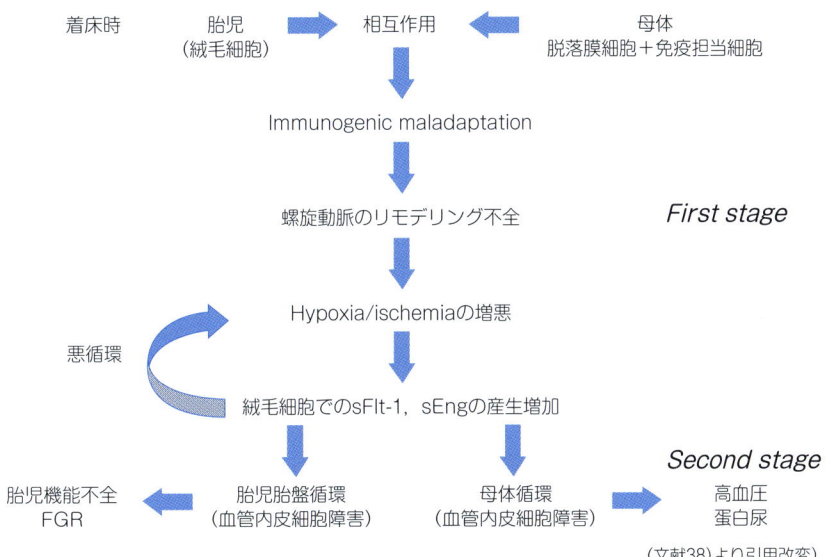

（文献38）より引用改変）

ら血管新生因子を介して螺旋動脈のリモデリングに関与している[30]。おそらく、feto-maternal interactionでimmunogenic mal-adaptationが起こるとuNKやregulatory T cellsの働きに異常が起こり、螺旋動脈のリモデリングがうまくいかず、その結果preeclampsiaが起こると推測されている[31,32]。通常、着床後10〜12週すると母体血管から絨毛間腔に灌流が始まり、酸素分圧が上昇するが、preeclampsiaでは螺旋動脈のリモデリング不全のため、胎児胎盤循環での酸素分圧の上昇が起こらず、低酸素状態が続く。胎盤のhypoxia/ischemiaは絨毛細胞でのsoluble fms-like tyrosine kinase-1（sFlt-1）の産生を刺激し[2,33]、PlGFの産生を抑制する[34]。sFlt-1はVEGFの可溶型受容体で、PlGFはVEGFファミリーの一因子でsFlt-1のリガンドであるため、preeclampsiaにおけるsFlt-1の過剰産生と低PlGF状態はfree VEGFを減少させ、胎盤での血管新生を抑制する。同時に早期の脱落膜のhypoxiaはhypoxia-inducible factor-1α（HIF-1α）の産生を増加させる。HIF-1αはTGF-β3産生を増加させ、正常胎盤に必要な絨毛細胞の侵入を抑制する[35]とともに、絨毛細胞でのsoluble endoglin（sEng）の産生を増加させる[36,37]。sEngはTGF-βの可溶型受容体でTGF-β1の血管弛緩作用を抑制[3]してhypoxiaをさらに増悪させる。preeclampsiaでは妊娠初期から胎盤循環の低酸素状態の悪循環が起こっている。これが"two-stage disorder" theoryのfirst-stageである[38]（図2）。

first-stageとsecond-stageのlinkageはsFlt-1、PlGF、sEngなどが担っている。これらの因子は胎盤通過性があり、胎児胎盤循環系での低

酸素状態の悪循環を形成すると同時に母体循環系にも移行する。実際に，preeclampsiaでは母体循環系でのsFlt-1[14,39]やsEng[5,6]の高値，PlGFの低値[40]が報告されている。first-stageで過剰産生された抗血管新生因子は，胎盤を通過して母体循環系に移行して，sFlt-1は血管内皮細胞の機能を障害して高血圧や蛋白尿を惹起し[41]，sEngも血管内皮機能を障害する[42]。また，ラットにsFlt-1 and/or sEngを投与すると高血圧と蛋白尿を発症し[4,7]，VEGFの抗体であるbevacizumabを肺がん患者に投与すると副作用として高血圧や蛋白尿を発症する[43,44]。従って，これら抗血管新生因子はpreeclampsiaの原因物質，いわゆる"中毒物質"ということもできる。そのうえ，sFlt-1を測定することによりその発症の予測が可能であるとの報告[8,45]もあり，sFlt-1をはじめとする抗血管新生因子がpreeclampsiaの病態形成や臨床症状の発現に関与していることは明らかである[38]（図3）。

3 レニン-アンジオテンシン系（renin-angiotensin-system；RAS）

Gantら[46]はアンジオテンシンII負荷試験でアンジオテンシンIIの感受性が高い妊婦はpreeclampsiaを発症するリスクが高いことを明らかにし，その発症にRASが関与していることを報告した。また，RASが螺旋動脈のリモデリング不全を介して，preeclampsiaの発症に関与している可能性を指摘した報告[47]もある。しかし，preeclampsiaでは正常妊娠と比較して循環系RASはむしろ抑制されており[48〜50]，高血圧が主症状のpreeclampsiaの病態形成に対するRASの意義は一定の見解が得られていなかった。しかし，WallukatらがAT$_1$-AAの存在を明らかにしたことで，再びRASがpreeclampsiaの発症や病態形成に関与する因子として注目されるようになった[10]。placental hypoxia/ischemiaがAT$_1$-AAの産生を刺激するとの報告[10,51]があるが，preeclampsiaにおいて，どのようなメカ

図3　抗血管新生因子と血管新生因子や受容体のバランス

正常妊娠の胎盤では，sFlt-1の産生量以上にVEGFやPlGFが産生されているので，血管壁のVEGF受容体(Flt-1)にVEGFやPlGFが結合して，シグナルの伝達ができるが，preeclampsia妊婦の胎盤では，sFlt-1の産生量が多いため，VEGFやPlGFを中和して，血管壁のVEGF受容体(Flt-1)に十分量のVEGFやPlGFが結合できず，そのためシグナルの伝達が十分にできない。

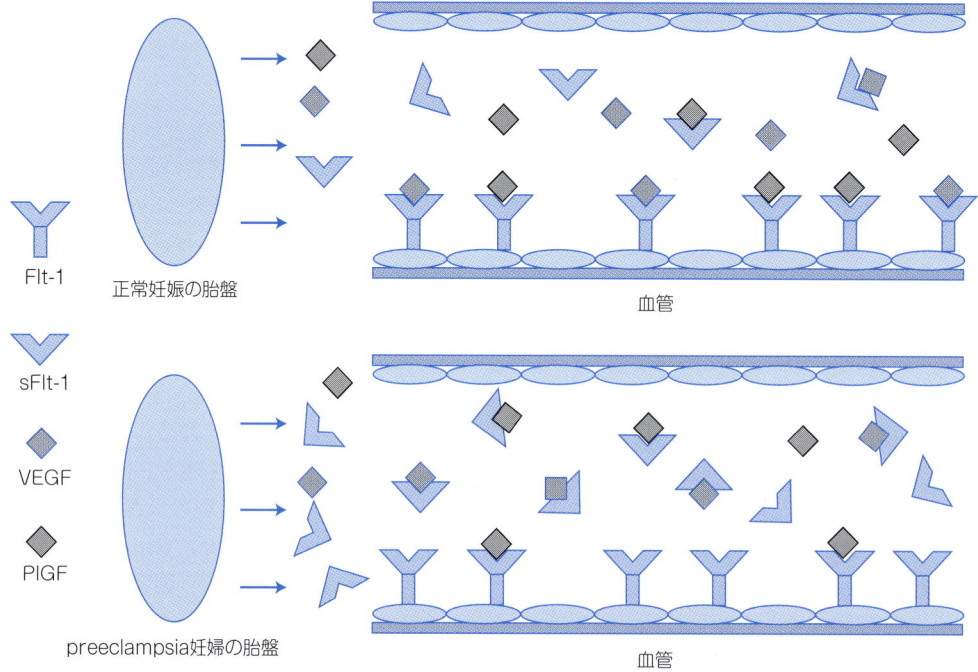

（文献38）より引用改変）

ニズムでAT$_1$-AAが産生されているかの詳細は不明である。しかし，AT$_1$のシグナリングは胎盤の多くの遺伝子の調節をしているだけでなく，絨毛細胞の浸潤や血管新生に関与する蛋白の発現を調節している[11]。また，RASは胎児の酸素供給や成熟のための適正な胎児胎盤循環の維持にも重要な役割を担っている[11]。従って，RASの機能異常がpreeclampsiaの病態形成に関与している可能性があり，AT$_1$-AAの発見は強いインパクトを与えた。その後，AT$_1$-AAがpreeclampsiaの病態形成に関与しているとの多くの報告[11～13]がなされた。AT$_1$-AAの生理作用は，①sFlt-1の産生を増加させる[14]，②線維素溶解を減少させるplasminogen activator inhibitor-1（PAI-1）を増加させ，extracellular matrixの分解を抑制し，絨毛の浸潤を抑制する[15]，③PAI-1産生増加は腎臓での線溶やextracellular matrixの分解を抑制して蛋白尿や腎機能低下をもたらす[17,18]，④NADPH oxidaseを活性化し，reactive oxygen species（ROS）を産生する[13]，⑤ROSを介して胎盤組織に酸化ストレスをかけてその機能を障害する[16]，⑥細胞内カルシウム濃度を上昇させる[52,53]，⑦tissue factor産生を増加させて凝固系の亢進をもたらす[12]，などが挙げられ，preeclampsiaの胎盤でみられる病理学的変化やpreeclampsiaでみられる臨床症状のすべてをAT$_1$-AAの生理作用で説明できる。そのうえ，AT$_1$-AAは正常妊娠や高血圧患者にはみられず，preeclampsia患者に存在する抗体[10]で，preeclampsiaに対する特異性が高いこともその病態形成に対するAT$_1$-AAの関与を示唆している。

4 現在の病因・病態論の問題点

①抗血管新生因子

preeclampsiaの病因・病態形成に抗血管新生因子が関与していることに疑いはないが，抗血管新生因子のみではpreeclampsiaの多彩な病態や発症の仕方[20～24]を説明できない。preeclampsiaには重症度や発症時期の違いがあり，高血圧が初発症状のタイプもあれば，蛋白尿が初発症状のタイプもある。さらに，高血圧や蛋白尿といった母体症状が先行するタイプもあれば，子宮内胎児発育遅延や羊水過少などの胎児症状が先行するタイプもある。preeclampsiaがsFlt-1，sEng，PlGFなどの循環因子のみで発症するのであれば，母体循環，胎児循環双方でほぼ同時に臨床症状が出現するはずである。従って，抗血管新生因子の動態のみでは多彩なpreeclampsiaの病態の説明は困難で，抗血管新生因子と血管新生因子のバランスを考えることではじめて多彩な病態の説明が可能となる（図1）。

角膜においては，VEGFは発現するものの内因性の中和因子であるsFlt-1の強発現により無血管状態が維持され，sFlt-1が調節因子の役割を担っている[54]。また，糸球体上皮細胞ではVEGFが過剰発現すると糸球体の機能障害が起こり[55]，sFlt-1とVEGFのバランスが破綻すると蛋白尿が出現する[56]。すなわち，これらの報告はsFlt-1が常に増悪因子として作用するのではなく，網膜症や糖尿病の腎機能障害では防御因子として作用していることを示し，VEGFとsFlt-1のバランスの破綻こそが網膜症や腎機能障害の病態形成の原因であることを示唆している。

また，早発型や重症のpreeclampsiaの予知にsFlt-1，sEng，PlGFは有用である[5,9,45,57]が，遅発型でのpreeclampsiaの予知感度は低下するとの報告[9]がある。診断や予知の臨床マーカーとしての抗血管新生因子の意義に疑いはないが，発症時期により予知の精度が変わるのはpreeclampsia発症に関与する因子が抗血管新生因子だけでなく，血管新生因子やその受容体など他の因子も関与していること，そのうえで両者のバランスを検討することが重要であることを示唆している。

preeclampsia重症やHELLP症候群において，胎盤でのVEGF-AやFlt-1の発現が減少しているとの報告[58]がある一方で，胎盤のVEGF-AのmRNAレベルにおいては，preeclampsiaで減少している[59]，正常妊娠と差がない[60]，むしろ増加している[61]，など一定の見解は得られていない。sFlt-1は増加していなくても，VEGFの産生が減少すればpreeclampsiaを発症する可能性があり，VEGFの産生が増加しても，それ以上にsFlt-1が増加すれば，free VEGFが減少して，preeclampsiaが発症する可能性がある。前述したようなさまざまの結果がでることは，血管新生

因子のみの動態を検討することの問題点や，抗血管新生因子と血管新生因子のバランスを検討することの重要性を示唆するものと考えられる。

②RAS

AT$_1$-AAの発見で，preeclampsiaの病因・病態論におけるRASの意義が再確認された。しかし，AT$_1$-AAの作用はAT$_1$を介して発現するので，AT$_1$-AAの意義を明らかにするためには，AT$_1$-AAのみならずAT$_1$の発現部位，発現量，発現時期などの検討が必要となる。

正常妊娠におけるAT$_1$の局在や発現時期に関する報告[47,62,63]は散見されるが，preeclampsiaにおけるAT$_1$の意義に関して検討した報告は少ない。Antonらはplacental bedのAT$_1$，AT$_2$遺伝子の発現量を検討したが，非妊婦と比べ正常妊娠，preeclampsiaともに有意に低下し，正常妊娠とpreeclampsiaの間には有意差はなかったと報告している[64]。さらに，Herseらは，preeclampsiaでは正常妊娠と比較し脱落膜でのAT$_1$遺伝子の発現量が5倍多いこと，レニン，アンジオテンシン変換酵素，アンジオテンシノゲンの遺伝子発現量は脱落膜が胎盤より有意に多く，逆にAT$_1$遺伝子の発現量は脱落膜と比べ胎盤で有意に高いこと，この成績は正常妊娠，preeclampsia双方においてみられたことを報告した[65]。これらの報告は，母体側がRAS componentsの供給源で，胎盤が作用部位であることを示唆しているが，正常妊娠とpreeclampsiaとの相違をAT$_1$では説明できなかった。ところが，Abdallaらが別の観点からAT$_1$に関して興味深い報告[66]を行っている。それによれば，正常妊娠ではAT$_1$はモノマーで存在し，酸化ストレスが加わるとAT$_1$モノマーを介して血管平滑筋の収縮を抑制し，NADPH oxidaseを抑制してROSを減少させ，酸化ストレスを軽減して恒常性を保っている。しかし，preeclampsiaではAT$_1$がブラジキニンのB$_2$受容体とヘテロダイマーを形成しているため，酸化ストレスを軽減できず，アンジオテンシンⅡへの感受性が亢進した状態となる[66]。正常妊娠とpreeclampsiaの相違を受容体の観点から明らかにした最初の報告である[66]（図4）[67]。この成績は，preeclampsiaの発症リスクの高い妊婦はアンジオテンシンⅡに対する感受性が高いとのGantらの報告[46]の作用機序の一部を説明できる可能性があるが，これのみで多彩なpreeclampsiaの病態を説明することは難しい。今のところ，preeclampsiaではなぜヘテロダイマーで存在しているのか不明である。

近年，preeclampsiaに罹患した女性は，中高年に至ると心血管障害の発症率が高いことが報告[68,69]された。このリスク因子として，AT1-AAの関与を示唆した報告[51]がある。メタボリック・シンドロームが進展すると，microangiopathyを発症し，最終的には腎不全，脳卒中，心不全など多疾患が重積するが，それにRASが重要な役割を果たしているとの報告[70]があり，preeclampsiaの発症や病態形成だけでなく，preeclampsiaに罹患した女性の長期予後におけるRASの意義に関する検討も重要である。

RASといえば，これまで循環系のレニン，アンジオテンシンの動態が中心に研究されてきた。しかし，循環系RASは抑制されていること，AT$_1$-AAはAT$_1$を介して作用するが，AT$_1$に関する報告だけではpreeclampsiaの多彩な病態を説明できないことなど，循環系RASのみでpreeclmapsiaの病因・病態を検討することには限界があるように思われる。ところが，組織で産生され，組織局所に作用するいわゆる組織系RASの存在が明らかになってきた。Nguyenらは2002年にレニン-プロレニン受容体(renin-prorenin receptor；[(P)RR])を発見した[71]。プロレニンが(P)RRに結合すると，不活性酵素であるプロレニンは非蛋白融解的にレニン酵素活性を獲得する[72,73]（図5）[67]。また，(P)RRへの刺激は，アンジオテンシンⅡと独立した細胞内シグナル伝達を引き起こす[72〜75]。すなわち，(P)RRはプロレニンの活性化を介し，組織RASのみならず(P)RR独自のシグナル伝達を刺激して，高血圧や糖尿病における臓器障害の発症・進展に関与することが示された[72〜75]。この事実は，循環系のレニン濃度が低くてもプロレニンが高値であれば，(P)RRを刺激して組織RASを活性化できることを意味する。preeclampsiaでは血中レニン濃度は低値で[48,50]循環系RASは抑制されているが，もしpreeclampsiaでの血中プロレニン値が高値であれば，preeclampsiaで組織RASが活性化されている可能性がある。現

図4 preeclampsiaにおけるアンジオテンシンⅡタイプ1受容体の形態

正常妊娠ではAT₁はモノマーで存在し，酸化ストレスがAT₁モノマーを介して血管平滑筋の収縮を抑制し，NADPH oxidaseを抑制してROSを減少させ，酸化ストレスを軽減して恒常性を保っている。しかし，preeclampsiaではAT₁がブラジキニンのB₂受容体とヘテロダイマーを形成しているため，酸化ストレスを軽減できず，アンジオテンシンⅡへの感受性が亢進した状態となる。

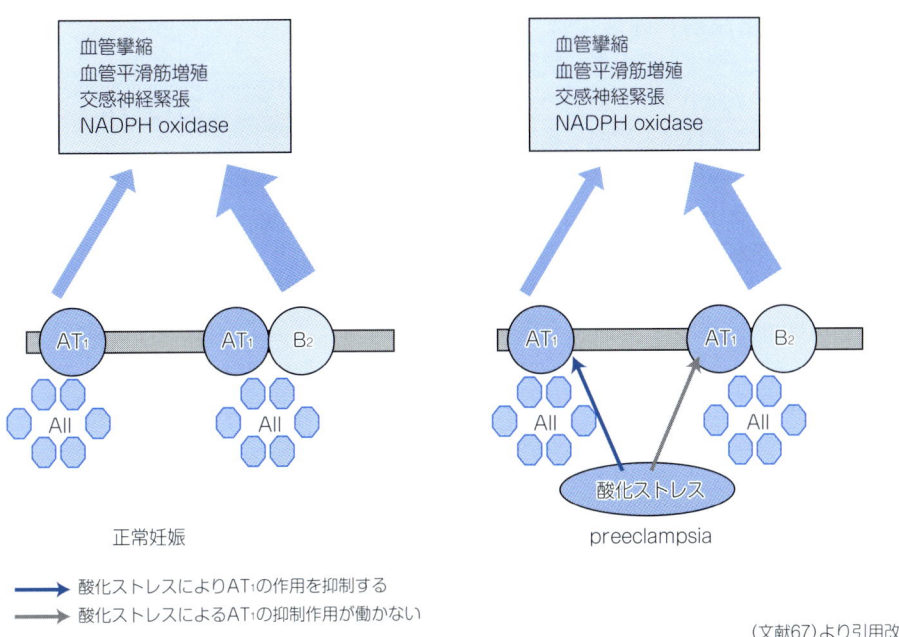

(文献67)より引用改変

図5 プロレニンとプロレニン受容体

プロレニンがプロレニン受容体に結合すると，prosegmentの構造変化が起きて，不活性酵素であるプロレニンは非蛋白融解的(non-proteolytic)にレニン酵素活性を獲得する。また，プロレニン受容体への刺激はアンジオテンシンⅡと独立した細胞内シグナル伝達を引き起こす。すなわち，プロレニン受容体はプロレニンの活性化を介し，組織RASのみならず，プロレニン受容体独自のシグナル伝達を刺激する。

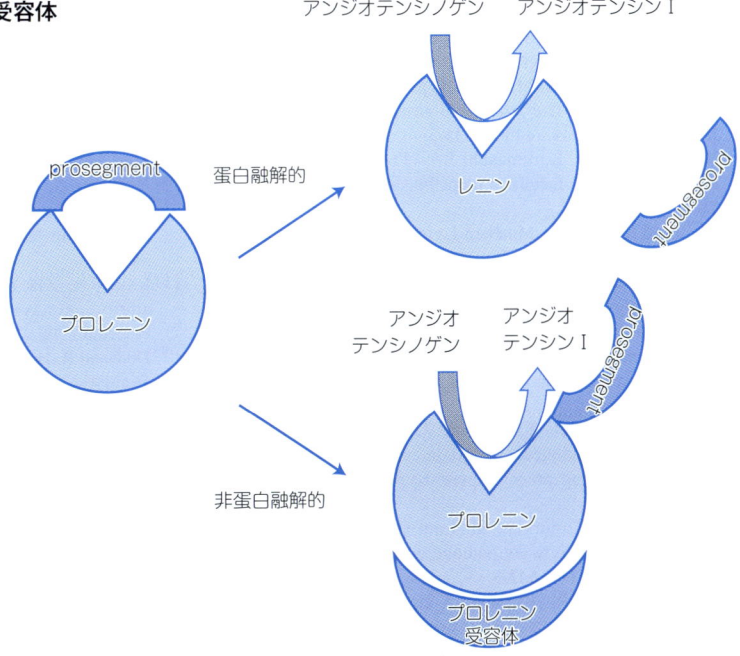

(文献67)より引用改変

在のところ，血中プロレニン測定法に関しては信頼度に問題があるが，妊娠中の母体，胎児の血中プロレニンに関する成績は少ないながら報告されている。

それによれば，妊娠初期に血中プロレニン濃度が高い1型糖尿病の妊婦では，後にpreeclampsiaを発症しやすいこと[76]，臍帯動脈より臍帯静脈のほうが血中プロレニンの濃度は高い[77]ので，プロレニンは絨毛細胞で産生されること[78]，さらに女性の生殖器官はプロレニンの産生源で，母体組織（maternal tissue）[79]，卵巣の卵胞液[80〜83]，羊水[84]，羊膜，絨毛，絨毛板，胎盤[85]など多くの組織に存在し，uteroplacental renin and proreninは，児発育における成長や分化，血管新生における胎盤血管抵抗の減弱の維持に寄与している[86,87]ことなどが報告されている。また，preeclampsiaの胎盤組織のプロレニン濃度は有意に高い[78]との報告がある一方，低下している[88]，正常妊娠と比較して有意差がない[89,90]との報告もあり，一定の見解が出ていない。

糖尿病患者の血漿中ではプロレニンがレニンの40〜50倍まで増加しており[91]，1型糖尿病モデルラットではプロレニンの産生増加が血圧上昇や臓器障害の主原因であるとの報告[92]がある。正常妊婦でも，糖尿病と同様にプロレニンがレニンより高値を示しているとの報告[93]もあり，1型糖尿病と類似した病態が存在する可能性がある。

おわりに

"two-stage disorder" theoryが提唱され，sFlt-1，sEng，PlGF，AT_1-AAなどの動態が明らかになり，preeclampsiaの病態形成のメカニズムの詳細がかなりわかってきた。sFlt-1，sEngなどによるpreeclampsiaの予知も現実のものになりつつある。しかし，これら循環因子のみでpreeclampsiaの病態形成を考えることは，物事を一面からしか見ておらず，sFlt-1，sEng，AT_1-AAの作用と拮抗する諸因子を併せて検討し，"恒常性の破綻"，すなわち抗血管新生因子と血管新生因子，あるいは血管新生因子の受容体とのバランスという観点から検討することが重要である。また，RASにおいては組織系RASの役割を解明することが重要である。

文献

1) Roberts JM Preeclampsia：What we know and what we do not know. Semin. Perinatol. 2000；24：24-8.
2) Karumanchi SA, Bdolah Y：Hypoxia and sFlt-1 in preeclampsia：the "chicken-and-egg" question. Endocrinology 2004；145：4835-7.
3) Wang A, Rana S, Karumanchi SA：Preeclampsia: The role of angiogenic factors in its pathogenesis. Physiology 2009；24：147-58.
4) Maynaud SE, Min JY, Merchan J, et al：Excess placental soluble fms-like tyrosine kinase 1 (sFlt1) may contribute to endothelial dysfunction, hypertension, and proteinuria in preeclampsia. J. Clin. Invest 2003；111：649-58.
5) Levine RJ, Lam C, Qian C, et al；CPEP Study Group：Soluble endoglin and other circulating antiangiogenic factors in preeclampsia. N Engl J Med 2006；355：992-1005.
6) Rana S, Karumanchi SA, Levine RJ, et al：Sequential changes in antiangiogenic factors in early pregnancy and risk of developing preeclampsia. Hypertension 2007；50：137-42.
7) Venkatesha S, Toporsian M, Lam C, et al：Soluble endoglin contributes to the pathogenesis of preeclampsia. Nat. Med 2006；12：642-9.
8) Romero R, Nien JK, Espinoza J, et al：A longitudinal study of angiogenic (placental growth factor) and anti-angiogenic (soluble endoglin and soluble vascular endothelial growth factor receptor-1) factors in normal pregnancy and patients destined to develop preeclampsia and deliver a small for gestational age neonate. J Matern Fetal Neonatal Med 2008；21：9-23.
9) Levine RJ, Maynard SE, Qian C, et al：Circulating angiogenic factors and the risk of preeclampsia. N Engl J Med 2004；350：672-83.
10) Wallukat G, Homuth V, Fischer T, et al：Patients with preeclampsia develop agonistic autoantibodies against the angiotensin AT1 receptor. J. Clin. Invest 1999；103：945-52.
11) Irani RA, Xia Y：The functional role of the rennin-angiotensin system in pregnancy and preeclampsia. Placenta 2008；29：763-71.
12) Dechend R, Homuth V, Wallukat G, et al：AT(1) receptor agonistic antibodies from preeclamptic patients cause vascular cells to express tissue factor. Circulation 2000；101：2382-7.
13) Dechend R, Viedt C, Muller DN, et al：AT1 receptor agonistic antibodies from preeclamptic patients stimulate NADPH oxidase. Circulation. 2003；107：1632-9.
14) Zhou CC, Ahmad S, Mi T, et al：Autoantibody from women with preeclampsia induced soluble fms-like tyrosine kinase-1 production via angiotensin type 1 receptor and calcineurin/nuclear factor of activated T-cells signaling. Hypertension 2008；51：1010-9.
15) Bobst SM, Day MC, Gilstrap LC 3rd, et al：Maternal autoantibodies from preeclamptic patients activate

angiotensin receptors on human mesangial cells and induce interleukin-6 and plasminogen activator inhibitor-1 secretion. Am. J. Hypertens 2005；18：330-6.
16) Burton GJ, Hempstock J, Jauniaux E：Oxygen, early embryonic metabolism and free radical-mediated embryopathies. Reprod. Biomed. Online 2003；6：84-96.
17) Packham DK, Mathews DC, Fairley KF, et al：Morphometric analysis of pre-eclampsia in women biopsied in pregnancy and post-partum. Kidney Int 1988；34：704-11.
18) Xu Y, Berrou J, Chen X, et al：Induction of urokinase receptor expression in nephrotoxic nephritis. Exp. Nephrol 2001；9：397-404.
19) Roberts JM, Taylor RN, Musci TJ, et al：Pre-eclampsia：an endothelial cell disorder. Am. J. Obstet. Gynecol 1989；161：1200-4.
20) Satoh K, Seki H, Sakamoto S：Role of prostaglandins in pregnancy-induced hypertension. Am. J. Kidney Dis 1991；17：133-8.
21) Robinson CJ, Johnson DD, Chang EY, et al：Evaluation of placenta growth factor and soluble Fms-like tyrosine kinase 1 receptor levels in mild and severe preeclampsia. Am. J. Obstet. Gynecol 2006；195：255-9.
22) Rolfo A, Many A, Racano A, et al：Abnormalities in oxygen sensing difine early and late onset preeclampsia as distinct pathologies. PLoS One 2010；5：e13288.
23) Govender L, Mackraj I, Gathiram P, et al：The role of angiogenic, anti-angiogenic and vasoactive factors in pre-eclamptic African women：early- versus late-onset pre-eclampsia. Cardiovasc. J. Afr 2012；23：153-9.
24) Stettler RW, Cunningham FG：Natural history of chronic proteinuria complicating pregnancy. Am J Obstet Gynecol 1992；167：1219-24.
25) Pijnenborg R, Dixon G, Robertson WB, et al：Trophoblastic invasion of human decidua from 8 to 18 weeks of pregnancy. Placenta 1980；1：3-19.
26) Pijnenborg R, Anthony J, Davey DA, et al：Placental bed spiral arteries in the hypertensive disorders of pregnancy. Br. J. Obstet. Gynaecol 1991；98：648-55.
27) Aluvihare VR, Kallikourdis M, Betz AG：Regulatory T cells mediate maternal tolerance to the fetus. Nat. Immunol 2004；5：266-71.
28) Robertson SA, Guerin LR, Bromfield JJ, et al：Seminal fluid drives expansion of the CD4+CD25+ T regulatory cell pool and induces tolerance to paternal alloantigens in mice. Biol. Reprod 2009；80：1036-45.
29) Lash GE, Schiessl B, Kirkley M, et al：Expression of angiogenic growth factors by uterine natural killer cells during early pregnancy. J. Leukoc. Biol 2006；80：572-80.
30) Hanna J, Goldman-Wohl D, Hamani Y, et al：Decidual NK cells regulate key developmental processes at the human fetal-maternal interface. Nat. Med 2006；12：1065-74.
31) Hiby SE, Walker JJ, O'Shaughnessy KM, et al：Combinations of maternal KIR and fetal HLA-C genes influence the risk of preeclampsia and reproductive success. J. Exp. Med 2004；200：957-65.
32) Saito S：Cytokine cross-talk between mother and the embryo/placenta. J. Reprod. Immunol 2001；52：15-33.
33) Nagamatsu T, Fujii T, Kusumi M, et al：Cytotrophoblasts up-regulate soluble fms-like tyrosine kinase-1 expression under reduced oxygen：an implication for the placental vascular development and the pathophysiology of preeclampsia. Endocrinology 2004；145：4838-45.
34) Khaliq A, Dunk C, Jiang J, et al：Hypoxia down-regulates placenta growth factor, whereas fetal growth restriction up-regulates placenta growth factor expression：molecular evidence for "placental hypoxia" in intrauterine growth restriction. Lab. Invest 1999；79：151-70.
35) Caniggia I, Grisaru-Gravnosky S, Kuliszewsky M, et al：Inhibition of TGF-beta 3 restores the invasive capability of extravilloous trophoblasts in preeclamptic pregnancies. J. Clin. Invest 1999；103：1641-50.
36) Gilbert JS, Gilbert SA, Arany M, et al：Hypertension produced by placental ischemia in pregnant rats is associated with increased soluble endoglin expression. Hypertension 2009；53：399-403.
37) Gu Y, Lewis DF, Wang Y：Placental productions and expressions of soluble endoglin, soluble fms-like tyrosine kinase receptor-1, and placental growth factor in normal and preeclamptic pregnancies. J Clin Endocrinol Metab 2008；93：260-6.
38) Seki H：Balance between antiangiogenic and angiogenic factors in the etiology of preeclampsia. Acta Obstet Gynecol. Scand 2014；93：959-64.
39) Tsatsaris V, Goffin F, Munaut C, et al：Overexpression of the soluble vascular endothelial growth factor receptor in preeclamptic patients：Pathophysiological consequences J. Clin. Endocrinol. Metab 2003；88：5555-63.
40) Lash GE, Taylor CM, Trew AJ, et al：Vascular endothelial growth factor and placental growth factor release in cultured trophoblast cells under different oxygen tensions. Growth Factors 2002；20：189-96.
41) Ahmad S, Hewett PW, Al-Ani B, et al：Autocrine activity of soluble Flt-1 controls endothelial cell function and angiogenesis. Vasc Cell 2011 13：15.
42) Walshe TE, Saint-Geniez M, Maharaji AS, et al：TGF-beta is required for vascular barrier function, endothelial survival and homeostasis of the adult microvasculature. PloS ONE 2009；4：e5149.
43) Perren TJ, Swart AM, Pfisterer J, et al：ICON7 Investigators. A phase 3 trial of bevacizumab in ovarian cancer. N Engl J Med 2011；365：2484-96.
44) Yang JC, Haworth L, Sherry RM, et al：A randomized trial of bevacizumab, an anti-vascular endothelial growth factor antibody, for metastatic renal cancer. N. Engl. J. Med 2003；349：427-34.
45) Moore Simas TA, Crawford SL, Solitro MJ, et al：Angiogenic factors for the prediction of preeclampsia in high-risk women. Am J Obstet Gynecol 2007；197：244-8.
46) Gant NF, Daley GL, Chand S, et al：A study of angiotensin II pressor response throughout primigravid pregnancy. J Clin Invest 1973；52：2682-9.
47) Morgan T, Craven C, Ward K：Human spiral artery renin-angiotensin system. Hypertension 1998；32：683-7.
48) Weir RJ, Paintin DB, Brown JJ, et al：A serial study in pregnancy of the plasma concentrations of renin, corticosteroids, electrolytes and proteins and of haematocrit and plasma volume. J Obstet Gynaecol Br Commonw 1971；78：590-602.
49) Brown JJ, Davies DL, Lever AF, et al：Plasma renin concentration in human hypertension. II. Renin in relation to aetiology. Br Med J 1965；2：1215-9.
50) Brown JJ, Davies DL, Doak PB, et al：Plasma renin concentration in the hypertensive diseases of pregnancy. J Obstet Gynaecol Br Commonw 1966；73：410-7.
51) LaMarca B, Wallace K, Granger J：Role of angiotensin II type I receptor agonistic autoantibodies (AT1-AA) in

52) Sowers JR, Zemel MB, Bronsteen RA, et al：Erythrocyte cation metabolism in preeclampsia. Am. J. Obstet. Gynecol 1989；161：441-5.
53) Thway TM, Shlykov SG, Day MC, et al：Antibodies from preeclamptic patients stimulate increased intracellular Ca2+ mobilization through angiotensin receptor activation. Circulation 2004；110：1612-9.
54) Ambati BK, Nozaki M, Singh N, et al：Corneal avascularity is due to soluble VEGF receptor-1. Nature 2006；443：993-7.
55) Veron D, Reidy KJ, Bertuccio C, et al：Overexpression of VEGF-A in podocytes of adult mice causes glomerular disease. Kidney Int 2010；77：989-99.
56) Sugimoto H, Hamano Y, Charytan D, et al：Neutralization of circulating vascular endothelial growth factor (VEGF) by anti-VEGF antibodies and soluble VEGF receptor 1 (sFlt-1) induces proteinuria. J Biol Chem 2003；278：12605-8.
57) Erez O, Romero R, Espinoza J, et al：The change in concentrations of angiogenic and anti-angiogenic factors in maternal plasma between the first and second trimesters in risk assessment for the subsequent development of preeclampsia and small-for-gestational age. J Matern Fetal Neonatal Med 2008；21：279-87.
58) Zhou Y, McMaster M, Woo K, et al：Vascular endothelial growth factor ligands and receptors that regulate human cytotrophoblast survival are dysregulated in severe preeclampsia and hemolysis, elevated liver enzymes, and low platelets syndrome. Am. J. Physiol 2002；160：1405-23.
59) Jarvenpaa J, Vuoristo JT, Savolainen ER, et al：Altered expression of angiogenesis-related placental genes in preeclampsia associated with intrauterine growth ristriction. Gynecol. Endocrinol 2007；23：351-5.
60) Ranheim T, Staff AC, Henriksen T：VEGF mRNA is unaltered in decidua and placental tissues in preeclampsia at delivery. Acta. Obstet. Gynecol. Scand 2001；80：93-8.
61) Chung JY, Song Y, Wang Y, et al：Differential expression of vascular endothelial growth factor (VEGF), endocrine gland derived-VEGF, and VEGF receptors in human placentas from normal and preeclamptic pregnancies. J. Clin. Endocrinol. Metab 2004；89：2484-90.
62) Li X, Shams M, Zhu J, et al：Cellular localization of AT1 receptor mRNA and protein in normal placenta and its reduced expression in intrauterine growth restriction. Angiotensin II stimulates the release of vasorelaxants. J. Clin. Invest 1998；101：442-54.
63) Shaw KJ, Do YS, Kjos S, et al：Human deciduas is a major source of rennin. J. Clin. Invest 1989；83：2085-92.
64) Anton L, Merill DC, Neves LAA, et al：The uterine placental bed renin-angiotensin system in normal and preeclamptic pregnancy. Endocrinology 2009；150：4316-25.
65) Herse F, Dechend R, Harsem NK, et al：Dysregulation of the circulating and tissue-based renin-angiotensin system in preeclampsia. Hypertension 2007；49：604-11.
66) Abdalla S, Lother H, el Massiery A, et al：Increased AT1 receptor heterodimers in preeclampsia mediate enhanced angiotensin II responsiveness. Nat. Med 2001；7：1003-9.
67) Seki H：The role of the renin-angiotensin system in the pathogenesis of preeclampsia—New insights into the renin-angiotensin system in preeclampsia. Med Hypotheses 2014；82：362-7.
68) Bellamy L, Casas JP, Hingorani AD, et al：Pre-eclampsia and risk of cardiovascular disease and cancer in later life：systematic review and meta-analysis. BMJ 2007；335：974-7.
69) Hubel CA, Wallukat G, Wolf M, et al：Agonistic angiotensin II type 1 receptor autoantibodies in postpartum women with a history of preeclampsia. Hypertension 2007；49：612-7.
70) Itoh H：Metabolic domino:New concept in lifestyle medicine Drugs of Today 2006；42 (Suppl. C)：9-16.
71) Nguyen G, Delarue F, Burcklé C, et al：Pivotal role of the renin/prorenin receptor in angiotensin II production and cellular responses to renin. J Clin Invest 2002；109：1417-27.
72) Ichihara A, Hayashi M, Kaneshiro Y, et al：Inhibition of diabetic nephropathy by a decoy peptide corresponding to the "handle" region for nonproteolytic activation of prorenin. J Clin Invest 2004；114：1128-35.
73) Ichihara A, Kaneshiro Y, Takemitsu T, et al：Contribution of nonproteolytically activated prorenin in glomeruli to hypertensive renal damage. J Am Soc Nephrol 2006；17：2495-503.
74) Ichihara A, Kaneshiro Y, Takemitsu T, et al：Nonproteolytic activation of prorenin contributes to development of cardiac fibrosis in genetic hypertension. Hypertension 2006；47：894-900.
75) Ichihara A, Suzuki F, Nakagawa T, et al：Prorenin receptor blockade inhibits development of glomerulosclerosis in diabetic angiotensin II type 1a receptor-deficient mice. J Am Soc Nephrol 2006；17：1950-61.
76) Ringholm L, Pedersen-Bjergaard U, Thorsteinsson B, et al：A high concentration of prorenin in early pregnancy is associated with development of pre-eclampsia in women with type 1 diabetes. Diabetologia 2011；54：1615-9.
77) Lenz T：Prorenin and active renin in human fetal circulation. Acta Obstet Gynecol Scand 1996；75：291-3.
78) Singh HJ, Rahman A, Larmie ET, et al：Raised prorenin and renin concentrations in pre-eclamptic placentae when measured after acid activation. Placenta 2004；25：631-6.
79) Skinner SL, Lumbers ER, Symonds EH：Renin concentrations in human fetal and maternal tissues. Am. J. Obstet. Gynecol 1968；101：529-533.
80) Fernandez LA, Tarlatzis BC, Rzasa PJ, et al：Renin-like activity in ovarian follicular fluid. Fertil Steril 1985；44：219-23.
81) Glorioso N, Atlas SA, Laragh JH, et al：Prorenin in high concentrations in human ovarian follicular fluid. Science 1986；233：1422-4.
82) Derkx FH, Alberda AT, Zeilmaker GH, et al：High concentrations of immunoreactive renin, prorenin and enzymatically-active renin in human ovarian follicular fluid. Br J Obstet Gynaecol 1987；94：4-9.
83) Derkx FH, Alberda AT, de Jong FH, et al：Source of plasma prorenin in early and late pregnancy：observations in a patient with primary ovarian failure. J Clin Endocrinol Metab 1987；65：349-54.
84) Lumbers ER：Activation of renin in amniotic fluid by low pH. Enzymologia 1971；40：329-36.
85) Poisner AM, Wood GW, Poisner R, et al：Localization of renin in trophoblasts in human chorion laeve at term pregnancy. Endocrinology 1981；109：1150-5.
86) Sealey JE, von Lutterotti N, Rubattu S, et al：The greater renin system. Its prorenin-directed vasodilator limb. Relevance to diabetes mellitus, pregnancy, and hypertension. Am J Hypertens 1991；4：972-7.
87) Fernandez LA, Twickler J, Mead A：Neovascularization produced by angiotensin II. J. Lab. Clin. Med 1985；

105：141-5.
88) Kalenga MK, Thomas K, de Gasparo M, et al：Determination of renin, angiotensin converting enzyme and angiotensin II levels in human placenta, chorion and amnion from women with pregnancy induced hypertension. Clin Endocrinol 1996；44：429-33.
89) Brar HS, Kjos SL, Dougherty W, et al：Increased fetoplacental active renin production in pregnancy-induced hypertension. Am J Obstet Gynecol 1987；157：363-7.
90) Poranen AK, Aalto M, Matiniauri I, et al：Total renin in preeclamptic placenta. Hypertens. Pregnancy 1996；15：347-52.
91) Derkx FH, Schalekamp MA：Human prorenin：pathophysiology and clinical implications. Clin Exp Hypertens A 1988；10：1213-25.
92) Takahashi H, Ichihara A, Kaneshiro Y, et al：Regression of nephropathy developed in diabetes by (Pro) renin receptor blockade. J Am Soc Nephrol 2007；18：2054-61.
93) Itskovitz J, Rubattu S, Levron J, et al：Highest concentrations of prorenin and human chorionic gonadotropin in gestational sacs during early human pregnancy. J. Clin. Endocrinol. Metab 1992；75：906-10.

2. 定義・分類

　現定義・分類は2005年4月に開催された第57回日本産科婦人科学会において，議題として提出，審議，決定され，日本産科婦人科学会の統一見解とされた．この定義・分類は，それまで用いられていた妊娠中毒症の定義・分類と比較すると大きく異なっているものである．本項では，改めて定義・分類の改訂に至った経緯について述べ，そのうえで，当時の知見では必ずしもEBMが得られず，現定義・分類を策定する際，議論となった項目についてもその問題点について述べる．

1 改訂に至った経緯

　2004年まで使われていた妊娠中毒症(本項では2004年以前の話においては「妊娠中毒症」，2005年以降の話においては「妊娠高血圧症候群」の言葉を使う)の定義・分類の基本的考え方は，高血圧，蛋白尿，浮腫を三主徴として診断するということである(表1, 2)．一方，欧米では1970年以降，高血圧が妊娠中毒症の主徴と考え，ACOGの分類が基礎となりWHO(1987年)，National High Blood Pressure Education Program；NHBPEP(1990年, 2000年)，Canadian Hypertension Society；CHS(1997年)，International Society for the Study of Hypertension in Pregnancy；ISSHP(1988年, 2001年)，Australasian Society for the Study of Hypertension in Pregnancy；ASSHP(1993年, 2000年)などが相次いで高血圧を主徴とする定義・分類を提案した(表3)．その結果，わが国の妊娠中毒症の定義・分類は欧米のそれと比べて大きく異なり，しかも病態を正確に反映するものとはいえなくなった．一例をあげれば，妊娠中毒症の定義・分類では「血圧が正常で，蛋白尿もなく，全身の浮腫がみられる症例」は重症であるのに対し，「血圧が158/108mmHgで蛋白尿が190mg/dlである症例」は軽症である．臨床的には後者の症例の方がハイリスクと考えられるが，前者は重症，後者は軽症と診断される．このため，国際的に整合性があり，病態を反映した臨床的にも通用するものにする必要に迫られた．他方，日本産科婦人科学会からの諮問もあり，日本妊娠中毒症学会の事業として妊娠中毒症の定義・分類の見直しと改訂を行うこととなった．

　2001年に日本妊娠中毒症学会に検討委員会を設け，約2年間に15回，計65時間の討議を行った．その結果，①妊娠中毒症の名称を妊娠高血圧症候群と変更すること，②その病態の本態は高血圧であること，③浮腫は妊娠高血圧症候群の症候から除外すること，④純型，混合型の分類名を廃し，妊娠高血圧腎症(preeclampsia)，妊娠高血圧(gestational hypertension)，加重型妊娠高血圧腎症(superimposed preeclampsia)，子癇(eclampsia)の4病型とすること，⑤病態発症と存続の時期を妊娠20週～産褥12週とし，最終診断は産褥12週で行うこと，⑤重症度，発症時期による病型分類は従来通りとすること，を基本的な考え方として，定義・分類の改訂を行った(表4～6)．

2 定義・分類に介在する問題点

　定義・分類の改訂を行う際に，各委員が分担して過去20～30年の文献を検討し，その知見を全委員が共有し，可能な限り臨床データに基づいた定義・分類にすべく努力した．高血圧に関する病因・病態論や臨床データはきわめて豊富である反面，蛋白尿や浮腫，さらに産褥に関する臨床データは十分とはいえなかった．その限られた条件と時間の中で可能な限り討議を尽くして，現在の定義・分類が提案された．従って，変更された項目には十分な臨床データに裏付けされた項目と，十分な臨床データがなく何度も激論を重ねて苦渋の決定をした項目がある．以

表1　妊娠中毒症の病型分類

妊娠中毒症の病型を純粋型と混合型に大別する。なお，純粋型，混合型にかかわらず痙攣発作を伴うものは子癇とする。

1. 純粋型妊娠中毒症
　　妊娠偶発合併症の存在によるとは推定しえず，妊娠20週から産褥期（分娩後42日間）までの期間にのみ高血圧・蛋白尿・浮腫などの症状を呈する場合をいう。
2. 混合型妊娠中毒症
　　妊娠前より高血圧・蛋白尿・浮腫などの症状を呈する疾患あるいは状態の存在が推定され，妊娠によって症状の増悪あるいは顕症化をみた場合をいい，純粋型妊娠中毒症に該当しないものをこれに含める。
3. 子癇
　　純粋型，混合型にかかわらず，妊娠中毒症によって起こった痙攣発作をいい，痙攣発作の起こった時期により，妊娠子癇・分娩子癇・産褥子癇と称する。なお，痙攣発作の発生した時期がまたがった場合，例えば分娩期と産褥期に痙攣発作が発生した場合は，「分娩・産褥子癇」とする。

（註1）以下の疾患は必ずしも妊娠中毒症に起因して発症するものではないが，かなり深い因果関係があり，また重篤な疾患であるので，注意を喚起する意味で「註」として取り上げることとした。しかし，妊娠中毒症の病型分類には含めない。肺水腫，脳出血，常位胎盤早期剥離およびHELLP（hemolysis, elevated liver enzymes, and low platelet count）症候群

表2　妊娠中毒症の軽症・重症判定基準

1. 軽症とは，高血圧・蛋白尿・浮腫の症状のうち1つ以上の症状が存在するが，それらのすべてが軽症の範囲内にあるものをいう。
2. 重症とは，高血圧・蛋白尿・浮腫の症状のうち1つ以上の症状が重症の範囲内にあるものをいう。
3. 子癇は，判定基準にかかわらず重症とする。

	高血圧	蛋白尿	浮腫
軽症	血圧が次のいずれかに該当する場合をいう。①収縮期血圧は140mmHg以上および160mmHg未満の場合　②妊娠により収縮期血圧が30mmHg以上の上昇があった場合　③拡張期血圧は90mmHg以上および110mmHg未満　④妊娠により拡張期血圧が15mmHg以上上昇があった場合	24時間尿でエスバッハ法またはこれに準ずる測定法（試験管法）により，30mg/dl以上および200mg/dl未満の蛋白尿が検出された場合をいう。随時尿またはペーパーテストを使用する場合には，2回以上の検査を行い，連続して2回以上陽性の場合を蛋白尿陽性とする。	指圧により脛骨稜に陥没を認め，かつこの妊娠の最近の1週間に500g以上の体重増加のあった場合にいうが，浮腫は全身に及ばない。
重症	収縮期血圧160mmHg以上もしくは拡張期血圧110mmHg以上の場合をいう。	24時間尿蛋白がエスバッハ法またはこれに準ずる方法で，200mg/dl以上の蛋白が検出された場合をいう。随時尿またはペーパーテストを使うときは，2回以上の検査を行い，連続して2回以上この値を超えた場合とする。	全身の浮腫の場合をいう。

注1：血圧の測定法は日本循環器協会血圧小委員会の基準に従う。
注2：妊娠初期から高血圧・蛋白尿・浮腫があった場合は，頻回にこれを測定する。高血圧・蛋白尿・浮腫などの症状を呈する偶発合併症があり，これらの3症状のうちどれかが増悪するものは，混合型妊娠中毒症に該当する。
注3：判定不能および判定不明瞭の時は，軽症・重症は担当医師の判断による。

下，主な項目について，現在の知見も含め解説する。

現在の定義・分類が変更した主な点は，妊娠中毒症と診断されていた「蛋白尿と浮腫」，「蛋白尿のみ」，「浮腫のみ」は，妊娠高血圧症候群の診断から除外された。さらに，本態性高血圧合併妊娠において，その症例が妊娠中に蛋白尿を発症すれば，高血圧の増悪の有無にかかわらず加重型妊娠高血圧腎症に分類されるが，「高血圧が増悪しても蛋白尿を発症しないと妊娠高血圧症候群の病型に含まれない」ことになった。さらに，「産褥経過を産褥6週まで診ること」から「産褥経過を産褥12週まで診ること」に変更した。重症度分類において，妊娠中毒症の定義・分類では「蛋白尿200mg/dl以上を重症とする」としていた定義を，「蛋白尿2g/日以上を重

表3　各国の妊娠高血圧症候群診断基準

症状＼学会・団体	日本産科婦人科学会(JSOG)(2005年)	ISSHP(1988年)	ICD-10(WHO)(1993年)	NHBPEP(1990年)
収縮期血圧	軽症：≧140, <160mmHg 重症：≧160mmHg	定義なし	計数値の明記なし	140mmHg以上 30mmHg以上の上昇
拡張期血圧	軽症：≧90, <110mmHg 重症：≧110mmHg	1回測定：110mmHg以上 2回以上：90mmHg以上	90mmHg以上	90mmHg以上 15mmHg以上の上昇
蛋白尿	軽症：≧300mg/日, <2g/日 重症：≧2g/日	300mg/日以上	計数値の明記なし	300mg/日以上 随時尿で30mg/dl以上
浮腫	除外	定義なし	計数値の明記なし	体重増加を目安とする 計数値の明記なし
産褥子癇*	明記なし	分娩終了後7日間以内	明記なし	明記なし

＊：妊娠中，分娩時以外の分娩後の何日までの痙攣を子癇と診断するか。

表4　妊娠高血圧症候群の定義・分類

1. 名称
   従来"妊娠中毒症"と称した病態は妊娠高血圧症候群との名称に改める。
2. 定義
   妊娠20週以降，分娩12週まで高血圧がみられる場合，または高血圧に蛋白尿を伴う場合のいずれかで，かつこれらの症状が単なる妊娠の偶発合併症によるものではないものをいう。
3. 病型分類
   ①妊娠高血圧腎症(preeclampsia)
   　妊娠20週以降に初めて高血圧を発症し，かつ蛋白尿を伴うもので分娩12週までに正常に復する場合をいう。
   ②妊娠高血圧(gestational hypertension)
   　妊娠20週以降に初めて高血圧を発症し，分娩12週までに正常に復する場合をいう。
   ③加重型妊娠高血圧腎症(superimposed preeclampsia)
   　1)高血圧(chronic hypertension)が妊娠前あるいは妊娠20週までに存在し，妊娠20週以降蛋白尿を伴う場合。
   　2)高血圧と蛋白尿が妊娠前あるいは妊娠20週までに存在し，妊娠20週以降，いずれかまたは両症状が増悪する場合。
   　3)蛋白尿のみを呈する腎疾患が妊娠前あるいは妊娠20週までに存在し，妊娠20週以降に高血圧が発症する場合をいう。
   ④子癇(eclampsia)
   　妊娠20週以降に初めて痙攣発作を起こし，てんかんや二次性痙攣が否定されるもの。痙攣発作の起こった時期により，妊娠子癇，分娩子癇，産褥子癇と称する。

表5　症候による亜分類

重症，軽症の病型を高血圧，蛋白尿の程度によって分類する。

1. 軽症
   ①血圧：次のいずれかに該当する場合
   　収縮期血圧　140mmHg以上，160mmHg未満の場合
   　拡張期血圧　90mmHg以上，110mmHg未満の場合
   ②蛋白尿：≧300mg/日，<2g/日
2. 重症
   ①血圧：次のいずれかに該当する場合
   　収縮期血圧　160mmHg以上の場合
   　拡張期血圧　110mmHg以上の場合
   ②蛋白尿：蛋白尿が2g/日以上のときは蛋白尿重症とする。なお，随時尿を用いた試験紙法による尿中蛋白の半定量は24時間蓄尿検体を用いた定量法との相関が悪いため，蛋白尿の重症度の判定は24時間尿を用いた定量によることを原則とする。随時尿を用いた試験紙法による成績しか得られない場合は，複数回の新鮮尿検体で，連続して3＋以上(300mg/dl以上)の陽性と判定されるときに蛋白尿重症とみなす。
3. 発症時期による病型分類
   妊娠32週未満に発症するものを早発型(early onset type；EO)，妊娠32週以降に発症するものを遅発型(late onset type；LO)とする。

表6 付記

1. 妊娠蛋白尿(gestational proteinuria)
   妊娠20週以降に初めて蛋白尿が指摘され,分娩後12週までに消失した場合をいうが,病型分類には含めない。

2. 高血圧症(chronic hypertension)
   高血圧症は病型分類には含めないが,妊娠高血圧腎症(preeclampsia)を併発しやすく,妊娠高血圧症候群と同様の厳重な管理が求められる。

3. 下記疾患は必ずしも妊娠高血圧症候群に起因するものではないが,かなり深い因果関係があり,また重篤な疾患であるので,注意を喚起する意味で[付記]として取り上げることにした。しかし,妊娠高血圧症候群の病型分類には含めない。
   肺水腫,脳出血,常位胎盤早期剥離およびHELLP症候群

4. 症状の記載は従来通り高血圧h, H,蛋白尿p, P,子癇C(軽症は小文字,重症は大文字)などの略語を用い,さらに加重型はS(superimposed type),早発型:EO(early onset),遅発型:LO(late onset)を記入する。

   例: 妊娠高血圧(H-EO),(h-LO)など,
   　　妊娠高血圧腎症(HP-EO),(Hp-LO)など,
   　　加重型妊娠高血圧腎症(HP-EOS),(hp-LOS)
   　　などのように記入する。

症とする」に変更した。以下,限られたデータを基に検証する。

①蛋白尿と浮腫を除外したことの妥当性

「蛋白尿と浮腫」と「蛋白尿のみ」は欧米でもpreeclampsiaとは考えないため,これらの症例に関する報告はほとんどない。妊娠中から産褥12週まで高血圧を発症せず,2g/日以上の蛋白尿を発症した妊娠蛋白尿(gestational proteinuria)15例の母児の予後を検討した報告によれば,重症妊娠高血圧症候群の予後よりはるかに良好で,正常妊娠とほとんど差はなかった[1]。蛋白尿は高血圧に付随することが多く,妊娠高血圧腎症の重症度に影響を与える可能性があるが,蛋白尿のみでは産科合併症とは関係ない[2〜6]と報告されている。

「浮腫のみ」に関する報告は1970年代まではあるが,最近のものはほとんどない。1970年代までの報告は,浮腫のみでは母児の予後に影響を及ぼさないと考えてよい[7,8]。ただし,妊娠28週以前に浮腫を発症する症例はその後30%に高血圧を発症することからハイリスクと考えるべき[9]であり,また急速に全身浮腫を発症する症例も留意すべきである[10]。

以上の成績から,妊娠高血圧症候群の診断基準から蛋白尿と浮腫のいずれか,あるいはその両方を除外したことは,妥当と考えられる。

②本態性高血圧合併妊娠で高血圧の悪化がみられ,蛋白尿を発症しない症例の取り扱い

本態性高血圧の女性が妊娠すると,①高血圧の悪化が起こらず,蛋白尿も発症しないタイプ,②高血圧が悪化するものの蛋白尿を発症しないタイプ,③高血圧は不変または悪化し,蛋白尿を併発するタイプ,の3つの病型が考えられる。①は本態性高血圧合併妊娠と診断され,③は加重型妊娠高血圧腎症と診断される。②は,以前は混合型妊娠中毒症と診断されたが,現在は妊娠高血圧症候群とは診断されず,強いて診断するとすれば,「妊娠により高血圧が悪化した本態性高血圧合併妊娠」となる。高血圧が最も重要な臨床症状であるという考え方で改訂された妊娠高血圧症候群の定義・分類において,高血圧が悪化したにもかかわらず妊娠高血圧症候群と診断されないことは大きな矛盾がある。最終的にこれを定義から除いた理由は,第一に,この病態を妊娠高血圧症候群に含めると「加重型妊娠高血圧」という病型が必要となり,病型が5つになってやや複雑になること,第二に,実際に本態性高血圧合併妊娠が悪化する場合は,多くの症例が加重型妊娠高血圧腎症になるであろうと推測されたためである。

②の病態に関する報告は多くない。わが国での報告[11]では,120例の本態性高血圧合併妊娠において,上述した①のタイプは48例(40%),②のタイプは44例(36.7%),③のタイプは28例(23.3%)で,②のタイプの発症は決して少なくないことが明らかとなった。さらに,②のタイプは①のタイプよりも児の予後が悪く早産の頻度も高かったが,③のタイプほど予後は悪くなかった。従って,「本態性高血圧合併妊娠で,高血圧が増悪しても蛋白尿を発症しない症例」は発症頻度が低くなく,加重型妊娠高血圧腎症ほど予後は悪くないが,本態性高血圧合併妊娠と比較すると予後が悪く,妊娠高血圧症候群の病型に含まれないことには問題がある可能性が示唆された。今後,さらなる検討が必要であると考えられる。

③産褥12週まで経過を観察することの妥当性

　産褥経過をいつまでフォローアップすべきかに関しては，高血圧の81%は産褥3カ月以内に正常化したとの報告[12]があるのに対し，産褥3カ月を経過しても高血圧が39%の症例に残り，14%の症例に蛋白尿が残っているとの報告[13]もある。preeclampsiaと診断された症例の中に，腎炎合併妊娠や本態性高血圧合併妊娠が混在していた可能性は否定できないが，かなり長期にわたり症状が遺残するとの報告もあり，いまだ結論に至っていない。われわれの施設でも97例の妊娠高血圧症候群症例を対象に同様の検討を行い，高血圧や蛋白尿のほとんどが12週以内に消失することを確認した。われわれは経過をフォローアップする期間を産褥12週までとしたことは妥当であると考えている。いずれにせよ，多くの症例を対象とした検討が必要であると考えられる。

④重症度分類において，蛋白尿2g/日以上を重症としたことの妥当性

　蛋白尿3g/日以上の症例では死産や新生児死亡の頻度が増えるという報告[14]や5g/日以上の尿蛋白量は母体合併症のリスク因子であるとの報告[15]がある一方で，蛋白尿2g/日以上と未満の症例間で母児双方の予後は差がないとする報告[16]や，24時間尿中蛋白排泄量が5g未満，5～10g，10g以上の3群間に分けると10g以上の群でも母体の予後は他の2群と差がなく，児の予後は分娩週数が早いための未熟性による影響で，蛋白尿の重症度自体の関与は乏しいとの報告[17]がある。妊娠高血圧腎症における尿蛋白量の意義に関してわが国の報告は少なく，今後データを集積し検討する事項であるように思われる。

おわりに

　ここに述べた問題点以外にも，検討すべき点があると思われる。今後，可能な限り症例の集積を重ね，分析し，現定義・分類のさらなる改善を期待したい。

文献

1) 関　博之，市川美和，竹田　省：妊娠蛋白尿　周産期医学 2006；36（増刊号）：214-5.
2) 日高敦夫，中本　收，江口勝人，ほか：重症妊娠中毒症の発症時期分類とそれぞれの病態における軽症から重症化への期間[重症妊娠中毒症ケースカード調査No.1] 日本妊娠中毒症学会雑誌 1998；6：155-65.
3) 日高敦夫，中本　收，江口勝人，ほか：重症妊娠中毒症の早発・晩発型における母体発症 [重症妊娠中毒症ケースカード調査No.2]　日本妊娠中毒症学会雑誌 1998；6：166-73.
4) 日高敦夫，中本　收，江口勝人，ほか：重症妊娠中毒症と合併症 [重症妊娠中毒症ケースカード調査No.3]　日本妊娠中毒症学会雑誌 1998；6：174-82.
5) 日高敦夫，中本　收，江口勝人，ほか：重症妊娠中毒症と胎児発育障害 [重症妊娠中毒症ケースカード調査No.4] 日本妊娠中毒症学会雑誌 1998；6：183-93.
6) 日高敦夫，中本　收，江口勝人，ほか：重症妊娠中毒症の産褥6週目における高血圧，蛋白尿の遺残 [重症妊娠中毒症ケースカード調査No.5] 日本妊娠中毒症学会雑誌 1998；6：194-202.
7) Robertson EG：The natural history of oedema during pregnancy. J. Obstet. Gynaecol. Br. Commonw 1971；78：520-9.
8) 本多　洋：妊娠中毒症の疫学　産婦の世界 1980；32：13-19.
9) 黒川達郎，宮本新吾，内海善夫，ほか：妊娠浮腫が母児の予後に与える影響　日本産科婦人科学会雑誌 1988；40：9-13.
10) 日本妊娠高血圧学会編集　妊娠高血圧症候群（PIH）管理ガイドライン2009. p.31，メジカルビュー社，東京，2009.
11) Ono Y, Takagi K, Seki H, et al.：Neonatal outcome in infants of chronically hypertensive mothers. J Obstet Gynaecol Res 2013；39：1142-6
12) Podymow T, August P：Postpartum course of gestational hypertension and preeclampsia. Hypertens. Pregnancy 2010；9：294-300.
13) Berks D, Steegers EA, Molas M, et al：Resolution of hypertension and proteinuria after preeclampsia. Obstet Gynecol 2009；114：1307-14.
14) Al-Mulhim AA, Abu-Heija A, Al-Jamma F, et al：Preeclampsia：maternal risk factors and perinatal outcome. Fetal Diagn Ther 2003；18：275-80.
15) Deruelle P, Coudoux E, Ego A, et al.：Risk factors for post-partum complications occurring after preeclampsia and HELLP syndrome. A study in 453 consecutive pregnancies. Eur J Obstet Gynecol Reprod Biol 2006；125：59-65.
16) Schiff E, Friedman SA, Kao L, et al.：The importance of urinary protein excretion during conservative management of severe preeclampsia. Am J Obstet Gynecol 1996；175：1313-6.
17) Newman MG, Robichaux AG, Stedman CM, et al：Perinatal outcomes in preeclampsia that is complicated by massive proteinuria. Am J Obstet Gynecol 2003；188：264-8.

3. 妊娠高血圧と妊娠高血圧腎症の母児予後の差

　妊娠高血圧（gestational hypertension）と妊娠高血圧腎症（preeclampsia）の周産期事象の発症頻度を表1に示す。報告者により差があるものの，産褥子宮内感染，産褥入院期間，HELLP症候群，small for gestational age（SGA）児，早産，出生児体重2,500g未満児あるいは1,500g未満児，Apgar 7点未満，NICU入院期間および周産期死亡において，妊娠高血圧に比べて妊娠高血圧腎症では有意に増加がみられ，分娩週数は有意に早いとのデータがある。また，帝王切開率，分娩誘発率，分娩時間などは妊娠高血圧腎症の方が増加している傾向にある。しかし，鉗子分娩，常位胎盤早期剥離，large for gestational age（LGA）児等には両者間に有意差はない[1〜5]。また妊娠高血圧腎症では母体の重篤な合併症〔母体死亡，痙攣，肺水腫，急性腎不全，肝機能不全，肝出血，播種性血管内凝固症候群（DIC），脳卒中〕の罹患が約5％にみられることが報告されている[6〜8]。カナダ産婦人科学会（SOGC）のガイドラインには，gestational hypertensionとpreeclampsiaを分類する理由の1つに予後の違いを挙げている[9]。この観点から，SOGCと同じく米国産婦人科学会（ASOG）でも2013年に，蛋白尿を伴わないが，重篤な症状や検査異常を有するgestational hypertensionをpreeclampsiaに含めるとの見解を発表した[10]。海外文献を読む場合には，今後この点に注意が必要である。

　現在，国際的には妊娠高血圧症候群を重症度別に分けて母児予後を検討した報告は少ないが，初産あるいは経産に限定して，軽症・重症で周産期事象を比較した成績を表2に示す[11, 12]。これによると，重症度に応じて母児予後に差がみられる。項目により若干の差はあるが，おおむね妊娠高血圧軽症，妊娠高血圧腎症軽症，妊娠高血圧重症，妊娠高血圧腎症重症の順に予後の好ましくない周産期合併症の発症率が増加することがうかがえる。また，妊娠高血圧腎症軽症と妊娠高血圧重症の予後の比較では，後者のほうがより重篤であることが示されている[12]。

　先にも述べたように，妊娠高血圧と妊娠高血圧腎症の母児予後を比較する際には，妊娠高血圧腎症の定義の相違に注意が必要である。例えばAustralasian Society for the Study of Hypertension in Pregnancy（ASSHP）においては，以前より妊娠高血圧に加えて，心窩部痛，ALT，AST，クレアチニン（Cr）などの生化学データ異常，血小板減少，視野障害，DIC，溶血，胎児発育不全（FGR）のうち1項目以上があれば，蛋白尿を伴わなくても，他の臓器障害が発症しているという観点から臨床的には妊娠高血圧腎症として扱ってきた[13]。全身の臓器障害と高血圧を伴う妊婦の約半数で蛋白尿が欠如しているとも解説されている[13]。さらに，蛋白尿を認めない妊娠高血圧腎症と，妊娠高血圧との比較では，前者の方が重症高血圧，早産率が高く母児予後不良との報告がある[14]。また，妊娠高血圧の約半数が妊娠高血圧腎症に移行する[2]ことや，妊娠高血圧と妊娠高血圧腎症は，血管新生関連因子がともに正常より逸脱していることを示す報告[15]などは，両者は同じ病態で異なるスペクトラムの病像を示しているとの考えもある。なお，研究等の際には，その目的に応じて妊娠高血圧腎症の定義に蛋白尿の存在を必須とするかを決めるという立場をとるものもある[1, 2, 13]。

　わが国における検討として，日本妊娠高血圧学会アンケート調査報告による妊娠高血圧症候群の病型別合併症の頻度（総数897例）（表3）によれば，常位胎盤早期剥離，HELLP症候群では妊娠高血圧が，また子宮内胎児死亡，子癇，網膜浮腫および母体死亡では妊娠高血圧

表1 controlおよび妊娠高血圧(GH),妊娠高血圧腎症(PE)における周産期事象の発症率(%)

合併症	報告者	control	GH	PE	危険率	比較の対照
帝王切開率	Gofton et al [1]	13.8	21.6*	32.1*	<0.001	vs control
	Barton et al [2]		45.5	49.3	NS	GH vs PE
分娩誘発	Gofton et al [1]	37.5	69.2*	79.4*	<0.001	vs control
誘発成功率	Gofton et al [1]	86.3	80.5*	72.5*	<0.001	vs control
分娩時間	Gofton et al [1]	6.7±4.6	7.2±4.6*	7.9±5.0*	0.002	vs control
分娩後出血	Gofton et al [1]	9.0	13.1*	14.3	<0.001	vs control
産褥子宮内膜炎	Gofton et al [1]	0.3	0.1	1.8*	0.018	vs control
産褥入院期間(日)	Gofton et al [1]	2.0±1.1	2.3±1.2*	3.3±1.7*	<0.001	vs control
	Barton et al [2]		2.5±1.2	3.0±2.6	<0.001	GH vs PE
分娩週数(週)	Barton et al [2]		37.4±2.0	36.5±2.4*	<0.001	GH vs PE
	Villar et al [3]	38.9±2.2	38.7±2.1*	37.5±2.9*	<0.01	vs control
	Lau et al [4]	39.3	39.0*	38.7*	<0.001	vs control
HELLP症候群	Barton et al [2]		1.0	4.1*	0.007	GH vs PE
出生体重(g)	Gofton et al [1]	3,500±498	3,461±506*	3,285±577*	<0.001	vs control
	Villar et al [3]	3,264±507	3,208±605*	2,845±788*	<0.01	vs control
SGA	Lau et al [4]	11.3	15.7	24.6*	<0.001	vs control
早産率(37週未満)	Villar et al [3]	8.8	11.0	27.4	NA	
早産率(36週未満)	Barton et al [2]		17.3	31.8*	<0.001	GH vs PE
早産率(34週未満)	Barton et al [2]		4.9	12.5*	<0.001	GH vs PE
早産率(32週未満)	Villar et al [3]	1.6	1.1	4.8	NA	
2,500g未満	Gofton et al [1]	2.1	2.3	7.9*	<0.001	vs control
	Barton et al [2]		23.5	37.7*	<0.0001	GH vs PE
1,500g未満	Barton et al [2]		2.5	6.1*	*0.016	GH vs PE
Apgarスコア7点未満	Gofton et al [1]	1.2	1.9	4.9*	*0.001	vs control
臍帯静脈pH	Gofton et al [1]	7.33±0.08	7.32±0.06*	7.30±0.07*	<0.001	vs control
NICU入院率	Gofton et al [1]	9.1	12.4*	22.4*	<0.001	vs control
NICU入院期間(日)	Barton et al [2]		5.0±9.3	7.1±0*	<0.001	GH vs PE
鉗子分娩率	Gofton et al [1]	12.8	15.6	14.0	NS	vs control
絨毛膜羊膜炎	Gofton et al [1]	0.3	0.5	1.0	NS	vs control
常位胎盤早期剥離	Gofton et al [1]	2.2	2.4	1.8	NS	vs control
	Barton et al [2]		0.5	1.2	NS	GH vs PE
産褥創部感染	Gofton et al [1]	0.3	0.6	0.6	NS	vs control
子宮内胎児発育遅延	Villar et al [3]	8.1	12.9	22.2	NA	
胎児死亡	Villar et al [3]	0.9	1.4	2.2	NA	
LGA	Lau et al [4]	12.5	12.4	8.2	NS	vs control
臍帯動脈pH	Gofton et al [1]	7.24±0.07	7.24±0.07	7.23±0.07	NS	vs control
敗血症	Gofton et al [1]	2.4	1.8	0.0	NS	vs control
周産期死亡	Gofton et al [1]	0.3	0.2	1.2	NS	vs control
	Xiong X et al [5]	1.0	1.0	2.3*	<0.05	vs control
	Barton et al [2]		0.0	1例	NS	GH vs PE
新生児死亡	Villar et al [3]	0.5	0.7	2.4	NA	

GH; gestational hypertension, PE; preeclampsia, NS; not significant, NA; not available, SGA; small for gestational age, LGA; large for gestational age

表2 軽症，重症別のcontrolおよび妊娠高血圧(GH)，妊娠高血圧腎症(PE)の周産期事象の発症率(%)

合併症	報告者	control	GH軽症	GH重症	PE軽症	PE重症	危険率 (vs control)
肝酵素上昇	Hauth et al[9]	0.2	1.1*	6.3	3.2**	20.2**	*<0.05, **<0.01
腎機能障害	Hauth et al[9]	0.3	0.8	12.5**	5.1**	12.8**	*<0.05, **<0.01
分娩誘発	Hauth et al[9]	12.1	23.8**	50.0**	41.5**	58.7**	*<0.05, **<0.01
帝王切開	Hauth et al[9]	13.3	29.1**	28.1	30.9**	34.9**	*<0.05, **<0.01
妊娠日数(日)	Hauth et al[9]	275	278**	266*	275	259**	*<0.05, **<0.01
37週未満の早産	Buchbinder et al[10]	17.8	17.8	54.2	25.8	66.7	NA
35週未満の早産	Buchbinder et al[10]	8.4	8.4	25	9.7	35.6	NA
34週未満の早産	Hauth et al[9]	3.2	1.0**	3.2	1.9	18.5**	*<0.05, **<0.01
出生体重(g)	Hauth et al[9]	3,205	3,303**	2,967	3,212	2,642	*<0.05, **<0.01
SGA<10パーセンタイル	Buchbinder et al[10]	6.5	6.5	20.8	4.8	11.4	NA
胎児発育不全	Hauth et al[9]	4.2	6.9	9.7	10.2**	18.5**	*<0.05, **<0.01
NICU入院率	Hauth et al[9]	12.9	18.2**	29	27.3**	42.6*	*<0.05, **<0.01
呼吸窮迫症候群(RDS)	Hauth et al[9]	3.8	4.8	6.5	3.2	15.7**	*<0.05, **<0.01
	Buchbinder et al[10]	5.5	5.5	12.5	4.8	16.7	
人工呼吸器	Hauth et al[9]	2.2	2.9	6.5	2.8	10.2**	*<0.05, **<0.01
胎盤早期剥離	Hauth et al[9]	0.7	0.3	3.1	0.5	3.7	NS
	Buchbinder et al[10]	1.3	1.3	4.2	3.2	6.7	NA
DIC	Hauth et al[9]	0.0	0.1	3.1	0.5	1.8	NS
脳室内出血	Hauth et al[9]	0.2	0	0	0.5	0	NS
	Buchbinder et al[10]	0.7	0.7	0	0	0	NA
新生児死亡	Hauth et al[9]	0.5	0.4	0	0.5	0.9	NS
	Buchbinder et al[10]	0.9	0.9	0	0	2.2	NA
胎児死亡	Hauth et al[9]	0.9	0.1	3.1	0.5	0.9	NS
	Buchbinder et al[10]	1.7	1.7	0	0	6.7	NA

注1：Buchbinder et al：前回PEの既往妊婦を対象　GH軽症をcontrolとした
注2：Hauth et al：初産婦を対象　妊娠高血圧症候群のないものをcontrolとした
GH；gestational hypertension, PE；preeclampsia, RDS；respiratory distress syndrome,
DIC；disseminated intravascular coagulation, NA；not avairable, NS；not significant

腎症が高値を示した[16]。2001年日本産科婦人科学会周産期登録データベースを用いた検討(登録総数51,650例，妊娠高血圧症候群1,993例)では，常位胎盤早期剥離，胎児心拍数陣痛図(cardiotocogram；CTG)異常，死産，Apgar(1分値)3点以下，新生児仮死，児の転科，児の死亡退院において，妊娠高血圧腎症では妊娠高血圧に比べて高いオッズ比を示した[17]。また同データベースで単胎妊娠における妊娠高血圧重症(severe gestational hypertension；sGH)と妊娠高血圧腎症重症(severe preeclampsia；sPE)に絞って予後比較をした報告(単胎妊娠総数43,636例，sGH 106例，sPE 780例)では，子宮内胎児死亡，母体死亡といった重篤な合併症はsGHにはみられず，sPEにのみ認められた。light for date児はsGH 34.0%，sPE 47.6%，と有意にsPEで高率であった。常位胎盤早期剥離(sGH vs sPE：3.6% vs 5.2%)，HELLP症候群(同1.8% vs 2.3%)はsPEが有意に発症率は高かった。しかし，子癇(同1.8% vs 1.1%)は有意差がなかった[18]。さらに妊娠高血圧症候群重症を，血圧および蛋白尿の症状別(高血圧重症：

表3 日本妊娠高血圧学会アンケート調査による妊娠高血圧症候群の病型別合併症の頻度

単胎妊娠		PE severe HT	PE mild HT	GH severe HT	GH mild HT	PES severe HT	PES mild HT
EO	常位胎盤早期剥離	7.80%	4.80%	20.00%	5.30%	2.80%	0.00%
	子宮内胎児死亡	1.20%	1.60%	0.00%	0.00%	0.00%	0.00%
	HELLP症候群	6.60%	3.20%	10.00%	0.00%	0.00%	0.00%
	子癇	4.20%	1.60%	0.00%	0.00%	0.00%	0.00%
	網膜浮腫	3.00%	0.00%	0.00%	0.00%	0.00%	11.10%
	母体死亡	0.00%	0.00%	0.00%	0.00%	0.00%	0.00%
	n	166	63	20	38	36	9
LO	常位胎盤早期剥離	3.60%	2.20%	0.00%	0.00%	0.00%	0.00%
	子宮内胎児死亡	0.00%	0.90%	0.00%	0.00%	0.00%	0.00%
	HELLP症候群	3.00%	1.30%	3.80%	3.50%	0.00%	0.00%
	子癇	0.60%	2.20%	0.00%	3.50%	0.00%	0.00%
	網膜浮腫	0.60%	0.00%	0.00%	0.00%	3.80%	0.00%
	母体死亡	0.60%	0.00%	0.00%	0.00%	0.00%	0.00%
	n	166	225	26	113	26	9
EO+LO	常位胎盤早期剥離	5.70%	2.80%	8.70%	1.30%	1.60%	0.00%
	子宮内胎児死亡	0.60%	1.00%	0.00%	0.00%	0.00%	0.00%
	HELLP症候群	4.80%	1.70%	6.50%	2.60%	0.00%	0.00%
	子癇	2.40%	2.10%	0.00%	2.60%	0.00%	0.00%
	網膜浮腫	1.80%	0.00%	0.00%	0.00%	1.60%	5.60%
	母体死亡	0.30%	0.00%	0.00%	0.00%	0.00%	0.00%
	n	332	288	46	151	62	18

PE；preeclampsia：妊娠高血圧腎症，GH；gestational hypertension：妊娠高血圧，
PES；superimposed preeclampsia：加重型妊娠高血圧腎症

(文献16)より引用，一部改変)

H，同軽症：h，蛋白尿重症：P，同軽症：p)に分けて胎児発育障害を検討すると，HPが最も障害の程度が強く，hPあるいはHpについては報告により分かれ，Hは最も障害の程度が軽い[17,19]。以上のわが国あるいは諸外国における報告から，妊娠高血圧症候群の病型分類に関して，定義上の若干の差異があるにしても，妊娠高血圧腎症は妊娠高血圧と比較して母児予後は不良であるといえる。

比較的予後が良いと考えられる妊娠高血圧に関連する報告をみると，妊娠高血圧に糖尿病が合併した場合，それぞれ単独の場合より母児予後が不良である[19]．妊娠高血圧に高尿酸血症が伴うと，単独の場合に比べて早産やFGRの割合が増加する[20]．妊娠高血圧軽症を外来管理した場合に，民族間で常位胎盤早期剥離や死産などの予後に差がある[21]．産褥3カ月の時点で19%に高血圧が持続する[22]といった報告がみられる一方，双胎妊娠における妊娠高血圧は児の予後を改善し，単胎よりむしろ予後がよい[23]とするものもみられる．これに関連して，妊娠中の高血圧は早産児の予後を改善するという報告が散見される[24,25]．

長期的な予後の検討として妊娠高血圧を発症した女性は，その後の15年間の経過観察中，妊娠高血圧を発症しなかった女性に比べて虚血性心疾患を罹患する確率が高かった（調整オッズ比1.9)[26]．これは，血管内皮機能不全や脂質代謝異常などが妊娠高血圧既往女性にみられるのが原因であろうと説明されている[27]．このように妊娠高血圧は妊娠高血圧腎症に比べて予後は良く，早産児の予後など，合併症の種類によっては正常と変わらないとするものもみられるが，子癇の発症[16,18,28]や20～50%にみられる妊娠高血圧腎症への移行[2,29]，長期的な母体予後[25]という観点からは，正常血圧妊婦に比べてやはり注意が必要である。

文献

1) Gofton EN, Capewell V, Natale R, et al：Obstetrical intervention rates and maternal and neonatal outcomes of women with gestational hypertension. Am J Obstet Gynecol 2001；185：798-803.
2) Barton JR, O'brien JM, Bergauer NK, et al：Mild gestational hypertension remote from term: progression and outcome. Am J Obstet Gynecol 2001；184：979-83.
3) Villar J, Carroli G, Wojdyla D, et al：World Health Organization Antenatal Care Trial Research Group. Preeclampsia, gestational hypertension and intrauterine growth restriction, related or independent conditions? Am J Obstet Gynecol 2006；194：921-31.
4) Lau TK, Pang MW, Sahota DS, et al：Impact of hypertensive disorders of pregnancy at term on infant birth weight. Acta Obstet Gynecol Scand 2005；84：875-7.
5) Xiong X, Buekens P, Pridjian G, et al：Pregnancy-induced hypertension and perinatal mortality. J Reprod Med 2007；52：402-6.
6) Sibai BM：Diagnosis and management of gestational hypertension and preeclampsia. Obstet Gynecol 2003；102：181-92.（review）
7) Sibai BM, Spinnato JA, Watson DL, et al：Pregnancy outcome in 303 cases with severe preeclampsia. Obstet Gynecol 1984；64：319-25.
8) Bateman BT, Schumacher HC, Bushnell CD, et al：Intracerebral hemorrhage in pregnancy: frequency, risk factors, and outcome. Neurology 2006；67：424-9.
9) Magee LA, Pels A, Helewa M, et al：Diagnosis, evaluation, and management of the hypertensive disorders of pregnancy: executive summary. J Obstet Gynaecol Can 2014；36：416-41.
10) American College of Obstetricians and Gynecologists; Task Force on Hypertension in Pregnancy：Hypertension in pregnancy. Report of the American College of Obstetricians and Gynecologists' Task Force on Hypertension in Pregnancy. Obstet Gynecol 2013；122：1122-31.
11) Hauth JC, Ewell MG, Levine RJ, et al：Pregnancy outcomes in healthy nulliparas who developed hypertension. Calcium for Preeclampsia Prevention Study Group. Obstet Gynecol 2000；95：24-8.
12) Buchbinder A, Sibai BM, Caritis S, et al：National Institute of Child Health and Human Development Network of Maternal-Fetal Medicine Units. Adverse perinatal outcomes are significantly higher in severe gestational hypertension than in mild preeclampsia. Am J Obstet Gynecol 2002；186：66-71.
13) Brown MA, Hague WM, Higgins J, et al：Australasian Society of the Study of Hypertension in Pregnancy. The detection, investigation and management of hypertension in pregnancy: full consensus statement. Aust N Z J Obstet Gynaecol 2000；40：139-55.（review）
14) Homa CS, Brown MA, Mangos G, et al：Non-proteinuric pre-eclampsia: a novel risk indicator in women with gestational hypertension. J Hypertens 2008；26：295-302.
15) Hirashima C, Ohkuchi A, Takahashi K, et al：Gestational hypertension as a subclinical preeclampsia in view of serum levels of angiogenesis-related factors. Hypertens Res 2011；34：212-7.
16) 中本 収：妊娠高血圧症候群の疫学. 妊娠中毒症から妊娠高血圧症候群へ　過去から未来へ. 日本妊娠高血圧学会編. p93-101，メジカルビュー社，東京，2005.
17) 高木健次郎：浮腫削除による影響と蛋白尿の取り扱い. 日本妊娠高血圧学会雑誌 2004；12：59-62.
18) 竹田善治，入山高行，安達知子ほか：妊娠高血圧（gestational hypertension）と妊娠高血圧腎症（preeclampsia）における臨床的病態の検討. 日本妊娠高血圧学会雑誌 2004；12：87-91.
19) Stella CL, O'Brien JM, Forrester KJ, et al：The Coexistence of Gestational Hypertension and Diabetes: Influence on Pregnancy Outcome. Am J Perinatol 2008；25：325-9.
20) Roberts JM, Bodnar LM, Lain KY, et al：Uric acid is as important as proteinuria in identifying fetal risk in women with gestational hypertension. Hypertension 2005；46：1263-9.
21) Barton CB, Barton JR, O'Brien JM, et al：Mild gestational hypertension: differences in ethnicity are associated with altered outcomes in women who undergo outpatient treatment. Am J Obstet Gynecol 2002；186：896-8.
22) Podymow T, August P：Postpartum course of gestational hypertension and preeclampsia. Hypertens Pregnancy 2010；29：294-300.
23) von Dadelszen P, Magee LA, Taylor EL, et al：Canadian Neonatal Network. Maternal hypertension and neonatal outcome among small for gestational age infants. Obstet Gynecol 2005；106：335-9. Erratum in: Obstet Gynecol 2006；107：209.
24) Ancel PY, Marret S, Larroque B, et al：The Epipage Study Group. Are maternal hypertension and small-for-gestational age risk factors for severe intraventricular hemorrhage and cystic periventricular leukomalacia? Results of the EPIPAGE cohort study. Am J Obstet Gynecol 2005；193：178-84.
25) Luo ZC, Simonet F, An N, et al：Effect on neonatal outcomes in gestational hypertension in twin compared with singleton pregnancies. Obstet Gynecol 2006；108：1138-44.
26) Wikström AK, Haglund B, Olovsson M, et al：The risk of maternal ischaemic heart disease after gestational hypertensive disease. BJOG 2005；112：1486-91.
27) Paradisi G, Biaggi A, Savone R, et al：Cardiovascular risk factors in healthy women with previous gestational hypertension. J Clin Endocrinol Metab 2006；91：1233-8.
28) Chesley LC：Diagnosis of preeclampsia. Obstet Gynecol 1985；65：423-5.
29) Saudan P, Brown MA, Buddle ML, et al：Does gestational hypertension become pre-eclampsia? Br J Obstet Gynaecol 1998；105：1177-84.

4. 妊娠蛋白尿についての考え方

　2005年4月の定義改訂により，蛋白尿のみを示す妊娠蛋白尿妊婦は，妊娠高血圧症候群には含まれない。

　基礎疾患のない正常血圧の妊婦が蛋白尿だけを呈する場合（妊娠蛋白尿）では，子癇，HELLP症候群，常位胎盤早期剥離，子宮内胎児死亡などの産科合併症発生頻度が増加することはないとの成績が多数報告されている。

　日本妊娠中毒症学会学術委員会（現日本妊娠高血圧学会）は，基礎疾患をもたない単胎妊婦998例の妊娠中毒症（当時）例を集積し，解析した[1]。その結果を現行の病型分類別にあてはめて母体合併症，すなわち母体死亡，子癇，HELLP症候群，常位胎盤早期剥離，網膜剥離のいずれかが発現する頻度をみると，妊娠高血圧腎症：重症344名中12.5％；軽症296名中4.4％，妊娠高血圧：重症46名中15.2％；軽症151名中4.0％，妊娠蛋白尿：重症29名中0％；軽症132名中0.8％であった。多変量解析によっても，蛋白尿は産科的合併症発症には関連性を示さなかった。つまり，母体合併症との関連性という観点から妊娠蛋白尿は高血圧を呈する病型とは異なる病態であることは明らかである。

　一方，同じ調査での児予後に関する成績によれば，子宮内胎児死亡頻度と平均発育度はそれぞれ，妊娠高血圧腎症：重症0.58％；-1.21SD，軽症1.0％；-0.69SD，妊娠高血圧：重症0.0％；-0.84SD，軽症0.0％；-0.41SD，妊娠蛋白尿：重症0.0％；-0.55SD，軽症0.0％；-0.15SDであった[1]。つまり児発育には重症レベルの妊娠蛋白尿が影響を及ぼす可能性がうかがえるという結果である。ただし調査の性格上，これら重症妊娠蛋白尿症例の中に，慢性腎臓病が含まれている可能性を否定できない。なお同じ調査で，産褥6週後蛋白尿遺残率は妊娠蛋白尿重症50.0％；軽症12.8％という成績も報告されている[1]。

　日本産科婦人科学会2001年周産期登録のデータ51,650例より抽出した妊娠中毒症（当時の定義）3,334例の分析から，妊娠高血圧症候群と妊娠蛋白尿と母児予後との関連性を調べた報告[2]によっても，妊娠蛋白尿は母児に対して悪影響を及ぼすものではないという成績であった（**表1**）。

　さらに，妊娠蛋白尿が児体重に及ぼす影響を調べた報告[3]によれば，単胎妊婦1,498例中で，妊娠高血圧腎症32例，妊娠高血圧25例，妊娠蛋白尿78例それぞれにおけるSGA（small for gestational age）児の発現率は，31.3％，24.0％，6.4％であった。一方，正常妊娠での頻度は7.1％であり，妊娠蛋白尿による児発育の影響はみられなかった。

　以上の結果から，妊娠蛋白尿は母児の予後という観点から妊娠高血圧症候群とは別の病態として分類した2005年の新しい妊娠高血圧症候群の定義・分類は，妥当であるといえる。

　ただし，これらの研究結果の問題点は，2005年4月の定義改訂より以前に分娩した妊婦を対象としており，妊娠蛋白尿は妊娠高血圧や妊娠高血圧腎症と同様に「妊娠中毒症」に含まれ，妊娠高血圧や妊娠高血圧腎症と同等に慎重に管理されていたことである。2005年4月以降は定義改訂により蛋白尿のみを示す妊娠蛋白尿は妊娠高血圧症候群とは区別されている。しかし，蛋白尿が先行し妊娠蛋白尿の状態を経た後に，高血圧を合併し妊娠高血圧腎症と診断される例があることに注意を要する。

　妊娠高血圧腎症には，高血圧が先行する例，蛋白尿が先行する例，ならびに同時期に両者を発症する例がある。高血圧を示した妊婦（妊娠高血圧）の約15〜25％の症例が，その後に蛋白尿を伴い妊娠高血圧腎症へと進展する[4]。一方，蛋白尿のみを示した妊婦（妊娠蛋白尿）の約

表1 妊娠高血圧症候群と妊娠蛋白尿それぞれにおける母児予後の比較

	正常妊婦に対する発現頻度のオッズ比（統計的有意差）		
	妊娠高血圧腎症	妊娠高血圧	妊娠蛋白尿
常位胎盤早期剝離	2.42($p<0.01$)	1.75(n.s.)	0.97(n.s.)
DIC	3.38(n.s.)	2.29(n.s.)	1.76(n.s.)
CTG異常	1.49($p<0.01$)	1.28($p<0.05$)	1.16(n.s.)
死産	3.38($p<0.01$)	3.01(n.s.)	1.17(n.s.)
Apgar 1分値3点以下	5.15($p<0.01$)	3.09($p<0.01$)	1.12(n.s.)
新生児死亡	5.31($p<0.01$)	2.88($p<0.01$)	1.19(n.s.)

（日本産科婦人科学会2001年周産期登録データに基づいて作成）

DIC；disseminated intravascular coagulation：播種性血管内凝固症候群，CTG；cardiotocogram：胎児心拍数陣痛図，n.s.；non significant：有意差なし

50〜60％の症例がその後に高血圧を伴い妊娠高血圧腎症へと進展するとの報告がある[5]。すなわち，その後の妊娠高血圧腎症へ進展する率は，妊娠蛋白尿妊婦は妊娠高血圧妊婦に比べ，むしろ高い可能性がある[6]。なお，妊娠高血圧腎症において症候が高血圧のみ，あるいは蛋白尿のみである期間は平均2〜3週間で，妊娠高血圧腎症の診断基準を満たしてから分娩までの期間は，平均2週間前後と報告されている。このことは，妊娠蛋白尿妊婦にも妊娠高血圧妊婦と同等の注意が必要であることを示唆する。産褥12カ月まで妊娠蛋白尿だけであった妊婦では，妊娠高血圧症候群妊婦に比べ母児の予後が良いことも報告されている[7]。

なお，その後の検討でも同様の結果が得られた[8]。

結論として，妊娠蛋白尿だけであれば妊娠高血圧症候群に比べ予後が良く，妊娠高血圧症候群と区別できるが，妊娠蛋白尿はその後に高血圧を伴い妊娠高血圧腎症へと進展する可能性があり，注意が必要である。

文献

1) 日本妊娠中毒症学会学術委員：重症妊娠中毒症ケースカード調査1-6. 日本妊娠中毒症学会雑誌 1998；6：155-214.
2) 高木健次郎：日産婦周産期登録からみた妊娠高血圧症候群の分析：浮腫削除による影響と蛋白尿の取り扱い. 日本妊娠高血圧学会雑誌 2004；12：59-62.
3) 大口昭英：妊娠高血圧を合併しない妊娠蛋白尿の臨床的意義に関する検討. 日本妊娠中毒症学会雑誌 2003；11：158-9.
4) Saudan P, Brown MA, Buddle ML, et al：Does gestational hypertension become pre-eclampsia? Br J Obstet Gynaecol 1998；105：1177-84.
5) Morikawa M, Yamada T, Yamada T, et al：Pregnancy outcome of women who developed proteinuria in the absence of hypertension after mid-gestation. J Perinat Med 2008；36：419-24.
6) Morikawa M, Yamada T, Minakami H：Outcome of pregnancy in patients with isolated proteinuria. Curr Opin Obstet Gynecol 2009；21：491-5. Review.
7) 森川 守, 山田 俊, 山田 崇弘, ほか：妊娠高血圧 妊娠中の暫定的診断「妊娠蛋白尿」の病的意義（第2報）. 日本周産期・新生児医学会雑誌 2009；45：1125-8.
8) Akaishi R, Yamada T, Morikawa M, et al：Clinical features of isolated gestational proteinuria progressing to pre-eclampsia：retrospective observational study. BMJ Open 2014；4：e004870.

5. 浮腫に関する考え方

　妊娠成立に伴い，水代謝に関与するホルモンや循環調節因子などの産生量や活性が変化して循環血液量が増加し，妊娠中期以降は血漿膠質浸透圧の低下と妊娠子宮の圧迫による毛細血管内静水の上昇により浮腫が起こりやすいと考えられている．従って，正常妊娠でも浮腫は発症する．正常妊婦の体重増加と体液量をみると，妊娠中の体重増加は，平均11.5～12.5kgであると報告され[1]，体重増加は大部分が妊娠20週以降に起こり，60～70％は水（蛋白質の増加は10％以下，脂肪の増加は約3kg）と報告[2,3]されている．さらに，正常妊婦の浮腫の頻度は32.8％（9,164/27,942例）[4]，35％[5]との報告があり，約30％程度の妊婦にみられるとの成績が多い．

　浮腫が妊娠結果に与える影響としては，
①母体年齢，経産回数，身長などと浮腫の頻度との間に相関はない[5]．
②体重の増加に従って全身浮腫の頻度は増加する[5]．
③浮腫のある妊婦は浮腫のない妊婦に比べ体重の重い児を生む[5]．
④浮腫のある妊婦は低出生体重児を生む頻度が少なく，浮腫はわずかに周産期死亡率を下げる[5]．
⑤浮腫のある妊婦のほうが周産期予後は良好である[4]．

などが挙げられ，妊婦に浮腫のみ出現しても，むしろ，浮腫のある妊婦のほうが周産期予後はわずかながら良好で[4]，母児の転帰への悪影響はほとんどない[6,7]．また，わが国では日本産科婦人科学会の周産期登録2001年のデータより，妊娠高血圧腎症(PE)，妊娠高血圧(GH)，妊娠蛋白尿(GP)，浮腫単独の群に分類して周産期予後について比較したが，検討された項目のいずれも浮腫のみの場合のリスクは有意に低値であった（**表1**）[8,9]．

　しかし，浮腫の病的意義[10]として，頻度は低いものの妊娠28週未満に発症するものはその後30％の症例が高血圧を発症するとの報告[10]や，豪州のガイドラインでは全身的な浮腫を認める場合には注意を促している[11]．急激に発症する全身浮腫には，腎疾患や内分泌疾患が存在する場合があるので注意が必要である．

表1 妊娠中毒症(旧分類)を再分類した場合の周産期予後の比較

	妊娠高血圧腎症	妊娠高血圧	妊娠蛋白尿	浮腫
胎盤早期剥離	2.42*(1.27～4.59)	N.S.	N.S.	0.017**(0.01～0.31)
DIC	N.S.	N.S.	N.S.	0.35**(0.30～0.42)
肺水腫	7.40(p=0.054)	N.S.	N.S.	0.001**(～0.01)
死産	4.51**(1.58～12.9)	3.01(p=0.054)	N.S.	0.006**(0.002～0.015)
CTG異常	1.49**(1.20～1.84)	1.28*(1.01～1.62)	N.S.	0.035**(0.03～0.42)
Apgar≦3	5.15**(3.03～8.74)	3.10*(1.75～5.47)	N.S.	0.02**(0.013～0.035)
SFD/LFD	5.63**(4.03～7.85)	3.20**(2.24～4.59)	N.S.	0.06**(0.044～0.081)
児死亡退院	5.31**(2.26～12.5)	2.88**(1.14～7.30)	N.S.	0.008**(0.004～0.018)

N.S.：not significant, **：$p<0.01$, *：$p<0.05$　　　　　　　　　　　(文献9)より引用，改変)
DIC；disseminated intravascular coagulation：播種性血管内凝固症候群，CTG；cardiotocogram：胎児心拍数陣痛図，SFD；small-for-date：妊娠期間に比して小さい児，LFD；light-for-date：妊娠期間に比して軽い児

文献

1) Davison JM：Edema in pregnancy. Kidney International 1997；51(Suppl 59)：S90-6.
2) Forsum E, Sadurskis A, Wager J：Resting metabolic rate and body composition of healthy Swedish women during pregnancy. Am J Clin Nutr 1988；47：942-7.
3) Brown MA, Gallery EDM：Volume homeostasis in normal pregnancy and pre-eclampsia：Physiology and Clinical Implications. Clin Obstet Gynecol(Bailliere) 1984；8：287-310.
4) Vosburgh GJ：Blood pressure, Edema and Proteinuria in Pregnancy 5. Edema Relationships. Prog Clin Biol Res 1976；7：155-68.
5) Thomson AM, Hytten FE, Billewicz WZ：The epidemiology of oedema during pregnancy. J Obstet Gynaecol Br Cwlth 1967；74：1-10.
6) Robertson EG：The natural history of edema during pregnancy. J Obstet Gynaecol Br Cwlth 1971；78：520-9.
7) 本多　洋：妊娠中毒症の疫学. 産婦人科の世界 1980；32：13.
8) 高木健次郎：日産婦周産期登録からみた妊娠高血圧症候群の分析：浮腫削除による影響と蛋白尿の取り扱い. 日本妊娠高血圧学会雑誌 2004；12：59-62
9) 高木健次郎, 板谷雪子, 小野良久：妊娠高血圧症候群の臨床と問題点. 腎と透析 2011；71：756-60.
10) 黒川達郎, 宮本新吾, 内海善夫, 東原潤一郎, 下川　浩, 中野仁雄：妊娠浮腫が母児の予後に与える影響. 日本産科婦人科学会雑誌 1988；40：9-13.
11) Lowe SA, Brown MA, Deccker GA, et al：Guidelines for the management of hypertensive disorders of pregnancy 2008. Aust NZ J Obstet Gynecol 2009；49：242-6.

6. リスク因子

妊娠高血圧症候群では，いくつかのリスク因子が知られている。

以下では，妊娠前リスク因子と妊娠関連リスク因子に分けて解説する（表1）。

1 妊娠前リスク因子

①母体年齢

35歳以上で発症頻度が高くなり，40歳以上になるとさらに危険度は高まる。40歳以上での発症の相対リスク（relative risk）は，それ以下と比較して初産で1.68（95% CI：1.23～2.29），経産で1.96（95% CI：1.34～2.87）と高い[1]。一方，15歳以下でも発症頻度は高くなる[2]が，この背景には不十分な妊婦管理，不適切な栄養摂取などが指摘されている。

②遺伝的素因

1）妊娠高血圧腎症（preeclampsia）家族歴，高血圧家族歴[3]

妊娠高血圧症候群は遺伝的素因，生活環境因子，さらに妊娠状態などとの関連により発症する。1986年Chesleyらは，母親に妊娠高血圧腎症の既往がある妊婦での妊娠高血圧腎症の発症率は20～40%，姉妹に既往がある場合には11～37%と報告し，妊娠高血圧腎症の発症に対する遺伝的関与を示唆した[4]。またNilssonらの一卵性双胎の姉妹の一方に既往がある場合，もう一方にも発症する可能性が60%という報告もこれを裏付けるものである[5]。その後のDuckittらの報告では家族歴に妊娠高血圧腎症をもつ妊婦の相対リスクが2.9（95% CI：1.7～4.9）であった[1]。

また高血圧の家族歴のない妊婦と比較して，母親に高血圧のある妊婦の妊娠高血圧腎症発症のオッズ比（odds ratio）は1.9（95% CI：1.1～3.2），父親に高血圧がある場合は1.8（95% CI：1.1～3.1），また両親とも高血圧の場合には2.6（95% CI：1.2～5.5），さらに父親，あるいは母親と姉妹の1人が高血圧の場合には4.7（95% CI：1.9～11.6）という報告がある[6]。

2）糖尿病家族歴

2型糖尿病の家族歴を有する妊婦では妊娠高血圧症候群発症のリスクは高い。母親が2型糖尿病の場合の妊娠高血圧腎症発症の調整オッズ比は2.1（95% CI：0.9～4.6），父親の場合1.9（95% CI：0.9～3.9），姉妹の場合4.7（95% CI：1.1～

表1　妊娠高血圧症候群の主なリスク因子

妊娠前	妊娠関連
母体年齢≧35歳 特に40歳以上	初産
高血圧，妊娠高血圧腎症家族歴（特に母親，姉妹）	妊娠間隔の延長（特に5年以上）
糖尿病家族歴	父親側リスク因子（primipaternity）
遺伝子多型，人種	前回妊娠高血圧症候群の既往
高血圧症，腎疾患	妊娠初期母体血圧比較的高値
糖尿病	多胎妊娠
肥満，インスリン抵抗性	尿路感染症，歯周病など
自己免疫疾患（抗リン脂質抗体陽性を含む）	生殖補助医療
易血栓形成素因（thrombophilia）	
甲状腺機能異常	

19.8)であった[6]。

3）遺伝子多型，人種

近年ヒトゲノムの解析技術が飛躍的に進歩し，少量の血液型DNAを抽出・増幅してsingle nucleotide polymorphisms（SNP；一塩基の置換，挿入，欠失による配列の違い）を分析することにより妊娠高血圧症候群の発症を予知する試みがあり，関連する可能性のある多くの遺伝子が報告されている。このうちアンジオテンシノーゲン（angiotensinogen；AGT）遺伝子多型に関し，235番目のアミノ酸がトレオニン（threonine；T235）の場合，血圧と螺旋動脈の再構築に影響して妊娠高血圧症候群発症に関連すると報告され[7]，わが国の研究でも同様の結果が得られている[8]。また遺伝子多型の研究は数多く行われているがその結果は母集団によりさまざまであり[9]，妊娠高血圧症候群は遺伝子のみではなく，他の多くの因子，例えば環境要因などが絡みあって発症すると考えられる。また，ヒト遺伝子解析は，個人情報保護法に触れる恐れもあり，法的，あるいはプライバシー保護の問題など解決すべき課題が存在する[10]。

さらに，人種に関してはアフリカ系アメリカ人に妊娠高血圧腎症の発症が多いというういくつかの報告[11〜13]がある一方，約3,000〜4,000人を対象とした前方視的研究で，他のリスク因子をコントロールすれば発症率には差はなく，非白人の場合には，より重症化するという報告もある[14,15]。つまり妊娠高血圧腎症の発症は人種や集団，生活習慣の違い等の影響を受けやすい。

③高血圧症，腎疾患

高血圧合併妊婦の加重型妊娠高血圧腎症の発症リスクは，正常血圧妊婦と比較して調整オッズ比で11.3（95％ CI：9.7〜13.2）という報告[16]，軽症の高血圧症例でも相対リスクが6.5（95％ CI：5.2〜8.2）という報告がある[17]。なお高血圧合併妊婦における加重型妊娠高血圧腎症の発症率については，全体として25％（軽症4.8〜15.6％，重症28.2〜52.0％）にのぼるという報告がある[18]。

一方，高血圧のない腎疾患合併妊娠での加重型妊娠高血圧腎症の発症リスクは，正常血圧妊婦に比較してオッズ比7.2（95％ CI：4.2〜12.5）という報告[19]があり，腎疾患合併妊娠も加重型妊娠高血圧腎症へ増悪しやすい。

④糖尿病

糖尿病合併妊娠の妊娠高血圧症候群発症頻度は9.9％で，非合併妊娠の4.3％に比較して有意に高かった[20]。また1型糖尿病合併妊娠の妊娠高血圧症候群発症の相対リスクは3.56（95％ CI：2.54〜4.99）であった[1]。

⑤肥満，インスリン抵抗性

肥満は妊娠高血圧症候群の重要なリスク因子であり，少なくとも1/3以上のケースと関連している。そのリスクはBMIに比例して大きくなる。BMI≧25での妊娠高血圧症候群発症の相対リスクは1.9（95％ CI：0.7〜4.8）[1]，BMI＞30の場合にはそれ以下に比べて調整オッズ比が2.7（95％ CI：1.6〜4.4）という報告がある[12]。さらにBMIが5〜7増加するごとに妊娠高血圧腎症の発症頻度が倍増した[21]。

また正常体重の場合でも，妊娠前のBMIと妊娠高血圧腎症の発症率の間には比例関係があり，その機序はインスリン抵抗性の増大と強く関連している。そしてそれは妊娠糖尿病（GDM）とも関連し，GDMもまた妊娠高血圧症候群発症のリスク因子となる[22]。しかし，肥満やインスリン抵抗性がいかなるメカニズムで妊娠高血圧症候群の発症と関連するのかについてはよくわかっていない。

⑥自己免疫疾患

自己免疫疾患合併妊娠における妊娠高血圧症候群発症の相対リスクは6.9（95％ CI：1.1〜4.2）であった[1]。例えば，全身性エリテマトーデス（SLE）[23]や抗リン脂質抗体症候群[24]では妊娠高血圧腎症の発症リスクが高まる。抗リン脂質抗体陽性単独での妊娠高血圧症候群発症のリスクについては，以前は関連なかったとする報告もあったが，最近の報告では関連ありとする見解が優勢である。例えばDuckittらは相対リスクは9.72（95％ CI：4.34〜21.75）と報告しており[1]，わが国のYasudaらの報告でも，抗リン脂質抗体陽性の場合の妊娠高血圧腎症の発症率は11.7％で相対リスクは6.22（95％ CI：2.43〜16.0）であった[24]。

⑦易血栓形成素因（thrombophilia）

thrombophilia合併妊娠も血管壁異常，血栓形成，血流障害をきたしやすく妊娠高血圧症候

群発症のリスク因子といわれていた[25]が,最近のいくつかの報告で同様の結果は得られていない[26, 27]。

早発型妊娠高血圧症候群重症既往女性ではプロテインS欠損症,活性化プロテインC抵抗性,高ホモシステイン血症,抗リン脂質抗体症候群がそれぞれ24.7%,16.0%,17.7%,28.4%と高率に認められた[28]。

⑧甲状腺機能異常

原発性甲状腺機能低下は,妊娠高血圧腎症,加重型妊娠高血圧腎症の発症リスクを増加させる[29]。各々の調整オッズ比は1.47(95% CI:1.20～1.81),2.25(95% CI:1.53～3.29)であり,加重型妊娠高血圧腎症の発症リスクがより高い。

2 妊娠関連リスク因子

①初産

初産であることは,妊娠高血圧症候群の最も特徴的なリスクの1つであり,少なくとも妊娠高血圧症候群の2/3は最初の妊娠で発症する。1958年にMacGillivrayが,妊娠高血圧腎症の発症率が初産では5.6%であるのに対し経産婦は0.3%に過ぎないことを報告して以降,初産で妊娠高血圧症候群発症のリスクが高いという報告が相次いだ。その後Duckittは,初産の経産婦に対する妊娠高血圧腎症の発症の相対リスクが2.91(95% CI:1.28～6.61)であったと報告している[1]。

経産婦は,初回妊娠分娩時に胎児抗原に曝露された結果,妊娠高血圧症候群の発症率が低下するものと考えられる。つまり妊娠高血圧症候群発症には胎児に対する母体免疫反応不良の関与が示唆される。同様の妊娠高血圧症候群防護効果は弱いながらも流産にもあり,初産でも流産既往がある場合には妊娠高血圧腎症の発症の調整オッズ比は0.54(95% CI:0.72～1.47)と低下する[30]。

なお,初産婦と経産婦の妊娠高血圧腎症発症に関する他のリスクについて比較したところ,有意差はなかったという[31]。

②妊娠間隔の延長

同一夫婦間であっても,次回妊娠までの間隔が5年以上になると妊娠高血圧症候群発症頻度が増加する。次回妊娠までの間隔が18～23カ月であった妊婦に比較して60カ月(5年)以上の妊婦の妊娠高血圧腎症発症のオッズ比は1.83(95% CI:1.72～1.94)であった[32]。またノルウェーのmedical birth registryの大規模調査によれば,2回目,3回目の妊娠時の妊娠高血圧症候群の発症は前回妊娠からの間隔と関連し,間隔が1年延びるごとに調整オッズ比は1.12(95% CI:1.11～1.13)増加する。そして10年以上間隔があけば初産と同様の発症頻度となる[33]。

③父親側リスク因子(primipaternity)

妊娠前のパートナーとの性交期間の長さに反比例するように妊娠高血圧症候群の発症リスクは低くなるという報告がある[34]。また,次回妊娠時にパートナーが変われば妊娠高血圧腎症発症頻度が増加するという報告も多数あり,Sibaiらはパートナー変更(primipaternity)による妊娠高血圧腎症発症をもたらす夫を"dangerous father"と称した[35]。Liらによれば,初回妊娠時正常血圧例での次回妊娠時の妊娠高血圧腎症の発症頻度は,同一夫婦間では1.3%,異なる夫の場合には1.6%であった(p=0.03)[36]。Bandoliらの報告でも次回妊娠時にパートナーが変われば同一パートナーの妊娠に比べて妊娠高血圧腎症の発症頻度は2.75倍であった[37]。

この"dangerous father"の機序として,正常妊娠の場合には胎児のforeign paternally derived antigensに対し母体免疫寛容が誘導されるのに対し,妊娠高血圧腎症では免疫寛容の誘導障害が起こることに起因するという説,また父親の,血管内皮細胞増殖因子(vascular endothelial growth factor;VEGF)や胎盤由来増殖因子(placental growth factor;PlGF)にかかわるSNP(single nucleotide polymorphism)などが関与しているという説がある[38]。

しかし,妊娠間隔を調整すれば異なるパートナーとの妊娠でも妊娠高血圧腎症を増加させないという報告[39]や,性交期間の長さと妊娠高血圧症候群の発症リスクには関係がなかったという報告[40]もあり,その機序とともにさらなる検証が必要である。

④前回妊娠高血圧症候群の既往

初回妊娠時に妊娠高血圧腎症非発症例で妊娠高血圧腎症を発症するのは1.3%に過ぎないのに

対し，初回妊娠時発症した妊婦では次回妊娠時13.1％に発症し，そのオッズ比は11.8(95％ CI：11.1〜12.6)と高い[41]。同様に初回妊娠高血圧腎症の次回再発の相対リスクは32(95％ CI：17〜48)を示し，特に前回より早期に発症した例では妊娠高血圧症候群を再発しやすい[42]。

⑤妊娠初期母体血圧比較的高値

妊娠中の血圧は初産・経産を問わず中期に下降し，以後，分娩に向かって上昇するというパターンをとる[43]が，妊娠高血圧症候群を発症する妊婦の場合，こうした生理的な血圧低下を示さず，正常血圧妊婦に比して妊娠初期から高血圧傾向を呈することが多い[44]。例えば，妊娠初期の収縮期血圧130mmHg以上と未満，拡張期血圧80mmHg以上と未満の妊婦を比較すると妊娠高血圧症候群発症の相対リスクは，それぞれ2.37(95％ CI：1.79〜3.5)，1.38(95％ CI：1.01〜1.87)であった[1]。

⑥多胎妊娠

多胎妊娠で妊娠高血圧症候群発症リスクが上昇するという報告は多い。単胎に比較して妊娠高血圧，妊娠高血圧腎症発症の相対リスクはそれぞれ2.04(95％ CI：1.60〜2.59)，2.62(95％ CI：2.03〜3.38)であった[1]。また児の数が増えるほど妊娠高血圧症候群のリスクは高まり，34,374人の妊婦を対象とした研究で，単胎，双胎，品胎，要胎での発症率はそれぞれ6.5％，12.7％，20.0％，19.6％であった[45]。

⑦尿路感染症，歯周病などの炎症

妊娠は母体にとって炎症性反応の一種と考えられるが，これに炎症反応を促進する因子が加わることによって，妊娠高血圧腎症が惹起される可能性がある。たとえば尿路感染症で特に初産婦の場合，妊娠高血圧症候群発症の調整オッズ比は5.3(95％ CI：2.9〜9.7)[12]であり，歯周病の場合の調整オッズ比は2.4(95％ CI：1.1〜5.3)という報告がある[46]。

⑧生殖補助医療

生殖補助医療による妊娠は，一般的にさまざまな周産期合併症のリスクが高いことが知られ

[付記] 疫学的研究手法

疫学的研究の代表的手法にコホート研究(prospective)とケースコントロール研究(retrospective)がある。

1) コホート研究(Relative Risk；RR, 相対リスク)は，リスク因子(Risk Factor)を有する者と有さない者の2群に分け，ある結果(outcome)が起きるか否かを前向き(prospective)に追跡調査する方法である。危険度には相対リスクを用いる。相対リスクは，リスク因子をもっている人の中で，ある結果が起きた人の割合を，リスク因子をもっていない人の中でその結果が起きた人の割合で割った値である。従って，相対リスクが1以上になると，そのリスク因子によりその結果が起きやすいことを意味し，1未満であれば逆にそのリスク因子があるとその結果が起き難いことになる。

	Outcome ＋	Outcome －
Risk Factor ＋	a 人	b 人
Risk Factor －	c 人	d 人

RR ＝ [a/(a＋b)]/[c(c＋d)]

2) ケースコントロール研究(Odds Ratio；OR, オッズ比)は，結果(Outcome)がすでに起きてしまった群とそうでない群に分け，それぞれのリスク因子の有無を調べる後ろ向き(retrospective)に行う研究である。すなわち，コホート研究と同様に2分割表を作成してオッズ比を計算する。

	Outcome ＋	Outcome －
Risk Factor ＋	a 人	b 人
Risk Factor －	c 人	d 人

OR ＝ {[a/(a＋c)]/[c/(a＋c)]}/{[b/(b＋d)]/[d/(b＋d)]} ＝ (a/c)/(b/d)

計算された相対リスクやオッズ比が統計的に意味のあるものかどうかを示すものに，P値や95％信頼区間(95％ confidence interval；CI)がある。95％ CIが1を挟んだ範囲にある場合には，その因子は結果に対して有意な影響を与えないと判断される。1の場合はまったく影響がないことを意味する。したがって，1を含まず，それ以上，あるいは，それ以下での区間を示す場合を有意とする。

ているが，妊娠高血圧症候群，子癇の発症に関しては，年齢，経産回数，BMI，母体基礎疾患を調整すると，卵胞刺激，人工授精，IVF-ETともにリスクは高くならなかったとする報告もある[47]。ただし卵子提供によるIVFの場合には，従来の不妊治療と比較して調整オッズ比2.57（95％ CI：1.91 ～ 3.47），対照群との比較で6.60（95％ CI：4.55 ～ 9.57）と，妊娠高血圧症候群発症のリスクは明らかに高まる[48]。

文献

1) Duckitt K, Harrington D：Risk factors for pre-eclampsia at antenatal booking：systematic review of controlled studies. BMJ 2005；330：565.
2) Myers J, Brockelsby J：The epidemiology of preeclampsia. Preeclampsia. Current perspectives on management. In Baker PN & Kingdom JCP, eds. Parthenon Publishing 2004. p. 25-39.
3) Ward K, Lindheiner MD：Genetic factors in the etiology of preeclampsia/eclampsia. In Lindheiner MD, Roberts JM, Cunnigham FG eds：Chesley's Hypertensive Disorder in Pregnancy, 3rd ed. p.51, Elsevier, 2009.
4) Chesley LC, Cooper DW：Genetics of hypertension in pregnancy：possible single gene control of pre-eclampsia and eclampsia in the descendants of eclamptic women. BJOG 1986；93：898-908.
5) Nilsson E, Ros HS, Cnattingius PE, et al：The importance of genetic and environmental effects for pre-eclampsia and gestational hypertension：a family study. BJOG 2004；111：200-6.
6) Qui C, Williams MA, Leisenring WM, et al：Family history of hypertension and type 2 diabetes in relation to preeclampsia risk. Hypertension 2003；41：408-13.
7) Morgan T, Craven C, Nelson L, et al：Angiotensinogen T235 expression is elevated in decidual spiral arteries. J Clin Invest 1997；100：1406-15.
8) 小橋　元：日本人の妊娠中毒症と遺伝子多型－各遺伝子多型と環境要因の総合作用解析. 日本産科婦人科学会雑誌2003；55：817-29.
9) Chappel S, Morgan L：Searching for genetic clues to the causes of pre-eclampsia. Clinical Science 2006；110：443-58.
10) 江口勝人：妊娠中毒症の発症予知. 産婦人科治療 2004；88：1082-8.
11) Eskenzi B, Frester L, Sidney A：A multivariate analysis of risk factors for preeclampsia. JAMA 1991；266：223-41.
12) Mittendorf R, Lain KY, Williams MA, et al：Preeclampsia. A nested case control study of risk factors ant their interaction. J Repro Med 1996；41：491-6.
13) Knuist M, Bonsel GJ, Zondervan HA, et al：Risk factors for preeclampsia in nulliparous women in distinct ethnic groups. Obstet gynecol 1998；92：174-8.
14) Sibai BM, Gordon T, Thom E, et al：Risk factors for preeclampsia in healthy nulliparous women：a prospective multicenter study. The National Institute of Child Health and Human Development Network of Maternal-Fetal Medicine Units. Am J Obstet Gynecol 1995；172：642-8.
15) Sibai BM, Ewell M, Levone RJ, et al：Risk factors associated with preeclampsia in healthy nulliparous women. The Calcium for Preeclampsia Prevention (CPEP) Study Group. Am J Obstet Gynecol 1997；177：1003-10.
16) Samadi AR, Mayberry RM, Reed JW：Preeclampsia associated with chronic hypertension among African-american and White women. Hypertension in pregnancy. Ethen Dis 2001；11：192-200.
17) Rey E, Couturier A：The prognosis of pregnancy in women with chronic hypertension. Am J obstet Gynecol 1994；171：410-6.
18) Sibai BM, Lindheimer M, Hauth J：Risk factors for preeclampsia, abruptio placentae, and adverse neonatal outcomes among women with chronic hypertension. National Institute of Child Health and Human Development Network of Maternal-Fetal Medicine Units. N Eng J Med 1998；339：667-71.
19) Fink JC, Schwartz SM, Bebedetti TJ, et al：Increased risk of adverse maternal and infant outcomes among women with renal disease. Paediatr peinat Epidemiol 1998；12：277-87.
20) Garner PR, Dalton ME, Dudley OK, et al：Preeclampsia in diabestic pregnancies. Am J obstet Gynecol 1990；163：505-8.
21) O'Brien TE, Ray JG, Chan WS：Maternal body mass index and the risk of preeclampsia：a systematic overview. Epidemiology 2003；14：368-74.
22) Roach VJ, Hin LY, Tam WH, et al：The incidence of pregnancy-induced hypertension among patients with carbohydrate intolerance. Hypertens Pregnancy 2000；19：183-9.
23) Egerman RS, Ramsey RD, Kao LW, et al：Hypertensive disease in pregnancies complicated by systemic lupus erythematosus. Am J Obstet Gyneol 2005；193：1676-9.
24) Yasuda M, Takakuwa K, Tokunag A, et al：Prospective studies of the association between anticardiolipin antibody and outcome of pregnancy. Obstet Gynecol 1995；86：555-9.
25) Mello G, parretti E, marozio L, et al：Thrombophilia is significantly associated with severe preeclampsia：results of a large-scale, case-controlled study. Hypertension 2005；46：1270-4.
26) Said JM, Higgins Jr, Moses EK, et al：Inherited thrombophilia polymorphisms and pregnancy outcomes in nulliparous women. Obstet Gynecol 2010；115：5-13.
27) Silver RM, Zhao Y, Spong CY, et al：Prothrombin gene G20210A mutation and obstetric complications. Obste Gynecol 2010；115：14-20.
28) Dekker GA, de Vries JI, Doelitzsch PM, et al：Underlying disorders associated with sever early onset preeclampsia. Am J Obstet Gynecol 1995；173：1043-8.
29) Männistö T, Mendola P, Grewal J, et al：Thyroid diseases and adverse pregnancy outcomes in a contemporary US cohort. J Clin Endocrinol Metab. 2013；98：2725-33.
30) Saftlas AF, Levine RJ, Klebanoff MA et al：Abortion, changed paternity, and risk of preeclampsia in nulliparous women. Am J Epidemiol 2003；157：1108-14.
31) Funai EF, Paltiel OB, Malaspina D, et al：Risk factors for pre-eclampsia in nulliparous and parous women. Paediatr Perinat Epidemiol. 2005；19：59-68.
32) Conde-Agudelo A, Belizan JM：Maternal morbidity and

33) Skjaerven R, Wilcox AJ, Lie RT : The interval between pregnancies and the risk of preeclampsia. N Eng J Med 2002 ; 346 : 33-8.
34) Robillard PY, Hilsey TC, Perianin J, et al : Association of pregnancy-induced hypertension with duration of sexual cohabitation before conception. Lancet 1994 ; 344 : 973-5.
35) Sibai BM, Dekker G, Kupferminc, M : Preeclampsia. Lancet 2005 ; 365 : 785-99.
36) Li DK, Wi S : Changing paternity and the risk of preeclampsia/eclampsia in the subsequent pregnancy. Am J Epidemiol 2000 ; 151 : 57-62.
37) Bandoli G, Lindsay S, Johnson DL, et al . Change in paternity and select perinatal outcomes : causal or confounded? J Obstet Gynecol 2012 ; 32 : 657-62.
38) Dekker G, Robillard PY, Roberts C, et al : The etiology of preeclampsia : the role of the father. 2011 ; 89 : 126-32.
39) Trogstad L, Eskild A, Magnus P, et al : Changing paternity and time since last pregnancy ; the impact on preeclampsia risk. A study of 547238 women with and without previous preeclampsia. Int J Epidemiol 2001 ; 30 : 1317-22.
40) Kho EM, McCowan LM, North RA, et al : Duration of sexual relationship and its effect on preeclampsia and small for gestational age perinatal outcome. J Reprod Immunol 2009 ; 82 : 66-73.
41) Lie RT, Rasmussen S, Brunborg H, et al : Fetal and maternal contributions to risk of pre-eclampsia : Population based study. BMJ 1998 ; 36 : 1343-7.
42) Zhang J, Troendle JF, Levine RJ : Risks of hypertensive disorders in the second pregnancy. Paediatr Perinat Epidemiol 2001 ; 15 : 226-31.
43) Metoki H, ohkubo T, Watanabe Y, et al : Seasonal trends of blood pressureduring pregnancy in Japan. J hypertens 2008 ; 26 : 2406-13.
44) Hermida RC, Ayala DE, Mojon A, et al : Blood pressure patterns in normal pregnancy, gestational hypertension, and preeclampsia. Hypertension 2000 ; 36 : 149-58.
45) Day MC, Barton JR, Obrien JM, et al : The effect of fetal number on the development of hypertensive conditions of pregnancy. Obstet Gynecol 2005 ; 106 : 927-31.
46) Boggess KA, Lief S, Martha AP, et al : Maternal periodontal disease is associated with an increased risk for preeclampsia. Obstet Gynecol 2003 ; 101 : 227-31.
47) Hayashi M, Nakai A, Satoh S, Matsuda Y : Adverse obstetric and perinatal outcomes of singleton pregnancies may be related to maternal factors associated with infertility rather than the type of assisted reproductive technology procedure used. Fertil Steril 2012 ; 98 : 922-8.
48) Pecks U, Maass N, Neulen J : Oocyte Donation : A Risk Factor for Pregnancy-Induced Hypertension Dtsch Arztebl Int. 2011 ; 108 : 23-31.

I 妊娠高血圧症候群の基本的事項

7. 妊娠高血圧症候群の発症予知法

　妊娠高血圧腎症や妊娠高血圧を予知する方法は，古くより多くの研究がなされているが，決定的な方法はない[1]。しかし，以下に述べるように発症のリスク因子（「I 妊娠高血圧症候群の基本的事項『6. リスク因子』」参照）や，発症直前の状態を示唆する生化学・生理学的検査成績について，妊娠中に注意しながら管理を進めていくことが大切である。

1 妊婦の素因

①高血圧家族歴

　家族歴として高血圧素因を有する妊婦は，約26％で妊娠高血圧症候群を発症する[2]。母親や姉妹に本症の既往がある妊婦では発症頻度が高い[3,4]。

②肥満

　非妊娠時，あるいは妊娠初期の肥満度と妊娠高血圧発症頻度には相関が認められている。BMI（body mass index）が$24kg/m^2$以上では本症の発症率が高く25～26％に達する[5]。さらに肥満が増大してBMIが$32.3kg/m^2$以上になると妊娠高血圧重症を発症しやすくなる[6]。

2 血液・尿検査

①ヘマトクリット(Ht)値

　妊娠初期のHt値が39％以上の症例や，妊娠中期の値の低下が乏しく(5％以下)，妊娠末期の増加傾向が顕著(13％以上)な症例では，妊娠高血圧症候群の発症頻度が高くなる[7]。妊娠初期のHt値が40％以上を示す症例では，その後約20％の頻度で妊娠高血圧症候群を発症する[8]。

②尿酸値，血清クレアチニン(Cr)値，尿中カルシウム排泄，血清hCGなど

　妊婦の血中尿酸（uric acid）値は末期で上昇する傾向があり，妊娠高血圧腎症ではさらに上昇する。しかし，尿酸値の絶対値をもって妊娠高血圧腎症発症を予知することは困難である。妊婦では尿中カルシウムが増加するが，妊娠高血圧腎症では減少する[9]。予知法としてCa/Cr＜0.04のカットオフ値を提唱した報告もある[10]が，その有用性は支持されていない。妊娠高血圧腎症ではsyncytium細胞の壊死とcytotrophoblastの増殖のため，血中のhCG値が高い。妊娠中期の血中hCG値が平均値の2倍以上の値を示す場合，その後の本症発生頻度が高く，予知法となりうるとの報告もある[11]。

③その他の生化学的因子

　細胞接着因子は着床に関連する因子であり，これらの異常は着床不全を起こす。血中VCAM-1（vascular cell adhesion molecule-1），ICAM-1（intracellular adhesion molecule-1），P-selectin濃度が妊娠高血圧腎症を予知するマーカーであるとの報告がある[12,13]。

　血管内皮細胞障害に関与する因子であるcellular fibronectinの上昇が，妊娠高血圧腎症予知のマーカーとして有用であるとの報告もあった。しかし，cellular fibronectinは血管内皮細胞で産生されるのみでなく，血小板にも多量に含有されていること，さらに腎機能障害でも血中濃度が上昇することから，特異性に問題が指摘されている[14]。

　妊娠高血圧腎症を発症する妊婦では，妊娠中期に，絨毛細胞の侵入に関与する因子であるPAI-1/PAI-2（plasminogen activator inhibitor-1/-2）が上昇しているとの報告がある[15]。また，同じく妊娠中期にIGFBP-1（insulin-like growth factor binding protein-1）が低下しており，予知マーカーとなる可能性が示されている[16,17]。

　その他の生化学的因子では，inhibin A，activin Aの母体血中濃度が妊娠高血圧腎症発症前から上昇する[18,19]。また，胎盤で産生分泌されるpregnancy-associated plasma protein

A(PAPP-A), placental protein 13(PP13), leptin, asymmetric dimethylarginine(ADMA), homocysteineなども本症を発症する妊婦で血中濃度が変動することが認められているが，単独では予知法としての有用性は確立されていない[15, 20, 21]。

④血管新生関連因子

血管新生因子である血管内皮細胞増殖因子(vascular endothelial growth factor；VEGF), 胎盤増殖因子(placental growth factor；PlGF)はVEGF receptor-1(VEGFR-1)を介して細胞内に作用するが，この作用は可溶型VEGFR-1〔soluble VEGFR-1, 別名sFlt-1(soluble fms-like tyrosine kinase-1)〕によって阻害される。sFlt-1は絨毛細胞の脱落膜への侵入を抑制するとともに，血管内皮細胞も障害する[22, 23]。妊娠高血圧腎症を発症した妊婦では，血清sFlt-1値が高値となっていることが2003年に報告されたが[23, 24]，その後，米国の大規模な前方視的スタディにより，血清sFlt-1濃度は妊娠高血圧症候群発症5週間前から上昇することが示された[25]。一方, PlGF血中濃度は妊娠高血圧腎症発症に先立つ数週間で低値をとることが示されている[25〜27]。妊娠初期の血清sFlt-1とPlGF濃度を組み合わせることで，本症のハイリスク群を抽出できると報告されている[27〜32]。

3 循環系の変化を指標とするもの

①血圧

妊娠初期の血圧が正常範囲でも，収縮期血圧130〜139mmHg, 拡張期血圧80〜89mmHg, 特に高値であるほど(prehypertension)妊娠高血圧症候群の発症頻度が高くなる[9]。妊娠高血圧症候群の予知法として平均血圧(MBP)がある。妊娠中期(18〜26週)の平均血圧が90mmHg以上の場合，その正診率は約20％である[33, 34]。

②超音波血流波形の解析

妊娠第1〜2三半期の超音波ドプラ法による子宮動脈血流波形分析によりPI(pulsatility index), RI(resistance index)や拡張早期切痕(early diastolic notch)を検索し，両側あるいは一側のRI高値や子宮動脈拡張早期切痕陽性が認められた場合，後に特に重症型や胎児発育不全(fetal growth restriction；FGR)を伴う妊娠高血圧腎症の頻度が高い，あるいはハイリスク群での予知率が高い，などの成績が多く報告されている[35〜39]。また，子宮動脈血流波形評価と他のパラメータ(血圧変化，血管新生因子やplatelet volumeなど)を組み合わせると，さらに予知率が上昇する[40〜45]。

4 負荷試験

1970年代に考案され，1980年代までは妊娠高血圧症候群の予知法として広く研究報告がなされた。しかし，ドプラ法や血管内皮細胞障害に関連した因子による予知が脚光を浴びるに至って，負荷試験による予知は歴史的意義しかもたなくなった。

①アンジオテンシンⅡ負荷試験

妊娠高血圧腎症ではアンジオテンシンⅡに対する血管感受性が上昇していることを利用した負荷試験である[36]。本法は正診率の報告もばらつきがあり，またアンジオテンシンⅡを静脈投与するので，妊婦に対する負担が大きい[46]。

②ロールオーバーテスト(roll over test)

妊婦の体位変換で母体の循環動態の変化を捉える負荷試験である。まず左側臥位をとらせ血圧を測定する。次に仰臥位に変換し，変換直後と5分後に血圧を測定する。拡張期血圧が20mmHg以上上昇したらロールオーバーテスト陽性とする[47]。的中率は低く[48]，むしろ陰性例で妊娠高血圧症候群が発症しないことの予測に有用であるとの報告[49]もあった。

③ハンドグリップテスト(hand grip test)

3〜5分の間, 10〜15kgのハンドグリップ運動を行うとカテコラミンが増えてくる。このカテコラミンの増加に伴う母体の心血管系の反応性を検討したのがハンドグリップテストである。妊娠20週までの174例の検討では，陽性的中率(positive predictive value；PPV)が39.4％, 陰性的中率(negative predictive value；NPV)が69.4％, 特異度(specificity)が65.2％, 感度(sensitivity)が44.1％であった[50]。

文献

1) Sibai BM：Hypertension. In Obstetrics：normal and problem pregnancies. 6th ed. Gabbe SG, Niebyl JR, Simpson JL, et al, eds. p779-824, Saunders, Philadelphia, 2012.
2) Hidaka A, Tomoda S, Nakamoto O, et al：Prediction of pregnancy induced hypertension. In Hypertension in Pregnancy, Cosmi EV, ed. p61-5, Monduzzi, 1991.
3) Chesley LC, Annitto JE, Cosgrove RA：The familiar factor in toxemia of pregnancy. Obstet Gynecol 1968；32：303-11.
4) Chesley LC, Cooper DW：Genetics of hypertension in pregnancy：possible single gene control of pre-eclampsia and eclampsia in the descendants of eclamptic women. Br J Obstet Gynecol 1986；93：898-908.
5) 友田昭二, 日高敦夫, 北中孝司, ほか：二つの診断基準（絶対値並びに相対値）により診断された妊娠中毒症のそれぞれの臨床的背景. 日本産科婦人科学会雑誌 1991；43：1674-84.
6) Stone JL, Lockwood CJ, Berkowitz GS, et al：Risk factors for severe preeclampsia. Obstet Gynecol 1994；93：898-907.
7) 日高敦夫, 友田昭二, 北中孝司, ほか：妊娠中毒症の発症予知に関する最近の話題：母体循環動態からの解析. 産婦人科の世界 1987；39：25-35.
8) 江口勝人, 佐伯和彦, 米沢 優, ほか：妊娠中毒症の発症予知に関する最近の話題：リスク因子の解析. 産婦人科の世界 1987；39：3-11.
9) Suarez VR, Trelles JG, Miyahira JM：Urinary calcium in asymptpmatic prigravidas who later developed preeclampsia. Obstet Gynecol 1996；87：79-82.
10) Ozcan T, Kaleli B, Ozeren M, et al：Urinary calcium to creatinine ratio for predicting preeclampsia. Am J Obstet Gynecol 1995；12：349-51.
11) Roiz-Hernandez J, Cabello-Martinez J de J, Fernandez-Mejia M：Human chorionic gonadotropin levels between 16 and 21 weeks of pregnancy and prediction of pre-eclampsia. Int J Gynecol Obstet 2006；92：101-5.
12) Clausen T, Djurovic S, Brosstad FR, et al：Altered circulating levels of adhesion molecules at 18 weeks gestation among women with eventual preeclampsia：indicators of disturbed placentation in absence of evidence of endothelial dysfunction? Am J Obstet Gynecol 2000；182：321-5.
13) Bosio PM, Cannon S, Mckenna PJ, et al：Plasma P-selectin is elevated in the first trimester in women who subsequently develop pre-eclampsia. Br J Obstet Gynaecol 2001；108：709-15.
14) Chavarria ME, Lara-Gonzalez L, Gonzalez-Gleason A, et al：Maternal plasma cellular fibronectin concentrations in normal and preeclamptic pregnancies：a longitudinal study for early prediction of preeclampsia. Am J Obstet Gynecol 2002；187：595-601.
15) Chappel LC, Seed PT, Briley A, et al：A longitudinal study of biochemical variables in women at risk of preeclampsia. Am J Obstet Gynecol 2002；187：127-36.
16) Grobman WA, Kazer RR：Serum insulin, insulin-like growth factor binding protein-1 in women who develop preeclampsia. Obstet Gynecol 2001；97：521-6
17) Hietala R, Pohja-Nylander O, Rutanen EM, et al：Serum insulin-like growth factor binding protein-1 at 16 weeks and subsequent preeclampsia. Obstet Gynecol 2000；95：185-9.
18) Aquilima J, Barnett A, Thompson O, et al：Second-trimester maternal serum inhibin A concentration as an early marker for preeclampsia. Am J Obstet Gynecol 1999；181：131-6.
19) Muttukrishna S, Knight PG, Groome NP, et al：Activin A and inhibin A as possible endocrine markers for preeclampsia. Lancet 1997；349：1285-8.
20) Smith GC, Stenhouse EJ, Grossley JA, et al：Early pregnancy levels of pregnancy-associated plasma protein A and the risk of intrauterine growth restriction, premature birth, preeclampsia, and stillbirth. J Clin Endocrinol Metab 2002；87：1762-7.
21) Masoura S, Kalogiannidis IA, Gitas G, et al：Biomarkers in pre-eclampsia: a novel approach to early detection of the disease. J Obstet Gynaecol 2012；32：609-16.
22) Zhou Y, MaMaster M, Woo K, et al：Vascular endothelial growth factor ligands and receptors that regulate human cytotrophoblast survival are dysregulated in severe preeclampsia and hemolysis, elevated liver enzymes, and low platelets syndrome. Am J Pathol 2002；160：1405-23.
23) Maynard SE, Min JY, Merchan J, et al：Excess placental soluble fms-like tyrosine kinase 1（sFlt1）may contribute to endothelial dysfunction, hypertension, and proteinuria in preeclampsia. J Clin Invest 2003；111：649-58.
24) Koga K, Osuga Y, Yoshino O, et al：Elevated serum soluble vascular endothelial growth factor receptor 1 (sVEGFR-1) levels in women with preeclampsia. J Clin Endocrinol Metab 2003；88：2348-51.
25) Levine RJ, Maynard SE, Quian C, et al：Circulating angiogenic factors and the risk of preeclampsia. N Eng J Med 2004；350：672-83.
26) Akolekar R, de Cruz J, Foidart JM, et al：Maternal plasma soluble fms-like tyrosine kinase-1 and free vascular endothelial growth factor at 11 to 13 weeks of gestation in preeclampsia. Prenat Diagn 2010；30：191-7.
27) Thadhani R, Mutter WP, Wolf M, et al：First trimester placental growth factor and soluble fms-like tyrosine kinase 1 and risk for preeclampsia. J Clin Endocrinol Metab 2004；89：672-83.
28) Kusanovic JP, Romero R, Chaiworapongsa T, et al：A prospective cohort study of the value of maternal plasma concentrations of angiogenic and anti-angiogenic factors in early pregnancy and midtrimester in the identification of patients destined to develop preeclampsia. J Matern Fetal Neonatal Med 2009；22：1021-38.
29) Verlohren S, Stepan H, Dechend R：Angiogenic growth factors in the diagnosis and prediction of pre-eclampsia. Clin Sci (Lond) 2012；122：43-52.
30) Andraweera PH, Dekker GA, Roberts CT: The vascular endothelial growth factor family in adverse pregnancy outcomes. Hum Reprod Update 2012；18：436-57.
31) Kleinrouweler CE, Wiegerinck MM, Ris-Stalpers C, et al: Accuracy of circulating placental growth factor, vascular endothelial growth factor, soluble fms-like tyrosine kinase 1 and soluble endoglin in the prediction of pre-eclampsia: a systematic review and meta-analysis. BJOG 2012；119：778-87.
32) Noori M, Donald AE, Angelakopoulou A, et al：Prospective study of placental angiogenic factors and maternal vascular function before and after preeclampsia and gestational hypertension. Circulation 2010；122：478-87.
33) Dekker GA, Sibai BM：Early detection of preeclampsia. Am J Obstet Gynecol 1991；165：160-7.
34) Poon LC, Kametas NA, Pandeva I, et al：Mean arterial pressure at 11＋0 to 13＋6 weeks in the prediction of preeclampsia. Hypertension 2008；51：1027-33.

35) Zimmermann P, Eiriö V, Koskinen J, et al：Doppler assessment of the uterine and uteroplacental circulation in the second trimester in pregnancies at high risk for pre-eclampsia and/or intrauterine growth retardation: comparison and correlation between different Doppler parameters. Ultrasound Obstet Gynecol 1997；9：330-8.
36) Lees CC, Brown AS, Harrington KF, et al：A cross-sectional study of platelet volume in healthy normotensive women with bilateral uterine artery notches. Ultrasound Obstet Gynecol 1997；10：277-81.
37) Cnossen JS, Morris RK, Rachel K, et al：Use of uterine Doppler ultrasonography to predict pre-eclampsia and intrauterine growth restriction：a systematic review and bivariable meta-analysis. CMJA 2008；178：701-11.
38) Papageorghiou AT：Predicting and preventing pre-eclampsia-where to next? Ultrasound Obstet Gynecol 2008；31：367-70.
39) Diab AE, El-Behery MM, Abrahiem MA, et al：Angiogenic factors for the prediction of pre-eclampsia in women with abnormal midtrimester uterine artery Doppler velocimetry. Int J Gynecol Obstet 2008；doi：10.1016/j.ijgo.2008.02.016.
40) Crovetto F, Figueras F, Triunfo S, et al：First trimester screening for early and late preeclampsia based on maternal characteristics, biophysical parameters, and angiogenic factors. Prenat Diagn 2014. dpi：10. 1002/pd. 4519[Epub ahead of print]
41) Benedetto C, Valensise H, Marozio L, et al：A two stage screening test for pregnancy-induced hypertension and preeclampsia. Obstet Gynecol 1998；92：1005-11.
42) Di Lorenzo G, Ceccarello M, Cecotti V, et al：First trimester maternal serum PlGF, free beta-hCG, PAPP-A, PP-13, uterine artery Doppler and maternal history for the prediction of preeclampsia. Placenta 2012；33：495-501.
43) Kuc S, Wortelboer EJ, van Rijn BB, et al：Evaluation of 7 serum biomarkers and uterine artery Doppler ultrasound for first-trimester prediction of preeclampsia：a systematic review. Obstet Gynecol Surv 2011；66：225-39.
44) Poon LC, Nicolaides KH：Early prediction of pre-eclampsia. Obstet Gynecol Int. 2014；2014：297397. doi: 10.1155/2014/297397. Epub 2014 Jul 17.
45) Kane SC, Da Silva Costa F, Brennecke SP：New directions in the prediction of pre-eclampsia. Aust N Z J Obstet Gynaecol 2014；54：101-7.
46) Conde-Agudelo A, Villar J, Lindheimer M：World Health Organization systematic review of screening tests for preeclampsia. Obstet Gynecol 2004；104：1367-91（Review）.
47) Gant NF, Chad S, Worley RJ, et al：A clinical test useful for predicting the development of acute hypertension in pregnancy. Am J Obstet Gynecol 1974；120：1-7.
48) Kassar NS, Aldridge J, Quirk B, et al：Roll over test. Obstet Gynecol 1980；55：411-3.
49) Marya RK, Rathee S, Mittal R, et al：Evaluation of three clinical tests for predicting pregnancy-induced hypertension. Am J Obstet Gynecol 1988；158：683-4.
50) Tomoda S, Kitanaka T, Hidaka A, et al：Prediction of pregnancy-induced hypertension by isometric exercise. Asia Oceania J Obstet Gynaecol 1994；20：249-55.

II 診断の基礎

1. 血圧測定，高血圧の診断

CQ1 外来での正しい血圧測定方法とその評価方法は？

推奨

1. 医療環境下の血圧測定方法として診察室(外来)血圧測定があり，非医療環境下の血圧測定方法として，家庭血圧測定と自由行動下血圧測定がある。(グレードB)
2. 水銀血圧計による聴診法が診察室(外来)血圧測定のゴールドスタンダードであるが，簡便性と水銀の環境問題から自動血圧計が汎用されている。(グレードB)
3. 聴診法の場合，収縮期血圧はコロトコフ(Korotkoff)第I音，拡張期血圧はコロトコフ第V音を使用する。第V音が0の場合には第IV音を採用し，同時に記載する。(グレードB)
4. 妊婦の収縮期血圧においては，血圧が高いほど，聴診法に比べ自動血圧測定値の方が低くなることを認識する。(グレードC)

解 説

医療環境下の血圧測定方法として診察室(外来)血圧*測定があり，非医療環境下の血圧測定方法として，家庭血圧測定と自由行動下血圧測定がある。血圧の長期変動を捉えるためには家庭血圧測定が，日内変動を捉えるには24時間自由行動下血圧測定が適している。高血圧の診断やリスクの評価に用いる診察室(外来)血圧測定法の実際は，**表1**を原則とする。

*註)診察室(外来)血圧：血圧の測定は，従来から医療環境下で測定することが多く，診察室(外来)血圧と予後との関係には一定の確立したエビデンスがある。

水銀血圧計による聴診法が診察室(外来)血圧測定のゴールドスタンダードであるが，簡便性と水銀の環境問題から，自動血圧計が汎用されている。自動血圧計でも，マイクを用いたコロトコフ法の機器と，カフの振動の振幅を用いたカフオシロメトリック法の機器の2種類がある。カフオシロメトリック法の測定では，カフを収縮期血圧より高い圧まで上昇させた後，圧を減じていくとカフの振動の振幅が急激に増加し，さらに圧を低下させるとその振動が急速に低下するが，この現象を利用して，振幅の増加が最も顕著になる点を収縮期血圧とし，振幅の減少が最も顕著な点を拡張期血圧としている。これらの血圧値の決定に関しては血圧計に内蔵されたコンピューターによって行われているが，いずれの点をとるかの基準は，機器メーカーの任意の設定によってなされている。そしてどのメーカーも聴診法によるコロトコフ法に一致した値が出るように作っている。従って，いまもってなおコロトコフ法が血圧測定のゴールドスタンダードといえる。

自動血圧計はAAMI(米国医療器具開発協会)の精度検定勧告(mean±SDが5±8mmHg以下)[1]に合致したものとする。わが国においては，JIS T1115/2005に非観血式電子血圧計について記載されている。BHS(英国高血圧学会)の基準[2]では妊婦における精度検定に関する記載があり，実際にこちらに準じた報告がいくつかなされている[3〜10]。2010年に改訂されたEHS(欧州高血圧学会)の国際基準[11]が精度検定に関する最新の記載ではあるが，こちらは一般成人向けの記載である。そのサイトには，精度検定の結果が一覧されており，機器の選定の際には有用である(http://www.dableducational.org/)。

表1　血圧測定の実際の手順

1. 5分以上の安静後，座位にて上腕で1～2分間隔，2回測定し，平均値をとることを原則とする。2回目の測定値が5mmHg以上低下する場合には安定するまで数回測定する。カフは心臓の高さにあることを確認する。30分以内のカフェイン含有物および喫煙は禁止する。
2. 初回測定時は左右両側で測定し，10mmHg以上異なる場合には以後は高い方を採用する。
3. カフの位置は心臓の高さに保持し，大きさは日本工業規格（JIS）に準拠したものを使用する。カフの長さは上腕周囲径の80％，幅は少なくとも40％のものを使用する。
4. 測定機器は水銀血圧計もしくは同程度の精度を有する自動血圧計とする。Korotkoff法によらない血圧測定法として，カフオシロメトリック法がある。
5. 収縮期血圧よりも20～30mmHg上までカフ圧を上昇させ測定する。
6. カフの降圧スピードは2～3mmHg/秒が望ましい。
7. 聴診法による測定では収縮期血圧はコロトコフ第Ⅰ音，拡張期血圧はコロトコフ第Ⅴ音を採用する。第Ⅴ音が0の場合には第Ⅳ音も同時に記載する（例：148/84/0mmHg）。
8. 血圧の診断は，数回測定し安定した時点で診断する。

　血圧の測定に当たっては，**表1**にその要点を記載した。血圧は変動性の高い測定項目であり，正確な測定が要求される。1～2分の間隔をおいて複数回血圧を測定し，安定した値を示した2回の平均値を血圧値とするのを原則とする。聴診法による測定の場合，コロトコフ第Ⅰ音を収縮期血圧とし，第Ⅴ音を拡張期血圧とする。妊娠期の血圧測定については，1990年代までは拡張期血圧を第Ⅳ音とすべきであるという議論も続けられていたが，現在では非妊娠時同様に第Ⅴ音を拡張期血圧とするとされている[12]。ただし，第Ⅴ音が0の場合には第Ⅳ音も同時に記載する（例：148/84/0mmHg）。

　なお，高血圧の診断には，少なくとも2回以上の異なる機会における血圧値に基づいて行うべきである。妊婦においては，妊娠週数や緊急性に応じて対応すべきである。

　しかし，現実的には診察室において測定精度を十分に考慮した厳密な血圧測定は，困難であることが多いとの指摘もある[13,14]。

文献

1) Arlington VA：Association for the Advancement of Medical Instrumentation. American National Standard for Electronic or Automated Sphygmomanometers；SP10-1992. 1993.（レベルⅣ）
2) O'Brien E, Petrie J, Littler W, et al：The British Hypertension Society protocol for the evaluation of blood pressure measuring devices. J Hypertens 1993；11（Suppl 2）：S43-62.（レベルⅣ）
3) Golara M, Benedict A, Jones C, et al：Inflationary oscillometry provides accurate measurement of blood pressure in pre-eclampsia. BJOG 2002；109：1143-7.（レベルⅢ）
4) Reinders A, Cuckson AC, Lee JTM, et al：An accurate automated blood pressure device for use in pregnancy and pre-eclampsia：the Microlife 3BTO-A. BJOG 2005；112：915-20.（レベルⅢ）
5) de Greeff A, Beg Z, Gangji Z, et al：Accuracy of inflationary versus deflationary oscillometry in pregnancy and preeclampsia：OMRON-MIT versus OMRON-M7. Blood Press Monit 2009；14：37-40.（レベルⅢ）
6) Chung Y, de Greeff A, Shennan A：Validation and Compliance of a Home Monitoring Device in Pregnancy：Microlife WatchBP Home. Hypertens Pregnancy 2009；28：348-59.（レベルⅢ）
7) Bartosh LF, Dorogova IV, Kuznetsova TN, et al：Validation of the BPLab® 24-hour blood pressure monitor in pregnancy in accordance with the ESH-2001 international protocol. Arterial Hypertension 2006；12：3-6.（レベルⅢ）
8) Natarajan P, Shennan AH, Penny J, et al：Comparison of auscultatory and oscillometric automated blood pressure monitors in the setting of preeclampsia. Am J Obstet Gynecol 1999；181：1203-10.（レベルⅢ）
9) Chung Y, Brochut MC, de Greeff A, et al：Clinical accuracy of inflationary oscillometry in pregnancy and pre-eclampsia：Omron-MIT Elite. Preg Hyper An Int J Women's Card Health 2012.（レベルⅢ）
10) Brown MA, Roberts L, Davis G, et al：Can we use the Omron T9P automated blood pressure monitor in pregnancy? Hypertens Pregnancy 2011；30：188-93.（レベルⅢ）
11) O'Brien E, Atkins N, Stergiou G, et al：Working Group on Blood Pressure Monitoring of the European Society of Hypertension. European Society of Hypertension International Protocol revision 2010 for the validation of blood pressure measuring devices in adults. Blood Press Monit 2010；15：23-38.（レベルⅣ）
12) Brown MA, et al：Randomised trial of management of hypertensive pregnancies by Korotkoff phase Ⅳ or phase Ⅴ. Lancet 1998；352：777-81.（レベルⅡ）
13) Pickering TG, Hall JE, Appel LJ, et al：Subcommittee of Professional and Public Education of the American Heart Association Council on High Blood Pressure Research. Recommendations for blood pressure measurement in

humans and experimental animals：Part 1：blood pressure measurement in humans：a statement for professionals from the Subcommittee of Professional and Public Education of the American Heart Association Council on High Blood Pressure Research. Hypertension 2005；45：142-61.（レベルⅣ）

14）O'Brien E, Asmar R, Beilin L, et al：European Society of Hypertension Working Group on Blood Pressure Monitoring. European Society of Hypertension recommendations for conventional, ambulatory and home blood pressure measurement. J Hypertens 2003；21：821-48.（レベルⅣ）

1. 血圧測定，高血圧の診断
CQ2 妊婦の家庭血圧測定は？

推奨

1. 白衣高血圧を疑う場合は，家庭血圧測定を行う。（グレードB）
2. 測定の際には，表1に記載した注意点に留意する。（グレードB）
3. 正常妊娠であっても，妊娠20週以降40週にかけて，家庭血圧値が収縮期血圧で約10mmHg，拡張期血圧で約7mmHg上昇することを認識する。（グレードB）
4. 高血圧を発症している可能性が高い家庭血圧値は135/85mmHg以上である。（グレードC）
5. 血圧が正常域の妊婦において，家庭血圧値の数日の平均値が135/85mmHg以上となるか，2機会連続して140/90mmHg以上の場合，1回でも160/110mmHg以上の場合には，受診機関に連絡するよう妊婦に指導しておく。（グレードC）

解 説

1 家庭血圧と白衣高血圧

白衣高血圧を疑う場合は，家庭血圧（home blood pressure；HBP）測定を行う（「Ⅱ 診断の基礎『1. 血圧測定，高血圧の診断 CQ4 妊婦における白衣高血圧の診断は？』」参照）。

2 家庭血圧測定の注意点

血圧は日内変動，日間変動，週間変動，そして季節変動がある[1,2]。血圧値は心臓の高さで測定することが重要であり，上腕式自動血圧計を用いる。また，カフサイズが上腕周囲長とマッチしていないと適切な血圧値が得られない。HBP測定では，表1に記載した注意点に留意する。非妊婦における測定方法と同一である[3,4]。

3 妊娠中の血圧レベル上昇

集団でみると，正常妊婦では，HBP値は妊娠初期から妊娠20週にかけて軽度減少し，妊娠20週前後で最低値を取り，その後40週にかけて，血圧レベルが収縮期血圧で平均約10mmHg，拡張期血圧で平均約7mmHg上昇する[2]。ただし，この変動には個人差があり，血圧レベルがまったく変化しない妊婦もいれば逆にそれ以上に上昇を示す妊婦もいるが，135/85mmHgを超えることはない。外来血圧においても，正常妊婦では妊娠18週で最低値となり，その後40週にかけて血圧レベルが上昇することが示されている[5]。HBPが妊娠後期で正常妊婦でも軽度上昇することは一般にまだ広く知られていないため，家庭血圧測定を開始する妊婦には，施設ごとに設定した基準にもとづいて指導を行う必要がある。

表1 妊婦における家庭血圧（HBP）測定時の注意点

・上腕式自動血圧計を用いる。
・手首のタイプのものは心臓よりも低い位置で測定される傾向があり，血圧が高めに出るので使用しない。
・適切なカフサイズは上腕周囲長に応じて決める（〜22cm，22〜33cm，33cm〜で各々小サイズ，普通サイズ，大サイズ）。
・静かで適切な室温の環境で測定する。
・背もたれつきの椅子に足を組まずに座って1〜2分の安静後に測定する。
・家族，友人などと会話をしない状況で測定する。
・測定前に，喫煙・飲酒・カフェインの摂取は行わない。
・薄地の着衣の上にカフを巻くことは実用上許容される。
・1機会の血圧測定は1〜3回行う。複数回計測する場合は，15秒以上の間隔をあける。
・排尿後に十分な安静を取った後で測定する。
・測定機器は，上腕で測定するものを使用し，心臓の高さで測定する。
・起床後1時間以内，排尿後，朝食前（服薬している場合は服薬前）に測定する。
・測定はできるだけ毎日行う。
・起床後と就寝前に測定する。
・血圧は，原則として，数日間（3〜7日）の平均値により評価する。

4 家庭血圧における"高血圧"

妊娠中の血圧レベルは，内科領域でのHBPにおける高血圧の診断基準に準じて[3,4]，HBPの平均値が135/85mmHgを超えた場合に高血圧と判定する。実際，正常妊婦のHBPの正常上限は，妊娠20週でのHBPの平均値は約102/60mmHg，+2SD値は約118/73mmHgであり，妊娠38〜39週におけるHBPの平均値は約110/68mmHg，+2SD値は126/80mmHgである[2]。海外のHBP研究においても，妊娠30週のHBPの95パーセント値を130/80mmHg[6]，第3三半期のHBPの+2SD値を121/80mmHgとしており[7]，わが国の研究とほぼ一致した結果を示している。以上から，妊娠20週以降のHBPで135/85mmHg以上を高血圧とするのは妥当であると判断できる。

5 受診すべき家庭血圧測定値

血圧は日内変動，日間変動，週間変動，そして季節変動があるため[1,2]，数日間（3〜7日）の測定値により評価する。ただし，数日内に急速な変化を呈して妊娠高血圧，妊娠高血圧腎症あるいは子癇を発症することがある[8]。血圧が正常域の妊婦にHBP測定を指示する場合，どの程度の値を示したら受診機関に連絡するかについては，各施設ごとに基準値を決めておくのが望ましい。現時点では，「HBP値が135/85mmHg以上（原則，数日の平均値）となるか，2機会連続して140/90mmHg以上の場合，1回でも160/110mmHg以上の場合には，受診機関に連絡するよう指導する」というのが妥当であろう。

文献

1) Metoki H, Ohkubo T, Watanabe Y, et al：Seasonal trends of blood pressure during pregnancy in Japan：the babies and their parents' longitudinal observation in Suzuki Memorial Hospital in Intrauterine Period study. J Hypertens 2008；26：2406-13.（レベルⅢ）
2) Metoki H, Ohkubo T, Obara T, et al：Daily serial hemodynamic data during pregnancy and seasonal variation：the BOSHI study. Clin Exp Hypertens 2012；34：290-6.（レベルⅢ）
3) 日本高血圧学会学術委員会家庭血圧部会 編：家庭血圧測定の指針（第2版）．ライフサイエンス出版，東京，2011.（レベルⅢ）
4) Imai Y, Kario K, Shimada K, et al：The Japanese Society of Hypertension Guidelines for Self-monitoring of Blood Pressure at Home（Second Edition）. Hypertens Res 2012；35：777-95.（レベルⅢ）
5) Macdonald-Wallis C, Lawlor DA, Fraser A, et al：Blood pressure change in normotensive, gestational hypertensive, preeclamptic, and essential hypertensive pregnancies. Hypertension 2012；59：1241-8.（レベルⅢ）
6) Ochsenbein-Kölble N, Roos M, Gasser T, et al：Cross sectional study of automated blood pressure measurements throughout pregnancy. BJOG 2004；111：319-25.（レベルⅢ）
7) Denolle T, Daniel JC, Calvez C, et al：Home blood pressure during normal pregnancy. Am J Hypertens 2005；18：1178-80.（レベルⅢ）
8) Morikawa M, Cho K, Yamada T, et al：Risk factors for eclampsia in Japan between 2005 and 2009. Int J Gynaecol Obstet 2012；117：66-8.（レベルⅢ）

1. 血圧測定，高血圧の診断
CQ3 妊婦における自由行動下血圧測定方法とその意義は？

推奨

1. 自由行動下血圧測定(ambulatory blood pressure monitoring；ABPM)は，仮面高血圧や白衣高血圧の診断，血圧日内変動の評価に有用である。(グレードC)
2. 妊娠高血圧腎症(重症)で，夜間に血圧が低下しないもの(夜間非降圧：non-dipper)，夜間血圧が増加するもの(夜間昇圧：riser)が大半を占める。(グレードC)

解説

自由行動下血圧測定(ABPM)は，妊婦においても仮面高血圧や白衣高血圧の診断[1]，血圧日内変動の評価に有用である[2,3]が，今後の課題である。仮面高血圧とは，診察室血圧が正常域血圧であっても診察室外の血圧では高血圧を示す状態であり，白衣高血圧とは，未治療者において診察室で測定した血圧が高血圧であっても，診察室外血圧では正常血圧を示す状態である。

わが国でも2008年より24時間ABPMは保険適用となった。妊婦における自由行動下血圧の昼間の正常値は22週までは130/77mmHg未満であり，26〜30週では133/81mmHg未満，30週以降では135/86mmHg未満であるという報告がある[2]。妊娠中の血圧日内変動については，収縮期血圧では12〜14%の夜間降圧が，拡張期血圧では18〜19%の夜間降圧が報告されている[2]。

正常妊婦では妊娠経過とともに血圧，心拍数日内変動は妊娠後期でいずれも減少する。高血圧症(重症)，妊娠高血圧腎症(重症)では夜間に血圧が低下しないもの(non-dipper；ND)，夜間血圧が増加するもの(riser；R)が大半(80〜90%)を占める[3]。妊娠高血圧腎症が顕在化する前に夜間降圧が減弱することも報告されている[4]。

なお，夜間の血圧変動については表1に従って評価する。

表1 血圧日内変動指標(非妊婦)

夜間血圧下降度(%)＝(1－睡眠時血圧／覚醒時血圧)×100

	夜間収縮期血圧下降度
extream - dipper型	>20%
dipper型	10〜20%
non-dipper型	0〜10%
riser型	<0%

文献

1) Brown MA, Mangos G, Davis G, et al：The natural history of white coat hypertension during pregnancy. BJOG 2005；112：601-6.(レベルⅢ)
2) Brown MA, Robinson A, Bowyer L, et al.：Ambulatory blood pressure monitoring in pregnancy：what is normal? Am J Obstet Gynecol 1998；178：836-42.(レベルⅢ)
3) 三宅良明：妊娠中毒症—高血圧. 新女性医学大系24. p135-52, 中山書店, 東京, 2001.(レベルⅢ)
4) Cugini P, Di Palma L, Battisti P, et al：Describing and interpreting 24-hour blood pressure patterns in physiologic pregnancy. Am J Obstet Gynecol 1992；166：54-60.(レベルⅢ)

1. 血圧測定，高血圧の診断
CQ4 妊婦における白衣高血圧の診断は？

推奨

1. 白衣高血圧の診断には家庭血圧を使用する方法と，24時間自由行動下血圧測定（ABPM）を使用する方法がある。（グレードB）
2. 白衣高血圧と診断された妊婦は，妊娠高血圧症候群の妊婦に比較し，一般に母児の予後は良好である。（グレードB）
3. 白衣高血圧と診断された妊婦は，妊娠経過に伴い妊娠高血圧症候群に移行する場合があるので注意が必要である。（グレードB）

解説

　白衣高血圧は，未治療者において，診察室で測定した血圧が高血圧であっても，診察室外血圧では正常血圧を示す状態であり，白衣効果（白衣現象）とは，医療環境下での血圧上昇を指し，ストレス下における昇圧と関連していると考えられる。非妊婦における定義では，複数回測定した診察室血圧の平均が140/90mmHg以上で，かつ家庭血圧測定（home blood pressure measurement；HBPM）や24時間自由行動下血圧測定（ambulatory blood pressure monitoring；ABPM）で複数回測定した昼間血圧の平均が135/85mmHg未満，もしくは平均24時間血圧が130/80mmHgとされている（日本高血圧学会ガイドライン）。

　カナダでは，産科医の83％において白衣高血圧を鑑別する試みが行われており，78％でHBPMが，12％でABPMが施行されていると報告されている[1]。

　白衣高血圧の診断にはさまざまな機器が提案されている。57人の高血圧女性に遠隔測定のHBPMを施行したところ，76％が白衣高血圧であったと報告された[2]。

　白衣高血圧の要因や予後については，いくつかの報告がなされている。AyalaやIshikuroらの報告によると，外来血圧は経産婦に比べ初産婦の血圧レベルは高いが，交絡要因を補正するとABPM[3]とHBPM[4]において経産婦と初産婦の血圧レベルに差はなく，初産婦では白衣効果が大きい可能性が示唆された。Brownらの分析[5]によると，初診時に高血圧と診断された妊婦のうち，ABPM施行によって，32％が白衣高血圧と診断された。この白衣高血圧群では出産時までに，妊娠高血圧腎症への進展は，わずかに8％のみであったのに比較して，ABPMでも高血圧が確認された群では有意に高い頻度で（22％），妊娠高血圧腎症への進展が認められた（p=0.008）。

　妊娠中の白衣高血圧に対しては，薬物治療や妊娠終結の適応とはならないが，家庭血圧測定の継続や24時間自由行動下血圧の測定など，適切な経過観察が推奨される。

文献

1) Dehaeck U, Thurston J, Gibson P, et al：Blood pressure measurement for hypertension in pregnancy. J Obstet Gynaecol Can 2010；32：328-34.（レベルⅣ）
2) Denolle T, Weber JL, Calvez C, et al：Diagnosis of white coat hypertension in pregnant women with teletransmitted home blood pressure. Hypertens Pregnancy 2008；27：305-13.（レベルⅢ）
3) Ayala DE, Hermida RC：Influence of Parity and Age on Ambulatory Monitored Blood Pressure During Pregnancy. Hypertension 2001；38：753-8.（レベルⅢ）
4) Ishikuro M：Blood Pressure Measured in the Clinic and at Home During Pregnancy Among Nulliparous and Multiparous Women：The BOSHI Study. Am J Hypertens 2013；26：141-8.（レベルⅢ）
5) Brown MA, Mangos G, Davis G, et al：The natural history of white coat hypertension during pregnancy. BJOG 2005；112：601-6.（レベルⅢ）

II 診断の基礎

2. 蛋白尿の診断

CQ 妊婦における蛋白尿の診断・評価は？

推奨

1. 妊婦では，24時間尿中蛋白排泄量300mg以上を病的蛋白尿と診断する。（グレードA）
2. 随時尿の試験紙法尿蛋白半定量1＋陽性だけでは病的蛋白尿ではない可能性がある。（グレードB）
3. 随時尿の試験紙法尿蛋白半定量2＋以上の陽性では病的蛋白尿の可能性が高い。（グレードB）
4. 随時尿の試験紙法尿蛋白半定量3＋陽性が連続して認められれば重症蛋白尿と診断する。（グレードB）
5. 随時尿の試験紙法による尿蛋白半定量1＋陽性が反復，または高血圧をもつ妊婦の外来管理では，随時尿で蛋白/クレアチニン（P/C）比を測定し，0.3mg/mgCr以上をもって病的蛋白尿と診断することができる。（グレードC）

解 説

　健常者でも生理的に微量の蛋白を尿中に排泄しており，その量は1日あたり約150mg未満とされている。生理的蛋白尿としては，尿細管からの分泌蛋白（Tamm-Horsfall蛋白，IgA，ウロキナーゼなど）が多くの割合を占め，ほかに微量のβ_2マイクログロブリン，アポ蛋白，各種酵素やペプチド蛋白などがある。なお，正常非妊娠成人の尿中アルブミン排泄は1日30mg未満である。蛋白尿は激しい運動，興奮，多食，寒冷環境，便秘，月経前や腎部への物理的刺激などによって増加する。また，尿の濃縮度によって蛋白濃度は容易に変化する[1]。慢性腎臓病の評価法では150mg/日以上を軽度蛋白尿，500mg/日以上を高度蛋白尿と診断している。

　正常妊婦の24時間尿中総蛋白排泄量は，Higbyらの詳細な検討によれば，妊娠期間を通じて非妊娠時のおよそ2倍にあたる平均115mg，正常上限値260mgである[2]。この研究報告を根拠に，妊婦における病的蛋白尿は非妊娠個体と異なり，300mg/日以上とするという診断基準が国際的にコンセンサスを得ている[3～5]。一方，生理的尿中アルブミン量は非妊娠時と同じく30mg/日未満とされている[2]。

　通常，妊婦健診での蛋白尿スクリーニングは，随時尿の試験紙法による尿蛋白半定量を用いる。尿蛋白検出試験紙はpH指示薬が溶液中の蛋白濃度により色調変化をきたす性質を測定原理としている。本法はアルブミン尿の検出には優れているが，グロブリンの検出力は弱く，ヘモグロビンやBence Jones蛋白は検出できない。

　試験紙法検査に関しての注意点は下記のとおりである。

① 腟分泌物混入を少なくするために中間尿を採ることが勧められる。
② 採取後検体を放置することなく速やかに検査する（下記④を防止）。
③ 腟出血や膀胱炎，防腐剤や洗剤あるいはクロルヘキシジンなどの混入等の要因が偽陽性の原因となる。
④ 試験紙法は本来pH指示薬であるため，アルカリ尿（細菌尿など）では強陽性を示すので蛋白尿評価ができない。
⑤ 試験紙の扱い方に注意する：使用期限確認，湿度や日光による劣化防止。

⑥比色表の脱色や汚染に注意する。
⑦判定は蛍光灯など適切な光線の下で行う。

　検出限界は15mg/dlで，試薬部の色調変化をーから4＋の範囲で読み取り，下記の目安で蛋白濃度を半定量する。

　（－）　：15mg/dl未満
　（±）　：15～30mg/dl未満
　（1＋）：30～100mg/dl未満
　（2＋）：100～300mg/dl未満
　（3＋）：300～1,000mg/dl未満
　（4＋）：1,000mg/dl以上

　試験紙法で1＋の成績が得られれば，尿中蛋白濃度30～100mg/dlに相当するため，尿量が1,000ml/日以上との想定のもとでは，妊婦の病的蛋白尿基準を満たす確率が高いと思われがちである。しかし，実際は偽陽性がかなり多く，試験紙法1＋を示す尿の蛋白/クレアチニン（P/C）比を測定すると病的蛋白尿の基準（後述）にはるかに及ばない症例が多数である[6～8]。この原因は，尿濃縮度の日内変動が大きい，多くの妊婦は1日尿量が1,000mlに満たない，などが考えられるが，さらに妊婦では非妊婦よりも低い濃度で試験紙試薬の色調変化が起こる可能性もある[8]。従って，単回の尿蛋白半定量1＋は妊婦の病的蛋白尿とみなさないのが妥当である。一方，腎機能低下例や尿希釈例，高血圧症例では，病的尿蛋白が存在しても試験紙法で－や±となることがある。また，重症例においては，1日尿量500ml未満である例も多いと考えられるが，随時尿半定量で連続して3＋以上であれば1日2g以上と定義されている蛋白尿重症と診断してもよい。ただし，近年では蛋白尿のみが重症であっても母児の予後を予測する因子とはならないとの考え方が一般的となっている[9～11]。

　すでに内科領域においては，随時尿半定量法の不確実性や，24時間蓄尿による蛋白定量は手間，時間，正確さのいずれも問題があるなどの理由で，随時尿中P/C比またはアルブミン/クレアチニン比を用いた蛋白尿評価がかなり普及している。これにならい，妊婦における蛋白尿評価においても，P/C比を24時間尿中蛋白定量の代替法として活用すべきであるとの考えに基づいた研究成績が1990年代末以降，数多く報告されている[12～18]。これらの成績を受け，国際妊娠高血圧症学会（ISSHP），米国産婦人科学会（ACOG）や豪州妊娠高血圧学会（ASSHP）は，病的蛋白尿診断のP/C比カットオフ値として30mg/mmolCr（＝0.265mg/mgCr）を提唱している[3,11,19]。ただし，蛋白尿診断P/C比のカットオフ値は0.14～0.5mg/mgCrと報告者間でかなり幅が広い。高血圧を呈する妊婦を対象にした研究成績のメタアナリシス研究では0.3～0.35（mg/mgCr）が基準として妥当としている[20]。2014年，ISSHPは0.3mg/mgCrをもって病的蛋白尿の診断基準としてよいとの見解を出した[21]。

　なお，P/C比の診断的意義について否定的な報告もいくつか存在する[22～24]。また，欧米人より体格が小柄な日本人女性では，クレアチニンの尿中排泄量は少ないことが推定され，病的蛋白尿の判定基準が欧米人よりも高い可能性があり，まだ十分なデータがない。カットオフ値設定にはまだ検討が必要である。

文献

1) Lin J, Denker BM：Azotemia and urinary abnormalities. In Harrison's principles of internal medicine 18th ed, Longo DL, Fauci AS. Kasper DL, et al. eds, p334-40, McGraw-Hill, New York, 2012.（レベルⅣ）

2) Higby K, Suiter CR, Phelps JY, et al：Normal values of urinary albumin and fetal protein excretions during pregnancy. Am J Obstet Gynecol 1994；171：984-9.（レベルⅢ）

3) Brown MA, Lindheimer MD, de Swiet M, et al：The classification and diagnosis of the hypertensive disorders of pregnancy：statement from the international society for the study of hypertension in pregnancy（ISSHP）. Hypertens Pregnancy 2001；1：ix-xiv.（レベルⅣ）

4) Report of the National High Blood Pressure Education Program Working Group on High Blood Pressure in Pregnancy. Am J Obstet Gynecol 2000；183：S1-S22.（レベルⅣ）

5) Magee LA, Helewa M, Moutquin JM, et al：Diagnosis, evaluation, and management of the hypertensive disorders of pregnancy. J Obstet Gynaecol Can. 2008；30：S1-S48.（レベルⅣ）

6) Brown MA, Buddle RN：Inadequacy of dipstick proteinuria in hypertensive pregnancy. Aust N Z J Obstet Gynaecol 1995；35：366-9.（レベルⅢ）

7) Meyer NL, et al：Urinary dipstick protein：a poor predictor of absent or severe proteinuria. Am J Obstet Gynecol 1994；170：137-41.（レベルⅢ）

8) Makihara N, Yamasaki M, Morita H, et al：A dipstick test combined with urine specific gravity improved the accuracy of proteinuria determination in pregnancy

screening. Kobe J Med Sci. 2011, 56:E165-72.(レベルⅢ)
9)Menzies J, Magee LA, MacNab YC, et al:Current CHS and NHBPEP criteria for severe preeclampsia do not uniformly predict adverse maternal or perinatal outcomes. Hypertens Pregnancy 2007;26:447-62.(レベルⅢ)
10)Schiff E, Friedman SA, Kao L, et al:The importance of urinary protein excretion during conservative management of severe preeclampsia. Am J Obstet Gynecol 1996;175:1313-6.(レベルⅢ)
11)American College of Obstetricians and Gynecologists;ACOG:Hypertension in Pregnancy. Report of the American College of Obstetricians and Gynecologists' Task Force on Hypertension in Pregnancy. Obstet Gynecol 2013;122:1122-31.(レベルⅣ)
12)Saudan PJ, Brown MA, Farrell T, et al:Improved methods of assessing proteinuria in hypertensive pregnancy. Br J Obstet Gynaecol 1997;104:1159-64.(レベルⅢ)
13)Waugh J, Kilby M, Lambert P, et al:Validation of the DCA 2000 microalbumin:creatinine ratio urinanalyzer for its use in pregnancy and preeclampsia. Hypertens Pregnancy 2003;22:77-92.(レベルⅢ)
14)Neithardt AB, Dooley SL, Borensztajn J:Prediction of 24-hour protein excretion in pregnancy with a single voided urine protein-to-creatinine ratio. Am J Obstet Gynecol 2002;186:883-6.(レベルⅢ)
15)Ramos JG, Martins-Costa SH, Mathias MM, et al:Urinary protein/creatinine ratio in hypertensive pregnant women. Hypertens Pregnancy 1999;18:209-18.(レベルⅢ)
16)Rodriguez-Thompson D, Lieberman ES:Use of a random urinary protein-to-creatinine ratio for the diagnosis of significant proteinuria during pregnancy. Am J Obstet Gynecol 2001;185:808-11.(レベルⅢ)
17)Robert M, Sepandj F, Liston RM, et al:Random protein-creatinine ratio for the quantitation of proteinuria in pregnancy. Obstet Gynecol 1997;90:893-5.(レベルⅢ)
18)Cote AM, Brown MA, Lam E. et al:Diagnostic accuracy of urinary spot protein:creatinine ratio for proteinuria in hypertensive pregnant women: systematic review. BMJ 2008;336:1003-6.(レベルⅣ)
19)Lowe SA, Brown MA, Dekker GA, et al:Guidelines for the management of hypertensive disorders of pregnancy 2008. Aust N Z J Obstet Gynaecol 2009;49:242-6.(レベルⅣ)
20)Morris RK, Riley RD, Doug M, et al:Diagnostic accuracy of spot urinary protein and albumin to creatinine ratios for detection of significant proteinuria or adverse pregnancy outcome in patients with suspected preeclampsia: systematic review and meta-analysis. BMJ 2012;345:e4342. doi: 10.1136/bmj.e4342.(レベルⅡ)
21)Tranquilli AL, et al:The classification, diagnosis and management of the hypertensive disorders of pregnancy:A revised statement from the ISSHP.Pregnancy Hypertension:An International Journal of Women's Cardiovascular Health 2014;4:97-104.(レベルⅣ)
22)Durnwald C, Mercer B:A prospective comparison of total protein/creatinine ratio versus 24-hour urine protein in women with suspected preeclampsia. Am J Obstet Gynecol 2003;189:848-52.(レベルⅢ)
23)Al RA, Baykal C, Karacay O, et al:Random urine protein-creatinine ratio to predict proteinuria in new-onset mild hypertenion in late pregnancy. Obstet Gynecol 2004;104:367-71.(レベルⅢ)
24)Lindow SW, Davey DA:The variability of urinary protein and creatinine excretion in patients with gestational proteinuric hypertension. Br J Obstet Gynaecol 1992;99:869-72.(レベルⅢ)

II 診断の基礎

3. 妊婦健診での留意点
CQ 妊娠高血圧症候群早期発見のために妊婦健診で注意すべき点は？

推奨

1. 妊娠高血圧症候群の早期発見には，リスク因子の有無を念頭に置いたうえで健診時に得られる臨床所見，血液生化学所見，超音波所見などを経時的に評価することが肝要である。（グレードA）
2. 臨床所見としては血圧，尿蛋白，体重など，検査所見としてはヘマトクリット値（Ht），血小板数に注意して評価する。（グレードB）
3. 超音波所見としては，児発育，および羊水量を評価する。（グレードB）

解 説

妊婦健診では，妊娠高血圧症候群発症の徴候を見逃さないことが重要である。具体的な方法としては，まず妊娠高血圧症候群のリスク因子の有無によりハイリスク妊婦を抽出すること，またリスク因子の有無にかかわらず血圧，尿蛋白，尿糖など妊婦健診でルーチンに測定されるデータの変化を見落とすことなく評価すること，さらにリスク因子を有する場合には必要に応じて超音波検査や母体血清マーカーなどを用いて妊娠高血圧症候群発症のリスクを評価することである。

このうちリスク因子については，「I 妊娠高血圧症候群の基本的事項『6. リスク因子』」に記述があるが，その重み付けについての結論は出ていない。

また，予知テストについては，いまだに正診率や簡便性において問題があるのが現状である。従って，妊娠高血圧症候群の発症を予知するのは現実にはなかなか難しく，早期発見のためにはリスク因子の有無を念頭に，臨床症状や妊娠高血圧症候群の病態形成に関与している検査データの変化をできるだけ早期に把握することが重要である。

1 妊娠高血圧症候群のリスク因子

妊娠高血圧症候群の発症を予知するためには，まずリスク因子が存在するか否かを詳細に評価することが重要である。リスク因子については，「I 妊娠高血圧症候群の基本的事項『6. リスク因子』」の項を参照されたい。

2 予知検査

予知検査には生理学的手法を用いたroll-over test，handgrip test などの昇圧試験，超音波検査による子宮動脈血流速度波形分析，生化学的検査としてアンジオテンシンⅡ感受性試験，母体血清を用いた血管新生因子，胎児由来物質の測定などがある。

このうちroll-over testなどの昇圧試験は感度が55～70％，特異度が85％程度といわれている[1]が，最近ではこれらの検査に対する評価は低く，世界中で衰退気味である。

一方，妊娠中期の子宮動脈血流速度波形分析は，侵襲がなく外来で簡便にできる検査である。妊娠高血圧腎症は子宮動脈の拡張障害を伴うが，この病理学的な変化を子宮動脈血流速度波形の変化としてとらえるものであり[2]，RI（resistance index），PI（pulsatility index）の高値や拡張早期ノッチが存在する場合，妊娠高血圧腎症の発症頻度は6倍以上[3]，胎児発育不全の発症率も有意に高くなる[4]。この検査の妊娠高血圧腎症予測の感度は20～60％，陽性的中

率は6〜40％[5]と高くはないが，予知の精度が上がれば今後期待できる検査法である。

一方，アンジオテンシンⅡ感受性試験は予知の精度は悪くないが，検査法が煩雑で妊婦に対する侵襲性がある。またsFlt-1(soluble fms-like tyrosine kinase-1)，sEng(soluble endogline)，PlGF(placental growth factor)などの測定によって予知が可能であるという多くの研究がなされている[6,7]ほか，上記の子宮動脈血流速度波形分析と組み合わせることによって予知の精度が上がるという報告もある[8]。しかし，sFlt-1，sEng，PlGFの測定は臨床の場でも使用可能ではあるが，健康保険の適用外である。

発症予知法の詳細については「Ⅰ．妊娠高血圧症候群の基本的事項『7．妊娠高血圧症候群の発症予知法』」を参照されたい。

3 妊婦健診でのポイント

第一に血圧，尿蛋白，体重など外来の健診時にルーチンで測定されるデータを時系列で観察し，妊娠高血圧症候群発症の徴候を見逃すことなく評価することが重要である。血圧と尿蛋白については正しい測定が求められる。詳細はそれぞれの関連項目を参照されたい(「Ⅱ　診断の基礎『1．血圧測定，高血圧の診断』，『2．蛋白尿の診断』」参照)。

第二に，定期採血時のHt 38％以上，血小板10万/mm^3以下の場合に注意する。必要に応じて血清クレアチニン，尿酸値，肝逸脱酵素などを評価する。

第三に，胎児発育，羊水量を適宜評価する。検査項目カットオフ値に関しては報告により多少の差異がみられ，最終的な結論は出ていない。先に胎児発育不全が発現し，後に高血圧が発症する例に注意が必要である(「Ⅳ　妊婦管理『2．胎児評価』」参照)。

文献

1) Conde-Agudelo A, Romero R, Lindheimer MD：Test to predict preeclampsia. In Lindheimer MD, Roberts JM, Cunningham FG eds：Chesley's Hypertensive disorder of Pregnancy. 3rd. ed. p.191, Elsevier, 2009.（レベルⅣ）
2) Ohkuchi A, Minakami H, Sato I, et al：Predicting the risk of preeclampsia and a small-for-gestational age infant by quantitive assessment of the diastolic notch in uterine artery flow velocity waveforms in unselected women. Ultrasaound Obstet Gynecol 2000；16：171-8.（レベルⅢ）
3) Papageorghiou AT, Leslie K：Uterine artery Doppler in the prediction of adverse pregnancy outcome. Curr Opin Obstet Gynecol 2007；19：103-9.（レベルⅢ）
4) Groom KM, North RA, Stone PR, et al：Patterns of change in uterine artery Doppler studies between 20 and 24 weeks of gestation and pregnancy outcomes. Obstet Gynecol 2009；113：332-8.（レベルⅡ）
5) Cnossen JS, Morris RK, ter Riet G, et al：Use of uterine artery Doppler ultrasonography to predict pre-eclampsia and intrauterine growth restriction：a systematic review and bivariable meta-analysis. CMAJ 2008；178：701-11.（レベルⅠ）
6) Levine RJ, Maynard SE, Qian C, et al：Circulating angiogenic factors and the risk of preeclampsia. N Eng J Med 2004；350：672-83.（レベルⅢ）
7) Levine RJ, Lam C, Qian C, et al：Soluble endoglin and other circulating antiangiogenic factors in preeclampsia. N Eng J Med 2006；355：992-1005.（レベルⅡ）
8) Espinoza J, Romero R, Nien JK, et al：Identification of patients at risk for early onset and/or severe preeclampsia with the use of uterine artery Doppler velocimetry and placental growth factor. Am J Obstet Gynecol 2007；196：326.e1–13.（レベルⅡ）

II 診断の基礎

4．鑑別診断

CQ　高血圧合併妊娠と妊娠高血圧症候群の鑑別は？

推奨

1. 高血圧合併妊娠と妊娠高血圧症候群の鑑別は，臨床症状の出現時期で行う。（グレードA）
2. 妊娠20週未満に140/90mmHg以上の高血圧が認められるものは，高血圧合併妊娠と診断できる。（グレードB）
3. 妊娠20週以降に初めて高血圧が指摘された妊婦については，産褥12週までに正常化すれば妊娠高血圧症候群と考える。（グレードA）

解　説

本態性あるいは二次性高血圧などの高血圧合併妊娠と妊娠高血圧症候群との鑑別診断で最も重要な所見は，高血圧の発症時期である。妊娠高血圧症候群（妊娠高血圧，妊娠高血圧腎症）の診断基準には，「妊娠20週以降に初めて高血圧が発症し，分娩後12週までに正常に復するものをいう」とある。GantらによるアンジオテンシンⅡ感受性試験においても，妊娠高血圧症候群の血管感受性の変化は妊娠18週頃から起こると考えられている[1]ので，妊娠20週以降に高血圧を発症するものを妊娠高血圧，妊娠高血圧腎症と診断するのは妥当である。すなわち，妊娠20週未満に高血圧が存在しているものは高血圧合併妊娠と考えるのが妥当である。また，尿所見も重要である。妊娠前（遅くとも妊娠20週未満）の蛋白尿の出現や血尿（特に微視性の血尿）の存在は腎疾患の存在を疑わせる重要な所見で，慢性腎炎による高血圧の鑑別に有用である[2]。

さらに，高血圧合併妊娠，慢性腎炎合併妊娠などには，妊娠高血圧腎症とは異なる臨床的特徴がある。妊娠高血圧腎症では，降圧薬で母体血圧は下がっても胎児胎盤循環不全は改善できず，妊娠を終結せざるをえないことが多い。これに対し高血圧合併妊娠，慢性腎炎合併妊娠などでは，妊娠初期から厳重な血圧管理を行うことにより妊娠中の悪化を防ぐことも可能である。

加重型妊娠高血圧腎症あるいは高血圧合併妊娠に対し，nicardipineを長期にわたり投与することで妊娠を継続できたとする報告がある[3]。降圧薬（特にCa拮抗薬）を長期間投与して妊娠期間を延長できた症例は，多くの場合，加重型妊娠高血圧腎症，高血圧合併妊娠と後に診断されることが多い。しかし，実際には高血圧をもつ女性でも妊娠初期〜中期にかけて血圧が低下するため，妊娠20週以後に初めて高血圧を指摘された場合には，高血圧合併妊娠と妊娠高血圧症候群を鑑別するのは最長分娩後12週まで経過を観察する。

文献

1) Gant NF, Daley GL, Chand S, et al：A study of angiotensin Ⅱ pressor response throughout primigravida pregnancy. J Clin Invest 1973；52：2682-9.（レベルⅡ）
2) 島田久基, 上野光博, 鈴木靖, ほか：糸球体腎炎と妊娠. 腎と透析 1998；45：621-5.（レベルⅢ）
3) Seki H, Takeda S, Kinoshita K：Long-term treatment with nicardipine for sever pre-eclampsia. Int J Gynecol Obstet 2002；76：135-41.（レベルⅢ）

III 発症予防

CQ1 カルシウム経口補充療法は妊娠高血圧症候群の発症予防に有用か？

> **推奨**
> カルシウム経口補充療法は，低カルシウム摂取女性と妊娠高血圧腎症のハイリスク妊婦に対し妊娠高血圧腎症の発症を抑制する可能性がある。ただし，全妊婦へのカルシウム経口補充療法は妊娠高血圧症候群の発症予防に必ずしも有用とはいえない。(グレードB)

解 説

カルシウム(Ca)には副甲状腺ホルモン分泌の抑制，レニン-アンジオテンシン-アルドステロン系の抑制，アンジオテンシンⅡの血管感受性低下作用がある。この作用を利用して妊婦に経口Ca剤を投与し，妊娠高血圧症候群発症を予防する試みがある。

妊娠高血圧症候群発症に対する予防法としてのCa補充療法の調査は，これまで何度か施行されてきた。妊娠中期以前に開始した経口Ca剤大量投与(2g/日)は，1991年に行われた大規模調査で妊娠高血圧症候群の発症率の抑制が認められた[1]が，1997年の同様な調査では妊娠高血圧腎症，妊娠高血圧において，ともにその抑制効果は否定された[2]。

一方，1日600mg以下の低Ca摂取女性において1.5g/日のCa剤を投与したランダム化大規模試験では，妊娠高血圧腎症の発症抑制効果は少ないが，子癇，妊娠高血圧重症の発症を抑制した[3]。また，その後，メタアナリシスでは，1g/日以上の経口Ca剤投与による12試験中11試験で妊娠高血圧腎症の発症を抑制し，その効果は低Ca摂取女性と妊娠高血圧腎症のハイリスク妊婦においてより顕著であった[4]。さらに，最近のメタアナリシスでも経口Ca剤投与による予防効果は同様の結果であった[5]。しかし，全妊婦に対する妊娠高血圧症候群発症予防における経口Ca補充療法は，総合的に考えると現時点では必ずしも有用とはいえない[6]。

文献

1) Belizan JM, Villar J, Gonzalez L, et al：Calcium supplementation to prevent hypertensive disorders of pregnancy. N Engl J Med 1991；325：1399-1405.(レベルⅡ)
2) Levine RJ, Hauth JC, Curet LB, et al：Trial of calcium to prevent preeclampsia. N Engl J Med 1997；337：69-76. (レベルⅡ)
3) Villar J, Abdel-Aleem H, Meriadi M, et al：World Health Organization randomized trial of calcium supplementation among low calcium intake pregnant women. Am J Obstet Gynecol 2006；194：639-49.(レベルⅡ)
4) Hofmeyr GJ, Duley L, Atallah A：Dietary calcium supplementation for prevention of pre-eclampsia and related problems：a systematic review and commentary. Br J Obstet Gynaecol 2007；114：933-43.(レベルⅠ)
5) Hofmeyr GJ, Lawrie TA, Atallah AN, et al：Calcium supplementation during pregnancy for preventing hypertensive disorders and related problems. Cochrane Database Systematic Reviews Issue 2, 2011.(レベルⅠ)
6) Hofmeyr GJ, Lawrie TA, Atallah AN, et al：Calcium supplementation during pregnancy for preventing hypertensive disorders and related problems. Cochrane Database Syst Rev, 2014；24：6.(レベルⅠ)

CQ2 低用量アスピリン療法は妊娠高血圧症候群の発症予防に有用か？

推奨　低用量アスピリン療法は，妊娠高血圧症候群の発症予防効果は限定的であり，全妊婦への発症予防を目的とした投与は推奨されない。（グレードB）

解　説

　妊娠高血圧症候群では，プロスタグランジン産生の不均衡を生じる。血管内皮細胞で産生されるプロスタサイクリン（血管拡張作用）と血小板で産生されるトロンボキサンA2（血管収縮作用）の不均衡（トロンボキサンA2優位）が病態の1つと考えられている。この是正目的に低用量アスピリン療法が実施される。

　妊娠高血圧症候群発症に対する予防法としての低用量アスピリン療法（acetylsalicylic acid：50〜150mg/日）の調査は，これまで幾度となく行われてきた。60mg/日の低用量アスピリンを健康な初回妊婦に予防目的で投与したランダム化調査では，妊娠高血圧腎症の発症率を抑制した[1]と報告されたが，一方で，同量のアスピリンを予防目的または治療目的で投与したランダム化調査では，妊娠高血圧腎症に対する有意な抑制効果は認められなかった[2〜5]との相反する結果が報告されている。その後，アスピリンの投与量と妊娠高血圧症候群発症予防および母体出血等の副作用との関係についての調査報告では，アスピリン投与量を75mg/日以上と以下に分別し検討しており，75mg/日以上のほうが抑制効果は高いが，母体の出血等の副作用が増加する可能性があると報告した[6]。その後の報告でも妊娠高血圧症候群発症に対する予防効果はさまざまで[7,8]，最近の調査では，アスピリン投与開始時期，妊娠高血圧症候群の重症度，発症時期に分別した検討がされている。アスピリン投与を妊娠16週以前に開始した群においてのみ妊娠高血圧腎症に対する抑制効果を認めた[9〜11]。

　妊娠高血圧症候群発症に対する予防法としての低用量アスピリン療法は，投与開始時期，用量，治療の対象，副作用についてさらに大規模調査が必要であろうといずれの報告でも述べられている。現時点では，低用量アスピリン療法は妊娠高血圧症候群発症予防に効果は限定的であり，全妊婦に対する予防的投与は推奨されない。

文献

1) Sibai BM, Caritis SN, Thom E, et al：Prevention of preeclampsia with low-dose aspirin in healthy, nulliparous pregnant women. The National Institute of Child Health and Human Development Network of Maternal-Fetal Medicine Units. N Engl J Med 1993；329：1213-8.（レベルⅡ）
2) CLASP（Collaborative Low-dose Aspirin Study in Pregnancy）Collaborative Group：CLASP：a randomised trial of low-dose aspirin for the prevention and treatment of pre-eclampsia among 9364 pregnant women. Lancet 1994；343：619-29.（レベルⅡ）
3) Golding J：A randomised trial of low dose aspirin for primiparae in pregnancy. The Jamaica Low Dose Aspirin Study Group. Br J Obstet Gynaecol 1998；105：293-9.（レベルⅡ）
4) Caritis S, Sibai B, Hauth J, et al：Low-dose aspirin to prevent preeclampsia in women at high risk. National Institute of Child Health and Human Development Network of Maternal-Fetal Medicine Units. N Engl J Med 1998；338：701-5.（レベルⅡ）
5) Subtil D, Goeusse P, Puech F, et al：Essai Régional Aspirine Mère-Enfant（ERASME）Collaborative Group：Aspirin（100mg）used for prevention of pre-eclampsia in nulliparous women：the Essai Régional Aspirine Mère-Enfant study（Part 1）. BJOG 2003；110：475-84.（レベルⅡ）

6) Duley L, Henderson-Smart DJ, Knight M, et al：Antiplatelet agents for preventing pre-eclampsia and its complications. Cochrane Database Systemic Reviews 2004；(1)：CD004659. Review. Update in：Cochrane Database Systemic Reviews 2007；(2)：CD004659.(レベルⅠ)
7) Askie LM, Duley L, Henderson-Smart DJ, et al：PARIS Collaborative Group：Antiplatelet agents for prevention of pre-eclampsia：a meta-analysis of individual patient data. Lancet 2007；369：1791-8.(レベルⅡ)
8) Fox C, Khan KS, Coomarasamy A：How to interpret randomised trials of test-treatment combinations：a critical evaluation of research on uterine Doppler test to predict, and aspirin to prevent, pre-eclampsia. BJOG 2010；117：801-8.(レベルⅢ)
9) Bujold E, Morency AM, Roberge S, et al：Acetylsalicylic acid for the prevention of preeclampsia and intra-uterine growth restriction in women with abnormal uterine artery Doppler：a systematic review and meta-analysis. J Obstet Gynaecol Can 2009；31：818-26.(レベルⅡ)
10) Roberge S, Giguère Y, Villa P, et al：Early administration of low-dose aspirin for the prevention of severe and mild preeclampsia：a systematic review and meta-analysis. Am J Perinatol 2012；29：551-6.(レベルⅡ)
11) Roberge S, Villa P, Nicolaides K, et al：Early administration of low-dose aspirin for the prevention of preterm and term preeclampsia：a systematic review and meta-analysis. Fetal Diagn Ther 2012；31：141-6.(レベルⅡ)

Ⅳ 妊婦管理

1. 母体評価

CQ1 血圧の重症度評価は？

推奨

1. 病型にかかわらず160/110mmHg以上の血圧が認められる場合は，母児のリスクが増加することを認識する。（グレードB）
2. 180/120mmHg以上が持続して認められる場合，降圧療法による血圧コントロールを行う。（グレードB）

解 説

高血圧を呈する妊婦には，妊娠高血圧症候群と高血圧合併妊娠がある。高血圧合併妊娠では本態性高血圧か二次性高血圧かを鑑別する。二次性高血圧として，甲状腺機能亢進，全身性エリテマトーデス（SLE），褐色細胞腫，大動脈炎症候群，腎血管性高血圧，腎性高血圧などが知られている。

病型にかかわらず血圧が160/110mmHg以上になれば，母児のリスクは増加する[1〜3]。妊娠高血圧腎症と比較して妊娠高血圧の予後は良好と考えられるが，それでも妊娠高血圧の約25％が妊娠高血圧腎症に移行し[4]，妊娠高血圧腎症にならなくても妊娠高血圧の22％が高血圧の重症化によって，軽症の妊娠高血圧腎症よりも母児の予後が悪くなることも報告されている[1〜3, 5]。

国内外において，内科領域では血圧の高度上昇（180/120mmHg以上）で脳・心・腎・大血管等の標的臓器に急性の障害が生じ，進行している状態を「高血圧緊急症」と定義している[6]。ただし，妊婦では180/120mmHg以上の場合は急性の臓器障害の症候がなくても高血圧緊急症とみなす[6]。その場合，速やかな降圧治療開始が必要とされている[6〜10]。なお，分娩時の場合は陣痛間欠期の血圧をもって評価する。

文献

1) Buchbinder A, Sibai BM, Caritis S, et al：Adverse perinatal outcomes are significantly higher in severe gestational hypertension than in mild preeclampsia. Am J Obstet Gynecol 2002；186：66.（レベルⅢ）
2) Magee LA, Abalos E, von Daldelszen P, et al：Walkingshaw S for the CHIPS Study Group：How to manage hypertension in pregnancy effectively. Br J Clin Pharmacol 2011；72：394-401.（レベルⅣ）
3) Lewis G, ed. The Confidential Enquiry into Maternal and Child Health（CEMACH）. Saving Mother's Lives：Reviewing Maternal Deaths to Make Motherhood Safer-2003-2005. The Seventh Report on Confidential Enquiries into Maternal Deaths in the united Kingdom. CEMACH, London, 2007.（レベルⅣ）
4) Saudan P, Brown MA, Buddle ML, et al：Does gestational hypertension become pre-eclampsia? Br J Obstet Gynecol 1998；105：1177-84.（レベルⅢ）
5) North RA, Taylor RS, Schellenberg JC：Evaluation of a definition of pre-eclampsia. Br J Obstet Gynaecol 1999；106：767-73.（レベルⅢ）
6) 日本高血圧学会高血圧治療ガイドライン作成委員会：高血圧治療ガイドライン（2014年改訂版）．日本高血圧学会，東京：ライフサイエンス出版，2014；108-11.（レベルⅣ）
7) Chobanian AV, Bakris GL, Black HR, et al：Seventh report of the Joint National Committee on prevention, detection, evaluation, and treatment of high blood pressure. Hypertension 2003；42：1206-52.（レベルⅣ）
8) Guidelines Committee：2003 European Society of Hypertension-European Society of Cardiology guidelines for the management of arterial hypertension. J Hypertens 2003；21：1011-53.（レベルⅣ）
9) Vaughan CJ, Delanty N：Hypertensive emergencies Lancet 2000；356：411-7.（レベルⅣ）
10) The Joint National Committee：The fifth report of the Joint National Committee on detection, evaluation, and treatment of high blood pressure（JNC Ⅴ）. Arch Intern Med 1993；153：154-83.（レベルⅣ）

1. 母体評価
CQ2 病的蛋白尿（1日300mg以上）を呈する妊婦の管理は？

推奨

1. 高血圧を伴う蛋白尿症例は妊娠高血圧腎症または加重型妊娠高血圧腎症，あるいは偶発合併症としての腎疾患のいずれかであり，どの場合であっても厳格な母児管理を要する。（グレードA）
2. 妊娠高血圧腎症の重症蛋白尿を示す症例は，軽症蛋白尿症例に比べ，より慎重に母児の機能を評価するための管理が求められる。（グレードB）
3. 正常血圧妊婦で蛋白尿が軽症であれば，血圧上昇を警戒しつつ，胎児管理は正常経過妊婦と同様に行う。（グレードB）
4. 重症蛋白尿や正常血圧の軽症蛋白尿症例については，偶発的合併症としての腎疾患を検索する必要がある。（グレードB）
5. 蛋白尿が重症の場合は，母体の腎機能障害と低蛋白血症に伴う障害に注意する。（グレードB）
6. 妊娠蛋白尿は，後に高血圧を伴い妊娠高血圧腎症へと進展する可能性があるので，管理には十分に注意を払う必要がある。（グレードB）
7. 分娩後12週以上蛋白尿が残存する場合は，腎疾患を疑って精査する。（グレードA）

解説

妊婦においては，1日当たり300mg以上の尿中蛋白排泄があるときに病的蛋白尿とみなされる。その評価法については本診療指針「II 診断の基礎『2. 蛋白尿の診断 CQ妊婦における蛋白尿の診断・評価は？』」を参照されたい。

病的蛋白尿を呈する妊婦に対する管理の要点は，高血圧合併の有無により異なる。

蛋白尿を呈する妊婦が高血圧も伴う場合は，妊娠高血圧腎症や加重型妊娠高血圧腎症の可能性が強い。しかし，偶発合併症として腎疾患が存在している場合で腎機能障害の一徴候として血圧が上昇している可能性もある。これらの病態を正確に鑑別するには分娩後の検索を待たなければならないが，いずれも母児の状態に応じて妊娠の終結時期や方法を慎重に検討しなければならず，母体と胎児の慎重な管理を要するという点で変わりはない。具体的な管理方法については本診療指針におけるそれぞれの当該項目を参照されたい。

1 妊娠高血圧腎症における蛋白尿の重症度とその管理

わが国の妊娠高血圧症候群の定義・分類は，蛋白尿が1日に2g以上のとき重症としている。この値を規定したエビデンスは必ずしも明確ではないが，腎臓病学の領域では一般に，1日2g以上の蛋白尿は尿細管や間質病変よりも腎糸球体病変を強く示唆するとされている[1]。また，米国のNational High Blood Pressure Educational Program（NHBPEP）報告では，妊娠中に高血圧と蛋白尿を同時に指摘される場合でもそれが真の妊娠高血圧腎症の病態ではなく，一過性の偶発的現象である可能性を否定していないが，尿蛋白量が2g/日以上の場合はきわめて高い精

度でpreeclampsiaと診断してよいと述べている[2]。なお，米国産婦人科学会（ACOG）は近年，蛋白尿の重症度についての基準を撤廃した。すなわち，蛋白尿が陽性であればその程度にかかわらず妊娠高血圧腎症として同等の厳重な管理が求められるという主旨である[3]。

ところで，蛋白尿と母児予後との関連性についての内外の報告をみると，まず日本妊娠中毒症学会（現・日本妊娠高血圧学会）の調査報告では，妊娠高血圧腎症において蛋白尿が1日2g以上では軽症蛋白尿に比べ，母体合併症発症頻度は変わらないが児発育障害は有意に多く，1日5〜6g以上の蛋白尿を呈する妊娠高血圧腎症例では，胎児発育障害とともに母体合併症発症頻度も有意の増加を示すとされている[4]。

① 諸外国における蛋白尿の重症度が母児予後と関連性があるとする報告

・妊娠高血圧腎症970症例の検討

試験紙法で4+以上（1g/dl以上）の蛋白尿とともにLDH，AST，ALT，尿酸，クレアチニン（Cr）の上昇が同時に認められる場合には母体合併症の出現頻度が有意に高くなる[5]。

・妊娠高血圧腎症685症例の検討

蛋白尿3g/日以上の症例では，死産あるいは新生児死亡の頻度が有意に高くなる[6]。

・妊娠高血圧腎症やHELLP症候群計453症例の検討

18.8%に分娩後の母体合併症〔感染，血栓症，輸血，播種性血管内凝固症候群（DIC），再開腹，子癇（eclampsia）の中の1つ以上〕が認められたが，合併症発症と関連のある独立したリスク因子として，腹水または肺水腫，血小板数減少，血清尿酸値上昇，血清クレアチニン値上昇とともに5g/日以上の蛋白尿の5つが挙げられる[7]。

② 蛋白尿の重症度が母児予後と関連性がないとする成績

・妊娠高血圧腎症209症例の検討

24時間尿中蛋白排泄量が5g未満，5〜10g，10g以上の3群に分けて母児の予後を比較したところ，10g以上の群はほかの群と比べて母体の予後にはまったく差がなかった。一方，10g以上群ではほかの群に比べて分娩週数が早く，児の未熟性に伴う障害発生頻度も高い。しかし，この成績は10g以上の蛋白尿群で早期発症型が多いことを反映したものであり，分娩週数で補正すれば蛋白尿の重症度そのものの児予後に対する関連性はなく，高度蛋白尿はあくまでも妊娠高血圧腎症の早期の重症化の指標にすぎないと考察されている[8]。

・妊娠32週未満の妊娠高血圧腎症重症66例の保存的管理による検討

約1/3において，その経過中に尿蛋白が2g/日以上の増加を示したが，蛋白尿増加がないか，2g/日未満の患者と比べて，母児予後にはまったく差がない[9]。

・多変量解析

preeclampsia妊婦の蛋白尿の程度は，子癇や常位胎盤早期剝離発症との間に関連性を有さない[10]。

③ まとめ

これらの成績を勘案すれば，血圧が十分にコントロールできている妊娠高血圧腎症症例では，重症の蛋白尿のみを理由として妊娠を終結させなければならないとはいえない。

2 高血圧のない蛋白尿症例（妊娠蛋白尿妊婦）の管理

高血圧がない軽症蛋白尿例（妊娠蛋白尿妊婦）であれば，母児予後は正常妊婦と差がないと考えられる（「Ⅰ 妊娠高血圧症候群の基本的事項『4. 妊娠蛋白尿についての考え方』『5. 浮腫に関する考え方』」を参照）。この場合は尿蛋白定量とともに，生化学的検査異常や高血圧の出現を定期的にチェックしながら，通常の妊婦健診を続行すればよい。なお，蛋白尿そのものに対する治療手段はない。

分娩後12週以上，軽度であっても蛋白尿が残存する場合は腎疾患を疑い，精査を行う。

妊娠蛋白尿は，その後に高血圧を伴い妊娠高血圧腎症へと進展する可能性があるので，管理には十分に注意を払う必要がある。蛋白尿のみを示した妊婦（妊娠蛋白尿）の約50〜60%症例が，その後に高血圧を伴って妊娠高血圧腎症へと進展する。それに対し，高血圧を示した妊婦（妊娠高血圧）の約15〜20%症例が，その後に蛋白尿を伴って妊娠高血圧腎症へと進展する。すなわち，高血圧を示さず蛋白尿のみを示す妊婦についても，その後に妊娠高血圧腎症へ進展

することを十分に警戒しなければならないことが示唆されている。なお，妊娠高血圧腎症において高血圧のみ，あるいは蛋白尿のみである期間は平均2～3週間で，妊娠高血圧腎症の診断基準を満たしてから分娩までの期間は平均2週間前後と報告されている。このことは妊娠蛋白尿妊婦にも妊娠高血圧妊婦と同等もしくはそれ以上の注意が必要であることを示唆している[11, 12]。

血圧が正常であるものの重症の蛋白尿を呈する妊婦については，妊娠継続の可否をどのように決定すべきかのエビデンスはあまりないとの意見がこれまでは多かった。高血圧の出現を警戒するほか，蛋白の尿中漏出持続による低アルブミン血症とそれに伴う障害，あるいは腎機能障害に関して厳重に評価しながらの妊婦管理が求められる。さらに，原発性腎疾患の合併をも念頭においた観察，管理も必要である。

近年，妊娠蛋白尿妊婦では，妊娠高血圧腎症妊婦と同様な血中PlGF（placental growth factor），sFlt-1（soluble fms-like tyrosine kinase-1），sEng（soluble endogline）のアンバランスが認められると報告[13～15]されている。これらの点から妊娠蛋白尿は妊娠高血圧腎症のmild variantであるとする意見もある[13]。妊娠蛋白尿患者の一部は高血圧発症前に妊娠終了となった可能性も想定される。また，子癇発作出現前に蛋白尿のみしか認められない患者も10％近くに上る[16, 17]。このことは，妊娠蛋白尿妊婦はハイリスク群であることを裏付けている。

3 妊娠蛋白尿と腎疾患との関連性について

正常血圧で蛋白尿のみ陽性の妊娠蛋白尿患者では，原発性腎疾患を有していることが少なくない。

Murakamiら[18]は，腎疾患の既往歴を有さず，正常血圧でありながら重症蛋白尿（>2g/日）を呈した12名の妊婦のうち，10例（83％）が分娩後の腎生検で慢性腎疾患の病理所見を有していたと述べている。また，StettlerとCunningham[19]による20年間の臨床成績を後方視的に解析した報告では，腎疾患既往や，尿路感染または脱水など一過性の病変がなく，preeclampsia未発症の状態で500mg/日を超える蛋白尿を呈した妊婦53名のなかで，産後腎生検がなされた21名の全例に病理学的に腎病変が認められた。これらの成績は，妊娠蛋白尿は産後の長期予後という観点で重要な臨床的意義をもつことを示唆している。

なお，妊娠高血圧腎症においては血尿や赤血球円柱を認めることはなく，これらが認められる妊婦では原発性腎疾患を疑う必要がある[20]。

4 低アルブミン血症に伴う障害について

高度蛋白尿が続くと低蛋白血症が進行する。このとき懸念されることは胸腹水貯留である。胸水貯留は腹水よりも頻度が少ないと考えられるが[21]，進行すれば呼吸循環状態に悪影響を与えるため，低蛋白血症妊婦が呼吸困難を訴えるような場合では積極的に胸部X線撮影により検索することが勧められる。

また，低蛋白血症は肺水腫発症要因の1つでもあるが，実際の発症例の多くはβ受容体刺激薬使用や心機能障害，あるいは妊娠高血圧腎症や敗血症などの因子を併せもっている[22]。従って，これらの要因をもたない正常血圧妊婦の場合は，高度の低蛋白血症がみられても，それだけで肺水腫をきたす可能性は低いと考えられる。

一方，妊娠高血圧腎症症例で低蛋白血症が進行すれば，呼吸状態や咳嗽などの症状に注意し，必要に応じて血中ガス分析や経皮酸素モニターなどにより，肺機能異常の早期発見に努める。

5 妊娠高血圧腎症に対する血漿補充療法について

妊娠高血圧症候群の病態は妊娠高血圧腎症のみならず子癇〔可逆性後頭葉白質脳症（posterior reversible encephalopathy syndrome；PRES）を含む〕，HELLP症候群，急性妊娠脂肪肝にも共通するが，血管内皮細胞機能不全による血管透過性亢進のために起こる循環血漿量減少である。

妊娠高血圧腎症重症の血液濃縮や循環血液量減少に対して，積極的なアルブミン製剤やコロイド製剤を中心とした大量輸液（Plasma expansion method）により臓器灌流を回復し，病態を改善しようと試みる治療法が1980年代に盛んに行われた。しかし，これらは一時的な母体循環動態は改善されるものの，結局，母児の予後改善に至るとのエビデンスは得られず，し

かも，医原性肺水腫の発生が高頻度であるとの報告が多くなされた[23～25]。従って，嘔吐，下痢，出血などによる高度の体液喪失や，BUN上昇をきたすほどの高度の乏尿がみられない限り，妊娠高血圧症候群妊婦に対する血漿量増加を目的とした輸液療法の適応はないと考えられるとの意見もある。

ただし，子癇，HELLP症候群，急性妊娠脂肪肝の発症を予防するためには最低限の輸液療法は必要である。さらに，循環血漿量減少に伴い母体の血栓塞栓症のリスクが上昇する。また，前述の通り輸液療法により一時的な母体循環動態の改善をきたした場合には，その後の短期間の妊娠継続が期待できる可能性がある。これは，妊娠高血圧腎症の増悪に伴う早期の妊娠終了（早産）を予期し，胎児の肺成熟を期待して母体にbetamethasone 12mg筋肉注射を24時間間隔で2回投与するという，その効果発現まで妊娠を延長するためには有効な手段である。

6 妊娠時の腎機能の評価について

糸球体濾過量（glomerular filtation rate；GFR）や腎血漿流量（renal plasma flow；RPF）は，妊娠性変化により増加するため，軽症の腎障害例や妊娠高血圧腎症病初期でも非妊娠個体の正常域を上回るのが通常である。従って，妊婦の血清クレアチニン（Cr）の正常値は0.4～0.8mg/dlとし，それを上回る場合は腎機能障害と判断すべきであると考えられている[26, 27]。本来，蛋白尿そのものが腎機能に直接関連するわけではないが，StettlerとCunningham[19]の報告では，妊娠高血圧腎症や加重型妊娠高血圧腎症以外で蛋白尿を発現した妊婦33例のうち，58%が妊娠経過中に腎機能の低下をきたした。そして，早産やFGRの頻度は腎機能低下の起こらなかった例では正常妊婦と差がなかったが，腎機能が低下した例では早産が有意に高率であった。蛋白尿が持続する妊婦においては，腎機能の経時的評価が必要といえる。

一方，妊娠高血圧腎症ではGFRやRPFは減少する。これは，血管攣縮，血液濃縮による有効循環血漿量低下，および糸球体係締内の内皮細胞の膨化（glomerular endotheliosis）が原因と考えられる[26]。また，尿酸排泄能の低下が血液濃縮，すなわち病態の重症度と相関し，GFRの変化に先立つとされており，血清尿酸値の変化にも注意が必要である[26, 28]。ただし，原発性腎疾患を有さない妊娠高血圧腎症妊婦の腎障害が，分娩前に急性腎不全のレベルに至ることはまれである。

妊娠前の腎機能障害が中等度以上の場合（血清Cr値が1.4～1.7mg/dlを超えるような場合）は妊娠性のGFR増加をきたすことはなく，妊娠中は常にGFR低下を警戒しなければならない[29, 30]。

文献

1) Paller MS, Connaire JJ：The kidney and hypertension in pregnancy. Brenner BM, ed. Brenner & Rector's the Kidney, 7th ed. p1659-95, Saunders, Philadelphia, 2004.（レベルIV）
2) Report of the National High Blood Pressure Education Program Working Group on High Blood Pressure in Pregnancy. Am J Obstet Gynecol 2000；183：S1-S22.（レベルIV）
3) American College of Obstetrics and Gynecology：Task Force on Hypertension in Pregnancy：Hypertension in Pregnancy. Report of the American College of Obstetricians and Gynecologists' Task Force on Hypertension in Pregnancy. Obstet Gynecol 2013；122：1122-31.（レベルIV）
4) 日本妊娠中毒症学会学術委員：重症妊娠中毒症ケースカード調査1-6. 日本妊娠中毒症学会雑誌 1998；6：155-214.（レベルIII）
5) Martin JN Jr, May WL, Magann EF, et al：Early risk assessment of severe preeclampsia：admission battery of symptoms and laboratory tests to predict likelihood of subsequent significant maternal morbidity. Am J Obstet Gynecol 1999；180：1407-14.（レベルIII）
6) Al-Mulhim AA, Abu-Heija A, Al-Jamma F, et al：Preeclampsia：maternal risk factors and perinatal outcome. Fetal Diagn Ther 2003；18：275-80.（レベルIII）
7) Deruelle P, Coudoux E, Ego A, et al：Risk factors for post-partum complications occurring after preeclampsia and HELLP syndrome. A study in 453 consecutive pregnancies. Eur J Obstet Gynecol Reprod Biol 2006；125：59-65.（レベルIII）
8) Newman MG, Robichaux AG, Stedman CM, et al：Perinatal outcomes in preeclampsia that is complicated by massive proteinuria. Am J Obstet Gynecol 2003；188：264-8.（レベルIII）
9) Schiff E, Friedman SA, Kao L, et al：The importance of urinary protein excretion during conservative management of severe preeclampsia. Am J Obstet Gynecol 1996；175：1313-6.（レベルIII）
10) Witlin AG, Saade GR, Mattar F, et al：Risk factors for abruptio placentae and eclampsia：analysis of 445 consecutively managed women with severe preeclampsia and eclampsia. Am J Obstet Gynecol 1999；180：

11) Morikawa M, Yamada T, Yamada T, et al：Pregnancy outcome of women who developed proteinuria in the absence of hypertension after mid-gestation. J Perinat Med 2008；36：419-24.（レベルⅢ）
12) Morikawa M, Yamada T, Minakami H：Outcome of pregnancy in patients with isolated proteinuria. Curr Opin Obstet Gynecol 2009；21：491-5. Review.（レベルⅢ）
13) Holston AM, Qian C, Yu KF, et al：Circulating angiogenic factors in gestational proteinuria without hypertension. Am J Obstet Gynecol 2009；200：392.e1-10.（レベルⅢ）
14) Ohkuchi A, Hirashima C, Matsubara S, et al：Serum sFlt1：PlGF ratio, PlGF, and soluble endoglin levels in gestational proteinuria. Hypertens Pregnancy Serum sFlt1：PlGF ratio, PlGF, and soluble endoglin levels in gestational proteinuria. Hypertens Pregnancy 2009；28：95-108.（レベルⅢ）
15) Masuyama H, Suwaki N, Nakatsukasa H, et al：Circulating angiogenic factors in preeclampsia, gestational proteinuria, and preeclampsia superimposed on chronic glomerulonephritis. Am J Obstet Gynecol 2006；194：551-6.（レベルⅢ）
16) Douglas KA, Redman CWG：Eclampsia in the United Kingdom. BMJ 1994；309：1395-1400.（レベルⅢ）
17) Knight M on behalf of UKOSS：Eclampsia in the United Kingdom 2005. Br J Obstet Gynaecol 2007；114：1072-8.（レベルⅢ）
18) Murakami S, Saitoh M. Kubo T, et al：Renal diseases in women with severe preeclampsia or gestational proteinuria. Obstet Gynecol 2000；96：945-9.（レベルⅢ）
19) Stettler RW, Cunningham FG：Natural history of chronic proteinuria complicating pregnancy. Am J Obstet Gynecol 1992；167：1219-24.（レベルⅢ）
20) Gallery ED, Ross M. Gyory AZ：Urinary red blood cell and cast excretion in normal and hypertensive human pregnancy. Am J Obstet Gynecol 1993；168：67.（レベルⅢ）
21) Haddad B, Barton JR, Livingston JC, et al：HELLP (hemolysis, elevated liver enzymes, and low platelet count) syndrome versus severe preeclampsia：onset at ＜ or ＝28.0 weeks' gestation. Am J Obstet Gynecol 2000；183：1475-9.（レベルⅢ）
22) Sciscione AC, Ivester T, Largoza M, et al：Acute pulmonary edema in pregnancy. Obstet Gynecol 2003；101：511-5.（レベルⅢ）
23) Sibai BM, Mabie WC, Harvey CJ, et al：Pulmonary edema in severe preeclampsia-eclampsia：Analysis of thirty-seven consecutive cases. Am J Obstet Gynecol 1987；156：1174-9.（レベルⅢ）
24) Benedetti TJ, Kates R, Williams V：Hemodynamic observations in severe preeclampsia complicated by pulmonary edema. Am J Obstet Gynecol 1985；152：330-4.（レベルⅢ）
25) Lopez-Llera M：Complicated eclampsia：fifteen years' experience in a referral medical center. Am J Obstet Gynecol 1982；142：28-35.（レベルⅢ）
26) Barron WM：Hypertension. In Barron WM and Lindheimer MD. eds, Medical disorders during pregnancy, 2nd ed, p1-36, Mosby, St.Louis, 1995.（レベルⅣ）
27) Katz AI, Davison JM, Hayslett JP, et al：Pregnancy in women with kidney disease. Kidney Int 1980；18：192-206.（レベルⅣ）
28) Acien P, Lloret G, Lloret M：Perinatal morbidity and mortality in pregnancy hypertensive disorders：prognostic value of the clinical and laboratory findings. Int J Gynaecol Obstet 1990；32：229-35.（レベルⅢ）
29) Hou SH, Grossman SD, Madias NE：Pregnancy in women with renal disease and moderate renal insufficiency. Am J Med 1985；78：185-94.（レベルⅢ）
30) Cunningham FG, Cox SM, Harstad TW, et al：Chronic renal disease and pregnancy outcome. Am J Obstet Gynecol 1990 Aug；163（2）：453-9.（レベルⅢ）

1．母体評価
CQ3 中枢神経系の病態評価は？

推奨

1. 妊産婦が高血圧を呈した場合は中枢神経系の異常を伴うことがあることを認識する。（グレードB）
2. 頭痛，頭重，不穏状態，腱反射亢進，眼華閃発，視力減退，複視，眼球振盪，心窩部痛，悪心，嘔吐などを伴う場合は子癇の可能性に注意する。（グレードB）
3. 強度な頭痛，意識障害，顔面麻痺，上肢麻痺，言語障害などの神経症状が，非痙攣例あるいは痙攣発作消失後も認められる場合は脳卒中を疑う。（グレードB）

解　説

　妊娠高血圧症候群における急激な血圧上昇は脳血流動態の変化，脳圧亢進から血管原性脳浮腫あるいは細胞障害性脳浮腫を惹起し，種々の中枢神経系の異常症状を呈することがある。Cunninghamは175例の子癇患者のうち10例（約6％）に嗜眠，昏迷，視力障害，昏睡を認めたと報告した[1]。複視，暗点，皮質盲も重症例で認められ，網膜動脈の攣縮と脳浮腫によると考えられている。一過性の失明は妊娠高血圧腎症（preeclampsia）ではまれであるが，子癇症例の10％程度にみられる[2]。まれに永久的な視力障害が報告されているが，脳梗塞，網膜動脈の虚血，梗塞の結果と考えられている[3〜4]。

　頭痛は頭蓋内圧亢進あるいは脳出血時の硬膜刺激などにより起こり，血腫の脳室・クモ膜下腔穿破時には嘔吐を伴う。視力障害は後頭葉視覚領域の血流障害，視神経障害，網膜浮腫，網膜障害，網膜動脈血流障害などにより起こる。

　急性期の強直性痙攣は皮質下出血でしばしばみられるが，被殻出血，視床出血では少ない。視床出血，橋出血では両側縮瞳を認めることが多い。大脳半球病変では反対側への眼球共同偏視を認める。脳出血の多くの例で発症直後から片麻痺を呈する[5,6]。

　子癇の前駆症状として，頭痛，視覚異常（霞んで見える，チカチカする），上腹部痛などの訴えが60〜75％の患者に認められる[7]。しかし，これら症状の子癇発症予測因子としてのsensitivityについては知られていない。また子癇症例の38％が前駆症状を伴わずに発症するとの報告もあるので注意を要する[8]。

　脳卒中を診断するうえで用いられる神経学的評価法には，米国のNational Institutes of Health Stroke Scale（NIHSS）などがある。脳卒中でみられるような神経所見を評価して重症度を判定するものであるが，上記評価法は非常に詳細であり，必ずしも実際の産科臨床現場における脳卒中の診断に適しているとは言い難い。Kothari, Hurwitzらは神経症状のうちFacial weakness（顔面非対称），Arm weakness（上肢麻痺），Speech deficit（言語障害），Time（発症時刻）を用いた評価法が脳卒中の早期診断に有用であったと報告している（"FAST"）[9,10]。従って，痙攣非合併例あるいは痙攣消失後に顔面非対称，上肢麻痺，言語障害，また強度の頭痛，意識障害を認めた場合に脳卒中を疑う。しかし，中枢神経症状による子癇と脳卒中の鑑別は容易ではない。

文献

1) Cunningham FG, Twickler D：Cerebral edema complicating eclampsia. Am J Obstet Gynecol 2000；182：94-9.（レベルⅢ）
2) Chames MC, Livingston JC, Ivester TS, et al：Late postpartum eclampsia：A preventable disease? Am J Obstet Gynecol 2002；186：1174-80.（レベルⅢ）
3) Lara-Torre E, Lee MS, Wolf MA, et al：Bilateral retinal occlusion progressing to long-lasting blindness in seven preeclampsia. Obstet Gynecol 2002；100：940-6.（レベルⅢ）
4) Moseman CP, Shelton S：Permanent blindness as a complication of pregnancy induced hypertension. Obstet Gynecol 2002；100：943-8.（レベルⅢ）
5) Broderick JP, Adams HP Jr, Barsan W, et al：Guidelines for the management of spontaneous intracerebral hemorrhage：A statement for healthcare professionals from a special writing group of the Stroke Council, American Heart Association. Stroke 1999；30：905-15.（レベルⅣ）
6) 永山正雄：高血圧性脳出血急性期の臨床部位診断：Fisherらの鑑別基準の再評価. 脳卒中 1991；13：274-83.（レベルⅣ）
7) Sibai BM：Diagnosis, prevention, and management of eclampsia. Obstet Gynecol 2005；105：402-10.（レベルⅣ）
8) Munro PT：Management of eclampsia in the accident and emergency department. J Accid Emerg Med 2000；17：7-11.（レベルⅢ）
9) Kothari RU, Pancioli A, Liu T, et al：Cincinnati prehospital stroke scale：reproducibility and validity. Ann Emerg Med 1999；33：373-8.（レベルⅢ）
10) Hurwitz AS, Brice JH, Overby BA, et al：Directed use of the Cincinnati prehospital stroke scale by laypersons. Prehosp Emerg Care 2005；9：292-6.（レベルⅢ）

1. 母体評価

CQ4 血液凝固・線溶系マーカーによる母体評価は？

推奨

1. 血液凝固・線溶系マーカー測定時には，妊娠産褥における生理的変化を理解して評価する。（グレードB）
2. 妊娠高血圧症候群発症時は，病態評価のため血液凝固・線溶系マーカー（血小板数，aPTT，PT，フィブリノーゲン値，アンチトロンビン活性，FDP-D-ダイマー値など）を測定する。（グレードC）

解説

1 妊娠産褥期の血液凝固・線溶系マーカーの生理的変動

血液凝固・線溶系マーカー値の臨床的評価は非妊娠時と比較して生理的変動を伴うものもあり，妊娠産褥期の変化を十分理解しておく必要がある（表1）。血小板数は妊娠中に増加する例もあるが，一般的に減少傾向をとる。妊娠中は15万または13万/μl以下を血小板減少とする研究が多い。なお，EDTA採血による偽血小板減少に留意する。活性化部分トロンボプラスチン時間（activated partial thromboplastin time；aPTT），プロトロンビン時間（prothrombin time；PT）は妊娠中に凝固因子の増加により短縮する。フィブリノーゲン値，FDP-D-ダイマー値は妊娠中に増加し，FDP-D-ダイマー値は産褥期に非妊娠時より高値をとるが，緩やかに正常化していく。

表1 妊娠産褥期における各種凝固・線溶系マーカーの推移

	妊娠（#）	産褥（&）
出血時間	変化なし	変化なし
血小板数	減少	正常化
aPTT	短縮	正常化
PT	短縮	正常化
フィブリノーゲン	増加	正常化
第XI因子	減少	正常化
第V，第VII，第VIII，第X因子	増加	正常化
アンチトロンビン	変化なし	変化なし
プロテインC	変化なし	変化なし
プロテインS	減少	正常化
トロンボモジュリン	増加	正常化
PAI-1	増加	正常化
PAI-2	増加	正常化
TAT	増加	正常化
PT fragment 1+2	増加	正常化
D-ダイマー	増加	緩やかに正常化

（#）：非妊娠時との比較　（&）：妊娠時との比較

（Hellgren M. Hemostasis during normal pregnancy and puerperium. Semin Thromb Hemost 2003 より改変）

2 妊娠高血圧症候群における凝固・線溶系マーカーの変動

妊娠高血圧症候群は病態形成に凝固・線溶系が関与しており，慢性の播種性血管内凝固症候群（disseminated intravascular coagulation；DIC）の経過をたどる凝固亢進，線溶抑制状態であると考えられている。正常妊娠と比較して血小板数は減少し，トロンビン産生の結果，アンチトロンビンの減少，トロンビン・アンチトロンビン複合体（TAT）の増加が起こる。増加したフィブリン形成の結果，線溶亢進が起こりFDP-D-ダイマーの上昇やプラスミンインヒビタープラスミン複合体（PIC）の増加が認められる。そのため，原因か結果かは別として，こうした凝固・線溶系マーカーの変化からの妊娠高血圧症候群の早期発症予知や重症度の推測に用いられてきている[1]。

ただ，妊娠高血圧症候群重症ではウロキナーゼ型プラスミノゲンアクチベータ（uPA）とプラスミノゲンアクチベータインヒビター（PAI）-2は有意に低下し，組織型プラスミノゲンアクチベータ（tPA）とPAI-1は有意に増加する[2]。PAI-2レベルの低下は胎盤機能障害を反映しPAI-1レベルの増加は血管内皮障害と血小板活性化を反映していると考えられる。妊娠高血圧症候群重症例では，特にPAI-1の増加に伴い線溶抑制が相対的に高度となり，血栓形成傾向に傾く病態が存在する。微小循環での血栓形成傾向を示す潜在的DIC状態と考えられる。

凝固系の亢進現象は開始点としてはトロンビンの産生亢進と考えられるが，トロンビン自体は正常絨毛細胞の浸潤能調節にも関与している[3,4]。トロンビン産生亢進の過剰現象がどのようにして起こるのかについては，妊娠高血圧症候群の発症機序とも密接に関連している。現在の2 step theoryの観点からみれば，絨毛細胞浸潤不良により惹起された胎盤循環血流低下，虚血が低酸素誘導因子-1α（HIF-1α）の増加，さらにsoluble fms-like tyrosine kinase-1（sFLT-1）の増加となり[5]，血管内皮細胞増殖因子（vascular endothelial growth factor；VEGF）の低下により血管内皮障害が引き起こされる系，もう一つには胎盤循環血流低下，虚血により誘導されるリンパ球系活性化やマクロファージによる血管内皮障害が引き起こされる系によりトロンビン産生亢進を起こしていると考えられる（図1）。一方で，こうした病態を修飾するものとして過凝固状態が胎盤内凝固を亢進させ，絨毛細胞や周囲間質細胞障害から組織因子の発現増加を惹起し，さらにトロンビン産生を亢進させている機序も存在している[6]。抗リン脂質抗体症候群患者や血栓性素因保因者で妊娠高血圧症候群の発症リスクが上昇するのは，トロンビン自身がsFLT-1の増加に作用すること[7]が関与していると考えられる。

妊娠高血圧症候群は過凝固状態を引き起こす一方で，古くから，早発型妊娠高血圧症候群重症患者の基礎疾患として血栓性素因が指摘

図1 2 step theoryにおけるトロンビンの意義

sEng；soluble Endoglin
ET-1；endothelin-1
ATⅡ1；angiotensinⅡ1
HIF-1；hypoxia inducible factor-1
sFLT-1；soluble fms-like tyrosine kinase-1
PlGF；placental growth factor
VEGF；vascular endothelial growth factor

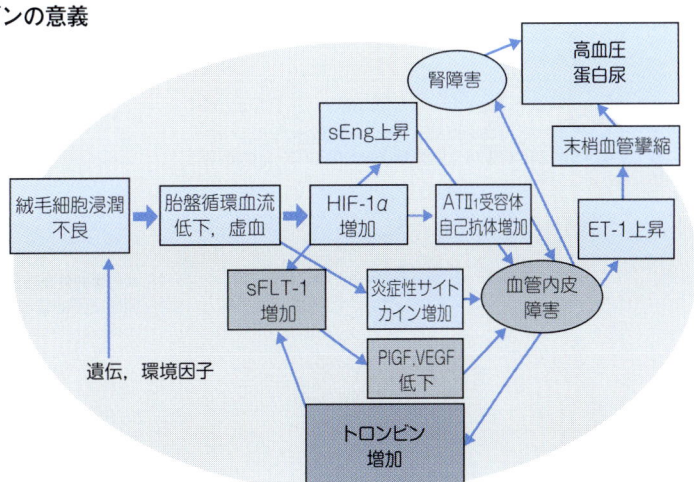

されてきており(表2)[8]その後も妊娠高血圧腎症と母体血栓性素因の関連についての報告がある[9]。『NICE臨床ガイドライン2011』(表3)では，データを示したうえで，ある血栓性素因をもつ女性は素因を保有しない女性と比較して妊娠高血圧腎症を発症するリスクは増加する(688/1,190例 vs 6,222/13,985例，オッズ比：1.91；95% CI：1.60〜2.28)としているが，妊娠高血圧腎症を発症した患者に，費用対効果の観点から血栓性素因のスクリーニング検査を一律に行うことは推奨していない[10]。日本においては，血栓性素因が妊娠高血圧症候群発症にどの程度関連するかの大きな疫学調査はなされていない。また，発症時の血栓性素因スクリーニング検査の施行状況についての報告も乏しい。日本妊娠高血圧学会『重症妊娠高血圧症候群における帝王切開時の抗凝固療法と麻酔法に関する検討委員会』で実施されたアンケート調査の結果によると，妊娠高血圧症候群発症時に検査する妊娠産褥時の血液凝固マーカーは図2に示すものが主で，血小板数，aPTT，PT，フィブリノーゲン値に加え，アンチトロンビン値やFDP-Dダイマー値の測定がより多くなされる傾向がある。

表2 早期発症型妊娠高血圧症候群重症患者における基礎疾患

慢性高血圧症	38.6% (39/101)
プロテインS欠損症	24.7% (21/85)
活性化プロテインC抵抗性	16.0% (8/50)
高ホモシステイン血症	17.7% (14/79)
抗リン脂質抗体症候群	28.4% (27/95)

(文献8)より引用)

表3 各種血栓性素因の妊娠高血圧腎症の発症リスクの要約

血栓性素因	オッズリスク(95% CI)
高ホモシステイン血症	3.49 (1.21〜10.11)
プロトロンビンヘテロ接合体	2.73 (1.65〜 4.51)
抗カルジオリピン抗体	2.54 (1.52〜 4.23)
factor V Leiden突然変異(ヘテロ接合体)	2.34 (1.56〜 3.51)
MTHFR異型接合体	1.32 (1.05〜 1.66)

以下の血栓性素因は妊娠高血圧腎症との関連性は統計学的に有意ではない。
・factor V Leiden 突然変異(ホモ接合体)
・アンチトロンビンⅢ欠損
・プロテインC欠損
・プロテインS欠損
・ループス抗凝固物質
・後天性活性化プロテインC抵抗性

(NICEガイドライン2010(revised 2011)Hyperetension in pregnancy : the management of hypertensive disorders during pregnancy. より引用)

図2 妊娠高血圧症候群で行われる血液凝固学的検査

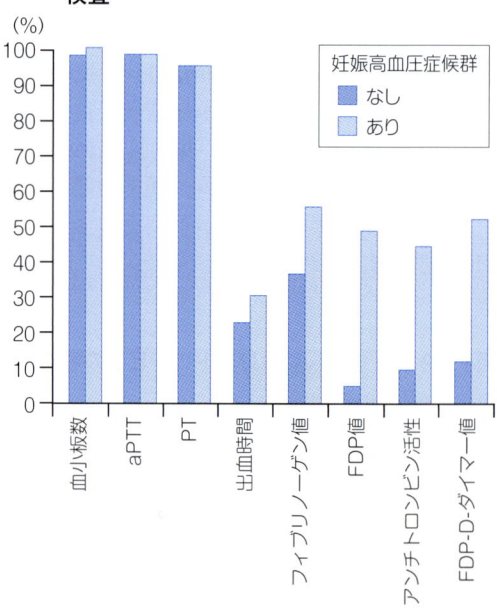

(日本妊娠高血圧学会「重症妊娠高血圧症候群における帝王切開時の抗凝固療法と麻酔法に関する検討委員会報告」より改変)

文献

1) Terao T, Maki M, Ikenoue T et al：The relationship between clinical signs and hypercoagulable state in toxemia of pregnancy. Gynecol Obstet Invest 1991；31：74-85.（レベルⅢ）
2) Nakashima A, Kobayashi T, Terao T：Fibrinolysis during pregnancy and severe preeclampsia. Relationships between plasma levels of plasminogen activators and inhibitors. Gynecol Obstet Invest 1996；42：95-101.（レベルⅢ）
3) Grisaru-Granovsky S Maoz M, Barzilay O et al：Protease activated receptor-1, PAR1, promotes placenta trophoblast invasion and beta-catenin stabilization. J Cell Physiol 2009；218：512-21.（レベルⅢ）
4) O'Brien PJ, Koi H, Samuel Parry S et al：Thrombin Receptors and Protease-Activated Receptor-2 in Human Placentation Receptor Activation Mediates Extravillous Trophoblast Invasion in Vitro. Am J Pathol 2003；163：1245-54.（レベルⅢ）
5) Zhou Y, McMaster M, Woo K, et al：Vascular endothelial growth factor ligands and receptors that regulate human cytotrophoblast survival are dysregulated in severe preeclampsia and hemolysis, elevated liver enzymes, and low platelets syndrome. Am J Pathol 2002；160：1405-23.（レベルⅢ）
6) Sugimura M, Ohashi R, Kanayama N：Intraplacental coagulation in intrauterine growth restriction：cause or result? Semin Thromb Hemost 2001；27：107-13.（レベルⅣ）
7) Lockwood CJ, Toti P, Arcuri F, et al：Thrombin Regulates Soluble fms-Like Tyrosine Kinase-1（sFlt-1）Expression in First Trimester Decidua Implications for Preeclampsia. Am J Pathol 2007；170：1398-1405.（レベルⅢ）
8) Dekker GA, de Varies JI, Doelitzsch PM, et al：Underling disorders associated with severe early-onset preeclampsia. Am J Obstet Gynecol 1995；173：1042-8.（レベルⅢ）
9) Facchinetti F, Marozio L, frusca T, et al.：Maternal thrombophilia and the risk of recurrence of preeclampsia. Am J Obstet Gynecol 2009；200：46, e1-5.（レベルⅢ）
10) National Institute for Health and Clinical Exellence（NICE）：Clinical Guideline No. 107：Hypertension in pregnancy：the management of hypertensive disorders during pregnancy 2011.（レベルⅣ）

参考資料

1 血液凝固・線溶系の概要

　一般的に出血に対する止血過程は一次止血である血小板血栓形成に続き，二次止血ではフィブリン血栓形成である凝固現象が主体となる。フィブリン血栓形成，止血の後には最終的には血栓を除去する過程である線溶現象に移行していく。こうした過程の中心はトロンビンの形成であり，トロンビン形成には産生系に対する制御系が存在し，さらにフィブリン形成後にはプラスミンを中心とした線溶制御系が調節を担う（図3）。

　血管内を流動する血液は血管壁の炎症や物理的障害損傷，血流の停滞を契機として，液相での内因系凝固カスケード（組織因子非依存性）ならびに組織因子を開始点とする細胞膜上での外因系凝固カスケード（組織因子依存性）が活性化される[1]。トロンビン産生の結果，最終的にフィブリノーゲンをフィブリンに変換するのが凝固系である。

　特に組織因子は第Ⅶ因子の受容体であり，インターロイキン-1（IL-1）をはじめとしたサイトカインによる炎症や低酸素状態などによる血管内皮細胞の障害の結果，細胞膜上に誘導され局所の凝固を調節している。最近では情報伝達の役割を担う受容体の可能性も示唆されており，多様な機能が示されつつある。これには，①完全型組織因子（full-length tissue factor；fl-TF）上で形成されるトロンビンがPAR（protease-activated receptor）に作用しシグナル受容体を露出，シグナルを発生し生理活性を発現する系[2]，②変異型組織因子（alternatively-spliced tissue factor；asTF）が直接受容体に作用してシグナルを発生し，生理活性を発現する系の2つの系[3]が示されている。また組織因子は血管内皮細胞下の線維芽細胞をはじめとする間質細胞にも豊富に存在し，細胞膜の障害や炎症により同時に起こる細胞膜のリン脂質組成の変化[4,5]の結果，第Ⅴ因子の受容体であるフォスファチジルセリンの細胞膜上への露出が起こると，さらに数万倍の凝固活性が高まると考えられている。古くより呼称されているトロンボプラスチンは組織因子とこの細胞膜リン脂質とのミセル体を意味し，実際の細胞膜では組織因子と細胞膜リン脂質の発現により組織因子依存性凝固が調節されていると考えられる。

　最近では，凝固と炎症性サイトカインの"相互作用"が病態の理解に重要となってきている。炎症性サイトカインが組織因子を誘導しトロンビン産生を促進するが，同時にトロンビンほ

図3 血液凝固・線溶系のカスケード

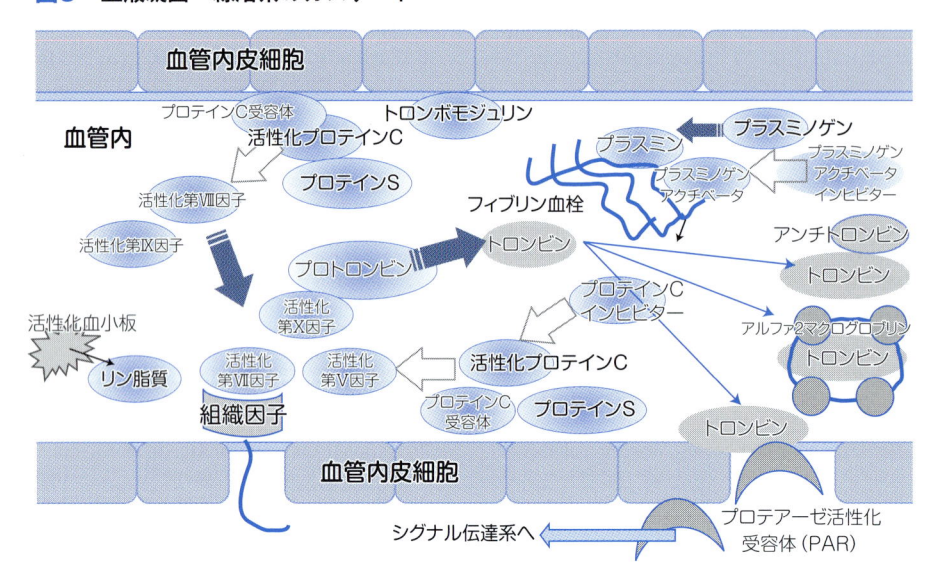

か組織因子に結合した第VII因子がIL-1，IL-6，IL-8，ケモカインの産生を促進する。白血球の遊走の結果，血管内皮障害を惹起し[6]，その反応を増幅していることが知られている。

一方，こうした組織因子依存性凝固の促進機序に対する抑制系としては，組織因子依存性凝固抑制蛋白質（tissue factor pathway inhibitor；TFPI）や，フォスファチジルセリンといったリン脂質に対しては競合的に結合するカルシウム依存性リン脂質結合蛋白質であるアネキシンVが胎盤には豊富に存在する[7, 8]。また，トロンビン産生系に対する中心的抑制系がプロテインS-プロテインC凝固抑制系である。プロテインCはトロンボモジュリンならびにプロテインC受容体に結合，前者は補酵素であるプロテインSとともに活性化プロテインC（activated protein C；APC）として活性化第V因子，活性化第VIII因子を抑制しトロンビン産生を抑制する[9, 10]。プロテインC受容体は細胞内情報伝達に関与していることが分かっている。また産生されたトロンビンに結合し強力に不活化するのがアンチトロンビン（旧称アンチトロンビンIII）である。

こうして形成されたトロンビンはフィブリノーゲンを分解，フィブリンを形成する。形成されたフィブリンは線溶の過程で，プラスミノゲンがプラスミンに変換されることにより，プラスミンによってフィブリン分解産物（fibrin degradation product；FDP）に分解される。こうしたプラスミノゲンからプラスミンへの変換を促しているのがプラスミノゲンアクチベータであり，細胞膜上の特異的な受容体に結合し，プラスミン活性発現の調節を受けている。また線溶現象は血管内での反応にとどまらず，細胞間質における細胞浸潤にも関わる多彩な側面を有している。線溶系での促進因子としてはプラスミノゲン，プレカリクレイン，キニノゲン，組織型プラスミノゲンアクチベータ（t-PA），ウロキナーゼ型プラスミノゲンアクチベータ（u-PA）があり，抑制因子としてはプラスミンインヒビター，プラスミノゲンアクチベータインヒビター1（PAI-1），プラスミノゲンアクチベータインヒビター2（PAI-2）が挙げられる。

つまり，生理的止血機構はこうした血小板血栓を主体とした一次止血からフィブリン血栓を主体とした二次止血の過程を経るが，二次止血である凝固・線溶系は促進因子と抑制因子の適度なバランスにより保たれている。

2 妊娠産褥期における血液凝固・線溶系の変化

妊娠時ではヒトの体循環と胎盤循環は互いに交通しており，胎盤循環の内腔を形成し母体血と接する絨毛細胞が胎盤局所の凝固・線溶の制

御をしている。

　一方，妊娠産褥期の血液凝固・線溶系の全体的変化はエストロゲン産生の著しい増加と産褥期の急激な減少が関与していると考えられている。動物実験では非妊娠ラットを用いた，外的エストロゲン投与により有意にトロンビン産生能亢進を直接的に確認した報告からも[11]，妊娠時，凝固促進系であるトロンビン産生が亢進し過凝固状態となっていると考えられ，経口避妊薬内服時の各種凝固・線溶マーカーも妊娠時と類似した変化を示すことが分かっている。妊娠時，凝固因子産生は主として肝臓における産生亢進の結果と考えられる。

　各種血液凝固・線溶系マーカーの非妊娠時と比較した妊娠中ならびに産褥期の変化は過去いくつか報告されているが，測定系の変遷もあり測定単位は測定系により異なる場合がある[12,13]。一次止血に関与する血小板数は生理的にも妊娠中には増加する例もあるが，低下傾向を示す。胎盤や末梢での消費の亢進が理由と考えられている。

　凝固因子としては第Ⅷ因子が減少し，凝固抑制因子としてはプロテインS活性低下が観察されるが，その他の因子については横ばいか増加する。第Ⅱ，Ⅴ，Ⅶ，Ⅸ，Ⅹ因子を反映するPTは短縮する。

　凝固因子の増加のみならず凝固系の活性化が妊娠中に起きている証拠としては，妊婦血液中にプロトロンビンフラグメント1+2やトロンビン-アンチトロンビン複合体(TAT)が増加していることである。もちろんこうした変化は肝での代謝を考慮する必要があり，その活性化の程度をこうした指標によりすべて評価することはできないと考えられている。

　妊娠中，線溶系の抑制を示唆する現象としてはユーグロブリンクロット溶解時間が延長していることや，プラスミノゲン活性化抑制蛋白質(PAI-1，PAI-2)が増加していることとも一致している。ただ，一見矛盾しているようだがアルファ2プラスミンインヒビタープラスミン複合体(PIC)が明らかに増加していることや，フィブリン分解産物であるD-ダイマーが増加していることについては，子宮胎盤循環での局所的線溶の亢進の結果と考えられている[14]。

　また，妊娠中の各種凝固因子の生理的変動で大きなものの1つに，アンチトロンビンと並ぶ，中心的凝固抑制蛋白プロテインCの補酵素であるプロテインS(遊離型プロテインS)の生理的低下がある。これは妊娠に伴うC4b結合蛋白質の血中増加に伴い同結合蛋白へのプロテインS結合の増加により低下すると考えられる。その結果，APCの作用が減弱化し，静脈血栓症発症の一因となっている。正常妊娠例においての妊娠30週での遊離型プロテインS活性は60%程度まで低下することが分かっているが，生理的変動として活性が30%程度まで低下する例が観察されている。そのため，妊娠中では直ちにプロテインS低下症と判断することはできず，静脈血栓塞栓症(venous thromboembolism；VTE)発症時では消費に伴う二次性の低下を示すため，さらに判断は困難となる。こうした場合，両親のプロテインS活性を評価して遺伝性のものが疑われたときのみ，その可能性を推測できることになる。ただ，生理的活性低下がどの程度VTE発症に関与するのかはプロテインSが補酵素である点から現在でも明確でない。一方，APCの補酵素であるプロテインSの質的変異型であるPSK194E(PS Tokushima)が日本人において人口の1%程度存在していることが報告されており，一部の症例ではCa^{2+}結合能の異常によるAPCに対する補酵素活性の低下の原因となっていると指摘されている。

　また，主として，遊離型プロテインSの生理的低下と関連していると考えられるが，妊娠産褥期は凝固抑制の中心的役割を演じるAPCに対する感受性が低下する。トロンビン産生試験に基づいたAPC感受性試験を用い，正常妊娠例では妊娠各時期を比較するとAPCに対する感受性は妊娠30週より有意に低下するが，分娩後4週間で妊娠前の状態に復することが報告されている。また，VTE症例を同妊娠時期の正常妊娠群と比較すると，発症時血漿のAPCに対して感受性は有意に低下しており，妊娠産褥期においてはAPC-プロテインS制御系が，VTE発症に重要な役割を演じている可能性が推測される[15,16]。ただ，APCに対する感受性の低下が，妊娠に伴うC4b結合蛋白質の増加による遊離型プロテインSの低下だけで説明が

つかない例もあり，最近ではAPC resistance phenotypeという概念で捉えられるようになっている。prothrombin G20210A mutationの有無を問わずプロトロンビンレベルの上昇や遊離型組織因子経路インヒビター（TFPI）の低下がプロテインC抵抗性の原因の一部にあることが報告されてきている。

参考資料文献

1) Versteeg HH, Ruf W：Emerging insights in tissue factor-dependent signaling events. Semin Thromb Hemost 2006；32：24-32.
2) Versteeg HH, Peppelenbosch MP, Spek CA：The pleiotropic effects of tissue factor: a possible role for factor VIIa-induced intracellular signalling? Thromb Haemost 2001；86：1353-9.
3) Bogdanov VY, et al：Alternatively spliced human tissue factor: A circulating, soluble, thrombogenic protein. Nat Med 2003；9：458-62.
4) Daleke, DL and Lyles, JV：Identification and purification of aminophospholipid flippases. Biochim Biophys Acta 2000；1486：108-27.
5) Gurtovenko AA, Vattulainen I：Molecular mechanism for lipid flip-flops. J Phys Chem B 2007；111: 13554-9.
6) Redecha P, Franzke C-W, Ruf W, et al：Neutrophil activation by the tissue factor/Factor VIIa/PAR2 axis mediates fetal death in a mouse model of antiphospholipid syndrome. J Clin Invest 2008；118：3453-61.
7) Sugimura M, Shu F, Kanayama N, et al：Annexin V inhibits phosphatidylserine-induced intrauterine growth restriction in mice. Placenta 1999；20：555-60.
8) Shu F, Sugimura M, et al：Imunohistochemical study of annexin V expression in placentae of preeclampsia. Gynecol Obstet Invest 2000；49：17-23.
9) Sugimura M, Kanayama N, Terao T, et al：Detection of decreased response to activated protein C during pregnancy by an endogenous thrombin potential-based assay. Semin Thromb Hemost 1999；25：497-502.（レベルⅢ）
10) Shu F, Sugimura M, Kanayama N, et al：Activated protein C prevents development of phosphatidylserine-induced intrauterine growth restriction in mice. Semin Thromb Hemost 2001；27：99-105.
11) Ohashi R, Sugimura M, Kanayama N：Estrogen administration enhances thrombin generation in rats. Thromb Res 2003；112：325-8.
12) Hellgren M：Hemostasis during normal pregnancy and puerperium. Semin Thromb Hemost 2003；29：125-30.（レベルⅢ）
13) Brenner B：Haemostatic changes in pregnancy. Thromb Res 2004；114：409-14.（レベルⅢ）
14) Epiney M, Boehlen F, Boulvain M, et al：D-dimer levels during delivery and the postpartum. J Thromb Haemost 2005；3：268-71.（レベルⅢ）
15) Sugimura M, Kobayashi T, Kanayama N, et al：Detection of decreased response to activated Protein C during pregnancy by an endogenous thrombin potential-based assay. Semin Thromb Hemost 1999；25：497-502.（レベルⅢ）
16) Hirai K, Sugimura M, Ohashi R, et al：A rapid activated protein C sensitivity test as a diagnostic marker for a suspected venous thromboembolism in pregnancy and puerperium. Gynecol Obstet Invest 2011；72：55-62.（レベルⅢ）

1. 母体評価
CQ5 妊婦の心機能評価法は？

推奨

1. 心機能評価には超音波検査，胸部X線撮影，SpO_2，BNP，NT-ProBNPが有用である。（グレードB）
2. 一般成人とは異なる妊娠時，および妊娠高血圧症候群病態における循環動態を考慮した評価を行う。（グレードB）

解 説

妊娠高血圧症候群における心機能の評価を行う際には，妊娠・分娩・産褥期の特有な循環にかかわる生理的変化を知らなくてはならない[1,2]。妊娠・分娩・産褥期には，体液循環の変化，血液学的変化，呼吸機能の変化，内分泌学的変化，自律神経学的な変化が相互作用し，バランスをとりながら循環動態が維持される。心機能に最も影響を与えるのは循環血漿量の変化で，妊娠前の40～50％増加する[3-5]。心拍数は妊娠前の約20％程度の増加を示し，そのピークは妊娠32週前後である。心拍出量も妊娠20～24週にかけて妊娠前の30～50％まで増加する[6-8]。分娩後は子宮による下大静脈の圧迫が解除されるため，静脈還流が増加する。これらの循環動態の変化が非妊娠時のレベルに復するには，約4～6週間かかる[1,2]。このような循環動態の変化を理解したうえで，心機能の評価を行う必要がある。

循環動態の評価には，心臓超音波検査が有用である[9]。通常であれば妊娠による循環の変化により，左室径の増加，壁の肥厚[4]，左室収縮能の増加，拡張能の低下が観察される[10]。また，僧帽弁，三尖弁，肺動脈弁の逆流，少量の心嚢液貯留が観察される[11]。胸部X線撮影は心陰影の拡大，肺うっ血，胸水貯留などの心不全所見を診断するのに有用である。左心不全で肺うっ血，肺水腫が出現する場合SpO_2による酸素飽和度の評価は診断的価値が高い。BNPは経過観察にも有効で，心不全のマーカーとなりうる[12]。

「脳血管障害，腎機能障害，末梢血管障害を合併した心疾患の管理に関するガイドライン」に記載されているように，糸球体濾過量（glomerular filtration rate；GFR）によって，表1のように変化する。

妊娠高血圧症候群では，血管内皮細胞の障害が循環動態に病態特異的な影響を与える。血管透過性が亢進するため水分を血管内に保持することができず循環血漿量が低下する。また，血管作動性物質による制御機構を障害するため血圧のコントロールが不適切となる。多くの場合，末梢血管抵抗は増加しており心機能にとっては後負荷となる。さらに腎臓での血管内皮障害は尿から蛋白喪失を招き，低蛋白血症，血液膠質浸透圧の低下をきたす。膠質浸透圧の低下はさらなる血管外への水分の漏出をきたし循環血漿量のさらなる低下をきたす。分娩が終了すると血管内皮細胞の障害は改善し，血管外に漏出した水分は循環内に灌流する。このような循環動態の変化を念頭に置いた管理が求められ，hypovolemicな状態なのか，hypervolemicな状態なのか見極めなくてはならない。不用意な過剰輸液は肺水腫や心不全の原因となりうる。循環血液量の評価には下大静脈径が有用であるが，妊娠中や分娩直後には子宮の増大により圧迫されるため評価が難しい。中心静脈圧（central venous pressure；CVP）や肺動脈楔入圧（pulmonary capillary wedge pressure；PCWP）の測定は一定の管理上の有効性は認められる[13]。しかし，侵襲的手技であることから安易に行うことはできず，どのような症例で行うべきであるかの一定の見解はない。

なお，妊娠高血圧症候群では血液濃縮の結果，血管内脱水の病態にあるともいえる。過度な輸液制限によって重篤な血管内脱水をきたすおそれがあり，血栓塞栓症を誘発するリスクも考慮する必要がある。定常的な輸液管理（成人維持輸液量）のうえ，利尿薬等による尿量確保を検討してもよい。

高血圧や妊娠高血圧症候群は，心疾患患者の

表1 BNPを用いた心不全診断のためのカットオフ値

推定GFR	BNP値(pg/ml)	心不全正診率
≧90	70.7	91%
60～89	104.3	90%
30～59	201.2	81%
16～29	225	86%

BNPを用いて心不全の診断を行うときには，腎機能に応じたカットオフ値を用いる。GFR60以上では100pg/ml，60未満では200pg/mlとすると，心不全を識別するのに有用である。しかし，透析患者におけるカットオフ値の設定はなく，個々の症例において臨床所見と併せて判断する必要がある。

(循環器病の診断と治療に関するガイドライン(2006-2007年度合同研究班報告)：脳血管障害，腎機能障害，末梢血管障害を合併した心疾患の管理に関するガイドライン．Circulation Journal 2008；Vol.72 (Suppl Ⅳ)：1494より引用)

心不全の誘因となりうる。心疾患の存在しない患者での心不全では周産期心筋症を念頭に置いた検査を行う[14]。長期的には，妊娠高血圧症候群は将来の心血管疾患発症リスクを増加させることが報告されている[15]。

文献

1) Child JS, Perloff JK, Koos B : Management of pregnancy and contraception in congenital heart disease. In Perloff JK, Child JS, Aboulhosn J eds, Congenital heart disease in adults 3rd ed. p194-220, Saunders, Elsevier. 2009.（レベルⅣ）
2) Hunter S, Robson S : Adaptation of the cardiovascular system to pregnancy. In Oakley C, eds. Heart disease in pregnancy. p5-18, BMJ Publishing, London, 1997.（レベルⅣ）
3) Robson SC, Hunter S, Boys RJ, et al : Serial study of factors influencing changes in cardiac output during human pregnancy. Am J Physiol 1989 ; 256 : H1060-5.（レベルⅢ）
4) Mabie WC, DiSessa TG, Crocker LG, et al : A longitudinal study of cardiac output in normal human pregnancy. Am J Obstet Gynecol 1994 ; 170 : 849-56.（レベルⅢ）
5) Poppas A, Shroff SG, Korcarz CE, et al : Serial assessment of the cardiovascular system in normal pregnancy. Circulation 1997 ; 95 : 2407-15.（レベルⅢ）
6) Clark SL, Cotton DB, Lee W, et al : Central hemodynamic assessment of normal term pregnancy. Am J Obstet Gynecol 1989 ; 161 : 1439-42.（レベルⅢ）
7) Clapp JF, Capeless E : Cardiovascular function before, during, and after the first and subsequent pregnancies. Am J Cardiol 1997 ; 80 : 1469-73.（レベルⅢ）
8) Sadaniantz A, Kocheril AG, Emaus SP, et al : Cardiovascular changes in pregnancy evaluated by two-dimensional and Doppler echocardiography. J Am Soc Echocardiogr 1992 ; 5 : 253-8.（レベルⅢ）
9) Kamiya C, Nakatani S, Hashimoto S, et al : Role of echocardiography in assessing pregnant women with and without heart disease. J Echocardiography 2008 ; 6 : 29-38.（レベルⅢ）
10) Mesa A, Jessurun C, Hernandez A, et al : Left ventricular diastolic function in normal human pregnancy. Circulation 1999 ; 99 : 511-7.（レベルⅢ）
11) Elkayam U : Pregnancy and cardiovascular disease. In Braunwald E, Zipes DP, Libby P, eds, Braunwald's Heart Disease 7th ed, Saunders, 2005 : 1965-84.（レベルⅢ）
12) 和泉徹ほか：急性心不全治療ガイドライン（2011年改訂版）．循環器病の診断と治療に関するガイドライン（2010年度合同研究班報告）．2011.（レベルⅣ）
13) Sibai BM, Mabie WC : Hemodynamics of pre-eclampsia. Clin Perinatol 1991 ; 18 : 727-47.（レベルⅢ）
14) Elkayam U, Akhter MW, Singh H, et al : Pregnancy-associated cardiomyopathy : clinical characteristics and a comparison between early and late presentation. Circulation 2005 ; 111 : 2050-5.（レベルⅢ）
15) Männistö T, Mendola P, Vääräsmäki M, et al : Elevated blood pressure in pregnancy and subsequent chronic disease risk. Circulation 2013 ; 127 : 681-90.（レベルⅢ）

1. 母体評価

CQ6 妊娠高血圧症候群発症前後の肝・代謝機能をどのように評価するか？

推奨

1. 妊娠高血圧症候群では，HELLP症候群ではなくても単独で肝機能の異常を伴うことがあるため，妊娠高血圧症候群と診断すれば生化学検査を行う。（グレードB）
2. 黄疸，全身瘙痒感，悪心・嘔吐，腹痛（特に右上腹部痛）などの症状がみられる場合には，直ちに肝機能検査を行う。（グレードB）
3. 脂質代謝の疾患への関与が疑われるが，臨床的に有用なマーカーは存在しない。（グレードB）

解　説

　古くは子癇の前徴の1つとして上腹部痛が知られており，これは肝内細胞の壊死やグリソン鞘伸展による虚血や浮腫から起こると考えられてきた。近年の生化学的手法の発達により，これらは肝酵素の上昇を伴うことが知られているが，他方，通常の妊娠でも，ある程度の肝酵素上昇が認められることがわかっている[1]。このうち，溶血，肝機能異常（肝酵素上昇）に血小板減少を伴った症候群をWeinsteinはHELLP（hemolysis, elevated liver enzyme, low platelet）症候群と命名し[2]，現在では妊娠高血圧症候群に関連した重要な病態と位置付けられている（「Ⅷ 特殊な病態『1. HELLP症候群・関連疾患』」参照）。

　肝酵素の上昇（ALT単独[3]，もしくはASTと双方[3, 4]で）は，妊娠高血圧症候群において母児の予後不良と相関する[3]。

　急性妊娠脂肪肝（acute fatty liver of pregnancy；AFLP）は妊娠中の肝疾患としてよく知られているが，発症の頻度は5/10万分娩と少ない[5]。他方，HELLP症候群の頻度はより高い[6]が，15%は血圧の上昇なく発症する[7]。従って，高血圧が存在しなくても，妊婦の肝機能障害を疑わせる症状や上腹部痛を認める際には生化学的検査を行い，肝機能の評価を行うことが推奨される。

　肥満や2型糖尿病が妊娠高血圧症候群のリスク因子として認められており[8]，脂質代謝[9]や脂肪組織由来の炎症性因子[10]が疾患に関与している可能性が指摘されている。しかし妊娠高血圧症候群の病型が多岐にわたることもあり，疾患の予知・予後推定のためのマーカーとなるには至っていない。

文献

1）Ch'ng CL, Morgan M, Hainsworth I, et al：Prospective study of liver dysfunction in pregnancy in Southwest Wales. Gut 2002；51：876-80.（レベルⅡ）
2）Weinstein L：Syndrome of hemolysis, elevated liver enzymes and low platelet count：a severe consequence of hypertension in pregnancy. Am J Obstet Gynecol 1982；142：159-67.（レベルⅢ）
3）Nisell H, Palm K, Wolff K：Prediction of maternal and fetal complications in preeclampsia. Acta Obstet Gynecol Scand 2000；79：19-23.（レベルⅢ）
4）Menzies J, Magee LA, Macnab YC, et al：Current CHS and NHBPEP criteria for severe preeclampsia do not uniformly predict adverse maternal or perinatal outcomes. Hypertension in Pregnancy 2007；26：447-62.（レベルⅢ）
5）Knight M, Nelson-Piercy C, Kurinczuk JJ, et al；Brocklehurst P；UK Obstetric Surveillance System. A prospective national study of acute fatty liver of pregnancy in the UK. Gut 2008；57：951-6.（レベルⅡ）
6）Sibai BM, Ramadan MK, Usta I, et al：Maternal morbidity and mortality in 442 pregnancies with hemolysis, elevated liver enzymes, and low platelets（HELLP syndrome）. Am J Obstet Gynecol 1993；169：1000-6.（レベルⅢ）
7）Sibai BM：Diagnosis, controversies, and management of the syndrome of hemolysis, elevated liver enzymes, and low platelet count. Obstet Gynecol 2004；103：981-91.（レベルⅢ）
8）Duckitt K, Harrington D：Risk factors for pre-eclampsia at antenatal booking：systematic review of controlled studies. BMJ 2005；330：565.（レベルⅢ）
9）Dekker GA, Sibai BM：Etiology and pathogenesis of preeclampsia：current concepts. Am J Obstet Gynecol 1998；179：1359-75.（レベルⅢ）
10）Sado T, Naruse K, Noguchi T, et al：Inflammatory pattern recognition receptors and their ligands：factors contributing to the pathogenesis of preeclampsia. Inflamm Res 2011；60：509-20.（レベルⅢ）

IV 妊婦管理

2. 胎児評価

CQ1 妊娠高血圧症候群における胎児well-beingの評価は？

推奨

1. 胎児のwell-beingは，non-stress test(NST)，羊水量，胎児発育度，biophysical profile(BPS)，臍帯動脈(umbilical artery；UA)および胎児中大脳動脈(middle cerebral artery；MCA)の血流波形解析などを用いて総合的に評価する。(グレードB)
2. FGRを伴う妊娠高血圧症候群妊婦の分娩前胎児監視は妊娠中期より開始する。(グレードB)
3. 妊娠高血圧症候群ではNSTを少なくとも週2回施行する。ただし妊娠32週未満の妊娠高血圧腎症重症症例では連日施行する。(グレードB)
4. 妊娠高血圧症候群では，1〜2週間ごとの間隔で胎児発育を計測する。(グレードB)
5. FGRで推定児体重の停止，胎児頭囲長(head circumference；HC)の発育が2週間以上停止している場合は，妊娠終結を考慮する。(グレードB)

解説

1 妊娠高血圧症候群とFGR

胎児評価は，妊娠高血圧症候群を伴わないFGR症例と基本的な変化はないが，妊娠高血圧症候群の病因として胎盤形成期の異常が示唆され，脱落膜における子宮動脈の拡張不全が示唆されており，妊娠高血圧症候群の管理においては胎児well-beingの定期的な評価は欠かせない。

2 胎盤機能不全と胎児血流の異常

胎盤形成期にはextravillous trophoblast(EVT)は，anchoring chorionic villiから脱落膜に浸潤する。interstitial EVT細胞は脱落膜化した子宮内膜と子宮筋層に浸潤し，endovascular EVT細胞は子宮螺旋動脈の内腔に浸潤して，血管内皮や血管平滑筋，弾性繊維層が破壊され繊維組織に置換されるre-endothelializationがみられる[1,2]。このような子宮螺旋動脈のリモデリングは，絨毛間腔に流入する血管の拡張をもたらして良好な妊娠の維持のために必要とされている。そして妊娠高血圧腎症(preeclampsia)の病因の1つにこの子宮螺旋動脈のリモデリング不全があると考えられている。

早期の胎盤機能不全は，臍帯動脈のドプラ波形解析が異常を示す以前にいくつかの変化を示すようになる。

臍帯静脈(umbilical vein；UV)の血流量は減少することで胎児心拍出量の低下がみられ，胎盤で酸素や栄養分に富んだ臍帯静脈血は，正常な胎内環境であれば70〜80％が胎児肝循環に配分されるが，胎児心臓へ直接灌流するDV(ductus venosus；静脈管) shuntingが増加するvenous redistributionを生じる。

その結果，肝臓の糖新生が減少し，肝のサイズも減少することで胎児の腹囲の減少を招き，児体重の減少をきたすと報告されている[4〜7]。

胎盤機能の低下による絨毛血管閉塞が1/3に及んだ場合，臍帯動脈のpulsatility index(PI)が持続的に増加し，交感神経緊張による胎児血圧の上昇，胎盤における酸素交換が減少して，胎児心拍上の細変動の減少や基線の増加がみられるようになると報告されている[8,9]。

さらに胎盤の半分以上の絨毛血管が閉塞するに至った場合は，臍帯動脈の拡張終末期血流の

途絶/逆流を示すようになる。また胎児低酸素血症やアシドーシスの危険が増加するようになって胎児心臓機能低下を招き[9]，DVのa-wave血流逆流やUVのprogressive pulsatilityを認めるようになるとされている[10]。

BPSは，アシドーシスに影響を受ける胎児中枢神経の神経制御の活動性に関連しているため減少する[11,12]。

3 early-onset FGRとlate-onset FGR

胎盤形成期の異常を背景とし，32～34週までに発症するearly-onset FGRは，preeclampsia病態とオーバーラップしているが，34週以降に発症するlate-onset FGRはそれほど関連していない[13]。

運動や神経の発達遅滞はpreterm FGRと関係していると報告されており[14]，FGR児の予後決定因子は妊娠週数と生下時体重である。子宮内で1日妊娠継続することで，特に妊娠28週までは1～2%の生存率とintact survivalの増加を見込めるため，early-onset FGRの妊娠の継続管理策はむしろ許容できる[15]。

妊娠32～34週以降で発症するlate-onset FGR（1,116例）について検討したPROT（Prospective Observational Trial to Optimize Pediatric Health）study[16]では，臍帯動脈血流が正常であった698例（出生週数33±3w，生下時体重1,830±737g）のうち9例（1.3%）は予後不良であった。一方，414例（31±4w，1,146±508g）の血流異常のあった症例のうち，48例（11.5%）は予後不良であった。周産期死亡は前者で2例，後者で6例と有意差が認められ，生下時体重は後者で有意に低値であり，臍帯動脈血流波形が正常であるFGRの周産期予後は比較的良好であった。このようにlate-onset FGRでは，臍帯動脈の血流異常やBPSの異常は少ない。臍帯動脈血管抵抗の増加を伴わないbrain sparing（MCA-PIの低下）を認めたり，FHRのreactivityが悪いことしか特徴にならない[17]。しかし一方で，正期産で予測できなかった胎内死亡の50%以上がlate-onset FGRに関連していたとの報告もみられる[18]。

これらのことから，late-onset FGRの妊娠延長については慎重に検討を行う必要がある。

生後の中枢神経の発達予後は，FGR管理のうえで重要となる。特に頭囲は妊娠週数に関係なく重要な因子となる。また推定児体重，発育の停止，臍帯動脈・下降大動脈ドプラ血流波形の拡張終末期逆流は，early-onset FGRの中枢神経発達予後の最も大きなリスク因子となっている[14]。early-onset FGRでは，動脈の血流異常から静脈の血流異常，そしてBPSの異常に至る一連の変化が報告されている[10,19～21]。

また，1,069例のductus venosus（DV）血流波形の検討で，a-waveが途絶または逆流した時間（DV-RAV）は妊娠週数に関係なく胎内死亡の予知マーカーになる可能性がある[22]。

なお，妊娠高血圧症候群管理において，重症高血圧など病態が重症化した場合には，胎児well-beingの評価間隔をより頻回に行う必要がある。

4 胎児well-being評価の開始時期と回数

米国では胎児well-beingの評価の開始時期について，ほとんどのハイリスク妊娠では通常妊娠32～34週以降に始めるとされているが[23,24]，FGRを伴う高血圧合併妊婦では特に危険が高いため[25]，妊娠26～28週より開始するとしている。

NST，constraction stress test（CST）のどちらの検査を用いるかについては，それぞれの特性を理解し選択して施行する。すなわちCSTでは子宮収縮による低酸素負荷に対する反応をみているため，妊娠週数の早い胎児でも陰性であれば児の状態は悪くないと判定できる（NPVは高い）が，偽陽性率は高い。一方NSTはreactive patternであれば児の状態はnon-acidemicという判定ができるが，妊娠24～28週の約50%[26]，妊娠28～32週の15%[27]は状態が悪くなくても児が未熟なため，non-reactive patternとなる。

ハイリスク妊娠ではNSTを週2回行う[25]。妊娠32週未満の妊娠高血圧腎症重症では連日NSTを施行する[25]。

なお，CSTは負荷試験であり，母体および胎児の病態を悪化させてしまう可能性がある。妊娠高血圧症候群の待機的管理においてCSTを行う場合には，検査の必要性を十分に評価したうえで，実施にあたっては患者への説明と同意が

必要である。

心拍数基線の頻脈，徐脈や細変動の減少が持続する場合はwell-beingが悪化している可能性がある。超音波ドプラ法による血流波形解析や妊娠高血圧症候群の高血圧や蛋白尿の悪化，その他血液検査所見などを総合的に判定して妊娠終結時期の決定を行う。

遅発性一過性徐脈は，胎内環境が悪化して低酸素状態からアシドーシスに至っている可能性を示唆している。一般的に，通常の子宮収縮では子宮胎盤循環を減少させるが，胎児に低酸素が惹起されることはない。しかし，慢性的な胎盤機能低下によって胎児に潜在的に低酸素状態が存在していた場合，遅発・一過性徐脈が子宮収縮に伴って発症する[28]。さらに低酸素状態が持続して嫌気性解糖によって胎児アシドーシスが進行してくると，胎児中枢神経を抑制し細変動の減少がもたらされる。

低酸素，アシドーシス状態は，直接的な胎児心筋障害も惹起するようになる。このような状態は胎児の非代償状態と判断され，速やかな妊娠終結が必要となる。

超音波断層法による胎児発育計測は，わが国では多くの施設で妊娠初期から2～4週間の間隔で行われるようになった。妊娠週数の確定は，発育障害を診断するうえで重要であるため，妊娠20週以前の胎児発育計測，特に妊娠初期の超音波診断は有用である。妊娠高血圧症候群の診断がなされた場合は胎児の発育計測は1～2週に1回の間隔で行う。胎児発育の停止に関しては，HCあるいはBPDによる評価が有用であるといわれ，2週間，発育が停止している場合は分娩を考慮してもよい[29,30]。

ドプラ血流波形による計測は，非侵襲的に血管抵抗，血行動態を評価する方法で，臍帯動脈が最も一般的であるが，子宮動脈，胎児中大脳動脈や胎児下大静脈などの血流計測も行われている。臍帯動脈血流計測はFGR児で有用性が高いとされ，正常胎児では拡張期にも十分認められる血流がFGRでは減少しており，特に拡張期血流の途絶や逆流は臍帯動脈の血管抵抗がきわめて高い状態を反映している。それらは臍帯動脈の下流の血管抵抗の増加，すなわち絨毛血管の閉塞を表しており，その結果，胎児は低酸素，アシドーシスの状態に陥っている可能性が高い。ちなみに拡張期血流の途絶した場合の周産期死亡は約10%，逆流波形を認めた場合は約33%と報告されている[31]。通常はS/D ratio，resistance index(RI)，PIなどを指標とし，それらが平均より2SDを超える場合を異常としている。先述したごとく臍帯動脈血流計測は正常発育胎児のwell-beingの評価法としての有用性は証明されていないが，FGR例では有用性が証明されている。ただし，最終的な判断はNSTやBPSなどの結果と併せて下されることが多い。

胎児中大脳動脈(MCA)血流計測に関する報告も多いが，臍帯動脈血管抵抗の高値に併せてMCAの血管抵抗の低下を認める場合は，胎児の血流再分布によるbrain sparing現象を表すといわれ，低酸素に対する適応状態と考えられている。

胎盤血管抵抗の上昇と胎児脳循環の血流の低下が，臨床的な病態の顕在化前に発症していることは，cerebroplacental doppler ratio(CPR，胎児MCA-PI/母体子宮動脈-PI)が参考になる(＜1.1)[32,33]。

BPSは[34]，NSTと超音波断層法による胎児呼吸様運動，胎動，筋緊張，羊水量の5項目を観察し，それぞれ0～2点で評価し，合計した点数(10点)を算出する。また，簡便な方法としてNSTと羊水インデックス(amniotic fluid index：AFI)の2つを用いるmodified biophysical profile[35]も胎児well-beingの評価法として有用性が高い。NSTがreactive patternで，かつAFIが5cm以上では正常，どちらか一方に異常があれば異常と評価する。その診断精度はハイリスク妊娠での偽陰性率は0.8/1,000で，偽陽性率も1.5/1,000であったという[36]。これらの検査は週に1～2回の頻度で施行する。

なお羊水量は，胎児心血管系の障害に密接に関連しているとの報告もある[4]。参考までに**表1**にBaschatらが示したFGR管理指針を引用して示した[4]。

表1 Maryland大学におけるFGR管理指針（Baschat AA, 2010）

所見	胎内環境の評価	所見
臍帯静脈血流波形の異常+/or CPRの異常 中大脳動脈血流波形正常 静脈管血流正常 BPS 8点以上／10 羊水正常	仮死状態はきわめてまれ 子宮内の胎児ジストレスのリスクは増加	母体適応のみ分娩 ドプラ計測　1回／2週 BPS 1回／週
中大脳動脈血流波形PI低下 静脈管血流正常 BPS 8点以上／10 羊水正常	胎児血流の再分配状態 低酸素血症の可能性 仮死状態はまれ 子宮内の胎児ジストレスのリスクは増加	母体適応のみ分娩 ドプラ計測　1回／週 BPS 2回／週
臍帯動脈拡張終期血流の途絶または逆流 静脈管血流正常 BPS 6点以上／10 羊水過少	有意な胎児血流の再分配状態 低酸素血症の存在 アシドーシスまたは仮死状態の可能性 胎児の代償状態の発症	34週以降：分娩 34週未満：ステロイド投与 すべての検査　連日
静脈管pulsatility増加 BPS 6点以上／10 羊水過少	胎児代償状態 低酸素血症の存在 アシドーシスまたは仮死状態の可能性が高い	32週以降：分娩 32週未満：入院管理，ステロイド投与 検査計画は症例ごと個別に連日，または1日3回
静脈管a波の途絶または逆流 臍帯静脈のpulsation BPS 6点未満／10 羊水過少	胎児非代償状態 心血管循環動態不安定 代償的な代謝解糖 胎内死亡が切迫している 治療介入にかかわらず周産期死亡の高い確率	高機能NICUが併設された周産期センターでの分娩

CPR；cerebroplacental Doppler ratio（胎児MCA－PI／母体子宮動脈－PI, 1.1＜：正常）

（文献4）より引用）

文献

1) Pijnenborg R, Vercruysse L, Hanssens M：The uterine spiral arteries in human pregnancy：facts and controversies. Placenta 2006；27：939-58.（レベルⅢ）
2) Lyall F, Robson SC, Bulmer JN：Spiral artery remodeling and trophoblast invasion in preeclampsia and fetal growth restriction：relationship to clinical outcome. Hypertension 2013；62：1046-54.（レベルⅡ）
3) Redman CW, Sargent IL：Immunology of pre-eclampsia. Am J Reprod Immunol 2010；63：534-43.（レベルⅣ）
4) Baschat AA：Fetal growth restriction－from observation to intervention. J. Perinat. Med 2010；38：239-46.（レベルⅣ）
5) Kessler J, Rasmussen S, Godfrey K, et al：Longitudinal study of umbilical and portal venous blood flow to the fetal liver:low pregnancy weight gain is associated with preferential supply to the fetal left liver lobe. Pediatr Res 2008；63：315-20.（レベルⅢ）
6) Kessler J, Rasmussen S, Godfrey K, et al：Fetal growth restriction is associated with prioritization of umbilical blood flow to the left hepatic lobe at the expense of the right lobe. Pediatr Res 2009；66：113-7.（レベルⅢ）
7) Kiserud T, Kessler J, Ebbing C, et al：Ductus venosus shunting in growth-restricted fetuses and the effect of umbilical circulatory compromise. Ultrasound Obstet Gynecol 2006；28：143-9.（レベルⅢ）
8) Galan HL, Anthony RV, Rigano S, et al：Fetal hypertension and abnormal Doppler velocimetry in an ovine model of intrauterine growth restriction. Am J Obstet Gynecol 2005；192：272-9.（レベルⅢ）
9) Morrow RJ, Adamson SL, Bull SB, et al：Effect of placental embolization on the umbilical artery velocity waveform in fetal sheep. Am J Obstet Gynecol 1989；161：1055-60.（レベルⅢ）
10) Baschat AA, Gembruch U, Harman CR：The sequence of changes in Doppler and biophysical parameters as severe fetal growth restriction worsens. Ultrasound Obstet Gynecol 2001；18：571-7.（レベルⅢ）
11) Manning FA, Snijders R, Harman CR, et al：Menticoglou S, Morrison I. Fetal biophysical profile score. VI. Correlation with antepartum umbilical venous fetal pH. Am J Obstet Gynecol 1993；169：755-63.（レベルⅢ）
12) Vintzileos AM, Fleming AD, Scorza WE, et al. Relationship between fetal biophysical activities and umbilical cord blood gas values. Am J Obstet Gynecol 1991；165：707-13.（レベルⅢ）
13) Mifsud W, Sebire NJ：Placental pathophysiology in early-onset and late-onset fetal growth restriction. Fetal Diagn Ther 2014；DOI：10. 1159/000359969.（レベルⅣ）
14) Baschat AA：Neurodevelopment following fetal growth restriction and its relationship with antepartum parameters of placental dysfunction. Ultrasound Obstet Gynecol 2011；37：501-14.（レベルⅢ）
15) Baschat AA, Cosmi E, Bilardo CM, et al：Predictors of neonatal outcome in early-onset placental dysfunction. Obstet Gynecol 2007；109：253-61.（レベルⅢ）
16) O'Dwyer V, Burke G, Malone FD：Defining the residual risk of adverse perinatal outcome in growth restricted fetuses with normal umbilical artery blood flow. Am J Obstet Gynecolo 2014；S0002-9378（14）00733-9.（レベルⅢ）
17) Hecher K, Spernol R, Stettner H, et al：Potential for

diagnosing imminent risk to appropriate- and small-for-gestational- age fetuses by Doppler sonographic examination of umbilical and cerebral arterial blood flow. Ultrasound Obstet Gynecol 1992；2：266-71.（レベルⅢ）
18) Froen JF, Gardosi JO, Thurmann A, et al：Restricted fetal growth in sudden intrauterine unexplained death. Acta Obstet Gynecol Scand 2004；83：801-7.（レベルⅣ）
19) Senat MV, Schwärzler P, Alcais A, et al：Longitudinal changes in the ductus venosus, cerebral transverse sinus and cardiotocogram in fetal growth restriction. Ultrasound Obstet Gynecol 2000；16：19-24.（レベルⅢ）
20) Ferrazzi E, Bozzo M, Rigano S, et al. Temporal sequence of abnormal Doppler changes in the peripheral and central circulatory systems of the severely growth-restricted fetus. Ultrasound Obstet Gynecol. 2002；19：140-6.（レベルⅢ）
21) Cosmi E, Ambrosini G, D'Antona D, et al：Doppler, cardiotocography, and biophysical profile changes in growth-restricted fetuses. Obstet Gynecol. 2005；106：1240-5 .（レベルⅢ）
22) Turan OM, Turan S, Baschat AA：Duration of persistent abnormal ductus venosus flow and its impact on perinatal outcome in fetal growth restriction Ultrasound Obstet Gynecol 2011；38：295-302.（レベルⅢ）
23) Lagrew DC, Pircon DC, Towers CV, et al：Antepartum fetal surveillance in patients with Diabetes：when to start? Am J Obstet Gynecol 1993；168：1820-6（レベルⅢ）
24) Pircon RA, Lagrew DC, Towers CV, et al：Antepartum testing in the hypertensive patient：when to begin. Am J Obstet Gynecol 1991；164：1563-70（レベルⅢ）
25) ACOG practice bulletin：Antepartum fetal surveillance. Journal of Gynecology & Obstetrics 2000；68：175-86（レベルⅣ）
26) Bishop EH：Fetal acceleration test. Am J Obstet Gynecol 1981；141：905-9（レベルⅡ）
27) Lavin JP Jr, Miodovnik M, Barden TP：Relationship of nonstress test activity and gestational age. Obstet Gynecol 1984；63：338-44（レベルⅡ）
28) Murata Y, et al：Fetal heart rate accelerations and late decelerations during the course of intrauterine death in chronically catheterized rhesus monkeys. Am J Obstet Gynecol 1982 Sep 15；144：218-23. PMID：7114133.（レベルⅢ）
29) Dasche JS, McIntire DD, Lucas MJ, et al：Impact of asymmetric versus symmetric fetal growth restriction on pregnancy outcomes. SGI abstract 2000；96：321（レベルⅢ）
30) 髙木耕一郎：胎内発育障害児の胎内保育限界. 日本産科婦人科学会雑誌 1993；48：808.（レベルⅢ）
31) Zelop CM, Richardson DK, Heffner LJ：Outcomes of severely abnormal umbilical artery Doppler velocimetry in structurally normal singleton fetuses. Obstet Gynecol 1996；87：434（レベルⅡ）
32) Gramellini D, Folli MC, Raboni S, et al：Cerebral-umbilical Doppler ratio as a predictor of adverse perinatal outcome. Obstet Gynecol 1992；79：416-20.（レベルⅢ）
33) Harrington K, Thompson MO, Carpenter RG, et al：Doppler fetal circulation in pregnancies complicated by pre-eclampsia or delivery of a small for gestational age baby：2. Longitudinal analysis. Br J Obstet Gynaecol 1999；106：453-66.（レベルⅢ）
34) Manning FA, Morrison I, Lange IR, et al：Fetal biophysical profile scoring：selective use of the nonstress test. Am J Obstet Gynecol 1987；156：709-12（レベルⅡ）
35) Miller DA, Rabello YA, Paul RH：The modified biophysical profile：Antepartum testing in the 1990s. Am J Obstet Gynecol 1996a；174：812（レベルⅡ）
36) Rutherford SE, Phelan JP, Smith CV, et al：The fourquadrant assessment of amniotic fluid volume：an adjunct to antepartum fetal heart rate testing. Obstet Gynecol 1987；70：353-6（レベルⅢ）

2．胎児評価
CQ2 妊娠高血圧症候群の分娩前副腎皮質ホルモン投与は？

推奨
妊娠高血圧症候群においても，妊娠34週未満で妊娠終結が切迫している場合，新生児の予後改善の目的で副腎皮質ホルモンを1コース投与する。（グレードB）

解説

一般に新生児予後を改善する最も有益な手段として，妊娠中の副腎皮質ホルモンの投与がある[1]。副腎皮質ホルモンの投与は，betamethasone 12mgを24時間おきか，dexamethasone 6mgを12時間おき4回筋肉注射で投与するコースが行われる[2]。

2006年のCochrane data baseのメタアナリシスでは，副腎皮質ホルモンを投与された新生児は新生児呼吸窮迫症候群（RDS）（相対リスク：0.46，95％CI：0.59～0.73），頭蓋内出血（相対リスク：0.54，95％CI：0.43～0.69）新生児壊死性腸炎（相対リスク：0.46，95％CI：0.29

～0.74），新生児死亡（相対リスク：0.69，95％CI：0.58～0.81）を有意に減少させたと報告された．妊娠24～36週で7日以内に早産の危険がある妊婦に対して，新生児の罹患率，死亡率を減少させる目的で，1コースの副腎皮質ホルモンの投与が推奨されている[3]．

反復投与の意義について，2011年のCochraneでは，初回投与7日目以降の反復投与は，反復投与されなかった症例に比べて，RSD（相対リスク：0.83，95％CI：0.75～0.91），重篤な予後不良（相対リスク：0.84，95％CI：0.75～0.94）を減少させたと報告されている．また平均児体重を減少させた（−75.79g，95％CI：−117.63～−33.96）が，週数で補正した場合は差がなかったと報告されている．乳児期のフォローアップでも死亡数や障害などの予後に反復投与と差がなく，妊娠34週以前に早産の危険があり，少なくとも7日以前に投与された妊婦に反復投与することについて，児体重を減少させる可能性があるものの，有意な有害性は示されなかったとしている[4]．しかしながら新生児の神経学的発達に対する影響を指摘する他の報告もあり[5]，反復投与は推奨されていない[1]．

24時間未満の治療しか行うことができなかった場合でも，新生児の罹患率，死亡率が減少すると報告されていて，2回目以降の投与ができそうにない場合でも1回目の投与が推奨されている[6]．ただし分娩が切迫していても，投与間隔を短縮したり投与量を増量したりしても新生児への効果が増すとはされていない．

妊娠高血圧症候群については，胎児がストレスによって肺成熟が促進されると考えられがちであるが，早産例を対照とした羊水穿刺による胎児肺成熟の指標（L/S比，Foam stability index test，TDx-FLMなど）に有意差はなく[7,8]，また妊娠33～36週に妊娠高血圧腎症でFGRを伴わない場合は，早産群と比べてL/S比は逆に低値であった[7]．さらにRDSの頻度では有意差はないが，妊娠高血圧腎症のほうが切迫早産群よりも相対リスクが高かった（相対リスク：1.43，95％CI：0.94～2.37）[8]．

2012年の306例の単胎の前方視的検討でも，妊娠31～33週のFGR群（74例），FGR＋妊娠高血圧腎症群（63例）の羊水検体に比べて妊娠高血圧腎症群（25例）の羊水は，羊水ラメラ体カウント数中央値が有意に低かった．さらに妊娠34～36週でもFGR群に比べ，妊娠高血圧腎症群，FGR＋妊娠高血圧腎症群の中央値は有意に低く，対照群（144例）と比べたFGR＋妊娠高血圧腎症群の中央値も有意に低かったことから，妊娠高血圧腎症では妊娠31～36週にわたり胎児肺成熟が遅延していると報告している[9]．

そして，妊娠26～34週の妊娠高血圧腎症を対象とした分娩前の副腎皮質ホルモン投与の効果をみた調査では，RDS，頭蓋内出血，新生児死亡を半減させたと報告されている[10]．

以上より，妊娠高血圧症候群においても，妊娠34週未満で1週間以内に分娩が予想される場合，母体への副腎皮質ホルモン投与が推奨されている．

文献

1) Committee on Practice Bulletins-Obstetrics：Management of preterm labor. Practice Bulletin No.127, American College of Obstetricians and Gynecologists. Obstet Gynecol 2012；119：1308-17.（レベルⅣ）
2) Antenatal corticosteroid therapy for fetal maturation：Committee Opinion No. 475. American College of Obstetricians and Gynecologists. Obstet Gynecol 2011；117：422-4.（レベルⅣ）
3) Roberts D, Dalziel SR：Antenatal corticosteroids for accelerating fetal lung maturation for women at risk of preterm birth. Cochrane Database of Systematic Reviews 2006, Issue 3. Art. No.：CD004454. DOI：10.1002/14651858.CD004454.pub2.（レベルⅠ）
4) Crowther CA, McKinlay CJ, Middleton P, et al：Repeat doses of prenatal corticosteroids for women at risk of preterm birth for improving neonatal health outcomes. Cochrane Database of Systematic Reviews 2011, Issue 6. Art. No.：CD003935. DOI：10.1002/14651858.CD003935.pub3.（レベルⅠ）
5) Yates HL, Newell SJ：Postnatal intravenous steroids and long-term neurological outcome：recommendations from meta-analyses. Arch Dis Child Fetal Neonatal Ed 2012；97：F299-303.（レベルⅠ）
6) Antenatal corticosteroids revisited：repeat courses. NIH Consens Statement 2000；17：1-18.（レベルⅣ）
7) Winn HN, Klosterman A, Amon E, et al：Does preeclampsia infuluence fetal lung maturity? J Perinat Med 2000；28：210-3.（レベルⅢ）
8) Schiff E, Friedman SA, Mercer BM, et al：Fetal lung maturity is not accelerated in preeclampsia pregnancies. Am J Obstet Gynecol 1993；169：1096-101.（レベルⅢ）
9) Stimac T1, Petrović O, Krajina R, et al：The influence of pre-eclampsia on fetal lung maturity. Int J Gynaecol Obstet. 2012；118：18-20.（レベルⅢ）
10) Amorin MM, Santos LC, Faundes A：Corticosteroid therapy for prevention of respiratory distress syndrome in severe preeclampsia. Am J Obstet Gynecol 1999；180：1283-8.（レベルⅢ）

Ⅳ 妊婦管理

3. 非薬物療法
CQ1 妊娠高血圧症候群に対する入院の適応は？
CQ2 入院治療としての安静度の意義は？

推奨
1. 妊娠高血圧腎症では，原則として入院管理とする。（グレードC）
2. 入院管理上，厳格な床上安静の治療的意義は乏しい。（グレードC）

解説

妊娠高血圧腎症は，胎盤機能不全，胎児機能不全，子癇などの重篤な合併症をきたしやすい状態であり，母体および胎児の詳細な経過観察のため，原則として入院管理とする[1]。

自宅での日常生活と入院安静を比較した，218人の蛋白尿を有しない妊娠高血圧の女性を対象とするランダム化比較試験（RCT）では，重症高血圧への進展と早産率が入院例で有意に減少すると報告している。このRCTの結果は，重症高血圧への進展が入院例では23%であったのに対し，非入院例では39%となっており（相対リスク：0.58，95% CI：0.38～0.89），早産については，入院例では12%に対し，非入院例では22%（相対リスク：0.53，95% CI：0.29～0.99）というものであった。しかし，この報告では，妊娠高血圧腎症への進展の割合に有意差はなく（相対リスク：0.95，95% CI：0.53～1.72），入院期間，分娩週数，34週未満の早産，SGA（small for gestational age）児の割合，NICU入院などについても，有意な改善を認めなかった[2]。入院管理の有用性については，Cochrane reviewで4つのRCT（うち3つの報告が良質な研究とされている）から検討がなされたが，明らかな有益性は認めなかった[3]。

入院時の安静度については，入院したうえでの厳格な安静と穏やかな安静についての比較が行われた。蛋白尿のある妊娠高血圧症候群304人を対象とした2つのRCTによれば[2]，子癇発作（相対リスク：0.33，95% CI：0.01～7.85），周産期死亡（相対リスク：1.07，95% CI：0.52～2.19），集中治療室への入室（相対リスク：0.75，95% CI：0.49～1.17）について，すべて2群間で差を認めなかった。厳格な安静は，静脈血栓症のリスクとなりうる[4]ことも考慮し，入院時の安静度として厳格な床上安静は必要ではない。

文献

1）日本産科婦人科学会/日本産婦人科医会（編）：CQ312 妊娠高血圧腎症の取り扱いは？ 産婦人科診療ガイドライン 産科編2014. 130-5.日本産科婦人科学会，東京, 2014.（ガイドライン：レベルⅣ）
2）Crowther CA, Bouwmeester AM, Ashurst HM：Does admission to hospital for bed rest prevent disease progression or improve fetal outcome in pregnancy complicated by non-proteinuric hypertension? Br J Obstet Gynaecol 1992；99：13-7（レベルⅠ）
3）Meher S, Abalos E, Carroli G：Bed rest with or without hospitalisation for hypertension during pregnancy. Cochrane Database of Systematic Reviews；2005：CD003514（レベルⅠ）
4）肺血栓塞栓症／深部静脈血栓症（静脈血栓塞栓症）予防ガイドライン作成委員会：肺血栓塞栓症／深部静脈血栓症（静脈血栓塞栓症）予防ガイドライン. Medical Front International Limited, 東京, 2004.（ガイドライン：レベルⅣ）

3. 非薬物療法

CQ3 妊娠高血圧症候群に対する食事療法：食塩，水分，カロリー摂取は？

推奨
1. 妊娠高血圧症候群では食塩の極端な制限は行わないが，過剰な食塩摂取は避ける。(グレードB)
2. 高血圧合併妊娠では，妊娠前からの食事指導を継続する。(グレードB)
3. 極端なカロリー制限は行わない。(グレードB)

解 説

1 塩分・水分摂取について

1998年の日本産科婦人科学会周産期委員会で策定された妊娠中毒症の生活指導および栄養指導(表1)[1]によれば，食事療法は妊娠高血圧症候群の発症予防や妊娠高血圧症候群軽症には有用な治療法であるが，妊娠高血圧症候群重症の治療は妊娠の終結や薬物療法が治療の主体であるとされた。妊娠が継続される場合，軽症・重症に関係なく生活指導と食事指導を行うこととした。

日本人の食事摂取基準2010年版では，食事摂取基準の成人女性の塩分摂取の「目標量」は7.5g未満であり，妊娠した場合にも負荷量は設定されていない[2]。前述の日本産科婦人科学会による基準[1]では塩分摂取を7～8g/日に制限するとしているが，近年の欧米のガイドラインでは，発症後の妊娠高血圧症候群に対して塩分制限は推奨されていない。病態生理としても，高血圧患者では塩分制限により循環血液量が減少して血圧が下降するが，妊娠高血圧症候群の患者ではすでに循環血液量が減少しているため，極端な塩分制限により循環血液量のさらなる減少をきたして病態が悪化する可能性がある[3,4]と指摘されている。実際，わが国の報告でも，妊娠中毒症(旧)症例で7g/日の減塩は，軽症例では降圧を認めたが尿量減少があり，重症例ではヘマトクリット値，血清尿酸値の上昇や，腎機能低下などの病態悪化を示唆する変化が高頻度にみられている[5]。また，妊娠高血圧軽症の患者における妊娠高血圧腎症への進展予防に関する361例を対象としたランダム化比較試験(RCT)でも，塩分制限には効果が認められなかった(相対リスク：0.96, 95% CI：0.37～2.51)[6]。しかしながら，塩分摂取の国際比較をみると，欧米での1日平均の食塩摂取量が10g未満なのに対し，わが国では11gを超えている[7]。よって，基本的な塩分摂取量が多いことを考えると，明らかなエビデンスは存在しないが，7～8g/日の軽度の塩分制限指導は妥当と考える。

また，高血圧合併妊娠で妊娠前から塩分制限を指導されている場合は妊娠中も継続する。

水分制限は循環血液量の減少をきたすため，1日尿量500ml以下となった症例や肺水腫症例では，前日尿量に500mlを加える程度に制限を考慮するが，それ以外では口渇を感じない程度の摂取とし，特別に制限しない[1]。

2 摂取カロリーについて

妊娠高血圧腎症を対象とした摂取カロリー制限の有効性を明らかにしたエビデンスは存在していない。先述の日本産科婦人科学会の基準[1]による妊娠中毒症(旧)妊婦の摂取カロリーは，非妊娠時のBMI(body mass index)に応じて算出され，BMIが24以下の妊婦では30kcal×理想体重(kg)＋200kcal/日，BMIが24以上の妊婦で

は30kcal×理想体重(kg)としている。ここで日本人女性の平均身長(約159cm)より推算すると標準体型で約1,870kcal/日となり，比較的穏やかなカロリー制限が行われることとなるが，BMIが24以上の妊婦では約1,670kcal/日の摂取量であり，比較的厳しいカロリー制限となる。

日本人の食事摂取基準2010年版では，推算エネルギー必要量(kcal/日)＝基礎代謝量(kcal/日)×身体活動レベルと設定している[2]。妊娠可能年齢女性における1日の摂取カロリーを推算すると，18～29歳の基礎代謝は1,120kcal/日，30～49歳の基礎代謝量は1,150kcal/日であり，ここで身体活動レベルを"低い"(レベルⅠ)とした場合では係数が1.5("ふつう"では1.75)となり，1日の摂取カロリーはおおよそ1,700kcalと設定される。妊婦ではそこに付加分，初期50kcal/日，中期250kcal/日，末期450kcal/日が加わり，妊娠中期以降の推奨摂取カロリーは1,950～2,150kcal/日ということになる。

妊娠中の低栄養および過剰栄養は，胎児のプログラミング仮説より将来に影響を及ぼす可能性が示唆されている[8]。カロリー制限を行う場合には，極端な低栄養をきたさないように注意する。

表1 妊娠中毒症の生活指導および栄養指導

1. 生活指導
   * 安静
   * ストレスを避ける
   [予防には軽度の運動，規則正しい生活が勧められる]

2. 栄養指導(食事指導)
   a) エネルギー摂取(総カロリー)
      非妊時BMI 24以下の妊娠：
         30kcal×理想体重(kg)＋200kcal
      非妊時BMI 24以上の妊娠：
         30kcal×理想体重(kg)
      [予防には妊娠中の適切な体重増加が勧められる
      BMI(body Mass Index)＝体重(kg)/(身長(m))^2
      BMI＜18では10～12kg増
      BMI 18～24では7～10kg増
      BMI＞24では5～7kg増]
   b) 塩分摂取
      7～8g/日に制限する(極端な塩分制限は勧められない)。
      [予防には10g/日以下が勧められる]
   c) 水分摂取
      1日尿量500ml以下や肺水腫では前日尿量に500mlを加える程度に制限するが，それ以外は制限しない。口渇を感じない程度の摂取が望ましい。
   d) 蛋白質摂取量
      理想体重×1.0g/日
      [予防には理想体重×1.2～1.4g/日が望ましい]
   e) 動物性脂肪と糖質は制限し，高ビタミン食とすることが望ましい。
      [予防には食事摂取カルシウム(1日900mg)に加え，1～2g/日のカルシウム摂取が有効との報告がある。また海藻中のカリウムや魚油，肝油(不飽和脂肪酸)，マグネシウムを多く含む食品に高血圧予防効果があるとの報告もある]

注)重症，軽症ともに基本的には同じ指導で差し支えない。混合型ではその基礎疾患の病態に応じた内容に変更することが勧められる。

(日本産科婦人科学会周産期委員会，1998より引用)

文献

1) 中林正雄：妊娠中毒症の栄養管理指針．日本産科婦人科学会雑誌 1999；51：N-507-10.(レベルⅣ)
2) 「日本人の食事摂取基準」策定検討委員会(編)：日本人の食事摂取基準(2010年版)．「日本人の食事摂取基準」策定検討委員会報告書．第一出版，東京，2009.(ガイドライン：レベルⅣ)
3) Palomaki JF, Lindheimer MD：Sodium depletion simulating deterioration in a toxemic pregnancy. N Engl J Med 1970；282：88-9.(レベルⅣ)
4) Bernstein IM, Shapiro RE, Whitsel A, et al：Relationship of plasma volume to sympathetic tone in mulliparous women. Am J Obstet Gynecol 2003；188：938-42.(レベルⅣ)
5) 水田裕久，北中孝司，山崎峰夫，ほか：妊娠中毒症妊婦に対する塩分制限の有効性の検討．日本妊娠高血圧学会雑誌 2004；12：1-13(レベルⅡ)
6) Knuist M, Bonsel GJ, Zondervan HA, et al：Low sodium diet and pregnancy-induced hypertension：a multi-centre randomized controlled trial. Brit J Obstet Gynaecol 1998；105：430-4.(レベルⅠ)
7) Brown IJ, Tzoulaki I, Candeias V, et al：Salt intakes around the world：implications for public health. Int J Epidemiol 2009；38：791-813.(レベルⅢ)
8) Pasternak Y, Aviram A, Poraz I, et al：Maternal nutrition and offspring's adulthood NCD's：a review. J Matern Fetal Neonatal Med 2013；26：439-44. doi：10.3109/14767058.2012.745505.[Epub ahead of print 2012](レベルⅣ)

IV 妊婦管理

4. 輸液療法

CQ 妊娠高血圧症候群に対する輸液療法は？

推奨　妊娠高血圧症候群の治療として輸液負荷(plasma volume expansion)が有用との明確なエビデンスはない。(グレードB)

解　説

　正常妊娠経過中には，循環血漿量の増大にヘモグロビン産生が追いつかず，ヘマトクリット値やヘモグロビン値が相対的に低下して水血症となる[1]。妊娠高血圧症候群患者，特に妊娠高血圧腎症患者では，血液濃縮と循環血漿量の減少が認められる[2]。妊娠高血圧症候群母体に対する輸液負荷(輸液療法，plasma volume expansion)については効果が認められなかった[3]。

　早発型かつ妊娠高血圧症候群重症では，児の成熟を期待して待機的治療を余儀なくされる場合がある。このような患者を対象に降圧薬を投与し，さらに輸液負荷を行った群と行わなかった群に振り分けてランダム化比較試験(RCT)を行った結果，輸液負荷は母児の状態を改善せず，その有用性は証明されなかった[4,5]。

　ただし例外として，降圧薬としてhydralazineの静注を使用する場合においては急激な血圧低下と母児循環不全による胎児機能不全(non-reassuring fetal status；NRFS)を発症する危険性があり，その予防策として1日500mlの膠質液を同時に負荷する方法を推奨するガイドライン[6]も存在する。

文献

1) Hytten FE, Paintin DB：Increase in plasma volume during normal pregnancy. J Obstet Gynaecol Br Emp 1963；70：402-7.(レベルⅢ)
2) レオロジー. 妊娠中毒症から妊娠高血圧症候群へ. 日本妊娠高血圧学会 編. p200-3, メジカルビュー社, 東京, 2005.(レベルⅣ)
3) Duley L, Williams J, Henderson-Smart DJ：Plasma volume expansion for treatment of women with preeclampsia. Cochrane Database Syst Rev 2000；2：CD001805(レベルⅠ)
4) Ganzevoort W, Rep A, Bonsel GJ, et al：PETRA investigators. A randomized controlled trial comparing two temporising management strategies, one with and one without plasma volume expansion, for severe and early onset preeclampsia. BJOG 2005；112：1358-68.(レベルⅡ)
5) Ganzevoort W, Rep A, Bonsel GJ, et al：PETRA investigators. A randomized trial of plasma volume expansion in hypertensive disorders in pregnancy：influence on the pulsatility indices of the fetus umbilical artery and middle cerebral artery. Am J Obstet Gynecol 2005；192：233-9.(レベルⅡ)
6) NICE clinical guideline：Hypertension in pregnancy：the management of hypertensive disorders during pregnancy. Royal College of Obstetricians and Gynaecologists, London, August 2010(revised reprint January 2011)(レベルⅢ)

5. 降圧薬療法

CQ1 妊娠高血圧症候群に対する降圧薬療法の適応は？

推奨

1. 軽症高血圧の妊娠高血圧症候群妊婦に対する降圧療法の有益性を示すエビデンスはない。（グレードB）
2. 重症高血圧の妊娠高血圧症候群妊婦に対して，降圧療法を行う。（グレードA）
3. 高血圧緊急症では静注薬による降圧療法を行う。（グレードA）

解説

高血圧は，軽症（収縮期血圧；SBP 140〜159mmHg，または拡張期血圧；DBP 90〜109mmHg）と重症（SBP≧160mmHg，またはDBP≧110mmHg），高血圧緊急症の3つの管理がある。

1 軽症高血圧の管理

『妊娠高血圧症候群管理ガイドライン2009』では，軽症高血圧の降圧療法は有用でないという結論であった[1]。今回の診療指針も同様である。
軽症高血圧での降圧薬の開始を推奨する報告も存在する[2]。CHIPS（Control of Hypertension In Pregnancy Study）studyグループ[3]は，軽症高血圧（non-severe hypertension：SBP 140〜159mmHg, DBP 90〜109mmHg）と重症高血圧（severe hypertension：SBP≧160〜170mmHg, DBP≧110mmHg）に分類している。軽症高血圧での降圧療法については，エビデンスはないと報告している。軽症高血圧で一般に使用される降圧薬として，methyldopa, labetalol, nifedipineの経口投与を挙げている。英国の『NICE臨床ガイドライン』では，140〜149/90〜99mmHgを軽症高血圧（mild hypertension），150〜159/100〜109mmHgを中等度高血圧（moderate hypertension），160/110mmHg以上を重症高血圧（severe hypertension）に分類し，中等度高血圧より降圧療法を行うことを推奨している[4]。降圧薬は，妊娠高血圧と妊娠高血圧腎症で管理法が分けられているが，降圧薬投与については同様であり，第一選択薬としてlabetalol内服を推奨しており，降圧目標はSBP＜150mmHg, DBPは80〜100mmHgとしている。

2 重症高血圧の管理

母体臓器保護と，早期発症型における胎児成熟をめざした妊娠延長のために降圧療法を行う。Steegersらは，軽症高血圧から降圧の開始を開始するとともに，重症高血圧では，nifedipine経口投与，labetalol経口（静注），hydralazine静注を推奨している。MgSO$_4$は，子癇の予防・再発予防効果に加えて最近は軽度の降圧効果も期待されている[2]。CHIPS studyグループは，妊娠高血圧でも妊娠高血圧腎症でも，SBP≧160mmHgであると母体の臓器障害（特に脳卒中など）発症リスクが増え，特にSBP≧160mmHgが重要としている[3]。『NICE臨床ガイドライン』では，DBP≧110mmHgのほうが，SBP≧160〜170mmHgよりも重要としている[4]。
『妊娠高血圧症候群（PIH）管理ガイドライン2009』では，次のように記載されている[1]。
母体における急激な血圧上昇（MAP＞140mmHg）が10分以上に及べば血管壁に組織学的変化をもたらし，やがて数時間以内に細動脈血管障害の臨床的徴候を呈する[5]。つまり，子癇発作や頭蓋内出血，その他，心血管障害の病態がみられる。特に，脳血管では自動調節機序に破綻が生じ，初期病変としての脳浮腫が発生する[6]。従っ

て，血圧≧170/110mmHgの急激な上昇に対し，母体脳障害防止のために可及的速やかに適正な降圧が必要となる[7〜9]。児が成熟している場合で，速やかに妊娠を終了できる場合においても，分娩から産褥早期までの降圧療法が求められる。しかし，降圧薬の投与は，循環血液量低下の傾向にある重症例では，過度な血圧下降と胎児胎盤循環の低下をもたらすため，胎児機能不全を招きやすいことを考慮して投与を行う。

3 高血圧緊急症の管理

（「Ⅳ 妊婦管理『5.降圧薬療法 CQ3 妊娠高血圧症候群における降圧薬の選択とその使用法は？』」参照）

文献

1) 日本妊娠高血圧学会編：妊娠高血圧症候群（PIH）管理ガイドライン2009. 東京：メジカルビュー社, 2009.（レベルⅣ）
2) Steegers EA, von Dadelszen P, Duvekot JJ, et al：Pre-eclampsia. Lancet 2010；376：631-44.（レベルⅣ）
3) Magee LA, Abalos E, von Dadelszen P, et al：CHIPS Study Group. How to manage hypertension in pregnancy effectively. Br J Clin Pharmacol 2011；72：394-401.（レベルⅣ）
4) National Collaborating Centre for Women's and Children's Health. Ed：NICE Clinical Guideline. Hypertension in pregnancy：the management of hypertensive disorders during pregnancy. London：National Institute for Health and Clinical Excellence (NICE), 2011.（レベルⅣ）
5) Goldby FS, Beilin LJ：How an acute rise in arterial pressure damages arterioles. Electron microscopic changes during angiotensin infusion. Cardiovasc Res 1972；6：569-84.（レベルⅢ）
6) Schwartz RB, Feske SK, Polak JF, et al：Preeclampsia-eclampsia clinical and neuroradiographic correlates and insights into the pathogenesis of hypertensive encephalopathy. Radiology 2000；217：371-6.（レベルⅢ）
7) Brown MA, Hague WM, Higgins J, et al：Australasian Society for the Study of Hypertension in Pregnancy. The detection, investigation and management of hypertension in pregnancy：executive summary. Aust N Z J Obstet Gynaecol 2000；40：133-8.（レベルⅣ）
8) Sibai BM：Diagnosis and management of gestational hypertension and preeclampsia. Obstet Gynecol 2003；102：181-92.（レベルⅣ）
9) 日高敦夫, 中本 收, 江口勝人, ほか：日本妊娠中毒症学会－重症妊娠中毒症ケースカード調査. 妊中誌 1998；6：155-214, 子癇前症, 妊娠高血圧, そして妊娠蛋白尿（早, 遅発型）の臨床的意義－妊娠中毒症学会重症妊娠中毒症ケースカードから－. 産婦治療 2004；89：239-45.（レベルⅢ）

5. 降圧薬療法
CQ2 妊娠高血圧症候群における降圧の範囲は？

推奨
1. 拡張期血圧を90〜100mmHgの範囲にとどめることを目標とする。（グレードC）
2. 収縮期血圧が155〜160mmHgを超えないことを目標とする。（グレードC）
3. 平均血圧で15〜20%以内の降圧にとどめるのを目標とする。（グレードC）

解説

1 降圧目標

『NICE臨床ガイドライン』では，妊娠高血圧腎症も妊娠高血圧も，降圧目標はDBP≦80～100mmHg，SBP≦150mmHgとしている[1]。

『妊娠高血圧症候群管理ガイドライン2009』では，次のように記載されている[2]。『母体脳血管障害の危険を可及的速やかに回避しつつ，胎児胎盤循環系，腎循環系などにおける循環血液量を維持し，胎児の恒常性を保つことにある。降圧レベルの目標と限界として妊娠高血圧症候群重症では血圧が高いだけでなく，不安定であることが多いため，血圧を低下させるだけでなく，安定させることが重要である。』

妊娠中もしくは分娩中の血圧コントロールは，DBPを90～100mmHgの範囲に抑え，決してこれを下回らないこと[3～8]，あるいは降圧の程度が平均血圧で20％を超えないようにすることを目標とすればよい。なお，妊娠高血圧腎症重症や子癇症例における頭蓋内出血は，SBP≧155～160mmHgの場合のほうがDBP≧105～110mmHgよりもリスクが高く，収縮期血圧を下げることのほうが重要との指摘がある[9]。さらに中本ら[10]によれば降圧に伴う胎児心拍モニタリング上，胎児心拍異常の発症例は平均でSBP 140mmHgであり，安全域を考慮した胎児機能不全を起こさない降圧レベルは，降圧前SBP 160～179mmHg群では151mmHg，180mmHg以上群では158mmHgであった。同様にDBPでは降圧に伴う胎児心拍モニタリング上，胎児心拍異常の発症例は平均でDBP 90mmHgであり，安全域を考慮した胎児機能不全を起こさない降圧レベルは，降圧前DBP 110～119mmHg群は100mmHg，120mmHg以上群では101mmHgであった。以上より，妊娠高血圧症候群重症の至適降圧レベルは，SBPは150～160mmHg，DBPは100mmHgが妥当と結論付けられている。

2 降圧による母児への影響

180/110mmHg以上の高血圧例における軽症高血圧レベルへの降圧は子宮胎盤循環障害を招き，特に胎児発育不全の児においては，胎児機能不全を招きやすい。

目標とする至適降圧レベルは，母児の病態増悪度によるが，投与薬剤の母児循環動態への影響などが絡み，一概に論じることはできない。しかも，母児双方にとって好ましい降圧レベルは同等でなく，母体にとって望ましいレベルが胎児にとって過度な血圧下降の危険性をはらんでいる[11]。重症高血圧妊婦(51例)への降

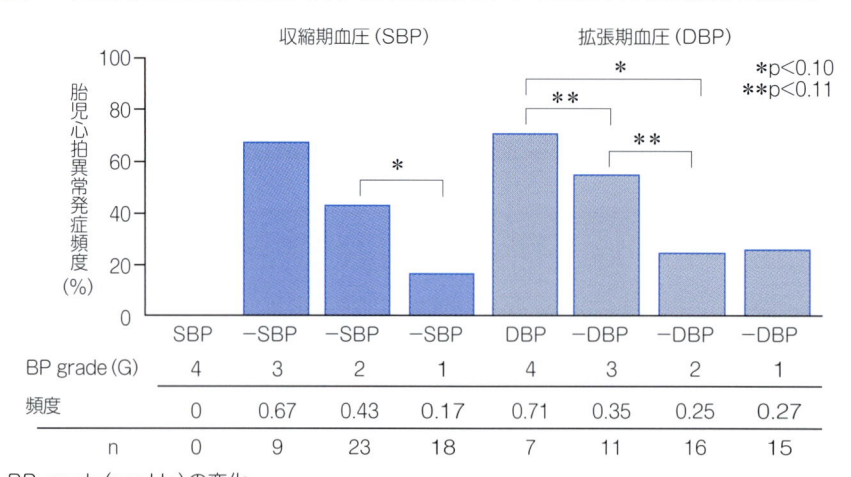

図1 妊娠高血圧症候群重症に対する降圧薬投与による血圧下降幅と胎児心拍異常

BP grade (G)	SBP 4	−SBP 3	−SBP 2	−SBP 1	DBP 4	−DBP 3	−DBP 2	−DBP 1
頻度	0	0.67	0.43	0.17	0.71	0.35	0.25	0.27
n	0	9	23	18	7	11	16	15

*p<0.10 **p<0.11

BP grade(mmHg)の変化
・収縮期血圧(SBP)の低下：G3(40～60)，G2(20～40)，G1(20未満)
・拡張期血圧(DBP)の低下：G4(30～40)，G3(20～30)，G2(10～20)，G1(10未満)

(文献2)より引用改変)

圧薬投与時の降圧程度域幅と胎児心拍異常発生との関連は(図1)．SBPで20mmHg未満の下降〔グレード(G)1〕で17％に心拍異常を，20～40mmHg(G2)で43％，さらに40～60mmHg(G3)の下降で67％にも認められた．また，DBPでも，20mmHg未満(G1～G2)で25％，20～30mmHgでは55％，さらに30～40mmHgで71％にも心拍異常がみられた．従って，胎児側にとっては，降圧はできるだけ緩やかに数日かけて行うことが望ましい．投与直後は5分ごとの血圧測定により，SBP/DBPでは20mmHg/10mmHgまでを降圧目標とする．その後も，胎児心拍モニターを継続しながら，平均血圧にして治療開始前の20％以内に維持することが望ましい[11, 12]．

文献

1) National Collaborating Centre for Women's and Children's Health. Ed：NICE Clinical Guideline. Hyper-tension in pregnancy：the management of hypertensive disorders during pregnancy. London：National Institute for Health and Clinical Excellence(NICE), 2011.(レベルⅣ)
2) 日本妊娠高血圧学会編：妊娠高血圧症候群(PIH)管理ガイドライン2009. p.91, 東京：メジカルビュー社, 2009.(レベルⅣ)
3) Sibai BM, Dekker G, Kupferminc M：Pre-eclampsia. Lancet 2005；365：785-99.(レベルⅢ)
4) Aali BS, Nejad SS：Nifedipine or hydralazine as a first-line agent to control hypertension in severe preeclampsia. Acta Obstet Gynecol Scand 2002；81：25-30.(レベルⅢ)
5) Leveno KJ, Cunningham FG：Management of preeclampsia. In：Chesley's Hypertensive Disorders in Pregnancy, 2nd ed, Lindheimer MD, Cunningham FG, Roberts JM, eds. p543-80. Appleton & Lange, Stamford, Connecticut, 1999.(レベルⅣ)
6) Rey E, LeLorier J, Burgess E, et al：Report of the Canadian Hypertension Society Consensus Conference：3. Pharmacologic treatment of hypertensive disorders in pregnancy. CMAJ 1997；157：1245-54.(レベルⅣ)
7) Tomlinson J：Labor ward management of severe pre-eclampsia, eclampsia. Ed. Baker PN & Kingdom JCP. p175-90. Parthenon Publishing. 2004.(レベルⅣ)
8) Williams Obstetrics：Hypertensive disorders in pregnancy, 21st ed. p567-618. McGraw-Hill, 2001.(レベルⅣ)
9) Martin JN Jr, Thigpen BD, Moore RC, et al：Stroke and severe preeclampsia and eclampsia：a paradigm shift focusing on systolic blood pressure. Obstet Gynecol 2005；105：246-54.(レベルⅢ)
10) 中本 收, 周藤雄二, 中村博昭, ほか：重症妊娠中毒症HP型の高血圧治療における母児の安全限界の差異に関する検討. 腎と透析 2001；51：664-71.(レベルⅢ)
11) 日高敦夫, 中本 收：各種降圧剤の効果と副作用, 並びに至適降圧レベル. 妊娠中毒症から妊娠高血圧症候群へ, 過去から未来へ－. 日本妊娠高血圧学会編. p274-81. メジカルビュー社, 2005.(レベルⅢ)
12) 中本 收, 周藤雄二, 日高敦夫：妊娠中毒症HP型の高血圧重度からみたターミネーション. 日本妊娠高血圧学会誌 1998；6：63-8.(レベルⅢ)

5. 降圧薬療法

CQ3 妊娠高血圧症候群における降圧薬の選択とその使用法は？

推奨

1. 妊娠高血圧症候群の経口投与が可能な降圧薬としてmethyldopa, labetalol, hydralazine, 徐放性nifedipineが推奨される．(グレードB)
2. 収縮期血圧180mmHg以上，あるいは拡張期血圧120mmHg以上が認められたら「高血圧緊急症」と診断し，降圧療法を開始する．緊急に降圧が必要と考えられる場合は静注薬(nicardipine, hydralazine, nitroglycerin)を用いる．(グレードB)
3. 妊婦に対してはアンジオテンシン変換酵素(ACE)阻害薬，アンジオテンシン受容体拮抗薬(ARB)のいずれも使用しない．(グレードA)
4. 静注薬による降圧は，経口薬で降圧が不良である場合，高血圧緊急症の降圧に用いる．その場合，児の状態に留意し，胎児心拍モニタリングを行う．(グレードA)

解説

 日本高血圧学会(JSH)による『高血圧治療ガイドライン2014』が作成されたが[1]、その内容との整合性を図り、今回、降圧薬の併用投与を提案した。

 平成23年に、labetalolとnifedipineの添付文書が改訂された。labetalolは妊婦または妊娠している可能性のある女性に投与可能となった。nifedipineは妊娠20週以降の妊婦に急激かつ過度の血圧低下とならないよう長時間作用型製剤(徐放性nifedipine)の使用を基本とし、治療上の有益性が危険性を上回ると判断された場合にのみ投与する。これらを踏まえて、第一選択の経口降圧薬はmethyldopa, labetalol, hydralazine, 徐放性nifedipine(妊娠20週以降)のいずれかを用いる。なお、1剤で十分な降圧が得られない場合、2剤併用も考慮する。methyldopaとlabetalolは交感神経抑制薬であり、hydralazineとnifedipineは血管拡張薬に分類される。併用にあたっては異なる降圧作用機序の組み合わせが望ましく、妊娠20週以降では、交感神経抑制薬(methyldopa, labetalol)いずれかと、血管拡張薬(hydralazine, nifedipine)いずれかの併用が推奨される。日本高血圧学会による『高血圧治療ガイドライン2014』では、3剤の併用も考慮することを推奨している[1]。

 『妊娠高血圧症候群管理ガイドライン2009』では、第一選択薬としてhydralazineもしくはmethyldopa経口投与をし、その降圧効果が不十分であれば、第二選択薬としてhydralazine静注もしくはnicardipine持続静注を推奨している。経過が比較的緩やかな妊娠高血圧症候群(多くは妊娠高血圧)には経口降圧薬の併用も有用である[2]。降圧薬の併用は、降圧効果が発揮されるまでに時間を要する可能性や過度に降圧する場合がある。妊娠高血圧腎症は、しばしば急激な血圧上昇、高度の高血圧を呈し、胎児・胎盤循環の異常が発生しやすいため、hydralazine静注もしくはnicardipine持続静注を優先すべきことが多い。

 『NICE臨床ガイドライン』では、妊娠高血圧腎症、妊娠高血圧もlabetalolの経口投与を第一選択薬としている[3]。Steegersらは、軽症高血圧では、labetalol 2分服、長時間作用型nifedipine 1日1回、methyldopa内服2～4分服を行う。重症高血圧では、高血圧緊急症と同様に静脈投与や頻回内服投与(例: labetalol 100mg内服45分ごと、最大1,200mg/日)が行われる[4]。いずれにしても降圧薬の投与量は、わが国の薬剤添付文書に認められた投与量に比べて多く(labetalolは450mg/日)、同様な投与をするのであればインフォームドコンセントが必要である。静脈投与ではわが国で採用されていないlabetalol注射薬が使用され、同様の管理は困難である。

 静注薬による降圧は、経口薬で降圧が不良である場合や高血圧緊急症の降圧に用いる。静注薬は、nicardipine, hydralazine, nitroglycerinを用いる。その場合、児の状態に留意し、胎児心拍モニタリングを行う。

1 妊娠高血圧症候群に用いられる経口降圧薬(表1)

①methyldopa

 中枢性交感神経抑制薬で、現在でも妊娠高血圧症候群の治療に最もよく用いられている降圧薬である。明確なエビデンスはないが、40年以上にわたり使用されており、母体および児にほとんど重篤な副作用の報告がされていない。一般の副作用としては眠気、口渇感、全身倦怠感、溶血性貧血、肝障害などが挙げられている。

②hydralazine

 血管拡張薬で、副作用としては頭痛、心悸亢進、心不全などの副作用がある。最近報告されたメタアナリシスでは、あらゆる面においてlabetalolよりも妊娠高血圧症候群の降圧薬としては劣ることが報告されている[5]。降圧効果は軽度であるが、心拍出量と腎血流量の改善が得られ、重症高血圧でもSBPを160～170mmHgで持続する症例に適している。

③labetalol

 $\alpha_1\beta$遮断薬で、欧米諸国では比較的よく用いられており、少なくとも安全性の面では大きな問題はないと思われる。さらにhydralazineと比較して主に母体への副作用の面で優れていることがメタアナリシスで示されている[5]。

④長時間作用型nifedipine

　nifedipineは，妊娠20週未満，または妊娠している可能性のある婦人では以前と同様に禁忌とされている（動物実験で催奇形性が報告されているため）。しかし，妊娠20週以降の妊婦に投与する場合には，治療上の有益性が危険性を上回ると判断された場合にのみ投与することと改訂された。薬剤添付文書では，妊娠中の投与に関する安全性は確立していないので，最新の関連ガイドライン等を参照しつつ，急激かつ過度の血圧低下とならないよう，長時間作用型製剤の使用を基本とし，剤形ごとの特徴を十分理解したうえで投与すること，また，母体や胎児および新生児の状態を十分に観察し，過度の血圧低下や胎児胎盤循環の低下等の異常が認められた場合には適切な処置を行うこととされている。

　nifedipineカプセルは，過度な降圧と血圧の再上昇を招きやすいため，使用しない[6]。

2 妊娠高血圧症候群で用いられる静注薬（表1）

①nicardipine

　Ca拮抗薬で，L-type channelを介しCaの流入をブロックする。手術時の異常高血圧の救急処置，高血圧緊急症，および急性心不全に主に使用されている。副作用としては麻痺性イレウス，低酸素症，肝機能障害がある。

　生理食塩水100mlにnicardipine 10mgを入れ（100μg/ml）または原液をシリンジポンプで点滴静注する。妊婦におけるnicardipine静注スケール例を示した（表2）。

　関らによると，高血圧緊急症を避けるための短期投与20例と妊娠期間の延長を図る30例に対して，収縮期血圧，拡張期血圧を15％程度降下させることを目標にnicardipineを点滴静注した。長期間投与できた10例でのnicardipineの平均投与期間は115.5±72.3日（31～250日），その総投与量も平均5,428±4,424.4mg（1,240～16,000mg）と長期に大量の投与を行ったが，nicardipineによる母児双方の副作用（頭痛，頻脈，胎児心拍モニタリング上の異常など）は，長期投与群には認められなかった。動物実験で示された重度胎児アシドーシスや胎児死亡などの副作用はなかった。これまでに，胎児の奇形や異常は経験されていない。nicardipineは，降圧効果は十分で母児双方に対する副作用はほ

表1　妊婦が使用する降圧薬

1. 添付文書上，妊婦に対する使用が認められているもの
   a. methyldopa（アルドメット®）
      脳幹部α₂受容体に作用する中枢性交感神経抑制薬，効果発現まで経口投与後最低6時間必要，副作用として肝障害に注意。
      使用量：250～750mg/日で開始，適当な降圧が得られるまで増量。250～2,000mg/日
   b. hydralazine（アプレゾリン®など）
      血管拡張薬，長期使用により降圧効果が減弱するので他剤併用を要する。
      使用量：経口では30～200mg/日，点滴静注では0.5～10mg/時
   c. labetalol（トランデート®）
      交感神経α，β受容体拮抗薬，β₁拮抗薬よりも妊娠高血圧症候群患者への有用性が高いとの報告が多い。FGRとの関連は否定できていない。
      使用量：150～450mg/日
   d. nifedipine（アダラート®）
      Ca拮抗薬，胎仔アシドーシス・低酸素症，催奇形性などの動物実験成績があり，妊娠20週以降の使用が可能。長時間作用型の使用が推奨される。降圧目的の使用が分娩遅延や産褥出血増強をきたすとの明らかなエビデンスはない。
      使用量：1回20～40mg，80mg/日まで増量可能

2. 薬剤添付文書上妊婦への投与が禁止されておらず，上記薬剤が無効なときに有用なもの
   a. nicardipine（ペルジピン®）静注製剤
      Ca拮抗薬，子宮収縮抑制作用を有するので分娩中や産褥期の投与には注意が必要
      使用量：0.5～6μg/kg/分で血圧をモニターしながら点滴静注
   b. nitroglycerin（ミリスロール®）
      一酸化窒素による血管平滑筋細胞弛緩。妊婦では頭痛を起こす頻度が高い。
      使用量：手術時の異常高血圧の緊急処置として，0.5～5μg/kg/分で開始，5～15分ごとに0.1～0.2μg/kg/分ずつ増量，維持量として1～2μg/kg/分を投与する。

とんどみられず，安全で有効な降圧薬と考えられると報告されている[7]。nicardipineの副作用に関して，動物実験では種々の副作用が報告されている[8〜10]にもかかわらず，ヒトの臨床成績では安全とする報告が多い[11〜13]。その理由は，①動物実験で用いられた投与量がヒトの投与量と比べ非常に多いこと[8]，②胎盤通過性が少ないこと(サルでは6％，ヒトでは9％)[8]，③胎盤血管や臍帯血管のpulsatility indexやresistance indexを変化させないこと[12]，④末梢血管抵抗を減少させると同時に，子宮循環血液量を増加させること[14]などが考えられている[7]。

②hydralazine

投与は2〜5mgを数分かけて静注し，20〜30分後には最大の降圧をみるが，血圧が下降しないときは30〜40分ごとに5〜10mgを反応に応じて投与，コントロールされれば，必要に応じて3時間後に投与する。全量20mgでコントロール困難な場合は，ほかの降圧薬に変更するか，投与開始から0.5〜10mg/時(5％ブドウ糖液500mlにhydralazine 20〜40mg)での点滴静注を行う。

副作用は，頻脈，頭痛，反射亢進，不安，不穏状態などを招くことである。従って，100/分以上の頻脈ではこの薬剤は控えることが賢明である。胎児には，急激な血圧低下による胎児機能不全を招くことがある。

経口投与と静脈投与が可能であることから古くより使用されており，経験的に安全とされている。ただし，効果発現がやや遅いために静脈内投与の際には結果として過量投与による過度の降圧の危険があり[15]，むしろCa拮抗薬のほうが安全とする意見もある[16]。hydralazineはほかの降圧薬(nifedipine, labetalol, methyldopaなど)に比べて，常用量によっても降圧目標より下がりすぎることが多い。また帝王切開，胎盤早期剥離，胎児心拍異常，そしてApgarスコア1分値の低下する頻度が高い。胎児には，急激な血圧低下による胎児機能不全を招くことがある。一方，nifedipineとhydralazineを比較したCochrane reviewによれば，血圧制御困難例は，nifedipine使用例のほうが有意に少ないという成績が示されている[17]。添付文書には頭蓋内出血急性期の患者への使用は禁忌となっている。

③nitroglycerin

手術時の低血圧維持，手術時の異常高血圧の救急処置，急性心不全および不安定狭心症に使用されている。重大な副作用としては急激な血圧低下，心拍出量低下などがある。

④MgSO$_4$

(「Ⅶ子癇『CQ2 子癇の管理法は？』5.痙攣対策」参照)

表2 妊婦の降圧スライディングスケール(例)

血圧160/110mmHg 以上*で行い，降圧目標は159〜140/109〜90mmHgとする。

ペルジピン®原液(1mg/ml)をシリンジポンプで投与する。
　　原液のみの投与はせず，補液と併用する。

0.5ml/時**より開始する。

開始後30分間は，適宜血圧測定を行う。血圧の変動に注意しつつ，その評価は通常，投与開始後約30分をめどに行う。降圧目標が維持できているときは，血圧測定は60分ごとに行う。胎児心拍モニタリングを行う。

160/110mmHg以上のとき，0.5ml/時 増量する。最大2.0ml/時とする。

140/90mmHg以下で，0.5ml/時 減量する。120/80mmHg以下で，中止する。
投与中止後は30分後に血圧測定し，160/110mmHg以上で，0.5ml/時より再開する。

投与量2.0ml/時以上は，医師の指示の下で投与する。

＊：治療を決定するときは収縮期血圧が優先される。
＊＊：体重50Kgとして，0.17μg/kg/分にあたり，高血圧緊急症の開始量とされる0.5μg/kg/分 の半分以下の量である。

(文献2)より引用改変)

文献

1) 日本高血圧学会高血圧治療ガイドライン作成委員会編：高血圧治療ガイドライン2014. 日本高血圧学会, 東京, 2014.（レベルIV）
2) 日本妊娠高血圧学会編：妊娠高血圧症候群（PIH）管理ガイドライン2009. メジカルビュー社, 東京, 2009.（レベルIV）
3) National Collaborating Centre for Women's and Children's Health. ed. NICE Clinical Guideline. Hypertension in pregnancy : the management of hypertensive disorders during pregnancy. London : National Institute for Health and Clinical Excellence (NICE), 2011.（レベルIV）
4) Steegers EA, von Dadelszen P, Duvekot JJ, et al : Preeclampsia. Lancet 2010 ; 376 : 631-44.（レベルIII）
5) Magee LA, Cham C, Waterman EJ, et al : Hydralazine for treatment of severe hypertension in pregnancy : meta-analysis. BMJ 2003 ; 327 : 955-60.（レベルII）
6) 中本 收, 周藤雄二, 中村博昭, ほか：重症妊娠中毒症HP型の高血圧治療における母児の安全限界の差異に関する検討. 腎と透析 2001 ; 51 : 664-71.（レベルIII）
7) Seki H, Takeda S, Kinoshita K : Long-term treatment with nicardipine for severe pre-eclampsia. Int J Gynaecol Obstet 2002 ; 76 : 135-41.（レベルIII）
8) Ducsay CA, Thompson JS, Wu AT, et al : Effects of calcium entry blocker (nicardipine) tocolysis in rhesus macaques : fetal plasma concentrations and cardiorespiratory changes. Am J Obstet Gynecol 1987 ; 157 : 1482-6.（レベルIII）
9) Holbrook RH Jr, Voss EM, Gibson RN : Ovine fetal cardiorespiratory response to nicardipine. Am J Obstet Gynecol 1989 ; 161 : 718-21.（レベルIII）
10) Parisi VM, Salinas J, Stockmar EJ : Placental vascular responses to nicardipine in the hypertensive ewe. Am J Obstet Gynecol 1989 ; 161 : 1039-43.（レベルIII）
11) Carbonne B, Jannet D, Touboul C, et al : Nicardipine treatment of hypertension during pregnancy. Obstet Gynecol 1993 ; 81 : 908-14.（レベルIII）
12) Cameron AD, Walker JJ, Mathara AM, et al : The effect of antihypertensive therapy on the doppler waveform in the maternal and fetal vascular system. In : Abstracts of the second International Doppler Society meeting, Paris, France, 1989 ; 7.（レベルIV）
13) Lindow SW, Davies N, Davey DA, et al : The effect of sublingual nifedipine on uteroplacental blood flow in hypertensive pregnancy. Br J Obstet Gynaecol 1988 ; 95 : 1276-81.（レベルIII）
14) Ahokas RA, Sibai BM, Mabie WC, et al : Nifedipine does not adversely affect uteroplacental blood flow in the hypertensive term-pregnant rat. Am J Obstet Gynecol 1988 ; 159 : 1440-5.（レベルIII）
15) Mabie WC, Gonzalez AR, Sibai BM, et al : A comparative trial of labetalol and hydralazine in the acute management of severe hypertension complic + ating pregnancy. Obstet Gynecol 1987 ; 70 : 328-33.（レベルIII）
16) Fenakel K, Fenakel G, Appelman Z, et al : Nifedipine in the treatment of severe preeclampsia. Obstet : Gynecol 1991 ; 77 : 331-7.（レベルIII）
17) Duley L, Henderson-Smart DJ, Meher S : Drugs for treatment of very high blood pressure during pregnancy. Cochrane Database Syst Rev 2006 ; (3) : CD001449.（レベルI）

Ⅳ 妊婦管理

6．抗凝固療法

CQ 妊娠高血圧症候群に関連した妊娠中の静脈血栓塞栓症（VTE）の予防的抗凝固療法は？
妊娠中のVTE発症例の抗凝固療法は？

推奨

1. 妊娠高血圧症候群に合併して静脈血栓塞栓症（venous thromboembolism；VTE）を発症した場合には治療的抗凝固療法を推奨する。（グレードA）
2. VTE発症，VTE既往例および血栓性素因が明らかなものを除き，妊娠期間中の妊娠高血圧症候群発症もしくは既往のみで予防的抗凝固療法は推奨しない。（グレードB）
3. 妊娠高血圧症候群重症既往妊娠や早期発症型妊娠高血圧症候群重症では血栓性素因の検索を考慮する。（グレードC）

解　説

1 妊娠中における静脈血栓塞栓症（VTE）予防

　VTEの予防には，妊娠と判明して妊娠期間中に行われる予防と，リスクの上昇する分娩後産褥期を対象とした予防とに分けられる。特に産褥期はVTEのリスクが上昇するため，わが国においては予防についてもこの時期の指針が示されることが多い。『肺血栓塞栓症／深部静脈血栓症（静脈血栓塞栓症）予防ガイドライン2004年版』[1]にも，産科領域では主として産褥期のVTE予防についての指針が提示されている。妊娠高血圧症候群ではVTEのリスクが上昇することは知られてきたが，妊娠中を含めどのように予防管理をするかは今まで指針が示されてきていない。

　過去の調査をみると，1996年度厚生省心身障害研究での後方視的な妊産婦死亡全国調査ではVTEの詳細な死亡例の検討を行っており，妊娠中でのVTEによる妊産婦死亡の報告がなされている[2]。日本産婦人科・新生児血液学会の調査は，数少ないわが国における妊産褥婦でのVTEの発症頻度概数，リスク因子についての疫学的調査検討である[3]。この検討によると深部静脈血栓症（deep vein thrombosis；DVT）は，妊娠中（5〜40週）63例（59％），産褥期（0〜14日）43例（41％）と，主に妊娠中にみられる。妊娠5週から発症が認められ，8〜11週に最も発症が多い。その後減少するが，24週過ぎに再び発症が増加する（図1）。一方，分娩後発症の特徴は，産褥1日の発症が最も多く，6日目までに全体の86％の発症を認め，14日目の発症もみられている。一方，致死的病態となりうる肺血栓塞栓症（pulmonary thromboembolism；PTE）は，妊娠中（6〜38週）21例（30％），産褥期（0〜7日）49例（70％）と産褥期に多かった。妊娠中の発症時期の特徴は，妊娠6週から発症がみられ，8〜11週に最も多く，その後はみられなくなる。しかし，27週過ぎに再び発症がみられ，以後分娩時まで続く。分娩後では産褥1日目の発症が最も多く，3日目までに全体の92％が発症していた。8日目以降の発症はみられていない（図2）。

　このようにわが国の現状でも，致死的PTEは妊娠期間中にもみられるものの，その約70％は産褥期発症であり，妊娠期間中の予防については，VTE既往例，抗リン脂質抗体陽性例や先天性血栓性素因のある例に対しては妊娠初期からの予防的薬物療法が好ましいとしている[1]。

　一方，英国や，ヨーロッパでも特にオランダ，

図1 産科領域における深部静脈血栓症発症時期別頻度

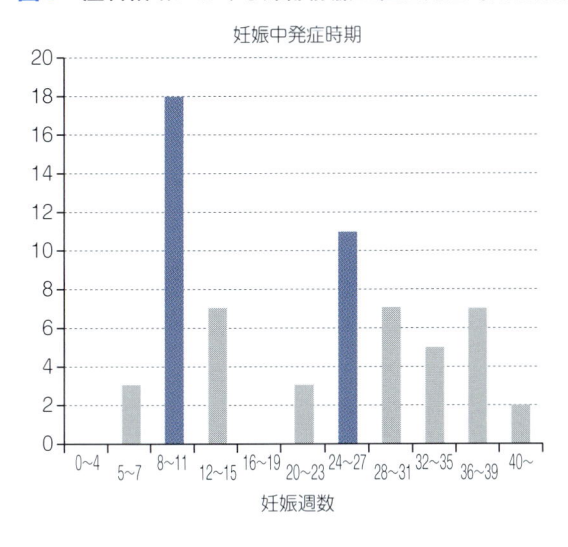

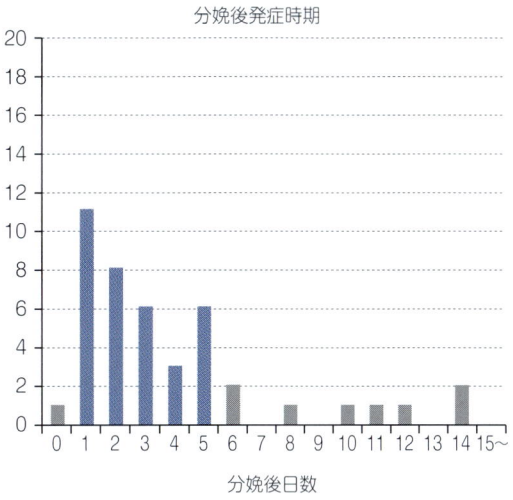

妊娠中発症時期 / 分娩後発症時期

(文献3)より引用)

図2 産科領域における肺血栓塞栓症発症時期別頻度

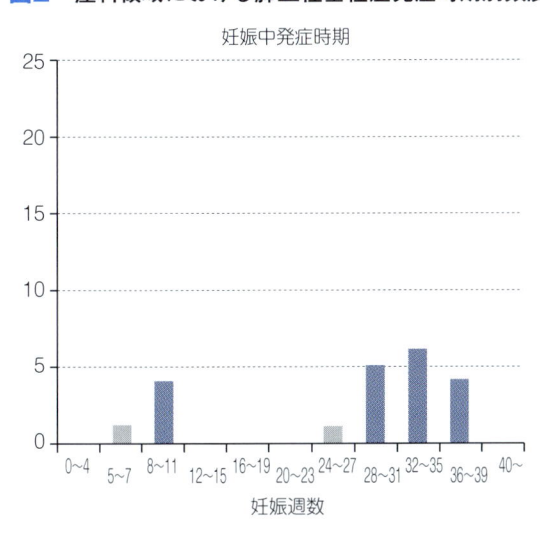

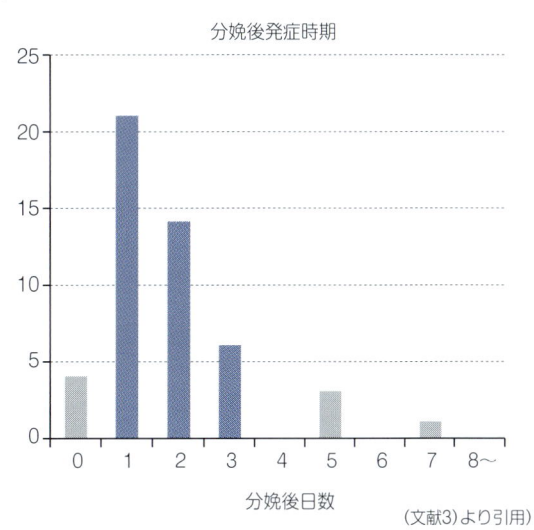

妊娠中発症時期 / 分娩後発症時期

(文献3)より引用)

　デンマーク，スウェーデンなどの北欧では先天的血栓性素因の1つであるFactor V Leiden保因率の高いこともあり，古くよりVTEが日常臨床において注目されてきた。その結果，ヨーロッパからの移住者の多い北米を含め，産褥のみならず，妊娠時におけるVTEの頻度，リスク因子，死亡率等について大きな母集団で検討されてきた[4〜16]。

　『第9版ACCPガイドライン2012』(**表1**)[17]の妊娠に関連したVTEリスクでは，BMI 25kg/m^2以上の妊婦が妊娠中1週間以上の床上安静を伴う運動制限をした場合，調整オッズ比：62.3，95% CI：11.5〜337.0と算出している。また，胎児発育不全を伴う妊娠高血圧症候群では，調整オッズ比：5.5，95% CI：2.1〜16，妊娠高血圧症候群単独で調整オッズ比：3.1，95% CI：1.8〜5.3と算出している。

　英国の『RCOG Green-top guideline 2009 No.37a』(**表2**)[18]では，妊娠に関連したVTEリスクとして単独因子としてVTE既往を挙げ，調整オッズ比：24.8，95% CI：17.1〜36と算出している。妊娠高血圧症候群および胎児発育不全例でのVTEリスクは，調整オッズ比：5.8，95% CI：2.1〜16と算出している。『NICE臨床ガイドラ

表1 妊娠に関連したVTEリスク因子（ACCP）

リスク因子	調整オッズ比	95% CI
運動制限（妊娠中の1週間以上の床上安静ならびにBMI 25kg/m²以上）	62.3	11.5〜337.0
運動制限（産褥期の1週間以上の床上安静ならびにBMI 25kg/m²以上）	40.1	8.0〜201.5
VTE既往	24.8	17.1〜36.0
経腟分娩後産褥感染（臨床症状＋発熱＋WBC上昇）	20.2	6.4〜63.5
手術に伴う1,000ml以上の産褥出血	12.0	3.9〜36.0
全身性エリテマトーデス	8.7	5.8〜13.0
輸血	7.6	6.2〜8.3
帝王切開後産褥感染（臨床症状＋発熱＋WBC上昇）	6.2	2.4〜16.0
胎児発育不全を伴う妊娠高血圧腎症	5.5	2.1〜16.0
多胎	4.2	1.8〜9.7
BMI 30kg/m²以上	5.3	2.1〜13.5
アンチトロンビン異常症	4.7	1.3〜17.0
生殖補助医療	4.3	2.0〜9.4
1L以上の産褥出血	4.1	2.3〜7.3
胎児発育不全（妊娠週数，性差補正出生児体重が25パーセンタイル未満）	3.8	1.4〜10.2
喫煙（1日10〜30本　妊娠前または妊娠中）産褥期	3.4	2.0〜5.5
プロテインS異常症	3.2	1.5〜6.9
妊娠高血圧腎症	3.1	1.8〜5.3
緊急帝王切開	2.7	1.8〜4.1
21kg以上の体重増加	1.6	1.1〜2.6
1回以上の分娩	1.5	1.1〜1.9
35歳以上	1.3	1.0〜1.7
予定帝王切開	1.3	0.7〜2.2

（文献17）より改変）

表2 妊娠に関連したVTEリスク因子（RCOG）

リスク因子	調整オッズ比	95% CI	コメント
VTE既往	24.8	17.1〜36.0	
35歳以上	1.4	1.0〜2.0	pn=256
BMI 30kg/m²以上	5.3	2.1〜13.5	n=129
	1.7	1.1〜2.6	n=256
BMI 25kg/m²以上	2.4	1.7〜3.3	pn=291
	1.8	1.3〜2.4	an=268
分娩回数　1	4.03	1.6〜9.84	n=143 an PE
2	1.5	1.1〜1.9	n=603
3以上	2.4	1.8〜3.1	n=603
運動制限	7.7	3.2〜19.0	an
妊娠高血圧腎症	2.9	2.1〜3.9	
	3.1	1.8〜5.3	pn
妊娠高血圧腎症および胎児発育不全	5.8	2.1〜16.0	
悪阻	2.5	2.0〜3.2	
緊急帝王切開	2.7	1.8〜4.1	
帝王切開（すべて）	3.6	3.0〜4.3	
	2.1	1.8〜2.4	
	2.0	1.5〜2.7	pn=256
輸血	7.6	6.2〜9.4	

an：分娩前，PE＝肺血栓症，pn：産褥，n：症例対照研究における症例数

（文献18）より改変）

イン2010』は入院患者すべてのVTEリスクの軽減を目指したガイドラインであるが，妊娠期間中から産褥6週間までの指針を提示しており[19]，基本的には『RCOG Green-top guideline 2009 No.37a』に準拠している。

RCOG Green-topガイドラインでは産科領域におけるVTE予防のためのリスク評価と管理について，分娩予約時と入院時の2回，分娩前評価を行い管理することが推奨されている(図3)。また，分娩時，分娩室で産褥期評価を行うことも推奨されている(図4)。このガイドラインでは各種リスク因子に重み付けを行い，リスク因子の存在数により高・中・低リスクに分類し，妊娠中の管理法の基本を示している。

2 妊娠高血圧症候群に関連したVTE予防

①妊娠高血圧腎症を発症した場合の妊娠中のVTEの予防的抗凝固療法について

『産婦人科診療ガイドライン産科編 2014年版』[20]では，妊娠期間中のVTEの予防について妊娠高血圧腎症はVTEリスク因子の1つとし，他のリスク因子を含め3つ以上有している場合，予防的抗凝固療法を検討する(グレードC：考慮される)としている。『肺血栓塞栓症／深部静脈血栓症(静脈血栓塞栓症)予防ガイドライン2004年版』ならびに『循環器病の診断と治療に関するガイドライン(2008年度合同研究班報告)－肺血栓塞栓症および深部静脈血栓症の診断，治療，予防に関するガイドライン(2009年改訂版)』では，妊娠高血圧症候群を管理上の明確なリスク因子として対応するとの基準を示していない。『RCOG Green-top guideline 2009 No.37a』分娩前評価チャートでは，妊娠高血圧腎症単独因子では低リスクと判断し，早期離床ならびに脱水予防が推奨されている。ただし，妊娠高血圧腎症に加え，年齢＞35歳，肥満(BMI＞30kg/m^2)，経産回数≧3などの追加因子等3個以上のリスク因子が存在する場合には妊娠中の静脈血栓症専門家チームをつくり，低分子量ヘパリンによる妊娠中の予防を考慮するとしている。

図3 産科領域における深部静脈血栓症予防のためのリスク評価と管理(分娩前評価)

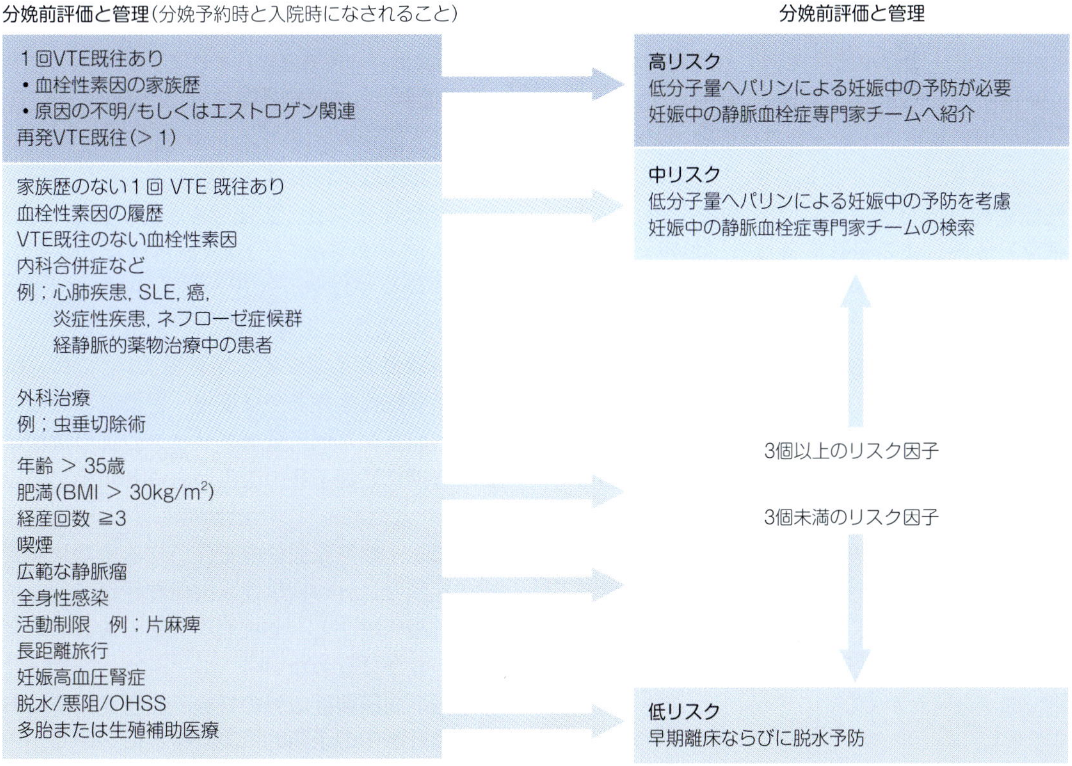

分娩前評価と管理(分娩予約時と入院時になされること)　　　　　　　　　　　　　　分娩前評価と管理

因子	リスク分類と対応
1回VTE既往あり ・血栓性素因の家族歴 ・原因の不明/もしくはエストロゲン関連 再発VTE既往(＞1)	**高リスク** 低分子量ヘパリンによる妊娠中の予防が必要 妊娠中の静脈血栓症専門家チームへ紹介
家族歴のない1回VTE既往あり 血栓性素因の履歴 VTE既往のない血栓性素因 内科合併症など 例：心肺疾患，SLE，癌， 　　炎症性疾患，ネフローゼ症候群 　　経静脈的薬物治療中の患者 外科治療 例；虫垂切除術	**中リスク** 低分子量ヘパリンによる妊娠中の予防を考慮 妊娠中の静脈血栓症専門家チームの検索
年齢＞35歳 肥満(BMI＞30kg/m^2) 経産回数≧3 喫煙 広範な静脈瘤 全身性感染 活動制限　例；片麻痺 長距離旅行 妊娠高血圧腎症 脱水/悪阻/OHSS 多胎または生殖補助医療	3個以上のリスク因子 → 中リスク 3個未満のリスク因子 → 低リスク **低リスク** 早期離床ならびに脱水予防

(『RCOG Green-top guideline, 2009 No37a』より改変)

図4 産科領域における深部静脈血栓症予防のためのリスク評価と管理（産褥期評価）

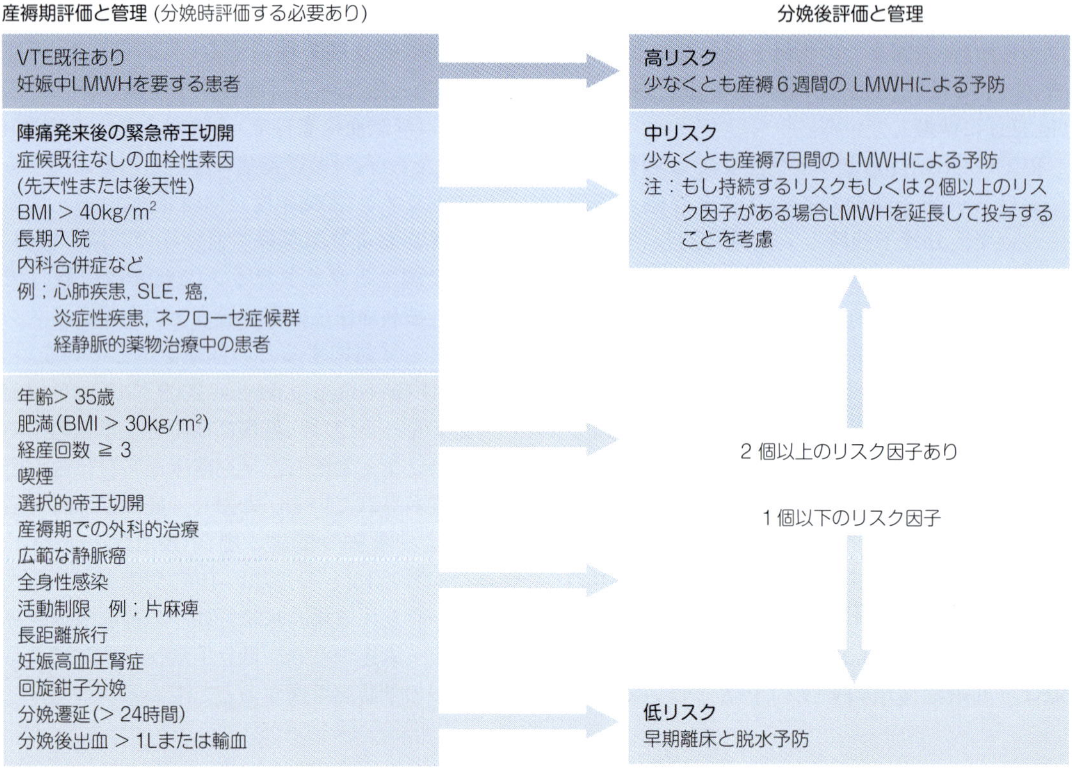

産褥期評価と管理（分娩時評価する必要あり）　　　　　　　　　　　　　　　　　分娩後評価と管理

VTE既往あり 妊娠中LMWHを要する患者	→	**高リスク** 少なくとも産褥6週間のLMWHによる予防
陣痛発来後の緊急帝王切開 症候既往なしの血栓性素因 （先天性または後天性） BMI > 40kg/m² 長期入院 内科合併症など 例；心肺疾患, SLE, 癌, 　　炎症性疾患, ネフローゼ症候群 　　経静脈的薬物治療中の患者	→	**中リスク** 少なくとも産褥7日間のLMWHによる予防 注：もし持続するリスクもしくは2個以上のリスク因子がある場合LMWHを延長して投与することを考慮
年齢 > 35歳 肥満（BMI > 30kg/m²） 経産回数 ≧ 3 喫煙 選択的帝王切開 産褥期での外科的治療 広範な静脈瘤 全身性感染 活動制限　例；片麻痺 長距離旅行 妊娠高血圧腎症 回旋鉗子分娩 分娩遷延（> 24時間） 分娩後出血 > 1Lまたは輸血	2個以上のリスク因子あり 1個以下のリスク因子	**低リスク** 早期離床と脱水予防

LMWH：低分子量ヘパリン　　　　　　　　　　　　　　　　　　　　　　　（『RCOG Green-top guideline 2009』より改変）

②妊娠高血圧症候群既往患者における妊娠中のVTEの予防的抗凝固療法について

　早発型妊娠高血圧症候群重症患者の基礎疾患として血栓性素因が指摘されてきており（「Ⅳ妊婦管理『1. 母体評価　CQ4 血液凝固・線溶系マーカーによる母体評価は？』」参照）[21]，その後も妊娠高血圧腎症と母体血栓性素因についての報告がある[22]。本ガイドラインでは早発型妊娠高血圧症候群重症既往では血栓性素因の検索を考慮し，血栓性素因が明らかとなった例では予防的抗凝固療法を推奨する。

③妊娠中のVTE発症例もしくは既往例における妊娠高血圧症候群のリスク評価について

　『NICE臨床ガイドライン2011』[23]では，血栓性素因をもつ女性は妊娠高血圧腎症を発症するリスクは増加するとしているが，妊娠中のVTE発症例もしくは既往例における妊娠高血圧症候群リスクは明らかでない。

④妊娠高血圧症候群発症ハイリスク例（抗リン脂質抗体症候群合併）での妊娠中の抗凝固療法について

　『NICE臨床ガイドライン2011』では，抗リン脂質抗体陽性例における妊娠高血圧症候群発症リスクはオッズ比：2.54，95% CI：1.52〜4.23とするデータを示し，Duckittらは抗リン脂質抗体症候群ではオッズ比：9.72，95% CI：4.34〜21.75のように上昇することを示した[24]。『産婦人科診療ガイドライン産科編2014』では，抗リン脂質抗体症候群では反復・習慣流産の観点からヘパリンと低用量アスピリンの併用療法により有意に妊娠予後の改善があると指摘している。

　ただし，動静脈血栓症を伴いうる抗リン脂質抗体症候群以外の血栓性素因保有妊娠では，予防的抗凝固療法として抗血小板薬であるアスピリンの投与は行わない。

⑤妊娠高血圧腎症以外の妊娠高血圧症候群における妊娠中の予防的抗凝固療法について

　本指針では，妊娠高血圧腎症以外の妊娠高血

圧症候群においては，妊娠中の予防的抗凝固療法は推奨しない。ただし，VTE発症・既往例および血栓性素因が明らかな場合は，抗凝固療法を考慮する。

3 分娩前抗凝固療法の方法

妊娠中の抗凝固療法には，VTE発症時の治療的抗凝固療法とその後の予防的抗凝固療法がある（「Ⅷ 特殊な病態『7. 深部静脈血栓症／肺血栓塞栓症』」参照）。

なお，『ACOG Practice Bulletin』[25]においては，妊婦ではVTE予防治療のためには未分画ヘパリンではなく低分子量ヘパリンを推奨するとしている。コンセンサスならびに専門家の意見に基づく推奨（レベルC）として，治療的もしくは予防的抗凝固療法を受けている女性は分娩1カ月もしくは分娩が近い場合，半減期の短い未分画ヘパリンに変更するとしている。

文献

1) 肺血栓塞栓症/深部静脈血栓症（静脈血栓塞栓症）予防ガイドライン作成委員会：肺血栓塞栓症/深部静脈血栓症（静脈血栓塞栓症）予防ガイドライン. Medical front international limited, 2004.（レベルⅣ）
2) 石川睦男：妊産婦死亡と肺血栓塞栓症. 妊産婦死亡に関する研究, 平成8年度厚生省心身障害研究報告書, 123-8.（レベルⅢ）
3) 小林隆夫ほか：産婦人科血栓症調査結果の最終報告と静脈血栓症予防ガイドラインについて. 日本産婦人科・新生児血液学会誌 2004；14：5-6.（レベルⅡ）
4) Jacobsen AF, Skjeldestad FE, Sandset PM：Ante- and postnatal risk factors of venous thrombosis：a hospital-based casecontrol study. J Thromb Haemost 2008；6：905-12.（レベルⅢ）
5) Jacobsen AF, Drolsum A, Klow NE, et al：Deep vein thrombosis after elective cesarean section. Thromb Res 2004；113：283-8.（レベルⅢ）
6) Lindqvist P, Dahlbäck B, Marŝâl K：Thrombotic risk during pregnancy：a population study. Obstet Gynecol 1999；94：595-9.（レベルⅡ）
7) Simpson EL, Lawrenson RA, Nightingale AL, et al：Venous thromboembolism in pregnancy and the puerperium：incidence and additional risk factors from a London perinatal database. BJOG 2001；108：56-60.（レベルⅡ）
8) Knight M：UKOSS：Antenatal pulmonary embolism：risk factors, management and outcomes. BJOG 2008；115：453-61.（レベルⅢ）
9) Robertson L, Wu O, Langhorne P, et al：Thrombosis Risk and Economic Assessment of Thrombophilia Screening（TREATS）Study. Thrombophilia in pregnancy：a systematic review. Br J Haematol 2005；132：171-96.（レベルⅠ）
10) James AH, Jamison MG, Brancazio LR, et al：Venous thromboembolism during pregnancy and the postpartum period：incidence, risk factors, and mortality. Am J Obstet Gynecol 2006；194：1311-5.（レベルⅡ）
11) Liu S, Liston RM, Joseph KS, et al.：Maternal mortality and severe morbidity associated with low-risk planned cesarean delivery versus planned vaginal delivery at term. CMAJ 2007；176：455-60.（レベルⅡ）
12) James AH：Prevention and management of venous thromboembolism in pregnancy. Am J Med 2007；120：S26-S34.（レベルⅣ）
13) Bates SM, Greer IA, Pabinger I, et al：Venous thromboembolism, thrombophilia, antithrombotic therapy, and pregnancy：American College of Chest Physicians Evidence-Based Clinical Practice Guidelines（8th edition）. Chest 2008；6：S844-S6.（レベルⅣ）
14) Krafft A：The problem of risk assessment and prophylaxis of venous thromboembolism in pregnancy. Thromb Haemost 2007；98：1155-6.（レベルⅣ）
15) Larsen TB, Sørensen HT, Gislum M, et al：Maternal smoking, obesity and risk of venous thromboembolism during pregnancy and the puerperium：a population-based nested case-control study. Thromb Res 2007；120：505-9.（レベルⅢ）
16) Danilenko-Dixon DR, Heit JA, Silverstein MD, et al：Risk factors for deep vein thrombosis and pulmonary embolism during pregnancy or post partum：a population-based, case-control study. Am J Obstet Gynecol 2001；184：104-10.（レベルⅢ）
17) American College of Chest Physicians Evidence-Based Clnical Practice Guidelines（9th Edition）Venous thromboembolism, thrombophilia, antithrombotic therapy, and pregnancy. 2012；141：e691S-e736S.（レベルⅣ）
18) Royal College of Obstetrician and Gynaecologist Thromboprophylaxis during pregnancy and after vaginal delivery（Reducing the risk of thrombosis and embolism during pregnancy and the puerperium）Green-top Guideline No.37a p1-35, 2009.（レベルⅣ）
19) National Institute for Health and clinical Exellence（NICE）：Clinical Guideline No. 92：Reducing the risk of venous thromboembolism（deep vein thrombosis and pulmonary embolism）in patients admitted to hospital. p31-2, 2010.（レベルⅣ）
20) 日本産科婦人科学会/日本産科婦人科医会編：産婦人科診療ガイドライン 産科編2014（2014年版）. 日本産科婦人科学会, 2014.（レベルⅣ）
21) Dekker GA, de Varies JI, Doelitzsch PM, et al：Underling disorders associated with severe early-onset preeclampsia. Am J Obstet Gynecol 1995；173：1042-8.（レベルⅢ）
22) Facchinetti F, Marozio L, frusca T, et al：Maternal thrombophilia and the risk of recurrence of preeclampsia. Am J Obstet Gynecol 2009；200：46 e1-5.（レベルⅢ）
23) National Institute for Health and Clinical Exellence（NICE）：Clinical Guideline No. 107：Hypertension in pregnancy：the management of hypertensive disorders during pregnancy. 2011.（レベルⅣ）
24) Duckitt K, Harrington D：Risk factors for pre-eclampsia at antenatal booking：systematic reiview of controlled studies. BMJ 2005；330：565-72（レベルⅡ）
25) James A；Committee on Practice Bulletins-Obstetrics：Practice bulletin no. 123：thromboembolism in pregnancy. Obstet Gynecol 2011；118：718-29.（レベルⅣ）

V 高血圧合併妊娠

1. 基本的知識

CQ 高血圧合併妊娠とは？ 高血圧合併妊娠の分類は？ 母児の予後は？

推奨

1. 高血圧合併妊娠とは，妊娠前または妊娠20週未満に140/90mmHg以上の高血圧を認める場合をいう。分娩後12週以降も高血圧が持続するものも，高血圧合併妊娠に分類される。（グレードA）

2. 高血圧症は一般的に本態性高血圧と二次性高血圧に分類され，本態性高血圧が90％を占めるが，二次性高血圧の有無の検索が重要である。（グレードA）

3. 高血圧合併妊娠における主な周産期リスクとして，加重型妊娠高血圧腎症，常位胎盤早期剥離，早産，胎児発育不全，死産などがあげられる。これらは軽症高血圧よりも重症高血圧でより高頻度にみられる。（グレードB）

4. 高血圧合併妊娠が妊娠中期から後期，または分娩時，分娩後に血圧が上昇してもそれだけでは妊娠高血圧症候群に分類されないが，母体，胎児の予後には十分な注意を払う必要がある。（グレードB）

解　説

1 高血圧合併妊娠とは

妊娠高血圧症候群の分類には含まれず，妊娠前または妊娠20週未満に140/90mmHg以上の高血圧を呈し，分娩12週以降も高血圧が持続する場合をいう[1〜5]。発症頻度は全妊婦の0.5〜5％とされるが，母集団によって，また高血圧の診断基準によって異なる。最近は妊婦の高年齢化と肥満の増加に伴い増える傾向にある[6, 7]。

2 高血圧症の分類

一般に高血圧症は，本態性高血圧（essential hypertension）と二次性高血圧（secondary hypertension）に分類される。本態性高血圧が90％を占める。二次性高血圧の主な原因疾患としては，腎実質性高血圧，腎血管性高血圧，内分泌性高血圧（原発性アルドステロン症，Cushing症候群，褐色細胞腫，甲状腺機能亢進症など），血管性高血圧（大動脈炎症候群，大動脈縮窄症な

ど），脳・中枢神経系疾患による高血圧，薬剤誘発性高血圧などがある[8]。

3 高血圧の軽症，重症の診断基準

非妊娠時の高血圧症の重症度診断基準としては，日本高血圧学会が**表1**に示すような分類を提唱している[8]。ただしこの表は，外来血圧による分類であることに留意されたい。一方，妊産婦における診断基準として英国の『NICE臨床ガイドライン 2011』は，軽症140〜149/90〜99mmHg，中等症 150〜159/100〜109mmHg，重症160〜/110〜mmHgと分類している。妊婦における高血圧症の重症度分類については，必ずしも明確なエビデンスはない。これは日内変動（サーカディアンリズム）があり，また精神的な影響や運動などにより影響を受けやすく変動幅が大きいことなどによる。臨床管理上は，軽症を140〜159/90〜109mmHg，重症を160〜/110〜mmHgとするのが妥当と思われる[1, 2, 7]。

4 母児の予後(表2)

　高血圧合併妊婦では母体死亡が正常血圧妊婦に比べて約5倍，胎児死亡や新生児死亡が約2倍であったという報告[9]があるが，その他の主な周産期リスクとしては，加重型妊娠高血圧腎症の発症，常位胎盤早期剥離，早産，胎児発育不全，帝王切開率の増加などがあげられる。こうした合併症の発症率は，高血圧の罹病期間や重症度，加重型妊娠高血圧腎症の併発と関連がある[1]。

①加重型妊娠高血圧腎症

　高血圧合併妊婦の加重型妊娠高血圧腎症の発症リスクは，正常血圧妊婦が妊娠高血圧腎症を発症するリスクと比較して調整オッズ比で11.3（95％ CI：9.7～13.2）であった[10]。ただし，ここでの加重型妊娠高血圧腎症は，高血圧妊娠に20週以降蛋白尿を伴うものである。高血圧合併妊婦における加重型妊娠高血圧腎症の発症率については，全体として25％（軽症4.8～15.6％，重症28.2～52％）であった[7]。また高血圧合併妊婦で妊娠初期から中期にかけて血圧低下傾向を示さない症例では，加重型妊娠高血圧腎症へと増悪しやすい。

　さらに高血圧の既往が4年以上（31％ vs 22％），前回妊娠時の妊娠高血圧腎症(preeclampsia)既往症例（32％ vs 23％），拡張期血圧が100mmHg以上（42％ vs 24％）の症例では，それぞれそうでないものと比較して加重型妊娠高血圧腎症発症率は有意に増加した[11]。

②常位胎盤早期剥離

　高血圧合併妊婦における常位胎盤早期剥離の発症率は，全体としては1.1％[12]だが，重症高血圧症例ではその半分が加重型妊娠高血圧腎症に発展し，8.5％に胎盤早期剥離が発症した[13]。また2007年のAnanthらによる221,090例の単胎例の検討では，1,000例当たり7.3例の高血圧症がみられ，高血圧合併例での胎盤早期剥離の頻度は1,000例当たり15.6例であり高血圧を伴わない症例に比較して相対リスクは2.4（95％ CI：2.3～2.5）であった[14]。さらに，高血圧合併例に胎児発育不全を伴う場合の胎盤早期剥離の相対リスクは正常血圧母体・正常発育胎児症例に比較して3.8（95％ CI：3.6～4.1），高血圧合併例に加重型妊娠高血圧腎症を併発した場合は7.7（95％ CI：6.6～8.9）であり，高血圧症と胎盤早期剥離との間には強い関連があったと結論付けている。

③帝王切開，産後の過多出血(PPH)

　高血圧合併妊婦では，正常血圧妊婦と比

表1　成人における血圧値の分類（JSH2014）

	分類	収縮期血圧(mmHg)		拡張期血圧(mmHg)
正常域血圧	至適血圧	<120	かつ	<80
	正常血圧	120～129	かつ/または	80～84
	正常高値血圧	130～139	かつ/または	85～89
高血圧	Ⅰ度高血圧	140～159	かつ/または	90～99
	Ⅱ度高血圧	160～179	かつ/または	100～109
	Ⅲ度高血圧	≧180	かつ/または	≧110
	(孤立性)収縮期高血圧	≧140	かつ	<90

表2　高血圧合併妊娠の母児リスク

	軽症高血圧(%)	重症高血圧(%)
加重型妊娠高血圧腎症	14.0～28.0	50～79
常位胎盤早期剥離	0.5～2.4	5～10
早産	16.0～34.4	62～70
SGA児	11.0～27.2	31～40

SGA：small for gestational age　　　　　　(文献19)より改変)

較して，帝王切開がほぼ3倍(オッズ比：2.7, 95% CI：2.4～3.0)，産後の過多出血(postpartum hemorrhage；PPH)のリスクが2倍(オッズ比：2.2, 95% CI：1.4～3.7)であった[15]。さらに母体の生命を脅かすような合併症として肺水腫，高血圧性脳症，脳出血，急性腎不全などのリスクも高まる。

④早産，低出生体重児

高血圧合併妊娠では早産は約3倍に増加する[9]。さらに早産率は高血圧の重症度によっても差があり，軽症高血圧よりも重症高血圧や加重型妊娠高血圧腎症で有意に早産率が高かった[16]。

また，いくつかの研究で，高血圧合併妊娠ではSGA(small for gestational age)児が2～5倍に増加すると報告されている[9, 15, 17, 18]。児の体重についてもやはり高血圧の重症度によって差があり，血圧がよくコントロールされた高血圧合併妊娠での2,500g未満の低出生体重児の発生率は23%なのに対して，重症高血圧では52%，さらに加重型妊娠高血圧腎症では71%になったとの報告もある[16]。この報告によると，NICUへの入院率も軽症高血圧よりも重症高血圧や加重型妊娠高血圧腎症で高かったという。

⑤高血圧合併妊娠と児予後

高血圧合併妊婦が妊娠中期から後期，または分娩時，分娩後に血圧が上昇し重症化しても，蛋白尿を伴わない限り妊娠高血圧症候群には分類されない。しかし，重症高血圧症例では，子癇(eclampsia)や脳血管障害などの重篤な合併症発症の可能性や，児予後不良の可能性が高くなるという報告があり[16]，母児の予後には十分な注意を払う必要がある。

文献

1) Lindheimer MD, Taler SJ, Cunningham FG：Hypertension in pregnancy. J Am Soc Hypertens 2010；4：68-78.(レベルⅢ)
2) Magee LA, Helewa M, Moutquin JM, et al：Diagnosis, evaluation, and management of the hypertensive disorders of pregnancy. SOGC Clinical Practice Guideline No. 206. Society of Obstetricians and Gynaecologists of Canada. J Obstet Gynaecol Can 2008；30：S1-S48.(レベルⅣ)
3) Lowe SA, Brown MA, Dekker GA, et al：Guidelines for the management of hypertensive disorders of pregnancy 2008. Society of Obstetric Medicine of Australia and New Zealand. Aust N Z J Obstet Gynaecol 2009；49：242-6.(レベルⅣ)
4) Hypertension in pregnancy：the management of hypertension disorders during pregnancy. NICE Clinical Guideline 107. the National Institute for Health and Clinical Excellence. London(UK)：NICE；2010.(レベルⅣ)
5) Report of the National High Blood Pressure Education Program Working Group on High Blood Pressure in Pregnancy. Am J Obstet Gynecol 2000；183：S1-S22.(レベルⅣ)
6) Lawler J, Osman M, Shelton JA, et al：Population-based analysis of hypertensive disorders in pregnancy. Hypertens Pregnancy 2007；26：67-76.(レベルⅡ)
7) Sibai BM：Chronic hypertension in pregnancy. Obstet Gynecol 2002；100：369-77.(レベルⅣ)
8) 日本高血圧学会高血圧治療ガイドライン作成委員会：高血圧治療ガイドライン2014，ライフサイエンス出版，東京，2014.(レベルⅣ)
9) Gilbert WM, Young AL, Danielsen B：Pregnancy outcomes in women with chronic hypertension：a population-based study. J Reprod Med 2007；52：1046-51.(レベルⅡ)
10) Samadi AR, mayberry RM, Reed JW：Preeclampsia associated with chronic hypertension among African-american and White women. Hypertension in pregnancy. Ethen Dis 2001；11：192-200.(レベルⅢ)
11) Sibai BM, Lindheimer M, Hauth J, et al：Risk factors for preeclampsia, abruptio placentae, and adverse neonatal outcomes among women with chronic hypertension. N Eng J Med. 1998；339：667-71.(レベルⅢ)
12) Zetterstrom K, Lindeberg SN, Haglund B, et al：Maternal complications in women with chronic hypertension：a population-based cohort study. Acta Obstet Gynecol Scand 2005；84：419-24.(レベルⅡ)
13) Vigil-De Gracia P, Lasso M, Montufar-Rueda C：Perinatal outcome in women with severe chronic hypertension during the second half of pregnancy. Int J Gynaecol Obstet 2004；85：139-44.(レベルⅢ)
14) Ananth CV, Peltier MR, Kinzer WL, et al：Chronic hypertension and risk of placental abruption. Am J Obste Gynecol 2007；197：273. e1-7 (レベルⅢ)
15) Vanek M, Sheiner E, Levy A, et al：Chronic hypertension and the risk for adverse pregnancy outcome after superimposed preeclampsia. Int J Gynaecol Obstet 2004；86：7-11.(レベルⅢ)
16) Ono Y, Takagi K, Seki H, et al：Neonatal outcome in infants of chronically hypertensive mothers. JOGR 2013；39：1142-6.(レベルⅢ)
17) Zetterstrom K, Lindeberg SN, Haglund B, et al：Chronic hypertension as a risk factor for offspring to be born small for gestational age. Acta Obstet Gynecol Scand 2006；85：1046-50.(レベルⅢ)
18) Allen VM, Joseph K, Murphy KE, et al：The effect of hypertensive disorders in pregnancy on small for gestational age and stillbirth：a population based study. BMC Pregnancy Childbirth 2004；4：17.(レベルⅡ)

V 高血圧合併妊娠

2. 降圧薬療法

CQ1 高血圧合併妊娠の降圧薬療法開始の基準血圧と降圧目標値は？

CQ2 実際の投与薬剤と使用方法は？

CQ3 妊娠前から降圧薬を服用している場合の対応は？

推奨

1. 降圧薬療法開始の判断基準は，血圧の重症度や臓器障害の有無によって異なる。
   - 軽症高血圧（140〜160/90〜110mmHg）で臓器障害のない症例は経過観察してよい。（グレードC）
   - 臓器障害のある場合は軽症高血圧でも降圧薬投与を考慮し，140/90mmHg未満（120〜140/80〜90mmHg）を降圧目標とする。（グレードC）
   - 重症高血圧症例（160/110mmHg以上）では降圧薬投与を考慮し，軽症高血圧の値を降圧目標とする。（グレードB）

2. 妊娠初期からの長期投与の経口薬の第一選択薬はmethyldopa, labetalol, hydralazineが推奨される。妊娠20週以降では，nifedipineを第一選択薬とできる。（グレードB）

3. アンジオテンシン変換酵素阻害薬（ACEI），アンジオテンシン受容体阻害薬（ARB）は妊婦禁忌であるとともに胎児リスクが高いため，妊娠判明後は中止する。（グレードA）

4. 臓器障害のない軽症高血圧合併妊娠では，妊娠初期〜中期の生理的血圧下降を期待して，妊娠初期からの降圧薬を減量または中止してもよい。（グレードB）

解説

高血圧合併妊娠治療の対象は，重症高血圧または臓器障害のある軽症高血圧である。開始基準血圧ならびに降圧目標血圧に関するエビデンスは乏しいのが現状であるが，近年は収縮期血圧160mmHg以上の場合は降圧すべきであるという報告がある[1]。目標血圧値はカナダ，オーストラリアのガイドラインともほぼ同様で140〜150/90〜100mmHg程度，英国の『NICE臨床ガイドライン2010』では150/100mmHg未満となっている。ただし，臓器障害のある場合には140/90mmHg未満を目標とする[2〜4]。

非妊娠時の降圧薬療法においてその有効性（脳卒中や心血管病変の罹病率・死亡率の減少）が示されるのは，軽症〜中等度の高血圧症例では少なくとも5年以上加療した場合とされる[5]。妊娠期間はそれに比べてきわめて短期間であることから，母体への降圧薬療法を行う際には降圧薬の胎児への危険性を考慮して決定する必要がある。特に，子宮胎盤循環には自己調節機能がなく，過度の降圧は胎児胎盤循環系において循環不全をきたして児のwell-beingに影響を及ぼす可能性もあることから，降圧療法を施行する場合には胎児への影響について注意する。

1 降圧薬投与開始基準

降圧薬投与開始の判断基準は，血圧の重症度や臓器障害合併の有無によって異なる。血圧の評価は家庭平均血圧を参考にして行い，外来血圧と併せて判断する。

①臓器障害を伴わない軽症高血圧症例（140〜160/90〜110mmHg）

降圧薬投与による加重型妊娠高血圧腎症，早産，SGA児，周産期死亡の減少などの改善はないが，重症高血圧への進行の危険性を減少させた（相対リスク：0.50, 95% CI：0.41〜0.61）との報告はある[6]。

具体的な薬剤による比較では，軽症高血圧例に対し妊娠6〜13週から降圧薬療法を行った群を無治療群と比較したところ，無治療群，methyldopa投与群，labetalol投与群の順に，それぞれ加重型妊娠高血圧腎症の発症率は15.6%；18.4%；16.3%，胎盤早期剝離では2.2%；1.1%；2.3%であり，3群間でいずれも有意差が認められなかった。さらに周産期予後についても，無治療群；methyldopa投与群；labetalol投与群の順に，早産率：10.0%；12.5%；11%，SGA児：8.9%；6.8%；8.1%，周産期死亡率：1.1%；1.1%；1.2%といずれも有意差がなかった[7]。またCa拮抗薬での検討でも妊娠予後，加重型妊娠高血圧腎症の発症率に有意差はなかった[8]。

逆に，軽症で臓器障害のない高血圧妊婦に対する降圧薬治療によって平均血圧（mean arterial pressure：MAP）が10mmHg下がるごとに児体重が176g低下したとの報告[9]や，β遮断薬（特にatenolol）投与により，非投与群に比較して児体重の減少，SGA児の増加，胎盤重量の減少を認めたとの報告がある[10,11]。

以上のように軽症で臓器障害のない高血圧妊婦には降圧薬療法の有益性が確認できないため，妊娠前から降圧薬療法がされている場合には胎児への影響や妊娠経過に伴う血圧の生理的低下を考慮し，いったん薬物投与を中止または減量して経過観察とすることもできる。

②臓器障害のある高血圧合併妊娠例

高血圧症に既存の腎疾患，糖尿病，心疾患のようなリスク因子が合併した場合の降圧薬療法に関する臨床試験は行われていない。しかし，こうした妊婦で降圧薬療法をしていない場合には臓器障害が悪化するという後方視的研究があり，心血管疾患，糖尿病，腎疾患，脳卒中などの臓器障害や脂質代謝異常などを有する症例では一般的に降圧薬療法が行われている。

従って，軽症高血圧でも臓器障害のある場合は降圧薬の投与を考慮し，140/90mmHg未満（120〜140/80〜90mmHg）を降圧目標とするのがよい。

③重症高血圧症例（160/110mmHg以上）

重症高血圧症例については，降圧薬療法が有効であるとする前方視的な非投与群との比較試験は，放置することの危険性から行われていない。しかし，降圧薬療法は母体の心・腎・脳血管障害の防止と血圧のさらなる重症化を防止し，妊娠期間の延長を期待できること[12]，また血圧コントロール不良の場合には肺水腫，高血圧性脳症，急性腎不全など母体合併症を伴いやすい[13]ことから，妊娠初期からの降圧薬療法を考慮する。降圧薬による血圧の調節は母体血管障害，頭蓋内出血など合併症を減少させ，妊娠を継続させることができるが，病態の進行を止めることはできない。また加重型妊娠高血圧腎症や胎盤早期剝離等の発症を減少させるかどうかについてのエビデンスはない[14]。

降圧目標となる血圧値は，臓器障害のない重症高血圧症例で140〜150/90〜100mmHg程度（軽症高血圧程度）とする。

2 降圧薬の選択（表1, 2）

降圧薬の選択は主に胎児への安全性を考慮して決定されるが，安全性と効果についての検証は不十分であり，数種類の薬剤のみに限られている。子宮胎盤血流量や胎児循環動態への影響が少なく，胎児期に曝露された児の長期follow upから副作用の少ないmethyldopa，副作用が少なく有効性の高いlabetalol（αβ遮断薬）が推奨される[15]。methyldopaとβ遮断薬を比較した報告で，methyldopaが効果的で安全なことが証明されている[11]。methyldopaは子宮胎盤循環や胎児の血行動態への影響がなく[16]その後7.5年の追跡調査でも児の発症への影響が示されなかった[17]。ただし，肝機能障害がある場合は禁忌である。

血管拡張薬のhydralazineは一般には，高血圧治療薬としては使用する頻度は減少している。最近のメタアナリシスでは，妊娠中の重症高血圧に対する降圧薬としては，多くの点でlabetalolやnifedipineよりも劣ることが報告されている[18]。しかし現在でも産科医が使用して

いる現状を考慮し，第一選択薬とした．

上記降圧薬を使用しても降圧効果不良で重症高血圧が持続する場合には，例えばmethyldopaとhydralazineの併用，labetalolとhydralazineの併用，またはlabetalolと長時間作用型nifedipine（Ca拮抗薬）などの2剤の併用も考慮できる．ただし，必要と思われる場合には後述のように静注薬へ切り替える．

非妊娠時の成人の降圧治療では，降圧薬の併用は当然のように行われており，異なる作用をもつ降圧薬の組み合わせは降圧効果を高め効果的と考えられている．しかし，妊産婦における併用に関する有効性のエビデンスはない．また非妊娠時でもhydralazineとmethyldopaの併用やhydralazineとlabetalolの併用についての報告は見当たらない．わずかにlabetalolとnifedipineの併用に関する古い報告があるのみである[19, 20]．従って内科医と産婦人科医で十分協議のうえ，薬剤の選択，用量の決定をすることが望ましい．

なお経口Ca拮抗薬のnifedipineと経口αβ遮断薬のlabetalolは，わが国でも平成23年6月に妊婦への使用が可能となったが，nifedipineは妊娠20週以降の投与しか認められていないので注意が必要である．

重症高血圧が持続する場合，または高血圧緊急症（180/120mmHgを超える場合）では，nicardipine注微量持続点滴，もしくはhydralazine注の静注が推奨される[21, 22]．それでも十分な降圧効果が得られない場合には，早期妊娠終結または緊急帝王切開を選択せざるをえない．

なおhydralazine注射薬，経口薬は，頭蓋内出血の急性期には禁忌となっているので脳出血が否定できないときの使用は勧められない．また緊急降圧目的にCa拮抗薬短時間作用薬（アダラート®カプセル）をかみ砕くなどして舌下

表1 高血圧合併妊婦に対する降圧薬投与指針

註：Ca拮抗薬経口薬のnifedipineとαβ遮断薬経口薬のlabetalolは，平成23年6月に妊婦への使用が可能となった．ただしnifedipineは妊娠20週以降の投与しか認められていない．

高血圧症の血圧の評価は，家庭平均血圧を重視して行う．
1) 選択薬：methyldopa, hydralazine, labetalol経口（αβ遮断薬）
2) 降圧効果不良時
　　重症高血圧が持続する場合には併用を考慮できる．
　1. methyldopa 経口とhydralazine経口の併用
　2. labetalol経口とhydralazine 経口の併用
　3. labetalol経口と長時間作用型nifedipine経口（Ca拮抗薬）の併用など

重症高血圧が持続する場合には入院管理，高血圧緊急症の場合の治療薬
1) 選択薬：
　　nicardipine注 微量持続点滴
　　hydralazine注（1アンプル筋注　あるいは徐々に静注）
　　子癇が疑われる場合，あるいは子癇予防の際には上記にMgSO₄持続点滴を併用する．
2) 降圧効果不良時
　　なし　早期妊娠終結または緊急帝王切開を選択

表2 高血圧合併妊婦に使用する降圧薬

経口薬	1日投与量	主な副作用
methyldopa	250～2,000mg	肝障害，傾眠，発熱
labetalol	150～ 450mg	頭痛
nifedipine	10～ 80mg	頭痛
hydralazine	30～ 200mg	新生児血小板減少，頻脈

注射薬	投与量
nicardipine	妊婦の体重にかかわらず原液として0.5mg/時より持続静注し，目標とする降圧が得られるまで0.5～1.0mg/時ずつ増量
hydralazine	5～10mg静注　その後5～10mg/20～30分，または持続点滴

投与する方法は，急速な血圧低下を招くことがあるので行うべきではない(nicardipine注とhydralazine注に関する考察は「Ⅳ 妊婦管理『5. 降圧薬療法 CQ3 妊娠高血圧症候群症例における降圧薬の選択とその使用法』」参照)．

3 妊娠前から投与されていた降圧薬について

妊婦の場合，妊娠前から服用している薬剤を妊娠中もそのまま経口投与する場合もあるが，アンジオテンシン変換酵素阻害薬(ACEI)，アンジオテンシン受容体阻害薬(ARB)は妊娠中の投与は絶対禁忌であるので，妊娠判明後投与を中止する必要がある．『NICE臨床ガイドライン2010』では，妊娠判明後2日以内の中止と他の薬剤への変更を勧めている[4]．ACEIは高度な頭蓋骨形成不全，腎形成異常，肺低形成，胎児発育不全，胎児死亡，無尿，羊水過少，新生児死亡などの可能性があり[23〜26]，また妊娠初期に使用された場合に中枢神経系異常(相対リスク：4.39, 95% CI：1.37〜14.0)や心血管奇形(相対リスク：3.72, 95% CI：1.89〜7.30)発症率が高まることも報告されている[27]．ARBでも，腎不全，腎奇形，外表奇形，死産との関連が報告されている[28, 29]．一方，最近では必ずしもそうではないとする報告も散見される[30, 31]．

妊娠を計画する場合や妊娠の可能性のある女性では，これらの薬物を主要な高血圧症治療薬として使用するのは避けることが望ましい．しかし，腎疾患などのように原病のコントロールのためにこれらの薬物の使用が不可避の場合もあり，その際には十分な説明と同意のもと，妊娠が判明した時点で中止する．

またβ遮断薬も上述のようにSGA児のリスクが高いとの報告が複数あり推奨されない[11]．

高血圧合併妊娠における血圧変動も，正常妊娠と同様に妊娠初期から中期にかけて低下し，以後分娩に向けて再上昇する．従って，前述のように臓器障害のない軽症高血圧合併妊娠で妊娠前より降圧薬療法がされている場合には，こうした血圧下降を期待して，いったん薬物投与を中止または減量して経過観察とする．しかし，血圧下降がみられない症例もあり，その際には重症化しやすいので慎重な管理が必要である．

文献

1) Magee LA, Abalose E, Sibai B, et al：How to manage hypertension in pregnancy effectively. Br J Clin Pharmacol 2011；72：394-401.(レベルⅣ)
2) Diagnosis, evaluation, and management of the hypertensive disorders of pregnancy. SOGC Clinical Practice Guideline No.206. Society of Obstetricians and Gynaecologists of Canada. J Obstet Gynaecol Can 2008；30：S1-S48.(レベルⅣ)
3) Lowe SA, Brown MA, Dekker GA, et al：Guidelines for the management of hypertensive disorders of pregnancy 2008. Society of Obstetric Medicine of Australia and New Zealand. Aust N Z J Obstet Gynaecol 2009；49：242-6.(レベルⅣ)
4) Hypertension in pregnancy：the management of hypertensive disorders during pregnancy. NICE Clinical Guideline 107. National Institute for Health and Clinical Excellence. London(UK)：NICE；2010.(レベルⅣ)
5) No authors listed：The sixth report of the Joint National Committee on prevention, detection, evaluation, and treatment of high blood pressure. Arch Intern Med 1997；157：2413-46.(レベルⅣ)
6) Abalos E, Duley L. Steyn DW：Antihypertensive drug therapy for mild to moderate hypertension during pregnancy. Chchrane Datebase Sys Rev 2007；1：CD002252(レベルⅠ)
7) Sibai BM, Mabie WC, Shamsa F, et al：A comparison of no medication versus methyldopa or labetalol in chronic hypertension during pregnancy. Am J Obstet Gynecol. 1990；162：960-6.(レベルⅢ)
8) No authors listed：Nifedipine versus expectant management in mild to moderate hypertension in pregnancy. Grupio di Studio Ipertesione in gravidanza. Br J Obstet Gynecol 1998；105：718-22.(レベルⅢ)
9) von Dadelszen P, Magee LA：Fall in mean arterial pressure and fetal growth restriction in pregnancy hypertension：an updated metaregression analysis. J obstet Gynecol Can 2002；24：941-5.(レベルⅠ)
10) Duley L, Meher S, Abalos E：Management of pre-eclampsia. BMJ. 2006；332：463-8.(レベルⅢ)
11) Magee L, Duley L：Oral beta-blockers for mild to moderate hypertension during pregnancy. Cochrane Database of Systematic Reviews 2003, 3. Art.CD002863.(レベルⅠ)
12) Working group report on high blood pressure in pregnancy. National Institute of health. NIH publication NO 00-3029, 2000(レベルⅣ)
13) Jones DC, Hayslett JP：Outcome of pregnancy in women moderate or severe renal insufficiency. N Eng J Med 1996；335：226-32.(レベルⅢ)
14) McCowan LM, Buist RG, North RA et al：Perinatal morbidity in chronic hypertension. Br J Obstet Gynecol 199；103：123-9(レベルⅢ)
15) ACOG Practice Bulletin：Chronic hypertension in pregnancy, ACOG Committee on Practice Bulletin. Obstet Gynecol 2012；119：396-407.(レベルⅣ)
16) Montan S, Anandakumar C, Arulkumaran S, et al. Effects of methyldopa on uteroplacental and fetal hemodynamics in pregnancy-induced hypertension. Am J Obstet Gynecol

1993；168：152-6.（レベルⅢ）
17) Ounsted M, Cockburn J, Moar VA, et al：Maternal hypertension with superimposed pre-eclampsia：effects on child development at 7 1/2 years. Br J Obstet Gynaecol 1983；90：644-9.（レベルⅡ）
18) Magee LA, Cham C, Waterman EJ, et al：Hydralazine for treatment of severe hypertension in pregnancy：meta-analysis. BMJ 2003；327：955-60.（レベルⅠ）
19) Ohman KP, Weiner L, von Schenck H, et al：Anti-hypertensive and metabolic effects of nifedipine and labetalol alone and in combination in primary hypertension. Eur J Clin Phamacol 1985；29：149-54.（レベルⅢ）
20) Koch G, Fransson L：Hemodynamic and adrenergic effects of combined alpha/beta-receptor blockade versus combined beta-receptor and slow channel calcium blockade in patients with ischemic heart disease. Int J Cardiol 1989；25：73-9.（レベルⅢ）
21) Emergent therapy for acute-onset, severe hypertension with preeclampsia or eclampsia. Committee Opinion No. 514. American College of Obstetricians and Gynecologists. Obstet Gynecol 2011；118：1465-8.（レベルⅣ）
22) Duley L, Henderson-Smart DJ, Meher S. Drugs for treatment of very high blood pressure during pregnancy. Cochrane Database of Systematic Reviews 2006, Issue 3. Art. No.CD001449.pub2.（レベルⅠ）
23) Barr M Jr, Cohen MM Jr. ACE inhibitor fetopathy and hypocalvaria：the kidney-skull connection. Teratology 1991；44：485-95.（レベルⅢ）
24) Briggs GG, Freeman RK, Yaffe SJ：Drugs in pregnancy and lactation：a reference guide to fetal and neonatal risk. 9th ed. Wolters Kluwer/Lippincott Williams & Wilkins. 2011.（レベルⅢ）
25) Buttar HS：An overview of the influence of ACE inhibitors on fetal-placental circulation and perinatal development. Mol Cell Biochem 1997；176：61-71.（レベルⅢ）
26) Pryde PG, Sedman AB, Nugent CE, et al：Angiotensin-converting enzyme inhibitor fetopathy. J Am Soc Nephrol 1993；9：1575-82.（レベルⅢ）
27) Cooper WO, Hernandez-Diaz S, Arbogast PG, et al：Major congenital malformations after first-trimester exposure to ACE inhibitors. N Engl J Med 2006；354：2443-51.（レベルⅢ）
28) Bos-Thompson MA, Hillaire-Buys D, Muller F, et al：Fetal toxic effects of angiotensin II receptor antagonists：case report and follow-up after birth Ann Pharmacother 2005；39：157-61.（レベルⅢ）
29) Serreau R, Luton D, Macher MA, et al：Developmental toxicity of the angiotensin II type 1 receptor antagonists during human pregnancy：a report of 10 cases. BJOG 2005；112：710-2.（レベルⅢ）
30) Diav-Citrin O, Shechtman S, Halberstadt Y, et al：Pregnancy outcome after in utero exposure to angiotensin converting enzyme inhibitors or angiotensin receptor blockers. Reprod Toxicol 2011；31：540-5.（レベルⅢ）
31) Li DK, Yang C, Andrade S, et al：Maternal exposure to angiotensin converting enzyme inhibitors in the first trimester and risk of malformations in offspring：a retrospective cohort study. BMJ 2011；343：d5931.（レベルⅡ）

V 高血圧合併妊娠

3．加重型妊娠高血圧腎症の診断と管理

CQ 加重型妊娠高血圧腎症の早期発見，診断，管理のポイントは？

推奨

1. 高血圧合併妊婦で突然の血圧上昇や，血小板減少，血清クレアチニン値や尿酸値の増加，肝機能障害，胎児発育不全などが出現した場合には，加重型妊娠高血圧腎症発症のリスクが高くなる。（グレードB）
2. 臨床的には血圧上昇に頭痛，眼華閃発，右上腹部痛，心窩部痛などが認められたら，加重型妊娠高血圧腎症を疑って入院管理下で精査をする。（グレードB）
3. 加重型妊娠高血圧腎症の一般管理は妊娠高血圧腎症に準じ，降圧開始基準は160/110mmHg，降圧目標は140〜160/90〜110mmHgとする。（グレードB）
4. 加重型妊娠高血圧腎症は，高血圧合併妊娠に比べて胎盤早期剥離，早産，胎児発育不全，死産などの頻度が高い。（グレードB）

解　説

1 加重型妊娠高血圧腎症の定義

①高血圧症（chronic hypertension）が妊娠前あるいは妊娠20週までに存在し，妊娠20週以降蛋白尿を伴う場合。
②高血圧と蛋白尿が妊娠前あるいは妊娠20週までに存在し，妊娠20週以降に，いずれか，または両症状が増悪する場合。
③蛋白尿のみを呈する腎疾患が妊娠前あるいは妊娠20週までに存在し，妊娠20週以降に高血圧が発症する場合。

加重型妊娠高血圧腎症の早期発見のためには，まずその発症リスク因子の有無を確認することが重要である。リスク因子としては，高血圧合併（軽症4.8〜15.6％，重症28.2〜52％）[1]，高血圧の既往が4年以上（31％），前回妊娠高血圧腎症既往例（32％），拡張期血圧100mmHg以上（42％）などが挙げられる[2]。このうち高血圧合併妊娠では，初期から頻回に外来受診をさせ必要に応じて入院管理することにより，加重型妊娠高血圧腎症の早期発見，さらには良好な予後につなげることが可能となる。

診断の際には，蛋白尿の出現，凝固系異常，血清クレアチニン値や尿酸値の増加，AST，ALTの上昇などを参考に，できるだけ早期発見に努める[3,4]。

このうち腎機能障害は臓器障害の中でも最も早期にあらわれ，また蛋白尿は加重型妊娠高血圧腎症の診断基準の1つでもあるので，蛋白尿の出現や血清クレアチニン値や尿酸値の増加などによる腎機能評価はきわめて重要である[5〜8]。尿酸値については，高血圧合併妊娠の妊婦の平均値が4.9±1.0mg/dl，加重型妊娠高血圧腎症で5.8±1.4mg/dlであり，高血圧合併妊娠では尿酸値が5.5mg/dl以上のときに，加重型妊娠高血圧腎症発症の可能性が高まる[9]。また臨床症状として中枢神経症状（頭痛，眼華閃発，視野障害，精神異常），消化器症状（嘔気，嘔吐，上腹部痛），呼吸器症状（呼吸困難，胸部痛）などの出現にも注意する。さらに血管新生因子の異常〔sFlt-1（soluble fms-like tyrosine kinase-1，sEng（soluble endogline）の増加，PlGF（placental growth factor）の減少など〕が認められることも報告されているが，さらなる研究が必要である[10〜14]。

高血圧合併妊娠が妊娠中期～後期，または分娩時，分娩後に血圧が上昇して重症化をみても，それだけでは妊娠高血圧症候群には分類されない。しかし，上記のような臨床所見を示す場合には加重型妊娠高血圧腎症を疑って精査を進める必要がある。

2 加重型妊娠高血圧腎症の管理

加重型妊娠高血圧腎症に特異的な管理法はない。従って加重型妊娠高血圧腎症を発症した場合には，妊娠高血圧腎症に準じた管理を行う。特に重症高血圧，重症蛋白尿を示す症例は母体合併症の併発に対する注意が必要である。降圧療法の開始基準は高血圧が基礎にある場合には160/110mmHg，降圧目標は軽症高血圧値の140～160/90～110mmHgとするのが妥当と考えられる。

①軽症高血圧合併妊娠から加重型妊娠高血圧腎症を発症した場合の管理

軽症高血圧合併妊娠といえども非加重型に比べると母児ともにリスクが高く，高リスクとして管理すべきである。血圧が重症域に入った場合には降圧薬投与が勧められる[15,16]。

②重症高血圧合併妊娠から加重型妊娠高血圧腎症を発症した場合の管理

重症高血圧合併妊娠は，加重型妊娠高血圧腎症を併発しやすく，母児予後は不良であり，妊娠高血圧腎症重症と同様に厳重な管理が必要である[17]。

加重型妊娠高血圧腎症の管理は妊娠高血圧腎症に準じ，血圧が160/110mmHg以上の場合には，軽症高血圧域を降圧目標に降圧薬療法を開始する。

加重型妊娠高血圧腎症重症例では循環血液量が減少しており，少量の降圧薬で胎盤循環が障害されやすいため，降圧薬投与の際には注意が必要である。

また，高血圧症合併妊娠は妊娠中期～後期，または分娩時，分娩後に血圧が上昇し重症化しても蛋白尿を伴わない限り妊娠高血圧症候群には分類されないが，重症高血圧症例では子癇（eclampsia）や脳血管障害などの重篤な合併症の発症に注意する必要がある。

文献

1) Sibai BM：Chronic hypertension in pregnancy. Obstet Gynecol 2002；100：369-77.（レベルⅢ）
2) Sibai BM, Lindheimer M, Hauth J, et al：Risk factors for preeclampsia, abruptio placentae, and adverse neonatal outcomes among women with chronic hypertension. N Eng J Med 1998；339：667-71.（レベルⅢ）
3) Report of the National High Blood Pressure Education Program Working Group on High Blood Pressure in Pregnancy. Am J Obstet Gynecol 2000；183：S1-22.（レベルⅣ）
4) Diagnosis and management of preeclampsia and eclampsia. ACOG Practice Bulletin No. 33. American College of Obstetricians and Gynecologists. Obstet Gynecol 2002；99：159-67.（レベルⅣ）
5) Chobanian AV, Bakris GL, Black HR, et al：Seventh report of the Joint National Committee on Prevention, Detection, Evaluation, and Treatment of High Blood Pressure. Joint National Committee on Prevention, Detection, Evaluation, and Treatment of High Blood Pressure. National Heart, Lung, and Blood Institute；National High Blood Pressure Education Program Coordinating Committee. Hypertension 2003；42：1206-52.（レベルⅣ）
6) Cote AM, Brown MA, Lam E, et al：Diagnostic accuracy of urinary spotprotein：creatinine ratio for proteinuria in hypertensive pregnant women：systematic review. BMJ 2008；336：1003-6.（レベルⅢ）
7) Cote AM, Firoz T, Mattman A, et al：The 24-hour urine collection：gold standard or historical practice? Am J Obstet Gynecol 2008；199：625.e1-6.（レベルⅢ）
8) Steegers EA, von Dadelszen P, Duvekot JJ, et al：Preeclampsia. Lancet 2010；376：631-44.（レベルⅢ）
9) Lim KH, Friedman SA, Ecker JL, et al：The clinical utility of serum uric acid measurements in hypertensive diseases of pregnancy. Am J Obstet Gynecol 1998；178：1067-71.（レベルⅢ）
10) Sibai BM, Koch MA, Freire S, et al：Serum inhibin A and angiogenic factor levels in pregnancies with previous preeclampsia and/or chronic hypertension：are they useful markers for prediction of subsequent preeclampsia? Am J Obstet Gynecol 2008；199：268.e1-9.（レベルⅢ）
11) August P, Helseth G, Cook EF, et al：A novel approach to first-trimester screening for early preeclampsia combining serum PP-13 and Doppler ultrasound. Ultrasound Obstet Gynecol 2006；27：13-7.（レベルⅢ）
12) Espinoza J, Romero R, Nien JK, et al：Identification of patients at risk for early onset and/or severe preeclampsia with the use of uterine artery Doppler velocimetry and placental growth factor. Am J Obstet Gynecol 2007；196：326.e1-13.（レベルⅡ）
13) Salahuddin S, Lee Y, Vadnais M, et al：Diagnostic utility of soluble fms-like tyrosine kinase 1 and soluble endoglin in hypertensive diseases of pregnancy. Am J Obstet Gynecol 2007；197：28.e1-6.（レベルⅢ）
14) Powers RW, Jeyabalan A, Clifton RG, et al：Soluble fms-Like tyrosine kinase 1（sFlt1）, endoglin and placental growth factor（PlGF）in preeclampsia among high risk pregnancies. Eunice Kennedy Shriver National Institute of Child Health Human Development Maternal-Fetal Medicine Units Network. PLoS One 2010；5：e13263.（レベルⅢ）
15) Rey E, Couturier A：The progonosis of pregnancy in women with chronic hypertension. Am J Obstet Gynecol 1994；171：410-6.（レベルⅢ）
16) Sibai BM, Abdella TN, Anderson GD：Pregnancy outcome in 211 patients with mild hypertension. Obstet Gynecol 1983；61：571-6.（レベルⅢ）
17) Sibai BM, Anderson GD：Pregnancy outcome of intensive therapy in sever hypertension in first trimester. Obstet Gynecol 1986；67：517-22.（レベルⅣ）

V 高血圧合併妊娠

4. 高血圧合併妊娠，加重型妊娠高血圧腎症の分娩時期，分娩後の管理

CQ1 高血圧合併妊娠，加重型妊娠高血圧腎症の分娩時期は？

推奨

1. 臓器障害のない軽症高血圧合併妊娠は，分娩まで厳重管理下で妊娠37週以降まで妊娠継続を図ってもよい。（グレードB）
2. 臓器障害を伴う軽症高血圧合併妊娠や重症高血圧合併妊娠でも，母児病態の増悪がみられず降圧目標が維持できていれば，妊娠37週以降まで妊娠継続を図ってもよい。（グレードC）
3. 降圧薬療法で改善が認められない重症高血圧妊娠では，分娩を考慮する。（グレードC）
4. 加重型妊娠高血圧腎症における分娩時期は，妊娠高血圧腎症と同様に考えてよい。（グレードB）

解説

高血圧合併妊娠の分娩時期に関するランダム化比較試験（RCT）は存在せず，明らかなエビデンスは存在しないが，原則的には妊娠高血圧（gestational hypertension）と同様に考えてよい[1]。具体的には臓器障害のない軽症高血圧の妊婦の場合は，降圧薬を使用しなくても分娩まで外来での経過観察が可能で，予後も良好なことが多い。一方，臓器障害を伴う軽症高血圧症例では，母児の病態の増悪がなければ，また重症高血圧症例でも適切な降圧薬投与により降圧目標（160/110mmHg未満）を維持できていれば，児の成熟を期待して妊娠37週以降まで妊娠継続を図ってよい[1,2]。

しかし降圧薬投与によっても降圧目標が達成できない重症高血圧の場合には，34週未満であれば児の予後改善を期待してステロイド（betamethasone 12mg，24時間ごと2回）を投与したうえで分娩とする。ただし，高血圧に対するステロイド投与は添付文書上原則禁忌であるので，使用する際には血圧上昇に十分注意を払う必要がある。

上記のいずれの場合においても，蛋白尿が出現した場合には加重型妊娠高血圧腎症と診断される。その際の分娩時期は妊娠高血圧腎症と同様に考えてよいが，以下の病態の出現時には分娩を考慮する。

血小板減少，血清クレアチニン値や尿酸値の上昇，肝機能障害，頭痛，上腹部痛，嘔気，眼華閃発などの母体症状，胎児発育不全，羊水過少，胎児機能不全など。特に胎児発育不全，胎児機能不全の発症リスクは，高血圧合併妊娠のほうが妊娠高血圧に比較して高くなりやすいのでより注意を要する。そして児の予後については，ほかに合併症のない高血圧合併妊娠の場合には，38～39週の分娩が最もよかったという報告がある（n=171,669）[3]。

文献

1) National Institute for Health and Clinical Excellence. London（NICE）：Clinical Guideline 107：Hypertension in pregnancy：the management of hypertensive disorders during pregnancy. 2010.（レベルIV）
2) Hypertension in pregnancy：ACOG Task force 2013.（レベルIV）
3) Hutcheon JA, Lisonkova S, Magee LA, et al：Optimal timing of delivery in pregnancies with pre-existing hypertension. BJOG 2011；118：49-54.（レベルIV）

4．高血圧合併妊娠，加重型妊娠高血圧腎症の分娩時期，分娩後の管理

CQ2 高血圧合併妊娠，加重型妊娠高血圧腎症の分娩後の管理は？

推奨

1. 臓器障害を伴う軽症高血圧症例や重症高血圧症例では，分娩後も母体の臓器障害の危険があるため，少なくとも分娩後48時間は厳重な血圧管理を行う。（グレードB）
2. 高血圧合併妊娠，加重型妊娠高血圧腎症では，分娩後1週間以上の経過観察が必要であり，新たな降圧薬の開始や変更を考慮しなければならない場合がある。（グレードB）
3. 高血圧合併妊娠，加重型妊娠高血圧腎症では，長期予後の観点から内科での血圧，降圧薬の再評価が必要である。（グレードB）

解説

分娩後の診察や諸検査をどの程度の頻度で行うべきかについて，根拠あるデータはない。しかし，臓器障害を伴う軽症高血圧症例や重症高血圧症例の場合には，分娩後も肺水腫，高血圧性脳症，腎機能障害のリスクがあり，こうしたリスクは特に重要臓器障害のある症例や加重型妊娠高血圧腎症，胎盤早期剥離を併発した症例で高くなる。従って，このような症例では少なくとも分娩後48時間は厳重に血圧を監視する必要がある[1,2]。

また高血圧合併妊娠や加重型妊娠高血圧腎症を呈した多くの妊婦は，組織間液の血管内への移動や末梢血管抵抗の増大により，分娩後1～2週の間は血圧動態が不安定でコントロールが難しく，特に分娩後3～6日後に血圧のピークを示すことがあり，降圧薬の開始，変更を考慮しなければならないことがある。降圧目標について英国の『NICE臨床ガイドライン』では140/90mmHg未満を推奨している[3]。

高血圧症女性の産褥期の降圧薬の効果に関するエビデンスは存在しないが，基本的には妊娠中の降圧薬を使用してかまわない。ただし，授乳希望の妊婦の場合には，使用薬剤の授乳移行も考慮する（「Ⅹ 分娩直後から産褥早期の管理『4. 産褥期の薬物療法と授乳』」参照）。また『NICE臨床ガイドライン2010』では，産褥女性においては，methyldopa[4]は産褥うつ病との関連が報告されているため産後2日以内に中止して，妊娠前の降圧薬への再変更が望ましいとしている。またサイアザイド系利尿薬は母乳分泌を阻害する[5]。

高血圧症の場合，妊娠中に降圧薬が不要だった妊婦でも産褥期には降圧療法を必要とすることが一般的であり[6]，妊娠前に加療していた場合には早期の内科受診が勧められる。また，将来の心血管系，脳血管障害のリスクが高くなることも患者に説明する。その後の長期にわたるフォローアップのため，内科医との連携が重要である。

文献

1) Sibai BM：Chronic hypertension in pregnancy. Obstet Gynecol 2002；100 366-77.（レベルⅣ）
2) Magee LA, Ornstein MP, Von Dadelszen P：Fortnightly review：management of hypertension in pregnancy. BMJ 1999；318：1332-6.（レベルⅣ）
3) National Institute for Health and Clinical Excellence (NICE)：Clinical Guideline 107：Hypertension in pregnancy：The management of hypertensive disorders during pregnancy. 2010.（レベルⅣ）
4) Redman CW, Beilin LJ, and Bonnar J：Treatment of hypertension in pregnancy with methyldopa：blood pressure control and side effects. BJOG 1977；84：419-26.（レベルⅢ）
5) von Dadelszen P, Magee LA：Antihypertensive medications in the management of gestational hypertension—Preeclampsia. Clin Obstet Gynecol 2005；48：441-58.（レベルⅣ）
6) Hypertension in pregnancy：ACOG Task force 2013.（レベルⅣ）

VI 腎疾患合併妊娠

CQ1 妊娠前から腎疾患を合併している患者が妊娠した場合のカウンセリングは？

推奨

1. 原疾患の種類、罹病期間、腎機能を正確に把握し、腎疾患の担当医と連携して管理する。（グレードB）
2. 妊娠を希望する腎疾患患者に対する指導内容は、「糸球体疾患における妊娠、出産の影響」（厚生省進行性腎障害調査研究班、1989年）や『腎疾患の生活指導、食事療法に関するガイドライン』（日本腎臓学会編、1997年）、『腎疾患患者の妊娠—診療の手引き—』（日本腎臓学会編、2007年）を参考とする。（グレードB）
3. ACE阻害薬、AT受容体拮抗薬（ARB）、抗凝固薬（warfarin）は中止する。（グレードB）
4. 中等度、高度の腎機能低下例では、産科的予後（母体および胎児）が不良となる頻度が増加する。妊娠中に母体の腎機能が悪化したり、加重型妊娠高血圧腎症を併発したりして、長期入院（妊娠中および分娩後）や早産のリスクがあることを本人および配偶者・家族に十分説明し、同意のうえ、妊娠継続の可否を決定する必要がある。また、母体の重症高血圧＋腎不全および早産に対応できる施設での管理が望ましい。（グレードB）

解説

妊娠前から腎疾患を合併する頻度は0.03％（0.02～0.12％）と少ない。

妊娠によって腎機能の正常値〔糸球体濾過量（glomerular filtration rate；GFR）110～150ml/分、クレアチニン（Cr）0.5～0.8mg/dl、BUN 9～12mg/dl〕が変化する。妊娠による影響は妊娠前の腎機能や高血圧の有無による。

すなわち、高血圧を有する場合には血圧の降圧目標を140/90mmHg以下とし、過度の降圧は避ける。

鑑別診断として糖尿病性腎症、膜性腎症、全身性エリテマトーデス（SLE）、強皮症、結節性動脈炎等や、妊娠20週以前に高血圧、蛋白尿を伴う腎疾患には慢性腎炎、ネフローゼ症候群、その他（ループス腎炎、糖尿病性腎症、多発性嚢胞腎）等がある。妊娠を希望する腎疾患患者に対する指導内容は『糸球体疾患における妊娠、出産の影響』（厚生省進行性腎障害調査研究班）や『腎疾患の生活指導・食事療法に関するガイドライン』（日本腎臓学会編）[1]に記載されている。一般的には腎機能が安定（正常～軽度低下）し、高血圧を伴わない場合は妊娠予後は良好であり、妊娠自体が腎疾患に及ぼす影響も少ないとされている。腎機能が中等度～重度のものでは妊娠中に増悪したり、早産することがある。

降圧薬のACE阻害薬、ARBは胎児催奇形性（頭蓋冠低形成；hypocalvaria）、胎児腎機能障害（腎不全、乏尿）のため、禁忌である。軽度の腎障害でも臓器障害を有する場合には血圧コントロール（拡張期血圧＜90mmHg）が重要である。

文献

1）日本腎臓学会：腎疾患の生活指導・食事療法に関するガイドライン、日本腎臓学会誌　1997；29：1-37.（レベルⅣ）

CQ2 腎機能の重症度の診断は？

推奨

1. 血清クレアチニン(Cr)値で区分けされており，わが国では軽度，中等度，高度がそれぞれ＜1.4mg/dl, 1.4〜2.8mg/dl, ≧2.8mg/dlとなっている。(**グレードB**)
2. 慢性腎臓病(chronic kidney disease；CKD)管理において糸球体濾過量(glomerular filtration rate；GFR)の計算に用いられるMDRD推定式(eGFR)は，妊娠時には過小評価されることに注意する。(**グレードB**)

解 説

1 腎機能障害の分類(表1)

腎機能障害の程度は，血清クレアチニン(Cr)値，糸球体濾過量(GFR)，クレアチニンクリアランス(Ccr)により分類されている。ただし血清Crによる中等度〜高度腎機能障害は，わが国では2.8mg/dlを境界としているが，米国では2.5mg/dlを境界としている。血清Cr値が正常でもGFRが減少している症例がしばしば存在することからGFRを指標とした分類も行われている。GFRを指標とした分類には，内科領域では慢性腎臓病(CKD)のステージ分類がある。

CKDは，腎疾患の存在を示す検査所見(尿の検査異常，画像診断，血液，病理で腎機能障害の存在が明らか)，もしくは腎機能低下(GFR＜60ml/分/1.73m^2)が3カ月以上続く状態と定義され，ステージ1(GFR≧90ml/分/1.73m^2，正常または亢進)，ステージ2(GFR 60〜89ml/分/1.73m^2，軽度低下)，ステージ3(GFR 30〜59ml/分/1.73m^2，中等度低下)，ステージ4(GFR 15〜29ml/分/1.73m^2，高度低下)，ステージ5(GFR＜15ml/分/1.73m^2，腎不全)と分類されている。GFRの推定(eGFR)には，血清Cr値からGFRを推測する計算式がいくつも報告されていることから，この腎機能分類とGFRによる腎機能障害の分類が必ずしも正確に合致するものではない点に注意を要する。日本腎臓学会では，年齢を考慮した改訂MDRD簡易式[1]が採用されている(MDRD；the Modification of Diet in Renal Disease)。

男性：GFR=186.3×(sCr)−1.154×(年齢)−0.203

女性：GFR=186.3×(sCr)−1.154×(年齢)−0.203×0.742

sCr：血清クレアチニン(mg/dL)

ただし，一般に血清Cr値はGFRが低下して初めて上昇してくるため，逆にeGFR≧60ml/分/1.73m^{2}の場合は，低く推算されてしまうので注意が必要とされている。

CKDの定義からみた妊娠への影響を検討し

表1 腎機能障害の分類

腎機能障害の区分	血清クレアチニン値(sCr)
軽度腎機能障害	＜1.4mg/dl
中等度腎機能障害	1.4〜2.8mg/dl
高度腎機能障害	＞2.8mg/dl
腎機能区分	クレアチニンクリアランス(Ccr)
腎機能正常	＞90ml/分
腎機能軽度低下	71〜90ml/分
腎機能中等度低下	51〜70ml/分
腎機能高度低下	31〜50ml/分
尿毒症期−透析導入前	＜31ml/分

(日本腎臓学会：腎疾患の生活指導・食事療法に関するガイドライン 日本腎臓学会誌 1997：39：1-37より引用)

た報告はまだ少ない。少なくともCKDステージ1, 2の症例は妊娠経過に大きな影響を与えず, 腎疾患の自然経過に影響を与えないと報告されている[2]。さらにImbasciatiら[3]は, GFR 40～60ml/分/1.73m^{2}の中等度腎機能障害症例は腎疾患の進行がなく良好な妊娠管理が可能であるが, GFR40ml/分/1.73m^{2}未満で蛋白尿1g/日以上を妊娠前に示す症例は, 母児の予後が不良であったと報告している。

ここで妊娠中の管理で注意が必要となるのは, CKD管理におけるGFR算出で用いてよいとされているMDRD推定式である。Smith, Davisonらは, MDRD推定式は主に年齢や人種を考慮に入れた推定式であり, 妊娠中の正常経過においてはinulin clearance法によるGFRに比して約40ml/分の過小評価された値(少ない値)しか示さないため, 妊娠高血圧腎症では病態に全身血管攣縮があると推定されることから, 正常妊娠ほどの過小評価ではないものの, やはり約20ml/分, 既存の腎疾患の妊娠中の値も約25ml/分の少ない値しか示さないと報告している[4]。従って妊娠中の腎機能障害の指標としてはMDRDを用いたeGFRの使用は勧められず, 血清Cr値による指標を用い, そのうえで詳細な指標としてGFRの測定にはクレアチニンクリアランス[5]を用いた計算が必要と結論している[4]。

文献

1) Levey AS, Coresh J, Greene T, et al：Chronic Kidney Disease Epidemiology Collaboration. Using standardized serum creatinine values in the modification of diet in renal disease study equation for estimating glomerular filtration rate. Ann Intern Med 2006；145：247-54.（レベルIII）
2) National Kidney Foundation：K/DOQI Clinical Practice Guidelines for Chronic Kidney Disease：Evaluation, classification, and stratification. Am J Kidney Dis 2002；39：S1-S266.（レベルIV）
3) Imbasciati E, Gregorini G, Cabiddu G, et al：Pregnancy in CKD Stages 3 to 5：Fetal and maternal outcomes. Am J Kidney Dis 2007；49：753-62.（レベルIII）
4) Smith MC, Moran P, Ward MK, et al：Assessment of glomerular filtration rate during pregnancy using the MDRD formula. BJOG 2008 Jan；115：109-12.（レベルIII）
5) Davison JM：Pregnancy care and counseling in chronic renal patients. Eur Clin Obstet Gynaecol 2006；2：24-9.（レベルIV）

CQ3 腎疾患合併の妊娠許可条件は？

推奨

1. 腎疾患合併の妊娠許可条件は, 日本腎臓学会編『腎疾患患者の妊娠―診療の手引き―』[1]に示されている。急性腎炎症候群・急性進行性腎炎症候群での急性期, または1年未満は妊娠は好ましくない。慢性腎炎症候群でも, 中等度以上の腎機能障害や高血圧中等度以上の蛋白尿(2.0g/日以上)では, 産科的予後が悪化する。(グレードB)

2. 高血圧や腎機能低下を認めないIgA腎症は妊娠・分娩によって腎機能の予期予後に影響を与えることは少ないが, 活動性の高い症例は妊娠の有無にかかわらず予後不良であり, その場合, 妊娠時の産科的予後は悪化する。(グレードB)

解　説

1 急性腎炎症候群[1]

急性腎炎症候群(acute nephritic syndrome)は，先行感染後比較的急な経過で発症し，血尿・蛋白尿とともに，浮腫，乏尿，高血圧，糸球体濾過量の減少を認める疾患群である。

急性糸球体腎炎は発症早期の浮腫・乏尿期から，利尿期，回復期を経て，自然経過で治癒するものが多く，一般的には予後良好な疾患と考えられているが，一部重篤な経過をとるものや経過が遷延するものもある。糸球体病変が完全に回復するには，尿異常が消失してから1年程度を要すると考えられている。従って，尿異常が消失してから1年以上経過していれば，妊娠は差し支えないと考えられている。

2 急速進行性腎炎症候群[1]

急速進行性腎炎症候群(rapidly progressive nephritic syndrome；RPGN)は，急激に，あるいは潜行性に発症し，比較的短期間(数週間〜数カ月)の間に腎機能障害が進行する疾患群である。

発見時に腎機能低下を認め，副腎皮質ステロイド薬や免疫抑制薬が使用される場合が多く，妊娠は勧められない。

治療により疾患活動性が制御されている場合には，その時点で慢性腎炎症候群の腎機能区分により，妊娠の可否を含めた判断を慎重に行う。

3 慢性腎炎症候群[1]

慢性腎炎症候群(chronic nephritic syndrome)は糸球体障害に起因する蛋白尿，血尿などの尿異常が1年以上にわたって持続し，高血圧，浮腫，腎機能障害などを伴う疾患群である。

腎機能検査が正常で蛋白尿の程度が軽く(≦0.5g/日)，血尿が認められない場合は，活動性が乏しいと考えられる。しかし，血尿，蛋白尿がともに認められ，著しい場合は活動性病変の存在が示唆されるため，腎生検を行い組織型を明らかとすることが推奨される。

①組織病型が明らかでない場合

比較的長期間にわたり腎疾患(尿所見，生化学検査，腎機能)が安定している場合，妊娠前の腎機能が正常〜軽度低下(表1)で高血圧(＞140/90mmHg)を認めない場合は，妊娠が可能とされる[2]。

妊娠が慢性腎炎に与える影響として，Davisonらは腎機能を軽度障害群〔血清クレアチニン(Cr)＜1.4mg/dl〕，中等度障害群(血清Cr 1.4〜2.8mg/dl)，高度障害群(血清Cr＞2.8mg/dl)に分けたところ，中等度以上の腎機能障害を認める腎疾患患者では妊娠中に問題が生じ，分娩後も腎機能の悪化を認めている[3]。

②組織病型が明らかな一時性糸球体疾患[1]

1) IgA腎症

Abe[4]は，高血圧(140/90mmHg以上)がなく，腎機能低下〔糸球体濾過量(GFR)＜70ml/分〕を認めなければ，妊娠は腎予後に影響しないとしている。一方，小林ら[5]は，腎機能低下〔血清Cr＞1.0mg/dl，クレアチニンクリアランス(Ccr)＜70ml/分〕や高血圧(＞140/90mmHg)を有する例では腎予後が不良であったとしている。また小井戸ら[6]は，組織所見が中等度(Nomoto分類Grade3)までの症例で，妊娠前の腎機能が維持(血清Cr 0.5〜1.5mg/dl)されていれば妊娠経過は良好としている。

長期予後に妊娠分娩の影響は少ないと考えられ，腎機能が正常〜軽度低下し安定した経過をとっている場合で，妊娠希望すれば治療薬を

表1 慢性腎炎症候群患者の妊娠，出産基準

区分	腎機能	妊娠，出産
1	正常	差し支えない
2	軽度低下	差し支えない
3	中等度低下	原則として勧められない
4	高度低下	勧められない
5	尿毒症期―透析導入前	勧められない

(文献2)より引用)

中止し，計画妊娠とする．ステロイド療法を行っている場合は，維持量でprednisolone10〜15mg/日以下が望ましい．進行性の場合は治療を優先し，治療後2〜3年後に計画妊娠とする．

2) 微小変化，膜性腎症

病態が安定していれば，妊娠による影響は少ない．

3) 巣状糸球体硬化症，膜性増殖性糸球体腎炎

妊娠中に高度の尿蛋白と進行性の経過をとるため，妊娠，出産については慎重に判断する．

文献

1) 日本腎臓学会：腎疾患患者の妊娠 −診療の手引き−．東京医学社，東京，2007.（レベルⅣ）
2) 日本腎臓学会：腎疾患の生活指導・食事療法に関するガイドライン．日本腎臓学会雑誌 1997；39：1-37.（レベルⅣ）
3) Davison AM, Baylis C：Pregnancy in patients with underling renal disease, Oxford textbook of clinical nephrology, 2nd ed. p2327-48, Oxford University Press, Oxford, 1998.（レベルⅢ）
4) Abe S：Pregnancy in IgA nephropathy. Kidney Int 1991；40：1098-102.（レベルⅣ）
5) 小林正貴，ほか：IgA腎症合併妊娠における腎機能予後に関する臨床的検討．腎と透析 2003；53：653-60.（レベルⅢ）
6) Koido S, Makino H, Iwazaki K, et al：IgA nephropathy and pregnancy. Tokai J Exp Clin Med 1998；23：31-7.（レベルⅢ）

CQ4 ネフローゼ症候群の妊娠許可条件は？

推奨

1. ネフローゼ症候群の治療中で安定していない状態での妊娠は勧められない．副腎皮質ステロイドの投与量は少なくとも維持量（prednisolone換算10〜15mg/日以下）に減量していることが望ましい．（グレードB）
2. 腎機能が中等度〜高度低下〔血清クレアチニン（Cr）1.4mg/dl以上〕では母体の腎機能の悪化や産科的予後が不良となる．（グレードB）

解説

1 ネフローゼ症候群[1, 2)]

大量の蛋白尿（>3.5g/日）と低蛋白血症（<6g/dl），低アルブミン血症（<3g/dl）を認め，浮腫，高脂血症を認める．本症候群を呈する一次性糸球体腎疾患として微小変化型ネフローゼ症候群（minimal change nephrotic syndrome；MCNS），巣状糸球体硬化症（focal segmental glomerulosclerosis；FSGS），膜性腎症，びまん性メサンギウム増殖性糸球体腎炎，膜性増殖性糸球体腎炎（membranoproliferative glomerulonephritis；MPGN）などがある．**表1**に妊娠・出産基準を示す．高血圧，腎機能障害とともにネフローゼ症候群の合併は胎児死亡，子宮内胎児発育遅延，早産の頻度を増加させる．1日蛋白排泄量と出生児体重との間に負の相関[3)]，腎機能障害や先行する高血圧を有する症例，重症高血圧やネフローゼ症候群を合併した症例では周産期死亡（30％）が増加[4)]，尿蛋白（>2g/日）では妊娠後に腎機能が悪化しやすい[5)]とされて

いる。

組織型が明らかな場合，MCNSでは病態が安定している限り，妊娠による影響は少ない。膜性腎症では胎児死亡(23%)，早産(43%)が多く，36週以降に生児が得られるのは33%，FSGSでは胎児死亡(45%)，新生児死亡(35%)，腎障害の進行(44%)，非可逆性の進行(13%)，半数以上に高血圧合併と，予後不良である。

2 【付記】その他の腎疾患[1]

①ループス腎炎

正常妊婦に比べ，流産，子宮内胎児死亡，新生児死亡が多い(1.5～2.0倍)。

母児予後不良因子として，全身性エリテマトーデス(SLE)の活動性，妊娠前の高血圧の有無，抗リン脂質抗体の有無，腎機能低下，蛋白尿の程度などがあげられる。妊娠許可条件として少なくとも6カ月以上の寛解状態であることが必要である。抗SS-A，SS-B抗体を有する場合，児完全房室ブロック，新生児ループス症候群をみることがある。また抗リン脂質抗体を認める場合は流・早産，死産を反復することがある。補体低下は再燃を考える。ループス腎炎の病態が安定し，ステロイド維持量が10～20mg/日以下，腎機能が正常～軽度低下の場合，慎重な観察下での妊娠継続が可能である。

②糖尿病性腎症

腎機能障害(血清Cr＞1.5mg/dl，蛋白尿＞3g/日)の程度により妊娠予後が増悪し，顕性腎症前期(第3期A)から妊娠出産は望ましくないとされている。

妊娠初期の蛋白尿と妊娠高血圧腎症の発症率との間で関係があり，＜190mg/日，190～499mg/日，＞500mg/日でそれぞれ7%，31%，38%と増加する[3]。妊娠を継続する場合は経口糖尿病薬からインスリン療法に切り替える。

③多発性嚢胞腎

常染色体優性遺伝形式をとる常染色体優性多発性嚢胞腎(autosomal dominant polycystic kidney disease；ADPKD)と，常染色体劣性遺伝形式をとる常染色体劣性多発性嚢胞腎(autosomal recessive polycystic kidney disease；ARPKD)があるが，ARPKDは約75%が生後早期に死亡し，残りの25%も20歳までに腎不全に至る。血圧が正常であれば，生児を得る確率は健常者と同等とされる。しかし，妊娠を契機に高血圧を発症しやすく，妊娠後に腎機能悪化の頻度が高くなるとされており，腎機能が中等度以上障害されている場合には妊娠は勧められない。

表1 ネフローゼ症候群患者の妊娠，出産基準

Ccr：クレアチニンクリアランス
拡張期血圧＞95mmHg，病態が不安定な場合は区分を低いランクとする。

完全寛解で6カ月以上再発を認めない場合は妊娠可能
不完全寛解Ⅰ型でCcr＞71ml/分，治療終了後6カ月経過し病態が安定していれば妊娠継続可能
不完全寛解Ⅱ型ではCcr＞71ml/分でも原則として妊娠は勧められない
不完全寛解Ⅱ型ではCcr＜70ml/分，治療無効例では妊娠は勧められない

区分	腎機能	妊娠，出産
完全寛解	寛解後6カ月経過	差し支えない
不完全寛解Ⅰ型	腎機能＞71ml/分	差し支えない
不完全寛解Ⅰ型	腎機能 70～51ml/分	原則として勧められない
不完全寛解Ⅱ型	腎機能＞71ml/分	原則として勧められない
不完全寛解Ⅱ型	腎機能＜70ml/分	勧められない
治療無効例	―	勧められない

(文献2)より引用)

文献

1) 日本腎臓学会：腎疾患患者の妊娠-診療の手引き-東京医学社，東京，2007.(レベルⅣ)
2) 日本腎臓学会：腎疾患の生活指導・食事療法に関するガイドライン.日本腎臓学会雑誌 1997；39：1-37.(レベルⅣ)
3) Barcelo P, et al：Successful pregnancy in primary glomerular disease. Kidney Int 1986；30：914.(レベルⅢ)
4) Packham DK, et al：Primary glomerulonephritis and pregnancy. QJ Med 1989；71：537.(レベルⅢ)
5) Hemmelder MH, et al：Proteinuria：A risk factor for pregnancy-related renal function decline in primary glomerular disease? Am J Kidney Dis 1995；26：187.(レベルⅢ)

CQ5 腎疾患合併の妊娠管理は？

推奨

1. 腎疾患を担当する医師と産婦人科医の密接な連携が必要である。（グレードB）
2. 定期的な妊婦健診と定期的な腎機能検査が必要である。（グレードC）
   - 正常に経過している場合は妊娠24～34週までは1回/2週，その後分娩までは毎週が望ましい。
   - 腎機能検査を4～8週ごとに行う。
   - 妊娠中の腎生検の適応は明確なものはない（分娩後に施行したほうがよい）。

解説

妊婦管理は産科医と腎臓専門医と協力して行う必要があるが，正常に経過している場合は妊娠24～34週までは2週ごと，その後1週ごとに妊婦健診，腎機能検査は4～8週ごとに行い，腎機能の増悪や加重型妊娠高血圧腎症の早期発見に努める。妊娠中の腎生検は推奨されていない。必要な場合，妊娠時腎生検は妊娠32週以前，または分娩後での施行が望ましい。母体の血圧コントロール，貧血の是正，代謝性アシドーシスや低カルシウム血症の是正などを必要に応じて行う。母体の貧血〔ヘモグロビン（Hb）＜11.0g/dl〕に対しては鉄剤投与（経口），葉酸投与，ヘマトクリット（Ht）＜19％の場合にはerythropoietinも使用する。胎児管理は胎児発育の評価，さらに妊娠週数が進めば胎児心拍数陣痛図（cardiotocogram；CTG）や胎児biophysical scoreなどを用いて行う「Ⅳ 妊婦管理『2. 胎児評価』」参照）。母児に異常がなければ妊娠末期まで妊娠継続する。

CQ6 軽度，中等度，高度別にみた腎機能障害における妊娠中の管理上の留意点は？

推奨

1. 慢性腎臓病では高血圧症，妊娠高血圧腎症，貧血，胎児発育不全（FGR），早産がみられやすい。（グレードB）
2. 血清クレアチニン（Cr）値が2.0mg/dl以上の症例は，分娩後1年以内に終末期の腎疾患に移行するリスクをもつ。（グレードB）
3. 高血圧症の存在は，腎疾患の病型や腎機能障害の程度に関係なく母児の予後を悪化させる要因となる。（グレードB）
4. 慢性腎臓病症例における高血圧は，妊娠初期から降圧薬を用いて管理する。（グレードB）

解 説

1 腎機能障害の定義（米国）

- Mild renal insufficiency（軽度腎機能障害）：血清クレアチニン（Cr）値 0.9～1.4mg/dl[1,2]
- Moderate renal insufficiency（中等度腎機能障害）：血清Cr値 1.4～2.5mg/dl[3]
- Severe renal insufficiency（高度腎機能障害）：血清Cr値 2.5g/dl以上[4]

2 軽度腎機能障害

ほぼ90％が軽度腎機能障害であった慢性腎不全を有する妊婦の22～40％に妊娠高血圧腎症（preeclampsia），48％に貧血，56％に高血圧症を伴っていたと報告されている。そして早産率は22～60％，帝王切開率は24～52％，13％に胎児発育不全（FGR）がみられた[2,5]。

89％の軽度腎機能障害症例で検討されたBarらの報告では，死産は1例もなく合併症も非常に低い頻度で（4.4～22％），腎疾患の病型を考慮に入れても予後は良好であった[6]。

生産率は原発性腎疾患で98％，糖尿病性腎症で96％，腎移植例で89％であった。

腎機能が正常な女性が生児を得る確率は90％以上であるが，血圧が十分管理された軽度の腎機能障害症例でも，わずかにこれより低い確率で生児を得ることができる[7]。

管理されていない高血圧があると，胎児の生存率は低下すると報告されている。

Jungers and Chauveauによると，妊娠時に平均血圧が105mmHg以上の症例は，自然の正常血圧や治療によって正常血圧を示している症例に比し，胎内死亡の相対リスクは10倍以上になると報告している[8]。

分娩後2年の腎機能評価で，血清Cr値が元の値から1mg/dl以上上昇した場合を腎不全と定義してみると，5％に腎不全が判明したが，終末期の腎不全症例はみられなかった。

このように軽度腎機能障害を有する妊婦では，わずかに腎機能が影響を受ける可能性があったが，不可逆的な腎不全に進行することは一般的ではないといえる。

高血圧は妊娠の予後不良の指標となるが，最小の腎機能障害と正常血圧であれば，90％以上の良好な妊娠の予後を期待でき，これらの群では妊娠によっても腎機能障害の自然進行に影響を与えないとされている[9]。

糸球体濾過量（GFR）が最初，正常かわずかに減少（血清Cr＜1.5mg/dl）している場合，妊娠によって，腎機能は将来減少しないか，0～10％減少するだけと報告されている[10,11]。

高血圧を示す一部の患者では，妊娠中に一過性の腎機能の低下をみることがある。360症例の正常腎機能の慢性糸球体腎炎患者について，171症例が妊娠し，残りは妊娠しなかった。30年の経過観察後，この2群の間では腎機能の温存率に有意な差がみられなかった。ただし，高血圧を伴う患者は妊娠の有無にかかわらず，腎疾患がより進行しやすいことも判明した[10]。

3 中等度～高度腎機能障害

軽度腎機能障害に比べ，中等度～高度腎機能障害では明らかに合併症の頻度が高くなる。高血圧症，妊娠高血圧腎症，貧血，FGR，早産が一般的な合併症である。

Cunninghamらの1990年の報告では，26症例の中等度腎機能障害症例では，62％に高血圧症，58％に妊娠高血圧腎症，73％に貧血がみられた。このうち高血圧を伴っていた症例では80％，高血圧を伴わなかった症例では30％が加重型妊娠高血圧腎症（superimposed preeclampsia）に進展した。生産率は88％で，FGRは35％，早産率は30％であった。11例の高度腎機能障害症例では，82％に高血圧症，62％に妊娠高血圧腎症，100％に貧血がみられた。生産率は64％で，FGRは43％，早産率は86％であったが死産はみられなかった。中等度腎機能障害症例の5例，高度腎機能障害症例の1例が妊娠中に50％以上血清Cr値が上昇する腎機能の悪化を認めた[3]。

Jonesらの1997年の中等度～高度腎機能障害症例の報告では，早産率は59％，FGR37％，帝王切開率59％，出生児の生存率93％であった。血清Cr値が1.4mg/dl以上の妊婦のほぼ50％に，第3三半期には平均2.5mg/dlの上昇がみられる。妊娠初期に血清Cr値が2.0mg/dlを超える症例では，終末期の腎疾患への進行が加速される危険が最も高いとされ，このような症例のうち

23%が分娩後6カ月以内に終末期の腎疾患に進行した[1]。

血清Cr値が1.5〜2.9mg/dlの中等度の腎機能障害症例の予後は異なってくる。このような状態では，血清Cr値は妊娠の前半期にわずかに減少傾向を示すようになる。これは妊娠によりGFRが50％増加する腎疾患のない女性と同程度である。そして妊娠が進行するに従い元の値に上昇する[12,13]。

76症例の最初の平均血清Cr値が1.9mg/dlの妊婦について，第3三半期には2.5mg/dlに増加したと報告されている。血清Cr値が1.4〜1.9mg/dlの症例では腎機能障害が悪化する危険は40％であったと報告されている[1]。

また中等度の腎機能障害を有する女性の多くが，妊娠によってこれまでの自然経過から予測される以上にGFRの不可逆的な減少を示す可能性がある。少数症例ではあるが，いくつかの検討では1/3に不可逆的な腎機能の低下が報告されている[12,14]。

また，Jones，Hayslettは10％が腎疾患の終末期に進展すると報告している[1]。

最初の血清Cr値が2.0mg/dlを超える症例では，危険度が加速する。管理されていない高血圧を有する患者では不可逆的な腎機能低下の危険が50％を超えると，Jungersらは報告している[10]。

基礎の血清Cr値が3mg/dlを超える症例は，報告によっていくぶん変わってくる。このような女性はしばしば無月経や無排卵周期を伴っているため，妊娠の可能性や胎児が正期産まで発育することは非常に頻度が低いと考えられている。

血清Cr値が1.5mg/dlを超えて高血圧を伴う症例は，腎疾患の永続的な悪化につながる重要なリスク因子である。膜性増殖性糸球体腎炎（membranoproliferative glomerulonephritis；MPGN），巣状糸球体硬化症（focal segmental glomerulosclerosis；FSGS），reflux nephropathyのような腎疾患の病型も病態悪化の加速因子となる[15,16]。

しかしながら多くの研究者は，妊娠前の元の腎障害の程度や高血圧を要因として検討すれば，ループス腎炎以外は，腎疾患の病型が，妊娠による腎機能を悪化させる主要な決定因子ではないと考えている[14,17]。

基礎の血清Cr値が1.4mg/dlを超える症例は，正常妊婦に比べて未熟児出産となる危険が増加する[1,18]。

早産率が増加するのは，妊娠高血圧腎症とFGRによる介入的な治療によるものが多い。

腎疾患を有する女性は，有意に妊娠高血圧腎症を併発する危険が高い。従来からの高血圧，蛋白尿を有する女性では，この病態を診断することは困難なことが多いが，血中sFlt-1の増加や血中PlGFの低下などのマーカーによる鑑別が有用との報告がある[19]。

4 高血圧の関与（表1）

妊娠の予後に最も影響を与えるのは，腎機能障害の程度であると考えられているが，腎疾患の重症度以外の要因として，高血圧の有無と加重型妊娠高血圧腎症の有無があると考えられている[20,21]。

さらに，母体と新生児の予後不良の危険は腎機能障害の程度ではなく，高血圧の合併が関連していると報告されている[22]。

Barらによる妊娠の良好な予後を従属因子としたregression解析では，唯一の臨床的な予知因子は既存の高血圧（p=0.01）であった[2]。

これらの報告では，腎疾患の病型や血清Cr値（妊娠前や第2三半期）と良好な妊娠予後とは関連がなかった（p＞0.1）。

5 蛋白尿

蛋白尿は慢性腎臓病の一指標である。500mg/日以上の蛋白尿を示した既存の腎疾患や，糖尿病性腎症が診断されていなかった53症例の65妊娠のうち，62％に腎機能障害，40％に高血圧症が判明したと報告されている[23]。

93％が生児を出産したが，1/2が早産，ほぼ1/4にFGRがみられた。特に20％の妊婦が中央値5年で終末期の腎疾患に移行していた。

6 管理

①妊娠前および妊娠早期のカウンセリング
・中等度〜高度腎機能障害の症例の多くが，早産の結果になること[24]。
・血清Cr値が2.0mg/dl以上の症例は，分娩後1

表1 高血圧および腎機能障害を認めた場合の胎児死亡などの産科的予後不良の頻度

	高血圧(%)	腎機能障害(%)	両者(%)
妊娠中を通じ認めなかった症例	6	7	7
妊娠中のいずれかの時期に認めた症例	12	12	19
第1三半期から認められ管理された症例	10	—	13
第1三半期から認められたが管理されなかった症例	50	40	55
第3三半期のみに認められた症例	8	9	10

高血圧と腎機能障害の両者を伴う場合に産科的予後不良の頻度が高くなり,特に第1三半期から高血圧と腎機能障害を認めたものの管理されなかった場合,最も産科的予後が不良となった。

(Reprinted from Davison JM, Lindheimer MD: Renal disorders. In: Creasy RK, Resnik R, Iams JD, editors. Maternal-fetal medicine: principles and practice, 5th ed. Philadelphia (PA): Saunders; p901-23. ©2004, より引用)

年以内に終末期腎疾患への移行が1/3にみられること[25]。
・透析を要する妊娠はさらに合併症の併発が高くなったり産科的予後が不良になること。
妊娠の予後は高血圧の程度,降圧治療の効果,そして加重型妊娠高血圧腎症の有無に関連している[4, 9]。

従って,高血圧が産科的な予後不良因子となることを十分にカウンセリングする必要があるが,ACE阻害薬やARBは胎児への催奇形性(頭蓋冠低形成:hypocalvaria)や胎児腎障害(腎不全,乏尿,腎機能障害)が知られており,妊娠前または,第1三半期の早い時期に中止すべきである[26]。

Raminらは,軽症の高血圧症でも基礎の腎疾患が存在する場合,拡張期血圧を90mmHgかそれ未満に維持するように降圧療法を行うべきであると述べている[27]。

文献

1) Jones DC, Hayslett JP: Outcome of pregnancy in women with moderate or severe renal insufficiency [published erratum appears. N Engl J Med 1997；336：739]. N Engl J Med 1996；335：226-32(レベルⅢ)
2) Bar J, Orvieto R, Shalev Y, et al: Pregnancy outcome in women with primary renal disease. Isr Med Assoc J 2000；2：178-81(レベルⅢ)
3) Cunningham FG, Cox SM, Harstad TW, et al: Chronic renal disease and pregnancy outcome. Am J Obstet Gynecol 1990；163：453-9(レベルⅢ)
4) Davison JM: Renal disorders in pregnancy. Curr Opin Obstet Gynecol 2001；13：109-14(レベルⅣ)
5) Trevisan G, Ramos JG, Martins-Costa S, et al: Pregnancy in patients with chronic renal insufficiency at Hospital de Clinicas of Porto Alegre, Brazil. Ren Fail 2004；26：29-34(レベルⅢ)
6) Bar J, Ben-Rafael Z, Padoa A, et al: Prediction of pregnancy outcome in subgroups of women with renal disease. Clin Nephrol 2000；53：437-44(レベルⅢ)
7) Fischer MJ, Lehnerz SD, Hebert JR, et al: Kidney disease is an independent risk factor for adverse fetal and maternal outcomes in pregnancy. Am J Kidney Dis 2004；43：415-23(レベルⅢ)
8) Jungers P, Chauveau D: Pregnancy in renal disease. Kidney Int 1997；52：871-85(レベルⅢ)
9) Davison JM, Lindheimer MD: Pregnancy and chronic kidney disease. Semin Nephrol 2011；31：86-99.(レベルⅣ)
10) Jungers P, Houillier P, Forget D, et al: Influence of pregnancy on the course of primary chronic glomerulonephritis. Lancet 1995；346：1122-4(レベルⅢ)
11) Hou S: Pregnancy in women with chronic renal disease. N Engl J Med 1985；312：836(レベルⅢ)
12) Imbasciati E, Pardi G, Capetta P, et al: Pregnancy in women with chronic renal failure. Am J Nephrol 1986；6：193-8(レベルⅢ)
13) Imbasciati E, Gregorini G, Cabiddu G, et al: Pregnancy in CKD stage 3 to 5: fetal and maternal outcomes. Am J Kidney Dis 2007；49：753-62(レベルⅢ)
14) Jungers P, Houillier P, Forget D, et al: Specific controversies concerning the natural history of renal disease in pregnancy. Am J Kidney Dis 1991；17：116-22(レベルⅢ)
15) Surian M, Imbasciati E, Cosci P, et al: Glomerular disease and pregnancy. A study of 123 pregnancies in patients with primary and secondary glomerular diseases. Nephron 1984；36：101-5(レベルⅢ)
16) Packham DK, North RA, Fairley KF, et al: Pregnancy in women with primary focal and segmental hyalinosis and sclerosis. Clin Nephrol 1988；29：185-92(レベルⅢ)
17) Packham DK, North RA, Fairley KF, et al: Primary glomerulonephritis and pregnancy. Q J Med 1989；71：537-53(レベルⅢ)
18) Epstein FH: Pregnancy and renal disease(editorial). N Engl J Med 1996；335：277.(レベルⅣ)
19) Vellanki K: Pregnancy in chronic kidney disease. Adv

Chronic Kidney Dis 2013；20：223-8.（レベルⅣ）
20) Davison JM, Lindheimer MD：Renal disorders. In：Creasy RK, Resnik R, Iams JD, eds. Maternal-fetal medicine principles and practice, 5th ed. Saunders, Philadelphia, 2004, p901-23.（レベルⅣ）
21) Holley JL, Bernardini J, Quadri KH, et al：Pregnancy outcomes in a prospective matched control study of pregnancy and renal disease. Clin Nephrol 1996；45：77-82.（レベルⅢ）
22) Jungers P, Chauveau D, Choukroun G, et al：Pregnancy in women with impaired renal function. Clin Nephrol 1997；47：281-8.（レベルⅢ）
23) Jungers P, Houillier P, Chauveau D, et al：Pregnancy in women with reflux nephropathy. Kidney Int 1996；50：593-9.（レベルⅢ）
24) Epstein FH：Pregnancy and renal disease [published erratum appears in N Engl J Med 1996；335：759]. N Engl J Med 1996；335：277-8.（レベルⅣ）
25) Baylis C：Impact of pregnancy on underlying renal disease. Adv Ren Replace Ther 2003；10：31-9.（レベルⅢ）
26) Hou S：Pregnancy in chronic renal insufficiency and end-stage renal disease. Am J Kidney Dis 1999；33：235-52.（レベルⅢ）
27) Ramin SM, Vidaeff AC, Yeomans ER, et al：Chronic renal disease in pregnancy. Obstet Gynecol 2006；108：1531-9.（レベルⅣ）

CQ7 腎透析開始の適応と管理は？

推奨

『腎疾患患者の妊娠―診療の手引き―』（日本腎臓学会編，2007年）[1]を引用して示す。

1. 血清クレアチニン（Cr）値＞3.5〜4.5mg/dl，BUN＞50mg/dlになった場合，透析導入を考慮する。原則的に非妊婦と変わりはない（日本）。（**グレードB**）
   ・BUN＞60〜80mg/dl
   ・Cr ＞5〜7mg/dl
   〔糸球体濾過量（GFR）＜20ml/分〕（米国）

2. 透析回数を増加し，透析時間を20時間/週 以上とする。（**グレードB**）
   透析間の体重増加を抑え，時間あたりの除水量を少なくする。

3. 透析前BUN値を50mg/dl未満に維持。（**グレードB**）

4. ヘモグロビン（Hb）＞8.0g/dl，ヘマトクリット（Ht）は30〜35％を目標とする。（**グレードB**）

解説

妊娠初期から急性腎不全となれば対象となり，BUN＞60〜80mg/dl，Cr＞5〜7mg/dlが透析開始の基準とされる。妊娠20週ころから入院管理とし，妊娠週数の進行とともに透析回数，時間を増加させ，BUN＜50mg/dlを維持させる。透析時間を20時間/週以上にすると胎児の生存率が75％であったのに対し，15〜19時間では33.3％であったと報告されている[2]。同様に透析前のBUN値を＜50mg/dlに維持するとよいとされている[3,4]。このように透析量，回数を増加（3回/週以上，20時間/週以上）させることで，妊娠持続期間の延長，児体重増加，児生存率の上昇，さらには透析間体重増加を抑え，透析時間の延長により時間当たりの除水量を少なくし，血圧が安定する。また十分な除水により羊水過多を防止できると考えられている[5]。

妊娠30週以降まで妊娠継続できれば児予後は改善される。母体の高血圧管理は除水と降圧薬にて行うが，脱水，低血圧（DBPを80〜90mmHg程度とする）は，胎盤血流量を低下さ

せるので避ける。蛋白摂取量，カロリーについてはガイドラインを参考とするが，頻回の透析により水溶性ビタミン類の欠乏をきたすことがあるため，葉酸などが必要となることがある。また適切な体重増加（第2〜3三半期には0.3〜0.5kg/週）を維持する。すなわち，蛋白摂取量は1.8g/kg/日とし，水溶性ビタミン（葉酸：1mg/日）を摂取，厳重な体重管理をする。貧血（Ht＜27％，Hb＜9.0g/dl）には鉄剤投与，治療抵抗性の貧血にはerythropoietinを投与し，Hb10〜11g/dlが望ましい。胎盤から移行する高尿素窒素により胎児浸透圧利尿が起こるため羊水過多をきたしやすいので，除水，浸透圧の安定化を図る。低分子量ヘパリンも投与される。ただし，dalteparinはわが国では妊婦禁忌となっており，インフォームドコンセントが必要である。諸外国では禁忌となっていない。

分娩様式は産科適応とするが，平均妊娠持続期間は約32週，平均児体重は1,164〜1,542gと報告されている[6]。

文献

1) 日本腎臓学会：腎疾患患者の妊娠−診療の手引き−．東京医学社，東京，2007.（レベルⅣ）
2) Hou S：Modification of dialysis regimens for pregnancy. Int Artif Organs 2002；25：823-6（レベルⅢ）
3) Okundaye I, et al：Registry of pregnancy in dialysis patients. Am J Kidney Dis 1998；31：766-73.（レベルⅢ）
4) Toma H, Tanabe K, Tokumoto T, et al：Pregnancy in women receiving renal dialysis or transplantation in Japan：nation wide survey. Nephrol Dial Transplant 1999；14：1511-6.（レベルⅢ）
5) Hou S, Firanek C：Management of the pregnant dialysis patient. Adv Ren Replace Ter 1998；5：24-30.（レベルⅢ）
6) Jungers P, Chauveau D, Choukroun G, et al：Pregnancy in women with impaired renal function. Clin Nephrol 1997；47：281-8.（レベルⅢ）

CQ8 維持透析患者の妊娠は？

推奨
1. 非妊娠時の透析条件では胎児死亡，新生児死亡率が高いとされている。（グレードB）
2. 透析回数を増加させることにより，生児を得る出産例が増加してきている。（グレードB）
3. 透析時間20時間/週以上，透析前BUN値50mg/dl未満を目標にして管理する。（グレードB）

解説

最近の透析患者の妊娠率が増加してきたかは不明であるが，その率は0.3[1]〜1.4％[2]と低い。妊娠予後は人工流産，自然流産率が高く，生児を得る確率も低いとされてきた。生児獲得率は妊娠中に透析を開始した症例（73.6％）に比して，透析後妊娠成立した症例（40.2％）と維持透析症例で悪いと報告されている[3]。2002年の報告では透析時間を20時間/週以上とすることで75％の児が生存するとされ[4]，維持透析患者の妊娠出産成功例が増加している。透析患者の出産例では82％が早期産で，18％が28週未満であった。透析時間が20時間/週未満では29.5週であったが，20時間/週以上では34週で早産の頻度が高い。

また，母体の高BUN血症のため胎児の過剰利尿が生じることによる羊水過多（34.1〜

71％），母体高血圧（40.1～57％）が多くなる[5]。透析前BUNを50mg/dl未満に保つことを目標とすることがよい[6]。日本腎臓学会は，『腎疾患患者の妊娠－診療の手引き－』(2007年)で，透析回数の増加により，透析間の体重増加を抑え，同時に透析時間を延長させた時間当たりの除水量を減じることにより，血圧の安定が図られ，また十分な除水により羊水過多を防ぐことが生児を得るには重要であると示している。

文献

1) Bagon JA, Vernaeve H, De Muylder X, et al：Pregnancy and dialysis. Am J Kidney Dis 1998；31：756-65.（レベルⅢ）
2) Souqiyyeh MZ, Huraib SO, Saleh AGM, et al：Pregnancy in chronic hemodialysis patients in the Kingdom of Saudi Arabia. Am J Kidney Dis 1992；19：235-8.（レベルⅢ）
3) Okundaye I, Abrinko P, Hou S：Registry of pregnancy in dialysis patients. Am J Kidney Dis 1998；31：766-73.（レベルⅢ）
4) Hou SH：Modifications of dialysis regimens for pregnancy. J Artif Organs 2002；25：823-6.（レベルⅢ）
5) Chou CY, Ting IW, Lin TH, et al：Pregnancy in patients on chronic dialysis：a single center experience and combined analysis of reported results. Eur J Obstet Gynecol Reprod Biol 2008；136：165-70.（レベルⅢ）
6) Hou S, Firanek C：Management of the pregnant dialysis patient. Adv Ren Replace Ther 1998；5：24-30.（レベルⅢ）

CQ9 腎移植患者の妊娠と管理は？

推奨

1. 移植後1年以上経過し，妊娠前の移植腎機能が安定していれば妊娠を許可する。（グレードB）
2. 妊娠前の移植腎機能が血清クレアチニン(Cr)＞2.2mg/dlの場合，腎機能予後は不良で子宮内胎児発育遅延，低出生体重児の頻度が高い。（グレードB）
3. 血圧管理を厳重に行う。（グレードB）
4. 免疫抑制薬の血中濃度を治療域に維持する。（グレードB）
5. 血算，生化学，尿検査を2～4週ごと，胎児モニタリング，超音波検査を行う。（グレードB）
6. 新たな血圧上昇を認めた場合，妊娠高血圧腎症を念頭に置き，入院管理とする。（グレードB）

解説

腎移植を受けた生殖年齢期の患者の約10～12％が妊娠を経験しており[1]，全妊娠の0.01％を腎移植患者が占めるとの報告もある[2]。妊娠前の移植腎機能が正常で合併症もない場合，妊娠分娩後の腎機能は良好に保持される。東間ら[3]の194例の報告では，腎移植後1年以上経過し，移植腎機能が良好で安定していれば妊娠は順調に経過することが多い。しかし，約20％に妊娠経過中あるいは出産後に移植腎機能の低下，約10％は移植腎機能の廃絶に至った。特に妊娠前の移植腎機能が血清Cr＞2.2mg/dlの患者では腎機能予後が非常に不良とする報告がある[4]。

児の予後については早産やFGRの頻度が多いが，人工妊娠中絶例を除けば，全体の生児獲

得率はおよそ90％弱である[2]。なお，免疫抑制薬による先天異常をはじめとする合併症は認められていない[2,5]。

妊娠許可条件としては，死体腎移植後2年以上，生体腎移植後1年半以上経過，移植腎機能が安定（Cr＜1.5〜2mg/dl），直前の急性拒絶反応から少なくとも6カ月以上経過，超音波上腎杯の拡大がないこと，免疫抑制薬が最小維持量，24時間尿中蛋白排泄量が0.5g/日未満，血糖の厳密な管理，ACE阻害薬やARBを使用せずに血圧が＜140/90mmHgに調節可能，などが必要とされている[6]。降圧薬を使用せず血圧が正常な妊婦に比べ，降圧薬を使用し血圧が正常な妊婦では出産後に腎機能が低下し，移植腎の生着率が有意に低下する[7]。

妊娠中に移植腎機能低下，妊娠高血圧症候群の発症，低出生体重児，早産の頻度が高くなる[1,2]。

妊娠例の14％が自然流産，総じて20％が妊娠中絶を余儀なくされるが，第1三半期を過ぎると90％の患者が生児を得ている。血圧管理を厳重に行い，cyclosporin，tacrolimusの血中濃度をモニターする。

免疫抑制薬の投与量はprednisone＜15mg/日，azathioprine＜2mg/kg/日，cyclosporinやtacrolimusは治療域であること，mycophenolate mofetil，sirolimusは妊娠前6週には中止する。

血圧管理を正常血圧レベルで十分に行う。また2〜4週ごとに血液，生化学検査，尿検査，胎児モニタリング，超音波検査を行う。

免疫抑制薬（calcineurin抑制薬）によって高血圧，拒絶反応はまれであるが，ステロイド，抗菌薬を使用する。細胞外液量が変動するため，免疫抑制薬の血中濃度をモニタリングする。1/3に妊娠高血圧腎症を併発し，高血圧のため半数は早産に至る。サイトメガロウイルス，トキソプラズマ，ヘルペスなどに感染しやすい。

新たに高血圧，または高血圧の増悪を認めた場合は妊娠高血圧腎症を考慮し，入院管理を行う。経腟分娩は可能である[5]。なお，cyclosporinやtacrolimusのような免疫抑制薬は，わが国では妊娠禁忌となっているが，腎移植後のように特定の病態であり，他に有効な拒絶反応を防ぐ方策はない。妊娠継続の場合には，同薬の継続はやむをえず，医師の処方権は正当とみなされると判断できる。なお米国食品医療品局（FDA）ではこれらの免疫抑制薬のpregnancy categoryはCであり，妊婦禁忌となっていない。ただし，患者・家族にも妊娠時における免疫抑制薬に関する説明と同意は不可欠といえる。

文献

1) Keitel E, Bruno RM, Duarte M, et al：Pregnancy outcome after renal transplantation. Transplant Proc 2004；36：870-1.（レベルⅢ）
2) Wyld ML, Clayton PA, Jesudason S, et al：Pregnancy outcomes for kidney transplant recipients. Am J Transplant 2013；13：3173-82.（レベルⅢ）
3) Toma H, Tanabe K, Tokumoto T, et al：Pregnancy in women receiving renal dialysis or transplantation in Japan：a nationwide survey. Nephrol Dial Transplant 1999；14：1511-6.（レベルⅢ）
4) Crowe AV, Rustom R, Gradden C, et al：Pregnancy dose not adversely affect renal transplant function. QJM 1999；92：631-5.（レベルⅢ）
5) Thompson BC, Kingdon EJ, Tuck SM, et al：Pregnancy in renal transplant recipients：the royal free hospital experience. QJM 2003；96：837-44.（レベルⅢ）
6) Umans JG, et al：Renal disease in pregnancy. In：Brady HR and Wilcox CS. eds. Therapy in nephrology and hypertension, 2nd, ed. p453-7, Saunders, London, 2003.（レベルⅢ）
7) Abe T, Ichimaru N, Okumi M, et al：Pregnancy after renal transplantation：a single-center experience. Int J Urol 2008；15：587-92.（レベルⅢ）

CQ10 腎疾患合併妊娠の周産期予後に及ぼす影響は？

推奨
1. 非妊娠時の透析条件では胎児死亡，新生児死亡率が高いとされている。(グレードB)
2. 透析回数を増加させることにより生児を得る出産例が増加してきている。(グレードB)
3. 透析時間20時間/週以上，透析前BUN値50mg/dl未満を目標にして管理する。(グレードB)

解説

予後不良因子は高血圧である。軽度の腎機能障害があっても正常血圧であれば，90％は正常に経過する。

予後は腎障害の重症度と高血圧の有無，降圧薬の効果，加重型妊娠高血圧腎症(superimposed preeclampsia)の発症の有無による。軽症はほとんど問題なく経過するが，中等～重症例では高血圧合併，妊娠高血圧腎症(preeclampsia)，貧血，胎児発育遅延，早産が増加する。クレアチニン＞2.0mg/dlの場合は1/3が産後1年以内に腎不全に至ることがある。

CQ11 分娩後に特異的な腎疾患は？

推奨
分娩から産褥6週間では腎皮質壊死，分娩後急性腎不全，妊娠高血圧腎症(preeclampsia)がある。(グレードB)

解説

腎皮質壊死は比較的まれである。多くは常位胎盤早期剥離に伴う大量出血によるショックに引き続き起こるが，敗血症性流産，妊娠高血圧腎症(重症)，羊水塞栓，胎内死亡など産科合併症に伴って発症する。腎の小葉間動脈以下の末梢動脈の閉塞，皮質の全領域が壊死に陥った病態であり，糸球体，尿細管，間質など広範に凝固壊死と血栓形成を認める。不可逆的な糸球体壊死が生じるため，早期の人工透析が必要となる。無尿，血尿や1週間以上の乏尿が続き，利

尿期に移行しない場合は腎皮質壊死を考える。診断には腎の造影CT，MRIが有用である[1]。

分娩後急性腎不全は溶血性尿毒症症候群として知られており，高血圧，血液凝固異常，微小血管性溶血性貧血を特徴とし，産科的合併症を認めない産婦に分娩後1～2日から数カ月後に突然発症する。しばしばウイルス感染が先行し，尿毒症に伴って頭痛，嘔気，嘔吐，乏尿～無尿，出血傾向，高血圧がみられる。末梢塗抹標本では赤血球の破砕像，血小板減少，血中FDP上昇を認めるが出血時間の延長は認めない。病態は広範な血管内皮細胞障害で腎生検にて糸球体での血栓形成，フィブリン沈着，細動脈のフィブリノイド壊死を認める。治療は透析，抗凝固薬，抗血小板薬，PGI2誘導体製剤の投与に加え，血漿交換療法や新鮮凍結血漿（FFP）の投与が有効とされている[1]。

文献

1）日本腎臓学会：腎疾患患者の妊娠－診療の手引き－．東京医学社，東京，2007.（レベルⅣ）

Ⅶ 子癇

CQ1 子癇の病態は？

推奨

1. 子癇は，妊娠高血圧症候群の妊婦に起こるが，重症のみでなく軽症にも起こり，妊娠中，分娩中，産褥期いずれの時期にも発症する。（グレードA）
2. 前駆症状としては，頭痛，頭重，視覚異常，上腹部痛，悪心，嘔吐などがあり，高血圧に上記症状があれば子癇発症の可能性を念頭に置く。ただし前駆症状を認めない子癇も存在するので注意する。（グレードB）
3. 子癇の痙攣発作は突発性，全身性であり，典型例では強直性から間代性痙攣に移行する。（グレードB）
4. 子癇の主病態は可逆性の血管原性脳浮腫である。（グレードB）

解　説

1 子癇の定義と発症頻度

子癇は「妊娠20週以降に初めて痙攣発作を起こし，てんかんや二次性痙攣が否定されるもの」と定義される。子癇発症頻度は，先進国において1/3,700例（0.03％）～1/2,000例（0.05％），わが国においては126/322,599例（0.04％）～246/330,399例（0.07％）との報告がある[1〜5]。子癇発症時期は，分娩前38〜53％，分娩時18〜36％，産褥早期11〜44％にみられ，分娩48時間以後にもみられるとの報告がある[6]。大野らの322,599分娩対象調査における子癇発症時期は妊娠中17％，分娩中40％，産褥期43％との報告がある[4]。

2 子癇のリスク因子

子癇のリスク因子として，初産婦[3]，10代妊娠[2]，子癇既往妊婦[6]，妊娠高血圧/妊娠高血圧腎症（加重型含む），HELLP症候群，双胎[6]などがある。子癇既往妊婦の約25％は次回の妊娠で妊娠高血圧腎症になり，約2％は子癇を再発する[6]。子癇の発症率は，初産婦は経産婦に比べて約6〜9倍と高い[3]。

3 子癇の前駆症状

子癇の前駆症状として，頭痛，視覚異常（霞んで見える，チラチラする），上腹部痛等の訴えが60〜75％の患者に認められる[6]。しかし，子癇症例の38％が前駆症状を伴わずに発症するとの報告もあるので注意を要する[7]。

4 子癇の発症機序

子癇発作の発症機序として，「脳血管攣縮による脳虚血性痙攣発作」説[9,10]と「脳血流自動調節能の破綻に伴う高血圧性脳症様痙攣発作」説[11〜16]が報告されてきたが，最近の画像診断の進歩により後者が主な病態であるとされている。脳循環は脳血流自動調節能により調節され，脳血流の恒常性が維持されている。脳血管周囲交感神経による血管収縮を介した脳血流自動調節能が存在し，防御的作用を有する。その作用は神経分布に影響され，特に椎骨脳底動脈系と後頭葉脳動脈系には乏しいため[17]，血圧上昇により特に後頭葉で自動調節機序破綻が起こりやすく，脳灌流圧の増加（hyperperfusion）により脳浮腫が生じやすい[18]。この調節機構は平均血圧が60〜150mmHgの間で作動するが，調節可能な平均血圧域を超えると，脳血管拡張，脳血流増加，内皮細胞障害，血液成分血管外漏出などにより

血管原性浮腫を起こし，高血圧性脳症の病態となる[19,20]。痙攣発作は皮質，皮質下白質などにおける血管外へ漏出した液体の刺激によると考えられている[18]。妊婦においても同様の調節機序が作動するが，妊娠高血圧症候群では，脳血流自動調節能の上限が血管内皮細胞の機能障害により低下する[10]。

5 画像診断からみた子癇の病態（図1）

子癇の画像診断には頭部CTと頭部MRIがあり，主目的は脳浮腫の局在，程度，鑑別と，脳卒中の除外診断である。脳浮腫には血管原性浮腫（vasogenic edema）と細胞障害性浮腫（cytotoxic edema）があるが，CTでは両者とも低吸収域を示し，MRI T2強調画像（T2 weighted image；T2WI）やFLAIR法（fluid attenuated inversion recovery）では両者とも高信号を示す。血管原性浮腫と細胞障害性浮腫の鑑別はMRIで拡散強調画像（diffusion weighted image；DWI）と見かけの拡散係数（apparent diffusion coefficient；ADC）とで鑑別する。血管原性浮腫ではDWI低信号とADC上昇を認めるが，細胞障害性浮腫はDWI高信号とADC低下を認める[11,20~25]。子癇の脳内病態は可逆性血管原性脳浮腫である。急性高血圧による脳灌流圧増加の結果，脳血流自動調節能が破綻して血管原性浮腫が起こるが，血圧が低下すると血管原性浮腫は消失する。高度血管原性脳浮腫は高血圧が持続すれば脳虚血となり細胞障害性脳浮腫や脳梗塞を発症する可能性があり，両者の混在型も存在する[11,26,27]。脳浮腫の局在は，当初報告された後頭葉皮質下局在型のみならず，脳幹や基底核などの脳深部局在型，あるいはその混在型が存在する[28]。

子癇に関連した異常としては以下のものがある。

①PRES（posterior reversible encephalopathy syndrome）

1996年，Hincheyら[3]は，15症例（子癇3例，免疫抑制薬投与7例，腎疾患合併急性高血圧性脳症

図1 子癇，脳出血の頭部画像所見
上段：子癇症例の頭部MRI，CT画像（後頭葉局在脳浮腫）
中段：子癇症例の頭部MRI画像（基底核，橋局在型脳浮腫）
下段：妊産婦脳出血症例の頭部CT画像
矢印：脳浮腫および脳出血部位

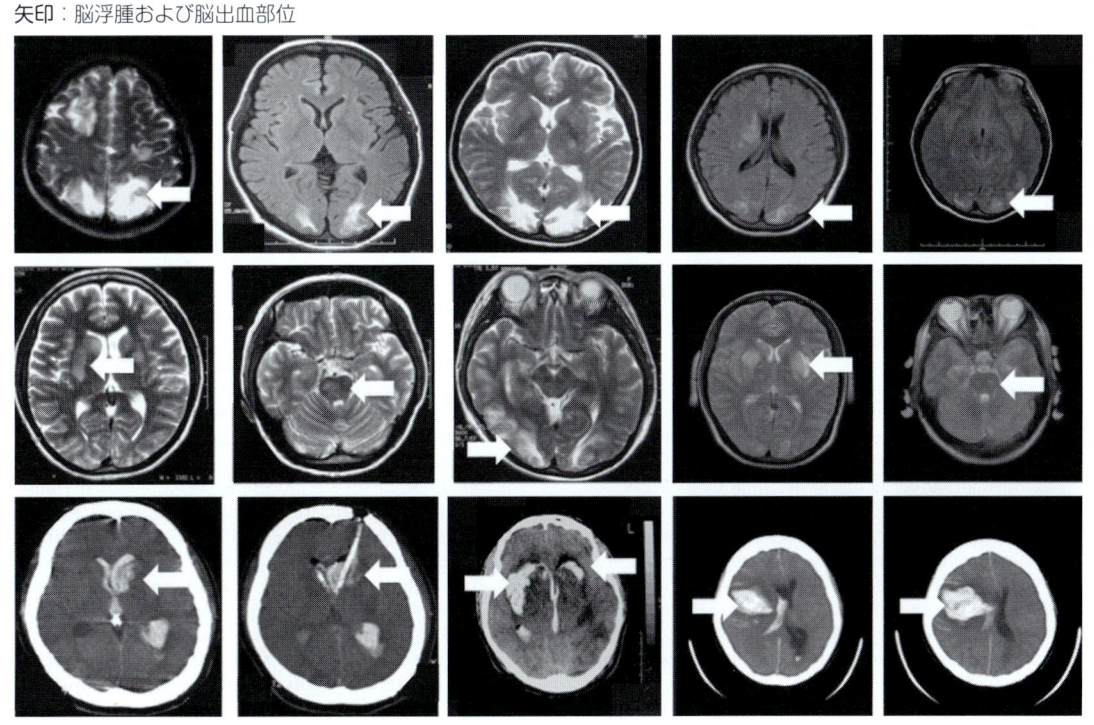

（文献28）より引用）

4例など)において，頭痛，痙攣，嘔吐，視力障害，神経障害などの症状を呈し，頭部CT, MRI検査で後頭葉に梗塞のない皮質下白質，灰白質に可逆性の浮腫を認めたことから，reversible posterior leucoencephalopathy syndrome；RPLSという診断名を提唱した。同病態を，posterior reversible encephalopathy syndrome；PRESという[29]。PRESは妊婦に多くみられ，特に子癇と妊娠高血圧腎症に関連し，必ずしも痙攣発作に至らなくても頭痛や視力障害を訴えることがある[30]。子癇例のMRIでは，可逆性血管原性脳浮腫を認めることが多く，同時に可逆性神経障害をみる。しかし，一部は細胞障害性脳浮腫を呈したり，さらに脳梗塞へと悪化し後遺症として神経障害を遺したりする場合がある。

②RCVS(reversible cerebral vasoconstriction syndrome)

RCVSは以前はCall-Fleming syndromeとして知られていたもので[31]，反復する強度頭痛，頭部画像における多発性脳血管収縮を呈し，数日あるいは数週間以内に軽快する症候群である。RCVSは産褥期に発症することが多く[32]，子癇症例や細胞障害性脳浮腫合併症例などにおいて発症する傾向がある。RCVSは数日以内あるいは数週間以内と比較的早期に軽快し，治療法は確立されていないが，Ca拮抗薬，glucocorticoid, $MgSO_4$などが有効との報告がある。

文献

1) Knight M：Eclamlpsia in the United Kingdom 2005. Br J Obstet Gynaecol 2007；1471-528.(レベルⅢ)
2) Douglas KA, Redman CWG, et al：Eclampsia in the United Kingdom. Br Med J 1994；309：1395-400.(レベルⅢ)
3) Kullberg G, Lindeberg S, Hanson U, et al：Eclampsia in Sweden. Hypertens Preg 2002；21：13-21.(レベルⅢ)
4) Ohno Y, Ishikawa K, Kaseki S, et al：Questionnaire-based study of cerebrovascular complications during pregnancy in Aichi Prefecture, Japan (AICHI DATA). Hypertens Res Preg 2013；1：40-5.(レベルⅢ)
5) Watanebe K, Suzuki Y, Yamamoto T：Incidence of eclampsia in Japanese women. Hypertens Res Pregnancy 2013；1：31-4.(レベルⅢ)
6) Sibai BA：Diagnois, Prevention, and Management of Eclampsia. Obstet Gynecol 2005；105：402-10.(レベルⅣ)
7) Munro PT：Management of eclampsia in the accident and emergency department. J Accid Emerg Med 2000；17：7-11.(レベルⅣ)
8) Koopmans CM, Bijlenga D, Groen H, et al：Induction of labour versus expectant monitoring for gestational hypertension or mild pre-eclampsia after 36 week's gestation (HYPITAT)：a multicenter, open-label randomized controlled trial. Lancet 2009；374：979-88. (レベルⅡ)
9) Kanayama N, Nakajima A, Maehara K, et al：Magnetic resonance imaging angiography in a case of eclampsia. Gynecol Obstet Invest 1993；36：56-8.(レベルⅣ)
10) Trommer BL, Homer D, Milhael MA：Cerebral vasospasm and eclampsia. Stroke 1988；19：326-9.(レベルⅣ)
11) Hinchey J, Chaves C, Appignani B, et al：A reversible posterior leukoecephalopathy syndrome. N Engl J Med 1996；334：494-500.(レベルⅢ)
12) Ohno Y, Iwanaga K, Itakura A, et al：Increased intracranial blood flow volume in a preeclamptic woman with postpartum photophobia. Obstet Gynecol 2003；101：1082-4.(レベルⅢ)
13) Ohno Y, Kawai M, Wakahara Y, et al：Ophthalmic artery velocimetry in normotensive and preeclamptic women with or without photophobia. Obstet Gynecol 1999；94：361-3.(レベルⅢ)
14) Ohno Y, Kawai M, Wakahara Y, et al：Cerebral hyperperfusion in patient with eclampsia. Acta Obstet Gynecol Scand 1999；78：555-6.(レベルⅢ)
15) Skinhoj E, Strandgaard S：Pathogenesis of hypertensive encephalopathy. Lancet 1973；801：461-2.(レベルⅢ)
16) Williams KP, Wilson S：Changes in cerebral perfusion pressure in puerperal women with preeclampsia. Obstet Gynecol 1998；92：1016-9.(レベルⅣ)
17) Edvinsson L, Owman C, Sjoberg NO：Autonomic nervous, mast cells, and amine receptors in human brain vessels：a histochemical and pharmacologic study. Brain Res 1976；115：377-93(レベルⅢ)
18) Schwartz RB, Feske SK, Polak JF, et al：Preeclampsia-eclampsia：clinical and neuroradiographic correlates and insights into the pathogenesis of hypertensive encephalopathy. Radiology 2000；217：371-6(レベルⅢ)
19) Cipolla MJ, Vitullo L, Mckinnon J：Cerebral artery reactivity changes during pregnancy and the postpartum period：a role in eclampsia? Am J Physiol Heart Circ Physiol 2004；286：H2127-32.(レベルⅢ)
20) Shaefer PW, Buonannon FS, Gonzalez RG, et al：Diffusion-weighted imaging discriminates between cytotoxic and vasogenic edema in a patient with eclampsia. Stroke 1997；28：1082-5(レベルⅢ)
21) Cunningham FG, Fernandez CO, Hernandez C：Blindness associated with preeclampsia and eclampsia. Am J Obstet Gynecol 1995；172：1291-8(レベルⅢ)
22) Apollon KM, Robinson JN, Schwartz RB, et al：Cortical blindness in severe preeclampsia：Computed Tomography, Magnetic Resonance Imaging, and Single-photon-emission Computed Tomography Findings. Obstet Gynecol 2000；95：1017-9(レベルⅢ)
23) Brown CEL, Purdy PD, Cunningham FG：Head computed tomographic scans in women with eclampsia. Am J Obstet Gynecol 1988；159：915-20(レベルⅢ)
24) Williams KP, Wilson S：Persistence of cerebral hemodynamic changes in patients with eclampsia：a report of 3 cases. Am J Obstet Gynecol 1999；181：1162-5(レベルⅣ)

25) Cunningham FG, Twickler D：Cerebral edema complicating eclampsia. Am J Obstet Gynecol 2000；182：94-100（レベルⅢ）
26) Ay H, Buonanno FS, Schaefer PW, et al：Posterior leukoencephalopathy without severe hypertension：utility of diffusion-weighted MRI. Neurology 1998；51：1369-76（レベルⅢ）
27) Koch S, Robinstein A, Falcone S, et al：Diffusion-weighted imaging shows cytotoxic and vasogenic edema in eclampsia. Am J Neuroradiology 2001；22：1068-70（レベルⅢ）
28) Ohno Y, Kawai M, Morikawa S, et al：Management of eclampsia and stroke during pregnancy. Neurol med chir 2013；53：513-9.（レベルⅣ）
29) Covarrubias DJ, Luetmer PH, Campeau NG：Posterior reversible encephalopathy syndrome：prognostic utility of quantitative diffusion weighted MR images. Am J Neuroradiology 2002；23：1038-48（レベルⅢ）
30) Striano P, Striano S, Tortora F, et al：Clinical spectrum and critical care management of posterior reversible encephalopathy syndrome（PRES）. Med SCI Monit 2005；11：CR549-5.（レベルⅢ）
31) Call GK, Fleming MC, Sealfon S, et al：Reversible cerebral segmental vasoconstriction. Stroke 1988；19：1159-70.（レベルⅣ）
32) Calabrese LH, Dodick DW, Schwedt TJ, et al：Narrative review：reversible cerebral vasoconstriction syndromes. Ann Intern Med 2007；146：34-44.（レベルⅣ）

CQ2 子癇の管理法は？

推奨

1. 痙攣発作出現時には下記の処置を行う。
   ①血圧測定。（グレードA）
   ②痙攣を抑制するための薬剤を投与する。（グレードB）
   ③気道を確保して酸素投与する。（グレードB）
   ④分娩前の場合，胎児心拍数モニタリングを行う。（グレードB）
   ⑤まずは子癇とみなして治療を開始する。（グレードB）
   ⑥脳卒中，てんかん，低血糖発作，過呼吸発作，脳腫瘍，髄膜炎，解離性障害等との鑑別を行う。（グレードB）
   ⑦意識障害持続，強度頭痛，頻回嘔吐，眼球位置異常，瞳孔異常，顔面麻痺，上下肢麻痺，言語障害などの症状を認めた場合は脳卒中を疑う。（グレードA）
   ⑧脳卒中が疑われた場合，可能な状況であれば頭部画像検査（CTあるいはMRI）により脳卒中との鑑別を行う。（グレードB）
   ⑨子癇と診断され，重症高血圧（160/110mmHg以上）を反復して認める場合，降圧薬による降圧を行う。（グレードB）
   ⑩痙攣再発予防目的で$MgSO_4$の持続静注を開始する。（グレードB）

2. 脳卒中が疑われる場合，脳神経外科等との共同管理を考慮する。（グレードC）

3. 母体の状態安定化後は胎児well-beingに留意し，児の早期娩出を図る。（グレードB）

4. 胎児徐脈が遷延あるいは反復出現する場合は，常位胎盤早期剥離の合併も考慮する。（グレードB）

解 説

1 子癇発作時の初期対応

痙攣時の管理は，母体救急処置を最優先し，人手の確保，バイタルチェック，気道確保，静脈ルート確保，酸素投与，分娩前の場合には胎児心拍数の確認を行う．痙攣中のバイトブロックの使用に関しては賛否両論があり，舌根を沈下させて気道を閉塞させる危険性があるので最近は使用されない傾向にある．口腔内を十分吸引し誤嚥を防止しつつ酸素投与を行う．子癇発作後は高頻度に母体アシドーシスが認められる[1]．最初の発作は数分であるが，繰り返す発作ではさらに重篤となり，ときに誤嚥性肺炎，肺水腫などが起こる．従って，SPO_2低下時は血液ガス分析を行う．

2 子癇の鑑別

妊娠中，分娩時，産褥期の痙攣の原因として，表1のような種々の疾患[2]が考えられるため，それら疾患との鑑別が必要である．

3 子癇と脳卒中の鑑別

子癇と脳卒中の鑑別は，生命予後や治療方針決定において非常に重要であるが，必ずしも容易ではない．まず，ベッドサイドで脳卒中に特徴的な神経所見を評価することが重要である．脳卒中を診断するうえで用いられる神経学的評価法には，米国のNational Institutes of Health Stroke Scale(NIHSS)などがある．痙攣合併時には脳卒中の可能性を念頭に置くが，とくに，意識障害持続，強度頭痛，頻回嘔吐，眼球位置異常，瞳孔異常を認めた場合や，"顔面非対称(Facial weakness)，上肢麻痺(Arm weakness)，言語障害(Speech deficit)を認めた場合は迅速(Time/Timely)；FAST"に脳卒中を疑う[3,4]．脳卒中が疑われ，必要かつ可能な状況であれば，頭部CTによる脳出血除外診断を行う(状況が許せばMRIでより詳細な検討を行う)．CTは多くの医療施設で緊急撮影が可能であり脳出血の除外診断に有用である．一方，脳浮腫の診断はMRIがより優れているが，時間外緊急撮影ができない医療施設が少なくないのが難点である．ただし，頭部CTや頭部MRIは患者の状態を安定させてから施行し，撮影中の痙攣や患者の状態の変化に十分注意する．頭部画像検査の主目的は，脳出血，脳梗塞など脳卒中の有無，脳浮腫特性診断(血管原性浮腫か細胞障害性浮腫か)である．脳出血を認めた場合は脳外科などとの共同管理を考慮する．画像診断が不可能な一次医療施設においては，脳卒中の可能性があると判断された場合，高次医療施設への母体搬送を行う．なお，脳卒中の管理において，産科特有の病態を理解することも重要である．

4 降圧療法

子癇と診断された場合の降圧が必要な血圧カットオフ値に関しては明確なコンセンサスが得られていないが，160/110mmHg以上の場合は，降圧薬による高血圧軽症レベル(140～159mmHg/90～109mmHg)までの降圧を行う．脳灌流や胎盤灌流を損なわず，うっ血性心不全を防止するため適度な降圧が必要である．急激な降圧は胎児機能不全に陥る可能性があるので注意する．降圧薬による子癇予防効果は確認されていない[5]．米国『JNC 7』[6]，欧州『ESH』[7]，そしてわが国の『高血圧治療ガイドライン2009』[8]では，血圧が高度に上昇し(180/120mmHg以上)，脳・心・腎・大血管に急性障害が生じて進行している状態を高血圧緊急症と定義し，速やかな降圧治療を求めている(子癇，高血圧性脳症，脳出血はこれに該当する)．妊娠中に使用される経口降圧薬としてmethyldopa, hydralazine, nifedipine, labetalol, nicardipineなどがあるが，血圧調節性に優れ，脳出血未止血時にも使用可能となったnicardipine持続点滴，あるいはhydralazineなどが推奨される(「Ⅳ妊婦管理『5.降圧薬療法 CQ3 妊娠高血圧症候群における降圧薬の選択とその使用法』」参照)．ただし，hydralazineは頭蓋内圧上昇作用があるため脳出血未止血時の使用は控える[9]．なお，脳卒中の場合は過度の降圧に注意する必要がある．

5 痙攣対策

子癇発作時は，速やかに痙攣を抑制するために抗痙攣薬を投与する($MgSO_4$, diazepam,

phenytoinなど)。MgSO₄は母体死亡および痙攣再発に関してdiazepamやphenytoinより優れているとの報告がある。33カ国における妊娠高血圧腎症10,141例対象大規模調査では，MgSO₄投与とplacebo投与の比較検討から，子癇発症はMgSO₄投与群で明らかに低く，母体死亡率もMgSO₄投与例に低い傾向がみられた[10]。1990〜1995年までの9報告(子癇；1,743例，妊娠高血圧腎症：2,390例)[11]は，MgSO₄がphenytoin, diazepamに比較して，より高い子癇発作反復防止効果や子癇症予防効果がみられた。子癇897人に対するMgSO₄治療群とphenytion治療群の転帰を解析したCochrane review[12]は，phenytionに比べMgSO₄は母児双方にとって子癇治療上の有用性が高いと報告し，また，子癇1,441人に対するMgSO₄治療群とdiazepam治療群の転帰を解析したCochrane review[13]では，diazepamに比べMgSO₄は，母児双方にとって子癇治療上の有用性が高いと報告している。これらを受けてWHO recommendations for prevention and treatment of preeclampsia and eclampsia(2011年)では，MgSO₄の使用を推奨している。MgSO₄は，初回量として4gを20分以上かけて静脈内投与し，引き続いて1〜2g/時の持続点滴静注を行う(添付文書)。しかしながら，難治性痙攣あるいは痙攣重積時にはdiazepam, phenytoin, phenobarbitalなどの薬剤の使用が必要である[14]。さらに，わが国におけるてんかんや脳卒中に関する痙攣時の第一選択薬はdiazepam，第二選択薬はphenytoinとされている[15]。

MgSO₄投与時は副作用の出現に注意し，尿量，呼吸数，腱反射を観察しながら，血中マグネシウム濃度の測定も行う(有効血中濃度は4〜7mEq/L)。マグネシウム中毒の際にはグルコン酸カルシウム1gをゆっくり静注するが，呼吸抑制が重篤な場合には気管挿管や人工呼吸管理が必要なこともある。子癇の切迫徴候を示す妊娠高血圧症候群の妊産婦には，降圧薬とともにMgSO₄による痙攣発作防止策をとることが勧められる[16]。

表1 妊産婦痙攣の原因疾患

てんかん
脳卒中
脳出血
脳大動脈瘤または脳動静脈奇形の破裂
脳梗塞
脳静脈洞血栓
低酸素脳症
脳血管腫
子癇／産後アンギオパシー
先天性脳障害
感染性脳症(細菌性，ウイルス性，寄生虫，結核性)
外傷
脳腫瘍(原発性，転移性)
肝／腎不全
代謝異常
低血糖
低ナトリウム血症
高浸透圧
低カルシウム血症
薬剤性
血栓性素因(抗リン脂質抗体症候群)
自己免疫異常
全身性エリテマトーデス
血栓性血小板減少性紫斑病

(文献2)より引用)

6 血液検査

子癇は高頻度にHELLP症候群(7.1〜26％)[17〜18]，凝固障害(8.6％)[17]を合併するので，血液検査(血小板を含む血算，AST，ALT，LDH，FDPあるいはD-ダイマー，アンチトロンビン活性など)を行う。

7 分娩のタイミング

子癇発作後には胎児機能不全に陥りやすい[19]ので胎児well-being に十分留意し，母体の状態が安定した後は，適切な方法(子宮口開大度により緊急帝王切開あるいは経腟分娩)により児の早期娩出を図る。胎児徐脈が遷延，あるいは反復して出現する場合は，常位胎盤早期剥離の合併も考慮する。最終的には母体の救命が優先される。

文献

1) Minakami H, Izumi A, Takahashi T, et al：Current presentation of eclampsia. Jpn J Obstet Gynecol Neonatal Hematol 1992；2：1-5.（レベルⅢ）
2) Hart LA, Sibai BM：Seizures in pregnancy：Epilepsy, eclampsia, and stroke. Sem Perinatol 2013；37：207-24.（レベルⅣ）
3) Kothari RU, Pancioli A, Liu T, et al：Cincinnati prehospital stroke scale：reproducibility and validity. Ann Emerg Med 1999；33：373-8.（レベルⅢ）
4) Hurwitz AS, Brice JH, Overby BA, et al：Directed use of the Cincinnati prehospital stroke scale by laypersons. Prehosp Emerg are 2005；9：292-6.（レベルⅢ）
5) Sibai BM：Diagnosis, prevention, and management of eclampsia. Obstet Gynecol, 2005；105：402-10.（レベルⅣ）
6) Chobanian AV, Bakris GL, Black HR, et al：Seventh report of the Joint National Committee on prevention, detection, evaluation, and treatment of high blood pressure. Hypertension, 2003；42：1206-52.（レベルⅣ）
7) Guidelines Committee：2003 European Society of Hypertension-European Society of Cardiology guidelines for the management of arterial hypertension. J Hypertens 2003 21：1011-53.（レベルⅣ）
8) 日本高血圧学会高血圧治療ガイドライン作成委員会：高血圧治療ガイドライン（2009年改訂版）日本高血圧学会，ライフサイエンス出版，東京，2009, 90-5.（レベルⅣ）
9) Vaughan CJ, Delanty N：Hypertensive emergencies. Lancet 2000；356：411-7 PMID：10972386.（レベルⅣ）
10) Magpie Trial Collaboration Group：Do women with preeclampsia, and their babies, benefit from magnesium sulphate? The Magpie Trial：a randomized placebo-controlled trial. Lancet 2002；359：1877-90.（レベルⅡ）
11) Chien PK, Khan N, Arnott N：Magnesium sulphate in the treatment of eclampsia and preeclampsia：an overview of the evidence from randomized trials. Br J Obstet Gynaecol 1996；103：1085-91.（レベルⅠ）
12) Duley L, Henderson-Smart D, et al：Magnesium sulphate versus phenytoin for eclampsia Cochrane Review：The Cochrane Library, Issue 3, Chichester, UK：John wiley & sons, Ltd. 2004.（レベルⅠ）
13) Duley L, Henderson-Smart D：Magnesium sulphate versus diazepam for eclampsiaCochrane Review：The Cochrane Library, Issue 3, Chichester, UK：John wiley & sons, Ltd. 2004.（レベルⅠ）
14) Cipolla MJ, Kraig RP：Seizures in women with preeclampsia：Mechanisms and management. Fetal Matern Med Rev 2011；22：91-108.（レベルⅣ）
15) 日本神経学会てんかん治療ガイドライン作成委員会：てんかん治療ガイドライン（2010年改訂版）．日本神経学会，医学書院，東京，2010；72-85（Guideline）.（レベルⅣ）
16) Cunningham FG, Leveno KJ, Bloom SL, et al：Hypertensive disorders in pregnancy. In Williams Obstetrics, 22st ed. McGraw-Hill, New York, 2005, 761-808.（レベルⅣ）
17) Douglas KA, Redman CWG：Eclampsia in the United Kingdom. Br Med J 1994；309：1395-400.（レベルⅢ）
18) 水上尚典，ほか：早剥，HELLP症候群，ならびに子癇に関して，日本産科婦人科学会周産期委員会報告書 2009；61：1559-67.（レベルⅣ）
19) Paul RH, Koh KS, Bernstein SG：Changes in fetal heart rate-uterine contraction patterns associated with eclampsia. Am J Obstet Gynecol 1978；130：165-9.（レベルⅢ）

VIII 特殊な病態

1. HELLP症候群・関連疾患

CQ1 HELLP症候群を早期に診断するためには？

推奨
HELLP症候群の初発症状は，右上腹部痛，心窩部痛，嘔気，嘔吐などがあり，特に右上腹部痛や嘔吐に代表される消化器症状を認める場合には注意を要する。(グレードB)

解 説

HELLP症候群の初発症状としては，右上腹部痛・心窩部痛（40～90％）[1～5]，嘔気・嘔吐（29～84％）[1～5]などと，妊娠高血圧症候群に関連した頭痛（33～61％）[1, 2, 4]，視野障害（10～20％）[2]などがある。特に多くの患者が，数日前から消化器症状の訴えを認めており，その把握はHELLP症候群の早期診断として重要なポイントとなる[6～8]。しかし蛋白尿を認めず，正常血圧でも10～20％に発症する[6]。

HELLP症候群の重症度に関して，Martinらは，HELLP症候群患者の血小板減少に注目し，血小板数が5万/mm³以下にまで低下する群（classⅠ）と5万～10万/mm³（classⅡ），10万～15万/mm³（classⅢ）の3群に分別し提示した[9, 10]。このように，Sibaiの診断基準の血小板数10万未満，AST＞70IUを満たさなくてもHELLP症候群と診断している。Carpaniらは，血小板減少が最低値にまでなるのは，HELLP症候群が発症して36～48時間後であることから，LDH，AST，ALTと血小板レベルによってその重症度をより早期に評価し，対応することを推奨している[11]。また，HELLP症候群発症に先行してアンチトロンビン活性の減少が認められる場合もあるため，血小板数とともにアンチトロンビン活性測定が早期診断に有用であるとの報告もある[12, 13]。

文献

1) Sibai BM, Ramadan MK, Usta I, et al：Maternal morbidity and mortality in 442 pregnancies with hemolysis, elevated liver enzymes, and low platelets (HELLP syndrome). Am J Obstet Gynecol 1993；169：1000-6.（レベルⅢ）
2) Audibert F, Friedman SA, Frangieh AY, et al：Clinical utility of strict diagnostic criteria for the HELLP (hemolysis, elevated liver enzymes, and low platelets) syndrome. Am J Obstet Gynecol. 1996；175：460-4.（レベルⅢ）
3) Weinstein L：Preeclampsia/eclampsia with hemolysis, elevated liver enzymes, and thrombocytopenia.Obstet Gynecol 1985；66：657-60.（レベルⅣ）
4) Martin JN Jr, Rinehart BK, May WL, et al：The spectrum of severe preeclampsia：comparative analysis by HELLP (hemolysis, elevated liver enzyme levels, and low platelet count) syndrome classification. Am J Obstet Gynecol 1999；180：1373-84.（レベルⅢ）
5) Rath W, Loos W, Kuhn W, et al：The importance of early laboratory screening methods for maternal and fetal outcome in cases of HELLP syndrome. Eur J Obstet Gynecol Reprod Biol. 1990；36：43-51.（レベルⅢ）
6) Sibai BM：Diagnosis, controversies, and management of the syndrome of hemolysis, elevated liver enzymes, and low platelet count. Obstet Gynecol 2004；103：981-91.（レベルⅣ）
7) Isler CM, Rinehart BK, Terrone DA, et al：Maternal mortality associated with HELLP（hemolysis, elevated liver enzymes, and low platelets）syndrome. Am J Obstet Gynecol 1999；181：924-8.（レベルⅢ）
8) Cavkaytar S, Ugurlu EN, Karaer A, et al：Are clinical symptoms more predictive than laboratory parameters for adverse maternal outcome in HELLP syndrome? Acta Obstet Gynecol 2007；86：648-51.（レベルⅢ）
9) Martin JN Jr, Blake PG, Lowry SL, et al：Pregnancy complicated by preeclampsia～eclampsia with the syndrome of hemolysis, elevated liver enzymes, and low platelet count：how rapid is postpartum recovery? Obstet Gynecol 1990；76：737-41.（レベルⅢ）
10) Roberts WE, Perry KG Jr, Woods JB, et al：The intrapartum platelet count in patients with HELLP (hemolysis, elevated liver enzymes, and low platelets) syndrome：is it predictive of later hemorrhagic complications？ Am J Obstet Gynecol 1994；171：799-

804.（レベルⅢ）
11) Carpani G, Bozzo M, Ferrazzi E, et al：The evaluation of maternal parameters at diagnosis may predict HELLP syndrome severity. J Matern Fetal Neonatal Med 2003；13：147-51.（レベルⅢ）
12) Minakami H, Kohmura Y, Izumi A, et al：Relation between gestational thrombocytopenia and the syndrome of hemolysis, elevated liver enzymes, and low platelet count（HELLP syndrome）. Gynecol Obstet Invest 1998；46：41-5.（レベルⅢ）
13) Minakami H, Watanabe T, Izumi A, et al：Association of a decrease in antithrombin III activity with a perinatal elevation in aspartate aminotransferase in women with twin pregnancies：relevance to the HELLP syndrome. J Hepatol 1999；30：603-11.（レベルⅢ）

1．HELLP症候群・関連疾患
CQ2 HELLP症候群の診断は？

推奨　診断は血算，肝機能，末梢血液スメアなどで診断され，その異常値は各施設で異なるが，一般的には下記のSibaiらの診断基準（表1）が用いられる。（グレードB）

解　説

Sibaiの診断基準（表1）[1]が一般的であるが，溶血，肝機能障害についての基準は一定していない。蛋白尿を認めず，正常血圧でも10〜20％に発症する[2]。日本妊娠中毒症学会（現・日本妊娠高血圧学会）HELLP症候群小委員会は，進行性で突然増悪する疾患であることから，注意して継続的に検査を行ってゆくことを喚起している（表2）。また，Martinらは検査データ異常の程度によってClass分類している（表3）[3,4]。

溶血の確認（helmet cell，ハプトグロビンの低下＜25mg/dl）や，生化学的検査として肝，腎機能検査，血液凝固系検査を行うとともに，心窩部痛，肝腫大，腹膜刺激症状が持続する場合には上腹部超音波診断やCT，MRI検査による肝梗塞，血腫，破裂などの画像診断も必要である[3]。

表1　Sibaiの基準（Tennessee system classification）

溶血	血清間接ビリルビン値＞1.2mg/dl，血清LDH＞600U/L，病的赤血球の出現
肝機能	血清AST（GOT）＞70U/L，血清LDH＞600U/L
血小板数減少	血小板数＜10万/mm^3

表2　日本妊娠中毒症学会（現・日本妊娠高血圧学会）HELLP症候群検討委員会の注意喚起

Sibaiの基準を満たさなくても，下記の基準を1つ以上満たす場合（partial HELLP）には，HELLP症候群の発症を警戒し，注意を喚起する。	
溶血	血清間接ビリルビン値，血清LDH値が各施設の正常域を超えて高値の場合
肝機能	血清AST（GOT），LDH値が各施設の正常域を超えて高値の場合
血小板数減少	血小板数＜15万/mm^{3}の場合
その他	血中アンチトロンビン活性が正常値の80％未満，ハプトグロビン値が低下（＜25mg/dl）した場合，ただし検査値は経時的変化が重要である。

表3 Martinらの診断基準
（Mississippi classification）

	Platelets	AST, ALT	LDH
Class Ⅰ	<5万/mm³	>70 IU/L	>600 IU/L
Class Ⅱ	5万～10万/mm³	>70 IU/L	>600 IU/L
Class Ⅲ	10万～15万/mm³	>40 IU/L	>600 IU/L

文献

1) Sibai BM：Maternal morbidity and motality in 442 pregnancies with hemolysis, elevated liver enzymes, and low platelets（HELLP syndrome）. Am J Obstet Gynecol 1993；169：1000.（レベルⅢ）
2) Sibai BM：Diagnosis, controversies, and management of the syndrome of hemolysis, elevated liver enzymes, and low platelet count. Obstet Gynecol 2004；103：981-91.（レベルⅣ）
3) Martin JN Jr, Rose CH, Briery CM：Understanding and managing HELLP syndrome：the integral role of aggressive glucocorticoids for mother and child. Am J Obstet Gynecol 2006；195：914-34.（レベルⅣ）
4) Martin JN Jr, Brewer JM, Wallace K, et al：HELLP syndrome and composite major maternal morbidity：importance of Mississippi classification system. J Matern Fetal Neonatal Med 2013；26：1201-6.（レベルⅢ）

1. HELLP症候群・関連疾患
CQ3 HELLP症候群の鑑別診断とその要点は？

推奨

　HELLP症候群の鑑別診断は，急性妊娠脂肪肝，肝梗塞，血栓性微小血管障害症，特発性血小板減少性紫斑病などと，急性胃炎，虫垂炎，胆嚢炎，胆石などの消化器の炎症性疾患がある。（グレードB）

1. 急性妊娠脂肪肝（acute fatty liver of pregnancy；AFLP）組織学的診断によるため臨床症状および所見から鑑別は困難であり，PT・aPTT時間の延長，低血糖がみられやすいとされている。（グレードB）
2. 血栓性血小板減少性紫斑病（thrombotic thrombocytopenic purpura；TTP），溶血性尿毒症症候群（hemolytic-uremic syndrome；HUS）では，血小板消費のみがみられ，HELLP症候群にみられる播種性血管内凝固症候群（disseminated intravascular disease；DIC）の徴候はみられない。（グレードB）
3. 肝梗塞（hepatic infarction）：2,000～4,000 IU/L以上の著明なAST値の上昇と発熱，抗リン脂質抗体症候群による血栓塞栓症，画像診断が有用である。（グレードB）
4. 特発性血小板減少性紫斑病（idiopathic thrombocytopenic purpura；ITP）では，一般的には血小板減少をきたすが肝酵素の上昇や，DIC徴候はみられない。（グレードB）

解 説

1 急性妊娠脂肪肝（AFLP）

　HELLP症候群と類似した病状を示す疾患として急性妊娠脂肪肝（AFLP）がある．AFLPは，"yellow acute atrophy of the liver"として1934年に報告され，1940年に疾患として記載されるようになったが，母体に肝不全，脳症を併発して診断が遅れると母児の死亡に至りうる予後不良の病態である[1,2]．1/13,000分娩の発症と報告されており[3]，妊娠30〜38週に発症し，妊娠第2三半期ではまれといわれている[4〜6]．初産婦に多く，多胎妊娠に多いと報告されている[7]．

　初発症状は，非特異的で頭痛，全身倦怠感，嘔気，嘔吐で，70％に嘔気，嘔吐が，50〜80％に右季肋部痛の訴えがある．一般的には，高血圧と蛋白尿は伴わない．初期には，凝固異常に伴う胃腸管出血，急性腎不全，感染，膵炎，低血糖を合併する．肝性脳症は病態の後期に発症してくる．多くの患者は分娩後1〜4週に病態が改善してくる[8〜10]．

　血清AST，ALT値が上昇し，白血球は増加，血小板数が減少する．DICもみられやすい．PTやaPTT，フィブリノーゲン値が異常を示しやすい．BUN，クレアチニン値も尿酸値とともに上昇する．ALP値も正常の3〜4倍を示す[11,12]．一般的には低血糖とPTの延長がHELLP症候群との鑑別として挙げられる[13]．

　超音波とCTによる脂肪肝の画像診断も有用である．

　AFLPの確定診断は組織診によるが，microvesicular hepatic steatosis，Oil Red O染色によりmicrovesicular fatによるcytoplasmic vesiculationがみられる．HELLP症候群ではperiportal hemorrhage，fibrin depositionがみられるが，AFLPでは肝臓のmicrovesicular fatty infiltrationが特徴となる．臨床診断のみでも通常確実

表1 HELLP症候群，急性妊娠脂肪肝，血栓性血小板減少性紫斑病（TTP），溶血性尿毒症症候群（HUS）の鑑別

	HELLP症候群	急性妊娠脂肪肝	TTP	HUS
高血圧	85％	50％	20〜75％	80〜90％
蛋白尿	90〜95％	30〜50％	血尿	80〜90％
発熱	なし	25〜32％	20〜50％	不詳
黄疸	5〜10％	40〜90％	まれ	まれ
嘔気・嘔吐	40％	50〜80％	ほとんどあり	ほとんどあり
腹痛	60〜80％	35〜50％	ほとんどあり	ほとんどあり
中枢神経症状	40〜60％	30〜40％	60〜70％	不詳
血小板数（/mm^3）	2万/mm^{3}以上	5万/mm^{3}以上	2万/mm^{3}以下	2万/mm^{3}以上
溶血	50〜100％	15〜20％	100％	100％
貧血	50％未満	なし	100％	100％
DIC	20％未満	50〜100％	まれ	まれ
低血糖	なし	50〜100％	なし	なし
VWF多量	なし	なし	80〜90％	80％
ADAMTS13＜5％	なし	なし	33〜100％	まれ
腎機能障害	50％	90〜100％	30％	100％
LDH値（IU/L）	600以上	不定	1,000以上	1,000以上
高アンモニア血症	まれ	50％	なし	なし
高ビリルビン血症	50〜60％	100％	100％	―
AST・ALT高値	100％	100％	軽度（100 IU/L未満）	軽度（100 IU/L未満）

VWF；von Willebrand factor，ADAMTS13；a disintegrin-like and metalloproteinase with thrombospondin type 1 motifs 13

（文献20）より）

であり，管理上に差が生じないことや，検査自体が母体のリスクを増加させることから，診断的肝生検はあまり実施されない[11, 14]。

AFLPは，治療が遅れると母体は腎不全，肝性脳症，DICとなり，母児ともに危険な病態となり，母体死亡や胎児死亡に至る場合もある[11, 15, 16]。従って，初期症状を認めた場合は，血清AST，ALT等の肝機能検査，血清クレアチニン，尿酸等の腎機能検査，血糖検査，血小板数，PTやaPTT，フィブリノーゲン等の凝固機能検査を行うとともに，超音波断層検査またはCT検査を行う[17]。AFLPの診断が確定されれば，可及的速やかに分娩を終了させ，母体の管理を行う。

2 血栓性微小血管障害症（thrombotic microangiopathy；TMA）

血栓性微小血管障害症（TMA）は，①細血管障害性溶血性貧血（microangiopathic hemolytic anemia；MAHA），②破壊性血小板減少，③細血管内血小板血栓を三主徴とする病態で，検査診断学的には，破砕赤血球，血小板減少，血栓による臓器機能障害を特徴とする。このTMA病態を示す代表疾患として，血栓性血小板減少性紫斑病（TTP）と溶血性尿毒症症候群（HUS）があり，さらに，さまざまな基礎疾患に合併する二次性TTP/HUSが存在する[18]。

妊娠後期に発症する血小板減少，貧血，腎不全はこのTMAでも発症し，HELLP症候群との鑑別を要する。TTPはきわめてまれな疾患で，患者のほとんどは成人であり，上記①～③に，④発熱，⑤動揺性精神障害を加えた五徴候とする。病因は，止血因子である血漿von Willebrand因子（VWF）の特異的切断酵素（VWF-cleaving protease；VWF-CP），別名ADAMTS13（a disintegrin-like and metalloproteinase with thrombospondin type 1 motifs[13]）とされている[19]。HUSは小児に多く，とりわけ近年は腸管出血性大腸菌O157：H7株による感染性腸炎に続発するものがほとんどで，上記①～③の三徴候とする疾患である。診断は，MAHA〔破砕赤血球を伴う溶血性貧血でヘモグロビン（Hb）10.0g/dl以下〕，血小板減少（10万/μl以下），急性腎不全（年齢・性別による血清クレアチニン基準値の1.5倍以上）の3つの症状をもって診断する。O157感染に併発するHUS以外は，症状のみでTTPとHUSの両者の鑑別が困難な例がしばしばあり，TMAという病態診断名も近年多用される[18]。

TTP・HUSとHELLP症候群との鑑別は，TTP・HUSでは血小板消費のみがみられ，HELLP症候群にみられるDIC徴候はみられない。また，病歴（妊娠高血圧腎症にみられる蛋白尿と高血圧が先行すること）と発症時期（妊娠高血圧腎症やHELLP症候群が典型的には第3三半期に発症しやすいこと，ただし第2三半期や分娩後に発症することもある）も重要である。

治療としては，先天性TTPに対しては，新鮮凍結血漿（fresh frozen plasma；FFP）投与とADAMTS13酵素補充を，後天性TTPに対しては，FFP単独投与では不十分で，治療は血漿交換（plasma exchange；PE）療法が第一選択となる。この際ステロイドもしくはステロイドパルス療法の併用が一般的である。TTPの血小板減少に対して，基本的には血小板輸血は禁忌である。HUSの治療の基本は支持療法で，厳重な水分・電解質管理が重要で，腎不全に対しては速やかに透析療法を開始する。

3 肝梗塞（hepatic infarction）

右上腹部痛や発熱を伴う2,000～4,000 IU/Lか，またはそれ以上のアミノトランスフェラーゼの著明な上昇は，肝梗塞に特徴的である。診断は肝臓のCT，MRIの画像診断により可能となる。

4 特発性血小板減少性紫斑病（ITP）

ITPは生殖年齢層の女性に多く発症し，妊娠中に合併する最も一般的な自己免疫疾患の1つで，妊娠に合併する率は0.3～0.4％である。病因は不明であるが，薬剤あるいは感染などが原因で血小板に対するIgG抗体が産生され，この抗体が結合した血小板が網内系，特に脾臓で破壊され血小板減少をきたすと考えられている。しかし，抗血小板抗体は全身性エリテマトーデス（systemic lupus erythematosus；SLE）などの疾患でも出現することがあり，抗血小板抗体の存在だけではITPと診断できず，末梢血液検査所見，骨髄穿刺検査所見と他疾患の否定などに

より確定診断する。無症状であることから，妊娠中の定期的な血液検査で発見されることも多いが，血小板減少による皮下出血が出現することもある。妊娠中，特に妊娠後期には，分娩時出血を考慮し，血小板数を5万/μl以上に維持する必要がある。血小板の減少(5万/μl未満)を認めた場合は，ステロイド療法(prednisolone 20〜40mg/日より内服開始)を開始する。ステロイド無効例には，グロブリン大量療法(IgG製剤(400mg/kg/日を連続5日間))を行う。これらの治療でも効果が不十分な場合は血小板輸血を行うこととなるが，その効果は一過性であり，抗血小板抗体の産生のリスクがある。血小板減少に対して脾臓摘出も有効な治療法であるが，妊娠中の治療法としては侵襲性が大きい。

5 消化器の炎症性疾患

HELLP症候群の初発症状としては，右上腹部痛・心窩部痛，嘔気・嘔吐などの消化器症状を認めることが多く，急性胃炎，虫垂炎，胆囊炎，胆石などの消化器の炎症性疾患との鑑別を要する。これらの炎症性疾患では，触診で炎症部位に圧痛，筋性防御やBlumberg徴候などの理学所見を認め，血液検査で白血球，CRPなどが高値となる。虫垂炎，胆石に対しては，超音波による画像診断が侵襲も少なく有用である。また，超音波で所見が明らかでない場合にはCT検査を考慮する。

文献

1) Stander HJ, Cadden JF：Acute yellow atrophy of the liver in pregnancy. Am J Obstet Gynecol 1934；28：61-9.(レベルⅣ)
2) Sheehan HL：The pathology of acute yellow atrophy and delayed chloroform poisoning. J Obstet Gyneco Br Emp 1940；47：49-62.(レベルⅣ)
3) Knox TA, Olans LB：Liver disease in pregnancy. N Engl J Med1996；335：569-76.(レベルⅣ)
4) Buytaert IM, Elewaut GP, Van Kets HE：Early occurrence of acute fatty liver in pregnancy. Am J Gastroenterol 1996；91：603-4.(レベルⅣ)
5) Monga M, Katz AR：Acute fatty liver in the second trimester of pregnancy. Prim Care Update Ob Gyns 1998；5：191.(レベルⅣ)
6) Monga M, Katz AR：Acute fatty liver in the second trimester. Obstet Gynecol 1999；93：811-3.(レベルⅣ)
7) Mabie WC：Obstetric management of gastroenterologic complications of pregnancy. Gastroenterol Clin North Am 1992；21：923-35.(レベルⅣ)
8) Kaplan MM：Acute fatty liver of pregnancy. N Engl J Med1985；313：367-70.(レベルⅣ)
9) Reyes H, Sandoval L, Wainstein A, et al：Acute fatty liver of pregnancy：a clinical study of 12 episodes in 11 patients. Gut 1994；35：101-6.(レベルⅣ)
10) Vigil-de Gracia P, Montufar-Rueda C：Acute fatty liver of pregnancy：diagnosis, treatment, and outcome based on 35 consecutive cases. J Matern Fetal Neonatal Med. 2011；24：1143-6.(レベルⅢ)
11) Sibai BM：Imitators of severe pre〜eclampsia/eclampsia. Clin Perinatol 2004；31：835-52.(レベルⅣ)
12) Groot E, de Groot PG, Fijnheer R, et al：The presence of active von Willebrand factor under various pathological conditions. Curr Opin Hematol 2007；14：284-9.(レベルⅣ)
13) Ibdah JA, Bennet MJ, Rinald P, et al：A fetal fatty-acide oxidation disorder as a cause of liver disease in pregnant women. NEngl J Med 1999；340：1723-31.(レベルⅣ)
14) Haram K, Svendsen E, Abildgaard U：The HELLP syndrome：clinical issues and management. A Review. BMC Pregnancy Childbirth 2009；26：9-8.(レベルⅣ)
15) Wei Q, Zhang, Liu X：Clinical diagnosis and treatment of acute fatty liver of pregnancy：a literature review and 11 new cases. 2010；36：751-6.(レベルⅣ)
16) Mjahed K, Charra B, Hamoudi D, et al：Acute fatty liver of pregnancy. Arch Gynecol Obstet 2006；274：349-53.(レベルⅣ)
17) Vigil-de Gracia P：Acute fatty liver and HELLP syndrome：two distinct pregnancy disorders. Int J Gynaecol Obstet. 2001；73：215-20.(レベルⅣ)
18) 難病センター(Japan Intractable Diseases Information Center)，診断・治療指針(医療従事者向け)：血栓性血小板減少性紫斑病(TTP)[Cited 11 April 2014.] Available from URL：www.nanbyou.or.jp/entry/87.(レベルⅣ)
19) Sadler JE：Von Willebrand factor, ADAMTS13, and thrombotic thrombocytopenic purpura. Blood 2008；112：11-8.(レベルⅣ)
20) Sibai BM：Imitators of severe preeclampsia. Obstet Gynecol 2007；109：956-66.(レベルⅣ)

1. HELLP症候群・関連疾患
CQ4 HELLP症候群の予防・管理は？

推奨

1. HELLP症候群を予防する方法はない。(グレードB)
2. 原則として，母体の病態の安定を図りながら妊娠の終結とする。(グレードB)
3. 妊娠34週未満で母体の病態が安定していれば，胎児肺成熟を目的にステロイドを投与した後に妊娠の終結とする。(グレードC)

解　説

　HELLP症候群の予防法として，低用量アスピリン療法[1, 2]，カルシウム補充療法[3]などのメタアナリシスが行われているが，予防するという方法は現在ない。

　HELLP症候群の管理としては，妊娠34週以降にHELLP症候群が発症した場合，胎児肺が成熟していれば早期分娩が最良の治療法と考えられる[4〜6]。妊娠高血圧症候群の厳重な管理を行い，母体の病態の安定をはかり分娩とする。妊娠34週未満では，母体の病態が安定していれば，胎児の肺成熟目的にステロイドを投与し，24〜48時間待機してから妊娠の終結とする。胎児肺成熟目的のステロイド投与を含めた待機療法には多くの見解が存在し，分娩時期や最善の分娩方法について画一化されたものはないが，通常分娩方法に関しては帝王切開術が選択されることが多い。また播種性血管内凝固症候群（DIC）が約20％発症するため，術後の血小板低下も考慮して，麻酔方法は十分検討する必要がある。ステロイド投与による母体への効果としては，HELLP症候群の病状改善効果を期待できるものではないと報告され[7]，最近のメタアナリシスでも母体へのステロイド投与は，母体死亡や母体病状の重症化に対する改善効果は認められなかった[8]。ただし，その論文の中で唯一，血小板の改善効果を認めたと報告されている。降圧薬による血圧コントロール，$MgSO_4$，dexamethasone投与による検討で，HELLP症候群の母体の病状の悪化を抑制するとの報告もある[9, 10]が，改善するというものではない。HELLP症候群では通常，病態の悪化がみられやすく，ときには母体の全身状態が急速に悪化する場合や，母体死亡の報告もあり，HELLP症候群における待機療法は慎重を要する。

　母体の合併症として，DIC（15％）[11]，子癇[6, 10]，胎盤早期剥離（9％）[11]，急性腎不全（3％）[11]，肺水腫（8％）[11, 13]，肝被膜下血腫（1％）[11, 12]を認め，母体死亡（1％）[11〜13]も認められる。このようなことからも，HELLP症候群は病態が重篤となることが多いため，一次施設で発生した場合は，高次施設への搬送も考慮する。

文献

1) Subtil D, Goeusse P, Puech F, et al；Essai Régional Aspirine Mère-Enfant (ERASME) Collaborative Group：Aspirin (100mg) used for prevention of pre-eclampsia in nulliparous women：the Essai Régional Aspirine Mère-Enfant study (Part 1). BJOG 2003；110：475-84. (レベルⅡ)

2) Askie LM, Duley L, Henderson-Smart DJ, et al；PARIS Collaborative Group：Antiplatelet agents for prevention of pre-eclampsia：a meta-analysis of individual patient data. Lancet 2007；369：1791-8. (レベルⅠ)

3) Hofmeyr GJ, Lawrie TA, Atallah AN, et al：Calcium supplementation during pregnancy for preventing

hypertensive disorders and related problems. Cochrane Database Systematic Reviews Issue 2, 2011.（レベルⅠ）
4）Sibai BM：Diagnosis, controversies, and management of the syndrome of hemolysis, elevated liver enzyme and low platelet count. Obstet Gynecol 2004；103：981-91.（レベルⅣ）
5）Haram K, Svendsen E, Abildgaard U：The HELLP syndrome：clinical issues and management. A Review. BMC Pregnancy Childbirth 2009；26：9-8.（レベルⅣ）
6）Barton JR, Sibai BM：Diagnosis and management of hemolysis, elevated liver enzymes, and low platelets syndrome. Clin Perinatol 2004；31：807-33.（レベルⅣ）
7）Fonseca JE, Mendez F, Catano C, et al：Dexamethasone treatment does not improve the outcome of women with HELLP syndrome：A double blind, placebo-controlled, randomized clinical trial. Am J Obstet Gynecol 2005；193：1591-8.（レベルⅡ）
8）Woudstra DM, Chandra S, Hofmeyr GJ, et al：Corticosteroids for HELLP（hemolysis, elevated liver enzymes, low platelets）syndrome in pregnancy. Cochrane Database Syst Rev 2010；9：CD008148.（レベルⅠ）
9）Martin JN Jr, Owens MY, Keiser SD, et al：Standardized Mississippi Protocol treatment of 190 patients with HELLP syndrome：slowing disease progression and preventing new major maternal morbidity.Hypertens Pregnancy 2012；31：79-90.（レベルⅢ）
10）Martin JN Jr, Brewer JM, Wallace K, et al：Hellp syndrome and composite major maternal morbidity：importance of Mississippi classification system. J Matern Fetal Neonatal Med 2013；26：1201-6.（レベルⅢ）
11）Audibert F, Friedman SA, Frangieh AY, et al：Clinical utility of strict diagnostic criteria for the HELLP（hemolysis, elevated liver enzyme, and low platelets）syndrome. Am J Obstet Gynecol 1996；175：460-4.（レベルⅢ）
12）Martin JN, Thigsen BD, Rose CH, et al：Maternal benefit of high-dose intravenous corticosteroid therapy for HELLP. Am J Obstet Gynecol 2003；189：830-4.（レベルⅢ）
13）Sibai BM, Ramadan MK, Usta I, et al：Maternal morbidity and mortality in 442 pregnancies with hemolysis, elevated liver enzymes, and low platelets（HELLP syndrome）. Am J Obstet Gynecol 1993；169：1000-6.（レベルⅢ）

1．HELLP症候群・関連疾患
CQ5 HELLP症候群の薬物療法は？

推奨　HELLP症候群に対する根本的な薬物療法はないが，妊娠高血圧症候群に合併することが多く，対症療法とする。（グレードB）

解　説

1 高血圧の管理

HELLP症候群の約80％は高血圧を発症し，子癇の予防目的で降圧薬による血圧コントロール[1, 2]が必要である。

妊娠中の降圧目標は140〜160/90〜110mmHg未満とし，使用例としては，nicardipine 0.5mg/時から開始し最大量2mg/時まで目標に達するまで増量し，分娩終了を考慮する。分娩後の降圧目標は140/90mmHg未満とし，nicardipine 1mg/時から開始して最大量6mg/時まで増量する。

2 硫酸マグネシウム（$MgSO_4$）による子癇予防

HELLP症候群では9％に子癇が合併するといわれている[3]。このため，$MgSO_4$による子癇予防を行う。15〜20分かけて4（〜6）g静脈内投与を行い，引き続き1〜2g/時で持続投与する。分娩後は少なくとも24時間は投与する。（「Ⅶ 子癇『CQ2 子癇の管理法は？』」参照）

3 ステロイド投与

胎児の肺成熟を目的にステロイドを投与する[4,5]。betamethasone 12mgを24時間ごと，計2回，筋肉内投与を行う。

4 その他の治療

約20％にDICを併発するため，凝固・線溶系の検査を行い，DICの治療を速やかに行う。DIC治療には以下のものがあり，病状に合わせて使用を考慮する。

① 新鮮凍結血漿（fresh frozen plasma；FFP）：凝固因子の補充とともに不足した生理的凝固線溶阻害因子（アンチトロンビン，プロテインC，α2-プラスミンインヒビターなど）の補充を目的として輸血する。通常，フィブリノーゲン100mg/dl以下，凝固因子活性30％以下，アンチトロンビン活性70％以下の場合，FFPの適応となる。

② 濃厚血小板：出血傾向を認める場合や血小板数＜2万〜4万/mm^3の場合には血小板輸血を考慮する。帝王切開前には血小板数を5万/mm^3以上を目標とする。

③ アンチトロンビン（ATⅢ）製剤：血中アンチトロンビン活性70％以下の場合，アンチトロンビン製剤を補充する。

④ セリンプロテアーゼ阻害薬：凝固・線溶系の抑制を目的として，セリンプロテアーゼ阻害薬による酵素阻害法が有効である。gabexate mesilate（メシル酸ガベキサート：20〜39mg/kg/日）もしくはnafamostat mesilate（メシル酸ナファモスタット：0.06〜0.20mg/kg/時）を持続点滴で投与する。

⑤ 抗トリプシン作用：抗トリプシン作用をもつulinastatinは，抗ショック作用が強く，急性循環不全に対して有効である。

文献

1) Suzuki Y, Adachi T, Ohno Y, et al：Committee report on cerebrovascular disorders, including eclampsia and emergency medical services, of the Japan Society for the Study of Hypertension in Pregnancy. Hypertens Res Pregnancy 2013；1：8-12.（レベルⅣ）
2) 妊娠と高血圧 内科医・産科医のための薬剤療法マニュアル．日本妊娠高血圧学会 編．金原出版，東京，p139-52, 2014.（レベルⅣ）
3) Barton JR, Sibai BM：Diagnosis and management of hemolysis, elevated liver enzymes, and low platelets syndrome. Clin Perinatol 2004；31：807-33.（レベルⅢ）
4) Woudstra DM, Chandra S, Hofmeyr GJ：Corticosteroids for HELLP（hemolysis, elevated liver enzymes, low platelets）syndrome in pregnancy. Cochrane Database Syst Rev 2010；9：CD008148.（レベルⅠ）
5) Brownfoot FC, Gagliardi DI, Brain E, et al：Different corticosteroids and regimens for accelerating fetal lung maturation for women at risk of preterm birth. Cochrane Database Syst Rev 2013；8：CD006764.（レベルⅠ）

---

1. HELLP症候群・関連疾患
CQ6 HELLP症候群の分娩後の管理は？

推奨　分娩後も24〜48時間は病態が悪化する可能性があるため，肝機能，凝固・線溶系検査および血圧，尿量に注意して管理する。（グレードB）

解　説

　HELLP症候群は一般的に妊娠終結によって治癒に向かうと考えられているが，妊娠終結によって直ちに肝機能や血小板数が軽快するとは限らない．また，HELLP症候群の30％は分娩後に発症し，分娩後数時間〜7日までに発症する．そのうちのほとんどは48時間以内に発症する[1]．partial HELLP症候群を認めた場合や，HELLP症候群とは診断されない（血小板数10万/mm^{3}以上）妊娠高血圧腎症の中で，血小板数の減少傾向が著明な症例では，時間の経過とともにHELLP症候群に進展する可能性があるため，十分注意する必要がある．

　158症例のHELLP症候群の時間的回復に関する報告では，血小板は分娩後24〜48時間に減少し，72時間以内に最下点を示し6日目までにすべて10万/mm^{3}以上にまで自然に回復する[2]．LDHも24〜48時間でピークとなり自然に低下する．血小板数の増加傾向とLDHの減少傾向は4日目にみられるようになる[2]．

　DICや血小板数が2万/mm^{3}未満の場合，腎機能障害や腹水を伴う場合のような重症例での回復は遅れることがある．また，これらの症例の場合，肺水腫や腎不全に進展する場合もある[3]．通常，HELLP症候群というだけでは血漿交換の適応にならないが，ただし，血栓性血小板減少性紫斑病（thrombotic thrombocytopenic purpura；TTP）あるいは溶血性尿毒症症候群（hemolytic-uremic syndrome；HUS）との鑑別が難しく，特にTTPについては血漿交換が第一選択で著効を示す．

　従って，分娩後も腎不全やDIC病態に進展しないか，肝機能，血小板数とともに，腎機能，凝固・線溶系検査も同時にみていく必要がある．また血圧，尿量，蛋白尿についても併せて定期的な観察を怠らないようにすることが望ましい．

文献

1) Barton JR, Sibai BM：Diagnosis and management of hemolysis, elevated liver enzymes, and low platelets syndrome. Clin Perinatol 2004；31：807-33.（レベルⅢ）
2) Martin JN Jr, Blake PG, Perry KG Jr, et al：The natural history of HELLP syndrome：patterns of disease progression and regression. Am J Obstet Gynecol 1991；164：1500-9, discussion, 1509-13.（レベルⅣ）
3) Sibai BM：Diagnosis and management of the syndrome of hemolysis, elevated liver enzyme and low platelet count. Obstet Gynecol 2004；103：981-91.（レベルⅣ）

VIII 特殊な病態

2. 心不全・肺水腫・周産期心筋症

CQ1 心不全・肺水腫・周産期心筋症につながる病的浮腫とは？

推奨
1. 息切れや咳嗽が先行，もしくは同時に出現する浮腫は心不全を疑い検査を進める。(グレードB)
2. 妊娠高血圧症候群は，周産期心筋症(peripartum cardiomyopathy；PPCM)の発症リスク因子の1つである。(グレードB)

解 説

妊娠高血圧症候群における浮腫は，主として血管内皮の機能障害の結果である。母体全身の血管内皮障害は血管透過性を亢進させ，浮腫をきたす[1,2]。末梢血管抵抗の上昇による後負荷の増加もまた浮腫の原因となる。重症例では浮腫のみでなく，肺水腫を呈する[3]。また，腹水の貯留がみられる場合もある。妊娠高血圧腎症ではさらに蛋白の喪失が尿から起きるため，低蛋白血症となり，膠質浸透圧の低下から浮腫を助長する。

一方，心不全であらわれる浮腫はその機序が異なる。妊産褥婦にあらわれる心不全は，急性心不全であることがほとんどである。急性心不全とは，「心臓に器質的および／あるいは機能的異常が生じて急速に心ポンプ機能の代償機転が破綻し，心室拡張期終末期圧の上昇や主要臓器への灌流不全をきたし，それに基づく症状や徴候が急性に出現，あるいは悪化した病態」[4]をいう。この状態下では心臓の血液拍出が不十分であり，全身が必要な循環を保てない。一般に左心系が障害される左心不全では，心拍出量が低下し体血圧が低下する。また左房圧が上昇して肺うっ血を生じ，肺水腫をきたす。右心系が障害される右心不全では静脈還流が滞り，うっ血を起こす。中心静脈圧が上昇し末梢の静脈が拡張し，血管から皮下組織へ水分が漏出して浮腫，腹水，肝腫大が出現する。急性心不全では左心不全が多く，右心不全の多くは，左心不全による肺うっ血が先行し，肺高血圧による右室の圧負荷により引き起こされる。右心不全が単独で出現することは肺梗塞などの病態に限られる。以上のように妊娠高血圧症候群での浮腫，肺水腫と心不全での浮腫，肺水腫は機序が異なる。

心不全では左心不全が先行するため，息切れ，咳嗽などの症状が先行し，右心不全の症状である浮腫や体重増加に進行する場合が多い[5]。よって呼吸器症状が先行する浮腫は病的浮腫として認識されなくてはならない。このような場合にはバイタルサインとして頻脈，多呼吸がないか注意し，SpO_2によるモニタリングを行う[5]。また，心臓超音波検査，脳性ナトリウム利尿ペプチド(brain natriuretic peptide；BNP)[6,7]，心房性ナトリウム利尿ペプチド(atrial natriuretic peptide；ANP)[8]などの血液生化学検査を行い，速やかに心不全の鑑別を行うことが望まれる。

註)ANPは透析患者の体液量の指標として用いられているのが一般的で，心不全のマーカーとしてはわが国では用いられず，迅速な結果が出るNT-proBNPのほうが用いられている。BNPの半減期は20分，NT-proBNPの半減期は120分であること，「脳血管障害，腎機能障害，末梢血管障害を合併した心疾患の管理に関するガイドライン」に記載されているように，GFRによってBNPおよびNT-ProBNPのカットオフ値は変化するため，ANPも参考になる。

周産期心筋症は，心疾患の既往のなかった女性が，妊娠・産褥期に突然心不全を発症し，重

症例では死亡に至る重篤な疾患である．多産，高齢，多胎，喫煙，肥満，子宮収縮抑制薬の使用などがリスク因子として挙げられるが，妊娠高血圧症候群，高血圧合併妊娠も重要なリスク因子とされている[9, 10]．症状は急性心不全の症状を呈することから，初発では左心不全症状である咳嗽や息切れが出現し，体重増加や浮腫が続く．突然発症し急激に進行することから，これらの症状がほぼ同時に出現することも少なくない．周産期心筋症は心不全診断時の心機能が予後と相関していることから，早期発見・早期治療が望まれる．

文献

1) Friedman SA, Taylor RN, Roberts JM：Pathophysiology of preeclampsia. Clin Perinatol 1991；18：661-82.（レベルIV）
2) Granger JP, Alexander BT, Llinas MT, et al：Pathophysiology of hypertension during preeclampsia linking placental ischemia with endothelial dysfunction. Hypertension 2001；38：718-22.（レベルIV）
3) Dennis AT, Solnordal CB. Acute pulmonary oedema in pregnant women. Anaesthesia 2012；67(6)：646-59.（レベルIII）
4) 和泉　徹，ほか：急性心不全治療ガイドライン（2011年改訂版）．循環器病の診断と治療に関するガイドライン（2010年度合同研究班報告）．2011.（レベルIV）
5) Hunt SA, Abraham WT, Chin MH, et al：2009 focused update incorporated into the ACC/AHA 2005 guidelines for the diagnosis and management of heart failure in adults：a report of the American College of Cardiology Foundation/American Heart Association Task Force on Practice Guidelines：developed in collaboration with the International Society for Heart and Lung Transplantation. Circulation 2009；119：e391-e479.（レベルIV）
6) Madhok V, Falk G, Rogers A, et al：The accuracy of symptoms, signs and diagnostic tests in the diagnosis of left ventricular dysfunction in primary care：a diagnostic accuracy systematic review. BMC Fam Pract 2008；9：56.（レベルI）
7) Battaglia M, Pewsner D, Jüni P, et al：Accuracy of B-type natriuretic peptide tests to exclude congestive heart failure：systematic review of test accuracy studies. Arch Intern Med 2006；166：1073-80.（レベルI）
8) Kobayashi D, Yamaguchi N, Takahashi O, et al：Human atrial natriuretic peptide treatment for acute heart failure：a systematic review of efficacy and mortality. Can J Cardiol 2012；28：102-9.（レベルIII）
9) Sliwa K, Hilfiker-Kleiner D, Petrie MC, et al：Current state of knowledge on aetiology, diagnosis, management, and therapy of peripartum cardiomyopathy：a position statement from the heart failure association of the European Society of Cardiology working group on peripartum cardiomyopathy. Eur J Heart Fail 2010；12：767-78.（レベルIV）
10) Elkayam U：Clinical characteristics of peripartum cardiomyopathy in the United States：diagnosis, prognosis, and management. J Am Coll Cardiol 2011；58：659-70.（レベルIV）

2．心不全・肺水腫・周産期心筋症
CQ2　心不全・肺水腫・周産期心筋症の診断は？

推奨
1. 胸部X線撮影，心臓超音波検査，心電図，血液検査から，心機能の評価と原因疾患の診断を同時に進める．（グレードB）
2. 脳性ナトリウム利尿ペプチド（brain natriuretic peptide；BNP）は多くの心不全で上昇しており，診断に有用である．（グレードB）

解説

心不全の症状は，息切れ，咳嗽，浮腫，倦怠感，動悸，体重増加，意識障害，ショック，胸痛，眩暈，頭痛，発熱など多岐にわたる（表1）[1]。初発症状として多いのは息切れ，咳嗽，浮腫などであるが，これらの症状は正常妊産褥婦でもみられる場合があり，心不全を念頭に置いていないと診断が遅れることになる。周産期心筋症ではリスク因子として多産，高齢，多胎，子宮収縮抑制薬，喫煙，肥満，高血圧合併，妊娠高血圧症候群などが知られている[2]。リスク因子をもつ妊産褥婦で，息切れ，咳嗽，浮腫などの症状をみた場合には積極的に心不全の検査を行う。

周産期管理で使われる可能性のあるβ刺激薬は心臓への交差作用が認められることから，心不全を疑う場合には投与を中止し，検査を進める。また，β刺激薬や$MgSO_4$は肺水腫の原因となる場合があり注意が求められる[3]。

図1に急性心不全の診断手順を示す。心機能を評価するとともに原因を検索することが大切である。また，起座呼吸の状態では臥位にするだけで急激に症状が増悪する場合があり，できるだけFowler体位をとって診断を進める。SpO_2をモニターし，95％以上を維持するよう適宜，酸素投与を行う（表1）[1,4,5]。

胸部X線撮影では心陰影の拡大，胸水の貯留，肺うっ血（Kerley's B-line），肺血管陰影の増強などがみられる。12誘導心電図は急性心筋梗塞，不整脈の診断に有用である。

心臓超音波検査では，収縮不全があれば左室拡張期終末期径の拡大，左室駆出率の低下が顕著に認められる。左室の収縮能が正常な心不全（拡張不全）では，僧帽弁血流速度波形で左室急速流入血流速度（E波）と心房収縮期流入血流速度（A波）の比が診断に役立つ。

左室駆出率低下例ではE波とA波のピーク血流の流速の比（E/A）の上昇や，E波の減衰時間（deceleration time；DT）の短縮は左房圧上昇を示し，心不全の増悪・軽減，治療薬の変更などで容易に変化する。なお左室駆出率正常例ではE/Aの上昇やE波の減衰時間は左房圧とまったく相関しないとされている（『循環器病の診断と治療に関するガイドライン2009』）。

三尖弁逆流がある場合には三尖弁圧格差（右室圧と右房圧の格差）を計測し，高い場合には心不全の診断となる。下大静脈径は循環血液量の推定に有用である[1]。

血液検査では，動脈血液ガス分析により呼吸不全やアシドーシスを診断する。CK-MBやトロポニンTの上昇は急性心筋梗塞の存在を強く示唆する。貧血の有無，電解質異常や腎・肝機能検査，感染や炎症の有無なども心不全の原因疾患を診断するうえで重要である。肺うっ血が明らかな急性心不全では，ほとんどの患者でBNP値が100pg/ml以上に上昇し診断に利用できる。また，BNPは経過観察にも有効で心不全のマーカーとなりうる[1]。ただし糸球体濾過

表1 急性心不全の自覚症状，他覚症状

うっ血症状と所見
　左心不全
　　症状：呼吸困難，息切れ，頻呼吸，起座呼吸
　　所見：水泡音，喘鳴，ピンク色泡沫状痰，Ⅲ音やⅣ音の聴取
　右心不全
　　症状：右季肋部痛，食思不振，腹満感，心窩部不快感，易疲労感
　　所見：肝腫大，肝胆道系酵素の上昇，頸静脈怒張，右心不全が高度な時は肺うっ血所見が乏しい

低心拍出量による症状，所見
　症状：意識障害，不穏，記銘力低下
　所見：冷汗，四肢冷感，チアノーゼ，低血圧，乏尿，身の置き場がない様相

（文献1）より引用）

図1 急性心不全の臨床病型（Nohria-Stevenson分類）

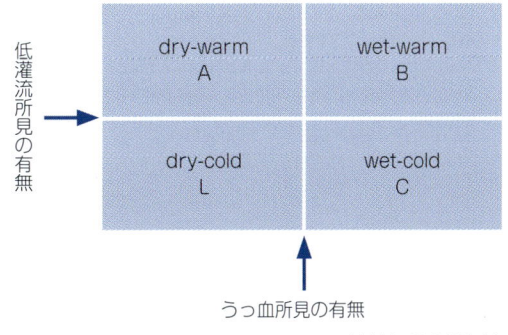

	うっ血所見の有無	
低灌流所見の有無	dry-warm A	wet-warm B
	dry-cold L	wet-cold C

（文献4，5）より改変）

量（glomerular filtration rate：GFR）の低下によって，心不全正診率が低下し，カットオフ値を上方修正する必要がある。

周産期心筋症に特異的な診断方法はなく，急性心不全の診断手順に沿って診断を進めていくことになる。診断基準は1971年にDemakisら[6]が提唱した診断基準をもとに，心臓超音波検査上の左室収縮能低下や拡大所見の具体的な数値を付け加えたものが頻用されている（ACCF/AHA guidelines for the diagnosis and management of heart failure in adults 2009）[7]（表2）。

分娩前1カ月以前に心不全を発症した症例では，もともと存在した潜在性特発性拡張型心筋症が，妊娠による循環負荷やホルモン負荷により心不全症状を呈してきたことを否定しえない。しかし，2005年にElkayamら[8]が，妊娠・産褥期に心筋症を発症した123症例のうち23症例が診断基準に含まれていない妊娠16〜36週までの発症であり，その患者背景，発症時の臨床所見，予後などは，従来の診断基準に合致する周産期心筋症とほぼ同等であったと報告した。この結果をもとに分娩前1カ月以前の発症の患者も含むよう「妊娠中もしくは妊娠6カ月以降から分娩後6カ月以内」の発症と変更する動きもある。先に述べたように周産期心筋症には特異的な検査所見はなく，あくまで除外診断である。周産期心筋症を診断するためには，心筋梗塞や心筋炎など，鑑別疾患を除外することが重要であり，検査の組み立てもそれを念頭に置く必要がある。

表2　周産期心筋症の診断基準

（以下の4項目すべてを満たす）

古典的診断事項
1. 分娩前1カ月から分娩後5カ月以内に新たに心不全の症状が出現
2. 心疾患の既往がない
3. 他に心不全の原因となるものがない

付加的診断事項
4. 心エコー上の左心機能低下
   a. 左室駆出率（LVEF）＜45〜55%
      and/or
   b. 左室短縮率（%FS）＜30%
      and/or
   c. 拡張終末期径（endo-diastolic dimension）＞2.7cm/m^2

（文献7）より引用）

文献

1) 和泉　徹，ほか：急性心不全治療ガイドライン（2011年改訂版）．循環器病の診断と治療に関するガイドライン（2010年度合同研究班報告）．2011.（レベルⅣ）
2) Sliwa K, Hilfiker-Kleiner D, Petrie MC, et al：Current state of knowledge on aetiology, diagnosis, management, and therapy of peripartum cardiomyopathy：a position statement from the heart failure association of the European Society of Cardiology working group on peripartum cardiomyopathy. Eur J Heart Fail 2010；12：767-78.（レベルⅣ）
3) Sciscione AC, Ivester T, Largoza M, et al：Acute pulmonary edema in pregnancy. Obstet Gynecol 2003；101：511-5.（レベルⅢ）
4) Nohria A, Tsang SW, Fang JC, et al：Clinical assessment identifies hemodynamic profiles that predict outcomes in patients admitted with heart failure. J Am Coll Cardiol 2003；41：1797-804.（レベルⅢ）
5) Stevenson LW：Design of therapy for advanced heart failure. Eur J Heart Fail 2005；7：323-31.（レベルⅢ）
6) Demakis JG, Rahimtoola SH：Peripartum cardiomyopathy. Circulation 1971；44：964-8.（レベルⅢ）
7) Jessup M, Abraham WT, Casey DE, et al：2009 focused update: ACCF/AHA Guidelines for the Diagnosis and Management of Heart Failure in Adults：a report of the American College of Cardiology Foundation/American Heart Association Task Force on Practice Guidelines: developed in collaboration with the International Society for Heart and Lung Transplantation. Circulation 2009；119：1977-2016. doi：10.1161/CIRCULATIONAHA.109.192064. Epub 2009 Mar 26.（レベルⅣ）
8) Elkayam U, Akhter MW, Singh H, et al：Pregnancy-associated cardiomyopathy：clinical characteristics and a comparison between early and late presentation. Circulation 2005 26；111：2050-5.（レベルⅢ）

2. 心不全・肺水腫・周産期心筋症

CQ3 心不全・肺水腫・周産期心筋症の管理，治療は？

推奨

1. 急性心不全に対する治療は，まず自覚症状の軽減，低酸素血症の改善，循環不全の改善を目指す。(グレードB)
2. 妊娠高血圧症候群の病態を背景とした体液貯留や肺水腫に対しては，血管内脱水に留意した適切な利尿治療を行う。(グレードC)
3. 周産期心筋症(peripartum cardiomyopathy；PPCM)の治療は，心不全の治療に準ずる。(グレードB)

解説

急性心不全に対する治療は，まず自覚症状の軽減，低酸素血症の改善，循環不全の改善を目指す。臨床病型，重症度の評価は必須でNohria-Stevenson分類が用いられる[1](CQ2の図1参照)。低灌流所見の有無（warm/cold）とうっ血所見の有無（dry/wet）で分類され，それぞれに適した治療がなされる。短期間での死亡例(心臓移植を含む)はProfile CとBに多い[2]。wetである場合には血管拡張薬やfurosemideなどの利尿薬が用いられる。

また，『循環器病の診断と治療に関するガイドライン（2010年度合同研究班報告）急性心不全治療ガイドライン（2011年改訂版）』[1]では，入院早期における急性心不全患者の管理アルゴリズム（クリニカルシナリオ）が示されている(表1)。

肺水腫が存在する場合には非侵襲陽圧呼吸（non-invasive positive pressure ventilation；NPPV)が有効である[3〜5]。薬物療法としてはnitroglycerinやisosorbide dinitrateのスプレーが，急性心不全における肺うっ血・肺水腫の軽減（血圧低下がない場合）に利尿薬の反復投与より有効である[6,7]と報告されている。しかしながら，Mebazaaらの報告では，心不全は，Clinical scenarios in acute heart failure syndromeとして5つに分類されており，肺水腫を呈するものはCS1〜3にあたる。利尿薬に関しては，全身性の体液増加にのみ利尿薬を使用すべきであると記載されており，妊娠高血圧症候群の病態に合致する。CS1でも利尿薬は，血管拡張薬の補助効果があるかもれないと記載され，CS2およびCS5（右心不全）においても，緩やかに発症し，全身の体液貯留状態においては，第一選択薬となりうるとされていて，利尿薬が妊娠高血圧症候群病態における急性心不全併発時において，選択として適切でないとは示されていない。

Cotterらは，心臓救急の場で重症肺水腫患者を対象に実施された，高用量硝酸薬静注反復投与＋低用量furosemide投与の併用と，高用量furosemide投与＋低用量硝酸薬持続静注の併用の比較試験では，前者のほうが人工呼吸管理導入の頻度が低く急性心筋梗塞発症の頻度も低かった結果，高用量硝酸薬のほうが有益であると結論付けているが，利尿薬の使用は否定していない[7]。妊娠高血圧症候群病態における急性心不全合併時の第一選択薬として，利尿薬も選択される治療薬として否定されるものではない。わが国の循環器ガイドラインにおいても低用量持続静注のfurosemide使用を否定しておらず，即効性の観点からも有用であると結論できる。

末梢循環不全の所見がある低血圧(90mmHg未満)の患者ではカテコラミン薬の静脈内投与

が必要である。

治療抵抗性の難治例では，気管内挿管による呼吸管理，体外限外濾過療法（extracorporeal ultrafiltration method；ECUM），持続性血液濾過透析（continuous hemodiafiltration；CHDF），大動脈内バルーンパンピング（intra aortic balloon pumping；IABP），経皮的心肺補助装置（percutaneous cardiopulmonary support；PCPS），心室補助装置（ventricular assist system；VAS）などを使用する[1]。

心不全の原因疾患の診断が確定している場合には，その疾患をターゲットにした治療が行われる（例えば，急性心筋梗塞であれば冠動脈再貫通療法など）。周産期心筋症（PPCM）に対しては，上記した急性心不全に対する治療が行われる。慢性期には，ACE阻害薬やβ遮断薬，利尿薬などの内服治療が行われるが，治療抵抗性の症例では，心臓移植や死に至ることもある。

周産期心筋症に対しては，まずは上述したような心不全に対する対応を行う。現在，周産期心筋症の病態が少しずつ解明されてきており，特異的な治療法の開発が試みられている。例え

表1 入院早期における急性心不全患者の管理アルゴリズム（クリニカルシナリオ）

入院時の管理				
・非侵襲的監視：SaO₂，血圧，体温 ・酸素 ・適応があれば非侵襲陽圧呼吸（NPPV） ・身体診察			・臨床検査 ・BNPまたはNT-Pro BNPの測定：心不全の診断が不明の場合 ・心電図検査 ・胸部X線写真	
CS1	CS2	CS3	CS4	CS5
収縮期血圧（SBP）>140mmHg	SBP100〜140mmHg	SBP<100mmHg	急性冠症候群	右心不全
・急激に発症する ・主病態はびまん性肺水腫 ・全身性浮腫は軽度：体液量が正常または低下している場合もある ・急性の充満圧の上昇 ・左室駆出率は保持されていることが多い ・病態生理としては血管性	・徐々に発症し体重増加を伴う ・主病態は全身性浮腫 ・肺水腫は軽度 ・慢性の充満圧，静脈圧や肺動脈圧の上昇 ・その他の臓器障害：腎機能障害や肝機能障害，貧血，低アルブミン血症	・急激あるいは徐々に発症する ・主病態は低灌流 ・全身浮腫や肺水腫は軽度 ・充満圧の上昇 ・以下の2つの病態がある ①低灌流または心原性ショックを認める場合 ②低灌流または心原性ショックがない場合	・急性心不全の症状および徴候 ・急性冠症候群の診断 ・心臓トロポニンの単独の上昇だけではCS4に分類しない	・急激または緩徐な発症 ・肺水腫はない ・右室機能不全 ・全身性の静脈うっ血所見
治療				
・NPPVおよび硝酸薬 ・容量過負荷がある場合を除いて，利尿薬の適応はほとんどない	・NPPVおよび硝酸薬 ・慢性の全身性体液貯留が認められる場合に利尿薬を使用	・体液貯留所見がなければ容量負荷を試みる ・強心薬 ・改善が認められなければ肺動脈カテーテル ・血圧<100mmHgおよび低灌流が持続している場合には血管収縮薬	・NPPV ・硝酸薬 ・心臓カテーテル検査 ・ガイドラインが推奨するACSの管理：アスピリン，ヘパリン，再灌流療法 ・大動脈内バルーンパンピング	・容量負荷を避ける ・SBP>90mmHgおよび慢性の全身性体液貯留が認められる場合に利尿薬を使用 ・SBP<90mmHgの場合は強心薬 ・SBP>100mmHgに改善しない場合は血管収縮薬
治療目標				
・呼吸困難の軽減 ・状態の改善	・心拍数の減少 ・尿量>0.5ml/Kg/min		・収縮期血圧の維持と改善 ・適正な灌流に回復	

（文献1）より引用）

ば，周産期心筋症の病因として，自己免疫反応やウイルス感染が考えられていた時期にはステロイド・免疫抑制薬の使用や，大量γグロブリン療法などが行われたが明確な治療効果は得られていない。2007年にHilfiker-Kleinerらは，動物モデルで心筋でのカテプシンD（蛋白分解酵素）の発現亢進により，血中で23kDaのプロラクチンが切断され16kDaのプロラクチンが増加していることを明らかにした。この切断プロラクチンが内皮細胞や心筋細胞を傷害することにより心筋症を発症すると報告している[8]。また，さらに，bromocriptineを投与したうえで妊娠・分娩させると心筋症を発症しないこと，実際の周産期心筋症患者の血清中にも異型プロラクチンが存在しており，周産期心筋症既往患者の次回妊娠時にbromocriptineを投与すると，心筋症の発症を予防できることも併せて報告した[9]。その後，bromocriptine（抗プロラクチン）療法（前述）が有効であるとの報告がいくつかなされている[10,11]。2010年にSliwaらが南アフリカにおける周産期心筋症患者20人を，標準治療にbromocriptineを投与した群（PPCM-Br群：10人）と標準治療のみの群（PPCM-Std群：10人）の2群に分け，半年間予後を追跡したところ，死亡率はPPCM-Br群10％に対しPPCM-Std群で40％，生存者の半年後の左室駆出率は，PPCM-Br群58％に対しPPCM-Std群で36％と，予後に大きな差を認めた[10]。しかし，対照であるPPCM-Std群の予後が一般に比べて悪すぎるとの指摘もあり，今後のさらなる検討が待たれるところである。

しかしながら，『拡張型心筋症ならびに関連する二次性心筋症の診療に関するガイドライン（2011）』[12]や，『2013 ACCF/AHA Guideline for the Management of Heart Failure（2013）』[13]にもbromocriptine療法に対する記載はなく，2014年時点で確立した治療法ではない。bromocriptineは，わが国では産褥性乳汁分泌抑制，乳汁漏出症に適応があるが，妊娠高血圧症候群の患者，産褥高血圧の患者には禁忌となっており，米国食品医薬品局（FDA）も乳汁分泌抑制薬としての承認を取り下げている。また母乳栄養の妨げにもなっている。そのため有用性と安全性が確立した治療法とはいえない。

さらに，産褥心筋症患者では母乳哺育も否定されていない。母乳哺育をした55例の周産期心筋症症例の67％に有害事象はなく，心機能も有意に改善していると報告されている[14]。

なお，心不全治療やEFが低下した場合は，長期安静臥床を強いられる結果，深部静脈血栓のリスクが上昇するほか，心臓内血栓のリスクもあり抗凝固療法にも留意する。

妊娠中においては，免疫力低下による心不全の原因が病巣感染（慢性副鼻腔炎，慢性中耳炎などの耳鼻咽喉科的疾患や，口腔外科疾患，慢性腎盂腎炎など）に伴う二次的な感染性心内膜炎，心臓弁膜症によることもある。病巣感染巣についても検索が必要となる。

文献

1) 和泉　徹, ほか：急性心不全治療ガイドライン（2011年改訂版）. 循環器病の診断と治療に関するガイドライン（2010年度合同研究班報告）. 2011.（レベルⅣ）
2) Nohria A, Tsang SW, Fang JC, et al：Clinical assessment identifies hemodynamic profiles that predict outcomes in patients admitted with heart failure. J Am Coll Cardiol 2003；41：1797-804.（レベルⅢ）
3) Peacock WF 4th, Fonarow GC, Emerman CL, et al：Impact of early initiation of intravenous therapy for acute decompensated heart failure on outcomes in ADHERE. Cardiology 2007；107：44-51.（レベルⅡ）
4) Dickstein K, Cohen-Solal A, Filippatos G, et al：ESC Committee for Practice Guidelines(CPG). ESC Guidelines for the diagnosis and treatment of acute and chronic heart failure 2008：the Task Force for the Diagnosis and Treatment of Acute and Chronic Heart Failure 2008 of the European Society of Cardiology. Developed in collaboration with the Heart Failure Association of the ESC(HFA)and endorsed by the European Society of Intensive Care Medicine(ESICM). Eur Heart J 2008；29：2388-442.（レベルⅣ）
5) De Backer D, Biston P, Devriendt J, et al：Comparison of dopamine and norepinephrine in the treatment of shock.；SOAP II Investigators. N Engl J Med 2010 4；362：779-89.（レベルⅢ）
6) Mebazaa A, Gheorghiade M, Piña IL, et al：Practical recommendations for prehospital and early in-hospital management of patients presenting with acute heart failure syndromes. Crit Care Med 2008；36（Suppl 1）：S129-39.（レベルⅢ）
7) Cotter G, Metzkor E, Kaluski E, et al：Randomized trial of high-dose isosorbide dinitrate plus low-dose furosemide versus high-dose furosemide plus low-dose isosorbide dinitrate in severe pulmonary oedema. Lancet 1998 7；351：389-93.（レベルⅢ）
8) Hilfiker-Kleiner D, et al：A cathepsin D-cleaved 16kDa form of prolactin mediates postpartum cardiomyopathy. Cell 2007；128：589-600.（レベルⅢ）

9) Hilfiker-Kleiner D, et al：Recovery from postpartum cardiomyopathy in 2 patients by blocking prolactin release with bromocriptine. J Am Coll Cardiol 2007；50：2354-5.(レベルⅢ)
10) Sliwa K, et al：Evaluation of bromcriptine in treatment of acute severe peripartum cardiomyopathy. A proof-of-concept pilot study. Circulation 2010；121：1465-73.(レベルⅢ)
11) Meyer GP, et al：Bromocriptine treatment associated with recovery from peripartum cardiomyopathy in siblings: two case reports. J Med case reports 2010；4：80.(レベルⅢ)
12) 友池仁暢，ほか：拡張型心筋症ならびに関連する二次性心筋症の診療に関するガイドライン．循環器病の診断と治療に関するガイドライン(2009-2010年度合同研究班報告). 2011.(レベルⅣ)
13) Yancy CW, Jessup M, Bozkurt B, et al：2013 ACCF/AHA guideline for the management of heart failure：a report of the American College of Cardiology Foundation/American Heart Association Task Force on practice guidelines. Circulation 2013；128：e240-327. doi：10.1161/CIR.0b013e31829e8776. Epub 2013 Jun 5.(レベルⅣ)
14) Safirstein JG, Ro AS, Grandhi S, et al：Predictors of left ventricular recovery in a cohort of peripartum cardiomyopathy patients recruited via the internet. Inf J Cardiol 2012；154：27-31.(レベルⅣ)

VIII 特殊な病態

3. 常位胎盤早期剝離

CQ1 常位胎盤早期剝離と妊娠時の高血圧との関連は？ また予知・予防できる方法は存在するか？

推奨

1. 妊娠時の重症高血圧は，病型を問わず常位胎盤早期剝離のハイリスク群である。(グレードA)
2. 喫煙は，高血圧を有する妊婦の常位胎盤早期剝離のリスクを上昇させる。(グレードB)
3. 個々の妊婦において常位胎盤早期剝離を確実に予知・予防する方法は存在しない。(グレードB)

解 説

常位胎盤早期剝離(以下，早剝)のリスク因子として，早剝の既往[1,2]のほか，横位[3,4]，羊水過多[3〜5]，母体の高齢[3〜5]，経産婦[3〜5]，やせ型[3,4]，生殖補助技術による妊娠[3,4]，子宮内感染[3〜5]，前期破水[3〜5]，腹部外傷(交通事故やドメスティックバイオレンス)[3〜5]，喫煙[3〜7]や違法薬物の使用(特にコカイン)[3〜5]，血栓性素因[8,9]が挙げられている。また，初回の分娩が帝王切開の場合に早剝が増加する[10〜12]ことも近年報告されている。

妊娠高血圧(gestational hypertension；GH)，妊娠高血圧腎症(preeclampsia；PE)については，重症型において軽症に比べてリスクが上昇することがわかっている[13〜15](GH：軽症 vs 重症；0.3〜1.3% vs 3.1〜8.7%[13,15]，PE：軽症 vs 重症；0.5〜3.5% vs 3.7〜7.1%[13〜15])。さらに，わが国における調査で早剝発症のリスクは拡張期血圧の重症度と相関があり，拡張期血圧90〜99mmHgで1.3%，100〜109mmHgで3.5%，110〜119mmHgで4.7%，120mmHg以上で9.5%と上昇した[15]。加えて高血圧合併妊婦は，それ自体，早剝のリスクが約5倍高く[16]，また加重型PEを発症した妊婦では，早剝の発症率が3倍高かった[7,17]。すなわち，重症高血圧は病型を問わず早剝のハイリスク群となりうる。また，高血圧を有する妊婦の喫煙は，相乗的に早剝リスクを増大させる[7]。

早剝の発症を確実に予知する方法は存在しない。近年の研究では，妊娠初期に切迫流産を経験した者(オッズ比1.48倍)[18]や第1三半期に出血のあった者(オッズ比1.6倍，特にいわゆる絨毛膜下血腫を超音波にて認めた場合の相対リスク5.6倍)[19]で早剝の頻度が増すとの報告がある。

早剝の発症を予防する方法については少ないながら報告がある。葉酸(オッズ比0.81倍)とマルチビタミン剤(オッズ比0.72倍)は，それぞれ早剝の発症を抑えるとする大規模調査結果報告がある[20]一方，効果がないとするものもある。また妊娠中の抗凝固療法が早剝を減少させるという報告(ハザード比0.37倍)[21]も存在するが，小規模なものである。一方，高血圧合併妊婦に対する降圧療法は，早剝を減少させないと報告されている[16]。さらには，早発型PE重症に対し，直ちに出生させた群と降圧薬を使用して待期した群を比較したランダム化比較試験(RCT)においても，早剝の発生頻度に有意差はなかった[22]。

高血圧をもつ妊婦には禁煙を指導することが早剝を減少させることにつながる可能性があるとの報告もあるが[23]，喫煙妊婦に対し禁煙を指導した研究のまとめによれば，その効果は低出生体重児と早産の減少のみについて有効とされている[24]。

文献

1) Rasmussen S, Irgens LM：Occurrence of placental abruption in relatives. BJOG 2009；116：693-9.（レベルⅢ）
2) Tikkanen M：Etiology, clinical manifestations, and prediction of placental abruption. Acta Obstet Gynecol Scand 2010；89：732-40.（レベルⅢ）
3) Pariente G, Wiznitzer A, Sergienko R, et al：Placental abruption：critical analysis of risk factors and perinatal outcomes. J Matern Fetal Neonatal Med 2010；24：698-702.（レベルⅢ）
4) Kennare R, Heard A, Chan A：Substance use during pregnancy：risk factors and obstetric and perinatal outcomes in South Australia. Aust N Z J Obstet Gynaecol. 2005；45：220-5.（レベルⅡ）
5) Ananth CV, Smulian JC, Demissie K, et al：Placental abruption among singleton and twin births in the United States：risk factor profiles. Am J Epidemiol 2001；153：771.（レベルⅡ）
6) Kramer MS, Usher RH, Pollack R, et al：Etiologic determinants of abruptio placentae. Obstet Gynecol 1997；89：221.（レベルⅢ）
7) Ananth CV, Savitz DA, Bowes WA Jr, et al：Influence of hypertensive disorders and cigarette smoking on placental abruption and uterine bleeding during pregnancy. Br J Obstet Gynaecol 1997；104：572.（レベルⅡ）
8) Robertson L, Wu O, Langhorne P, et al：Thrombosis：Risk and Economic Assessment of Thrombophilia Screening (TREATS) Study. Thrombophilia in pregnancy：a systematic review. Br J Haematol 2006；132：171-96.（レベルⅡ）
9) Rodger MA, Betancourt MT, Clark P, et al：The association of factor V Leiden and prothrombin gene mutation and placental-mediated pregnancy complications：a systematic review and meta-analysis of prospective cohort studies. PLoS Med 2010；7：e1000292（レベルⅡ）
10) Lydon-Rochelle M, Holt VL, Easterling TR, et al：First-birth cesarean and placental abruption or previa at second birth(1). Obstet Gynecol 2001；97：765-9.（レベルⅡ）
11) Getahun D, Oyelese Y, Salihu HM, et al：Previous cesarean delivery and risks of placenta previa and placental abruption. Obstet Gynecol. 2006；107：771-8.（レベルⅢ）
12) Jackson S, Fleege L, Fridman M, et al：Morbidity following primary cesarean delivery in the Danish National Birth Cohort. Am J Obstet Gynecol 2012；206：139.e1.（レベルⅡ）
13) Hauth JC, Ewell MG, Levine RJ, et al：Pregnancy outcomes in healthy nulliparas who developed hypertension. Calcium for Preeclampsia Prevention Study Group. Obstet Gynecol 2000；95：24-8.（レベルⅡ）
14) Buchbinder A, Sibai BM, Caritis S, et al：National Institute of Child Health and Human Development Network of Maternal-Fetal Medicine Units. Adverse perinatal outcomes are significantly higher in severe gestational hypertension than in mild preeclampsia. Am J Obstet Gynecol 2002；186：66-71.（レベルⅢ）
15) 日高敦夫, 中本　收, 江口勝人, ほか：子癇前症, 妊娠高血圧, そして妊娠蛋白尿(早, 遅発型)の臨床的意義　日本妊娠中毒症学会重症妊娠中毒症ケースカードから. 産婦人科治療 2004；89：239-45.（レベルⅢ）
16) Sibai BM, Mabie WC, Shamsa F, et al：A comparison of no medication versus methyldopa or labetalol in chronic hypertension during pregnancy. Am J Obstet Gynecol 1990；162：960-6（レベルⅡ）
17) Sibai BM, Lindheimer M, Hauth J, et al：Risk factors for preeclampsia, abruptio placentae, and adverse neonatal outcomes among women with chronic hypertension. N Engl J Med 1998；339：667-71.（レベルⅢ）
18) Lykke JA, Dideriksen KL, Lidegaard O, et al：First-trimester vaginal bleeding and complications later in pregnancy. Obstet Gynecol 2010；115：935-44.（レベルⅡ）
19) van Oppenraaij RH, Jauniaux E, Christiansen OB, et al：ESHRE Special Interest Group for Early Pregnancy (SIGEP). Predicting adverse obstetric outcome after early pregnancy events and complications：a review. Hum Reprod Update 2009；15：409-21.（レベルⅡ）
20) Nilsen RM, Vollset SE, Rasmussen SA, et al：Folic acid and multivitamin supplement use and risk of placental abruption：a population-based registry study. Am J Epidemiol 2008；167：867-74.（レベルⅡ）
21) Gris JC, Chauleur C, Faillie JL, et al：Enoxaparin for the secondary prevention of placental vascular complications in women with abruptio placentae. The pilot randomised controlled NOH-AP trial. Thromb Haemost 2010；104：771-9.（レベルⅡ）
22) Sibai BM, Mercer BM, Schiff E, et al：Aggressive versus expectant management of severe preeclampsia at 28 to 32 weeks' gestation：a randomized controlled trial. Am J Obstet Gynecol 1994；171：818-22.（レベルⅡ）
23) Ananth CV, Smulian JC, Vintzileos AM：Incidence of placental abruption in relation to cigarette smoking and hypertensive disorders during pregnancy：a meta-analysis of observational studies. Obstet Gynecol 1999；93：622-8.（レベルⅡ）
24) Lumley J, Chamberlain C, Dowswell T, et al：Interventions for promoting smoking cessation during pregnancy. Cochrane Database Syst Rev 2009；(3)：CD001055.（レベルⅠ）

3. 常位胎盤早期剥離

CQ2 常位胎盤早期剥離の診断は？

推奨

1. 常位胎盤早期剥離では，出血，腹痛，子宮収縮，子宮筋過緊張（板状硬）が主な症状である。重症例では出血性ショックやDICを伴うことがある。（グレードB）
2. 常位胎盤早期剥離の診断において，超音波断層法検査の正診率は高くない。（グレードB）
3. 常位胎盤早期剥離の診断において，胎児心拍数陣痛図のパターンはさまざまな所見を呈する。（グレードB）
4. 凝固・線溶系の検査はDICの診断に有用である。（グレードB）

解 説

患者に性器出血，腹痛，子宮収縮，持続する子宮筋の過緊張（板状硬）が認められた場合は，常位胎盤早期剥離（以下，早剥）を疑う[1]。臨床症状は剥離の程度や部位によるが，出血が少量でほとんど症状がない場合から母体の出血性ショック，DIC，胎児では胎児機能不全（non-reassuring fetal status；NRFS）や子宮内胎児死亡（intrauterine fetal death；IUFD）を起こす症例まで多様である[1]。ただし，軽症例や発症の早期段階では軽微な症状しか呈さないため，「切迫早産」と思われるような症例が少なくない。

一定の方針で管理した早剥59例のprospective studyにおいて，Hurdらは臨床症状として出血（78％），子宮の圧痛（66％），NRFS（60％），切迫早産（22％），子宮筋の過緊張（17％），IUFD（15％）などを報告している[2]。このうち胎児予後については胎盤の剥離面積との相関が認められ，面積比50％を超える剥離でIUFDが高率となる[3]。

早剥の急性期における超音波断層法検査所見は，胎盤後血腫は正常の胎盤像と比較して高輝度から等輝度を呈するとされ[4]，剥離の程度，部位や時間の経過とともに多彩な像を呈する[4]。しかしJaffeら[5]は，病理学的に早剥と診断された症例のわずか50％を超音波画像により診断できたにすぎないと報告している。さらに他の後方視的検討では，超音波診断の診断精度に関して感度，特異度，陽性的中率ならびに陰性的中率がそれぞれ24％，96％，88％，53％であり[6]，超音波断層法検査所見による早剥の正診率は高くないことを示している。

早剥例の胎児心拍数陣痛図（cardiotocogram；CTG）は60～70％に異常が認められる[2,7]が，その所見は剥離面積や発症からの時間，胎児低酸素血症や胎児貧血の程度により，繰り返す遅発一過性徐脈や変動一過性徐脈，sinusoidal patternなどさまざまである[1]。近年CTGの判断基準として重視されている基線細変動の消失は，早剥においても重症度を示す指標となりうる[8]。早発型妊娠高血圧症候群で入院した後に早剥に至った症例と，妊娠高血圧症候群の合併がなく早剥に至った症例とのケースコントロールスタディ[9]によれば，CTGでの遅発一過性徐脈の出現率は前者で58％であったが，後者では32％に過ぎなかった。またCTG所見と児予後の相関も確実ではなく，Matsudaら[10]は，児の予後不良例を死亡退院と神経学的後遺症がみられた症例と定義して37週未満の早剥42例を検討したところ，38例（90％）に胎児機能不全の所見がみられたが，予後不良例でCTG上特に

特徴的な所見はなかったと報告している。また，Manolitsasらは，68例の早剥例において，CTGで異常所見を示した場合の周産期死亡率は230.7/1,000，CTG所見が正常であった場合の周産期死亡率は18.2/1,000であった（p＜0.02）と報告した[11]。

　早剥に特異的な血液検査は存在せず，胎児血の母体流入を推測するKleihauer-Betke試験も早剥の診断には役立たないことがわかっている[12]。早剥は産後出血とならんで産科DICを引き起こす代表的な疾患であり，凝固・線溶系検査が特に重要である。検査所見としてフィブリノーゲン値の減少，FDPまたはD-ダイマーの増加，アンチトロンビン活性の低下などが認められ，特にフィブリノーゲン値の減少は出血量と相関することが知られている[13]。わが国では臨床症状や臓器症状にこれら検査所見を加味し迅速な判断が可能な産科DICスコアの有用性が知られており，8点以上は産科DICとして治療開始が推奨される（「Ⅷ 特殊な病態『5. 播種性血管内凝固症候群（DIC）』，表1」参照）[14]。母体の予後改善のためには検査結果を待たずに治療を開始する必要に迫られることも多く，また，もとより児の状態が不良であれば，早剥の診断の有無にかかわらず急速遂娩を行って児の救命を図らなくてはならない。早剥の診断は多分に臨床的なものであり，診断にこだわって治療の機会を逸してはならない旨が，わが国や海外の診療ガイドラインでも提言されている[15, 16]。

文献

1) Oyelese Y, Ananth CV：Placental abruption. Obstet Gynecol 2006；108：1005-16.（レベルⅣ）
2) Hurd WW, Miodovnick M, Hertzberg V, et al：Selective management of abruptio placentae : a prospective study. Obstet Gynecol 1983；61：467-73.（レベルⅢ）
3) Ananth CV, Berkowitz GS, Savitz DA, et al：Placental abruption and adverse perinatal outcomes. JAMA. 1999；282(17)：1646-51.（レベルⅢ）
4) Nyberg DA, Cyr DR, Mack LA, et al：Sonographic spectrum of placental abruption. AJR Am J Roentgenol 1987；148：161-4.（レベルⅢ）
5) Jaffe MH, Schoen WC, Silver T：Sonography of abruptio placentae. AJR Am J Roentgenol 1981；137：1049-54.（レベルⅢ）
6) Glantz C, Purnell L：Clinical utility of sonography in the diagnosis and treatment of placental abruption. J Ultrasound Med 2002；21：837-40.（レベルⅢ）
7) Tikkanen M, Nuutila M, Hiilesmaa V, et al：Clinical presentation and risk factors of placental abruption. Acta Obstet Gynecol Scand. 2006；85：700-5.（レベルⅢ）
8) Usui R, Matsubara S, Ohkuchi A, et al：Fetal heart rate pattern reflecting the severity of placental abruption. Arch Gynecol Obstet 2008；277：249-53.（レベルⅢ）
9) Odendaal HJ, Hall DR, Grové D：Risk factors for and perinatal mortality of abruptio placentae in patients hospitalised for early onset severe pre-eclampsia-a case controlled study. J Obstet Gynaecol 2000；20：358-64.（レベルⅢ）
10) Matsuda Y, Maeda T, Kouno S：Fetal/neonatal outcome in abruptio placentae during preterm gestation. Semin Thromb Hemost 2005；31：327-33.（レベルⅢ）
11) Manolitsas T, Wein P, Beischer NA, et al：Value of cardiotocography in women with antepartum haemorrhage - is it too late for caesarean section when the cardiotocograph shows ominous features? Aust N Z J Obstet Gynaecol 1994；34：403-8.（レベルⅢ）
12) Emery CL, Morway LF, Chung-Park M, et al：The Kleihauer-Betke test. Clinical utility, indication, and correlation in patients with placental abruption and cocaine use. Arch Pathol Lab Med 1995；119：1032-7.（レベルⅢ）
13) de Lloyd L, Bovington R, Kaye A, et al：Standard haemostatic tests following major obstetric haemorrhage. Int J Obstet Anesth 2011；20：135-41.（レベルⅢ）
14) 真木正博, 寺尾俊彦, 池ノ上 克：産科DICスコア. 産婦人科治療 1985；50：119-24.（レベルⅢ）
15) 産婦人科診療ガイドライン. 産科編2014. 日本産科婦人科学会／日本産婦人科医会, 2014.（レベルⅣ）
16) Royal college of obstetricians and gynaecologists（編）. Antepartum Haemorrhage. Green-top Guideline No.63. 1st ed, Nov. 2011.（レベルⅣ）

3. 常位胎盤早期剥離

CQ3 常位胎盤早期剥離の治療法は？また待期的管理は可能か？

推奨

1. 常位胎盤早期剥離と診断され児が生存している場合，可及的速やかに急速遂娩を図る。（グレードB）
2. 高次機関への搬送の適否は，妊娠週数，施設の診療体制や搬送に要する時間などにより決定する。（グレードB）
3. 少量の外出血や超音波下に胎盤後血腫の像がある場合でも，胎児心拍数異常，子宮収縮，血腫の増大，凝固系検査の異常を認めなければ，児の成熟を待つ待期的管理は可能である。ただし子宮収縮抑制薬は用いない。（グレードC）
4. 母体にDICを認める場合は，直ちに抗DIC治療を開始する。（グレードA）
5. 分娩後は，弛緩出血のリスクが高いことを認識する。（グレードA）

解 説

常位胎盤早期剥離（以下，早剥）は母児への影響が大きい緊急を要する疾患であり，ランダム化比較試験（RCT）など研究の対象とすることが困難であるためか，いまだその治療法の選択についてエビデンスの高いものは存在しない[1]。

児が生存していて胎児心拍数陣痛図（cardiotocogram；CTG）上，胎児機能不全（non-reassuring fetal status；NRFS）を呈している場合は，児の救命を図るため急速遂娩を行う。分娩の進行状況によっては経腟分娩も考慮されるが，多くの場合は帝王切開を必要とする。しかし母体がDICに陥っている状況下での帝王切開術はそれ自体が生命の危険につながるため，後述のDIC治療が術前あるいは術中に開始されているべきである。また，児が生存していてNRFSが認められない状態でも，妊娠36週周辺やそれ以降であれば積極的に分娩を勧める論説もある[2]。

早剥症例を集積した後方視的検討[2〜5]は，発症から分娩までの時間が短ければ児の無障害生存の可能性を高めるとしている。例えば，常位胎盤早期剥離と胎児徐脈を呈した33例の検討では，分娩までの時間が長くなる（おおむね30分以上）ほど，児の予後が悪化した[3]。ただ，発症が高次医療機関ではなく，スタッフや輸血などの準備が十分でない場合，早急な帝王切開術は術後の母体管理の困難（早剥での輸血施行率はわが国の調査で22％である[6]）や，早産児への対処困難といった局面に陥ることもあり，その判断は各医療機関の状況に左右される。従って，発症から時間が経過する場合でも高次機関への搬送が第一選択となることもやむをえず，地域単位での医療連携が望まれる。

妊娠36週未満で少量の持続する外出血や超音波下に胎盤後血腫が認められ，早剥を疑う場合に，児が生存していて，胎児心拍数異常，子宮収縮，血腫の増大，凝固系検査の異常のない場合には，高次施設での厳重な入院管理（頻回のCTGと超音波検査，いつでも帝王切開の可能な態勢と新生児科との情報共有）のもとに，児の成熟を待つ待期的方法も選択肢となる[2, 7〜9]。分娩が差し迫った切迫早産例に対して一般的に使用されるステロイド剤の経母体投与は推奨される[10]。他方，子宮収縮抑制薬は早剥の疑われ

る場合は推奨されない．特にritodrineについては，医薬品情報（DI）上，早剥と診断された症例には禁忌である．なお，結果的に早剥であった症例に使用しても予後に影響しなかったとする報告もある[11]が，推奨されるほどのエビデンスではない．また，Ca拮抗薬（海外では子宮収縮抑制にも用いられることがある）は，母体の循環不全から重篤な状態に陥る事例が多いとするレビューがある[12]．先に早剥への対処（急速遂娩）が進められていない状況での使用は注意が必要である．

母体にDICの病態が疑われる場合は，その治療が急速遂娩と並行して，もしくは先んじて行われるべきであり，新鮮凍結血漿（fresh frozen plasma；FFP），赤血球液（red blood cell；RBC），アンチトロンビン製剤（AT活性70％未満の場合）の投与が考慮される．これは，緊急帝王切開はもとより経腟分娩においてもそれまでの子宮内出血に加えて弛緩出血が起こりやすく，容易に出血性ショックをきたしやすいためである．

母体死亡の6.6％が早剥に引き続くDIC・出血性ショックによるものであったとするわが国の調査[13]が存在する．さらに，血小板数が5万/μlを下回る場合，出血傾向の状態によっては血小板輸血を考慮する．2万/μl以下に低下するか，帝王切開の執刀時などには必要となる．FFPの投与量は経験的に血中フィブリノーゲン値100～150mg/dl以上，プロトロンビン時間（PT）70％以上を目標とする[14]．

わが国ではDICの治療法として抗凝固療法であるgabexate mesilate（メシル酸ガベキサート：FOY®）／nafamostat mesilate（ナファモスタットメシル酸塩：フサン®）の投与が行われてきたが，国際的なエビデンスは乏しい．しかし，DICの治療に抗凝固療法をほとんど行わない欧米ではDICを合併した重症敗血症の予後はわが国と比べて悪い[15]．従って明確なエビデンスに基づく推奨ではないが，治療の選択として記載する．なお，わが国ではDICに限らず抗線溶作用を期待してtranexamic acid（トランサミン®）が用いられる機会は以前から多いが，近年産後出血に対してエビデンスのある治療とされ[16]，各国の医療レベルを問わずに行える医療として，WHOの勧告にも記載されるに至った[17]．

早剥の影響が子宮漿膜面まで及ぶと暗紫色を呈し（Couvelaire徴候），弛緩出血が高度となることも多い[2,3]．産後の弛緩出血に対する対処法は他のガイドラインに譲るが，tranexamic acidやリコンビナント第Ⅶ因子製剤（保険適応なし），動脈塞栓術や結紮術，子宮体部縫縮術（B-Lynch縫合），子宮腔内バルーン挿入といった多くの方法が提案される．しかし弛緩出血の治療の最終手段は子宮全摘術である[17]．従って，早剥症例の治療に際しては，特に帝王切開時の本人・家族への説明において，このことに言及することが望ましい．

文献

1）Neilson JP：Interventions for treating placental abruption. Cochrane Database Syst Rev 2003；(1)：CD003247.（レベルⅣ）
2）Oyelese Y, Ananth CV：Placental abruption. Obstet Gynecol 2006；108：1005-16.（レベルⅣ）
3）Kayani SI, Walkinshaw SA, Preston C：Pregnancy outcome in severe placental abruption. BJOG 2003；110：679-83.（レベルⅢ）
4）Witlin AG, Sibai BM：Perinatal and maternal outcome following abruptio placentae. Hypertens Pregnancy 2001；20：195-203.（レベルⅢ）
5）Rasmussen S, Irgens LM, Bergsjo P, et al：Perinatal mortality and case fatality after placental abruption in Norway 1967-1991. Acta Obstet Gynecol Scand 1996；75：229-34.（レベルⅢ）
6）水上尚典, 久保隆彦, 竹田 省, ほか：日本産科婦人科学会周産期委員会報告：早剥, HELLP症候群ならびに子癇に関して. 日本産科婦人科学会雑誌 2009；61：1559-67.（レベルⅢ）
7）Sholl JS：Abruptio placentae：clinical management in nonacute cases. Am J Obstet Gynecol 1987；156：40.（レベルⅢ）
8）Bond AL, Edersheim TG, Curry L, et al：Expectant management of abruptio placentae before 35 weeks gestation. Am J Perinatol 1989；6：121.（レベルⅢ）
9）Combs CA, Nyberg DA, Mack LA, et al. Expectant management after sonographic diagnosis of placental abruption. Am J Perinatol 1992；9：170.（レベルⅢ）
10）日本産科婦人科学会/日本産婦人科医会（編）：CQ303 切迫早産の取り扱いは？ 産婦人科診療ガイドライン産科編2011. 日本産科婦人科学会, 2011.（レベルⅣ）
11）Towers CV, Pircon RA, Heppard M：Is tocolysis safe in the management of third-trimester bleeding? Am J Obstet Gynecol 1999；180：1572-8.（レベルⅢ）
12）Khan K, Zamora J, Lamont RF, et al：Safety concerns for the use of calcium channel blockers in pregnancy for the treatment of spontaneous preterm labour and hypertension：a systematic review and meta-regression analysis. J Matern Fetal Neonatal Med 2010；23：1030-8.（レベルⅡ）

13）武田佳彦：厚生省心身障害研究：妊産婦死亡の防止に関する研究．平成8年度研究報告書, 1996．（レベルⅢ）
14）研修ノート No.86 輸液, 輸血, 血液製剤の使い方. 日本産婦人科医会（編）, 2010年12月．（レベルⅢ）
15）日本血栓止血学会学術標準化委員会 DIC 部会（編）：科学的根拠に基づいた感染症に伴うDIC治療のエキスパートコンセンサス．血栓止血誌 2009；20：77-113．（レベルⅢ）
16）Gai MY, Wu LF, Su QF：Clinical observation of blood loss reduced by tranexamic acid during and after caesarian section：a multi-center, randomized trial. Eur J Obstet Gynecol Reprod Biol 2004；112：154-7．（レベルⅢ）
17）WHO guidelines for the management of postpartum haemorrhage and retained placenta. World Health Organization, 2009．（レベルⅣ）

3．常位胎盤早期剥離

CQ4 胎児が死亡している常位胎盤早期剥離の分娩方法は？

推奨
1. 諸条件を考慮したうえで，経腟分娩，または帝王切開を選択する。（グレードB）
2. いずれの分娩方法を選択する場合でも，母体循環状態の改善と抗DIC治療を先行もしくは並行させる。（グレードA）

解説

常位胎盤早期剥離（以下，早剥）で胎児が死亡している場合，わが国ではDICの原因の除去を目的として，直ちに帝王切開術を行うことが推奨されていた[1]。一方，海外では以前より経腟分娩を試みることが成書にも記載されており[2]，近年わが国でも経腟分娩と帝王切開の両論が併記されるようになった[3]。

いずれにしても，母体の全身状態，予想される出血の強さ，頸管の熟化状態，などを総合的に判断し，母体救命の観点を最優先で判断する。

分娩を進行させるための手段は，早期の人工破膜とオキシトシンによる誘発である[2]（ただし児が小さい場合には破膜させないほうが良い進行をもたらすとの意見もある[2]）。これらの操作によりDICや羊水塞栓症が悪化するとのエビデンスはない[4,5]。また分娩に要した時間が長時間（18時間以上）であっても母体予後に与える影響は変わらないとするデータも，以前からある[6]。

わが国での多数例の報告[7〜9]からも，十分な輸血・輸液管理下であれば経腟分娩は可能とされ，また帝王切開を回避することで避妊期間を空けずに次回の妊娠が期待できることと，次回の経腟分娩が可能になることを考えれば患者に提示してよいと考えられる。その場合，十分なインフォームドコンセントを得たうえで施行する。

帝王切開を行う場合でも，児の生存している早剥に比べ，胎児死亡の場合は母体DIC治療を考慮する時間的な余裕があると考えられる。著しい貧血のある場合や血小板数の著しい低下がある場合（前項参照）などには輸血製剤の到着を待って手術を行うなど，母体循環状態の改善を優先または同時並行で行うことが必要であろう。帝王切開・経腟分娩いずれの場合でも，十分な輸血・輸液により出血性ショックに陥らないよう，十分管理する。

文献

1) 日本母性保護産婦人科医会(編):妊娠中毒症. 研修ノート, 2004;64:77-81.(レベルⅣ)
2) Placental abruption. Cunningham FG, Leveno KJ, Bloom SL, et al eds, Williams Obstetrics, 24th ed. p761-9, McGrow-Hill New York, 2014.(レベルⅣ)
3) 日本産科婦人科学会/日本産婦人科医会(編):CQ311 常位胎盤早期剥離(早剥)の診断・管理は? 産婦人科診療ガイドライン産科編2014. 日本産科婦人科学会, 2014.(レベルⅣ)
4) Pritchard JA, Brekken AL:Clinical and laboratory studies on severe abruptio placentae. Am J Obstet Gynecol. 1967;97:681-700.(レベルⅢ)
5) Clark SL, Hankins GD, Dudley DA, et al:Amniotic fluid embolism:analysis of the national registry. Am J Obstet Gynecol. 1995;172:1158-67.(レベルⅢ)
6) Brame RG, Harbert GM Jr, McGaughey HS Jr, et al:Maternal risk in abruption. Obstet Gynecol. 1968;31:224-7.(レベルⅢ)
7) 野田清史, 森 巍:児死亡例の分娩方針. 臨床婦人科産科 2005;59:194-7.(レベルⅢ)
8) 菊地範彦, 小原久典, 長田亮介, ほか:常位胎盤早期剥離・胎児死亡例の経腟分娩管理の検討. 新生児会誌 2010;46:813-7.(レベルⅢ)
9) 佐道俊幸:胎児死亡を伴う常位胎盤早期剥離症例の管理. 産婦の進歩 2012;64:221-2.(レベルⅢ)

VIII 特殊な病態

4. 脳卒中

CQ 脳卒中の診断と管理は？

推奨

1. 妊娠に関連した脳卒中には，脳出血，クモ膜下出血，脳梗塞，脳静脈洞血栓症などがあり，その原因疾患として脳動脈瘤，脳動静脈奇形，モヤモヤ病などがある。(グレードA)
2. 脳卒中の治療可能な時間には限界があるため，脳卒中発症後には脳神経外科的治療が可能な包括的脳卒中センターにおいて可及的早期に治療を開始することが望ましい。(グレードB)
3. 妊娠高血圧症候群は脳卒中のリスク因子である。(グレードB)

解　説

1 脳卒中の疫学

脳卒中は脳出血，クモ膜下出血，脳梗塞，脳静脈洞血栓症などに分類される。

わが国における脳卒中急性期患者データベースによると，1999〜2008年に登録された脳卒中45,021例の内訳は，脳梗塞33,953例(75.4％)，脳出血8,009例(17.8％)，クモ膜下出血3,059例(6.8％)であった[1]。生殖年齢女性における脳卒中発症率は妊娠により1.5倍に増加するとの報告があり[2]，妊娠中の脳卒中は母児にとってきわめて大きなリスクとなる[3〜5]。妊娠に関連した脳卒中発症率は4.3〜210例/10万分娩[6〜8]，母体死亡率は脳卒中発症例の9〜38％との報告がある[6,7,9〜11]。米国46施設(1988〜1991年)の検討[6]では，妊娠に関連した脳卒中として脳梗塞17例と脳出血14例が報告され，8.1例/10万妊娠の脳卒中発症率であった。また，年齢・人種調整相対リスクは，脳梗塞，脳出血いずれかの脳卒中の相対リスクは妊娠中および分娩後で2.4と報告された。米国における50,110,949分娩(1979〜1991年)の検討[12]でも，分娩前後に脳卒中5,484例(10.3例/10万分娩)・脳静脈洞血栓症4,454例(8.9例/10万分娩)が発生していた。フランスにおける63施設(1989〜1992年)の検討[10]では妊娠関連脳卒中31例が報告され，その内訳は脳梗塞15例(4.3例/10万分娩)と脳出血16例(4.6例/10万分娩)であった。わが国の周産期施設を対象とした調査[13]によると2007年における妊娠に関連した脳血管障害は184例で，その内訳は明らかに脳卒中であることが判明したのは87例(脳出血39例・クモ膜下出血18例・脳梗塞25例・脳静脈洞血栓症5例)，子癇および高血圧性脳症82例，その他15例であった。一方，日本脳神経外科学会による全国脳神経外科施設における悉皆調査[14,15]では2010年および2011年の2年間で134例の妊娠関連脳卒中が報告され，その内訳は出血性脳卒中97例・虚血性脳卒中37例であった。生命予後という観点では，虚血性脳卒中に比して出血性脳卒中の予後が悪く，母体死亡10例はいずれも出血性脳卒中であった[15]。

2 妊産婦脳卒中の産科的背景因子

わが国の周産期施設を対象とした妊娠脳卒中全国調査[13]においても脳出血の死亡率は26％(39例中10例)と高く，妊娠高血圧症候群合併率は脳出血全例の26％，脳出血死亡例の57％に認められた。

フランスにおける研究[10]では，子癇は出血性脳卒中の44％，非出血性脳卒中の47％に認められ，脳卒中のリスク因子として帝王切開，妊娠高血圧症候群，分娩後感染，多胎妊娠が報告された。

スウェーデンにおける1,003,489分娩の検討[16]では，妊娠高血圧腎症では妊娠後期〜分娩後に

おいて肺塞栓と脳卒中を発症する危険が3〜12倍増加すると報告された。

米国での，1998〜2003年，987,010分娩の検討[17]でも，分娩後3，6，12カ月の脳卒中の危険が1.67倍，1.61倍，1.49倍増加し，妊娠高血圧腎症/子癇の合併時には4.16倍，3.89倍，4.66倍に増加すると報告されている。

米国，2000〜2001年の検討[18]では，34.2例/10万分娩の脳卒中発症率，1.4例/10万分娩の母体死亡率を認めた。脳卒中のリスク因子となる産科的合併症は，分娩後出血：オッズ比1.8，妊娠高血圧腎症：オッズ比4.4，輸血：オッズ比10.3，分娩後感染：オッズ比25.0で，妊娠関連脳卒中の頻度，死亡率，後遺症率はこれまでの報告よりも高い。脳卒中発症時期は，分娩前10%，分娩時40%，産褥期50%で，分娩時から産褥期の脳卒中発症の危険が示された。

米国での，1993〜1994年の1,408,015分娩の検討[8]では，妊娠に関連した脳卒中183例と妊娠関連脳静脈洞血栓症170例がみられ，13.1例/10万分娩の脳卒中と11.6例/10万分娩の脳静脈洞血栓症の発症率が認められた。分娩時および分娩後の脳卒中は，帝王切開分娩，水・電解質・酸塩基平衡の異常，高血圧と強く関連していた。分娩時および分娩後の脳静脈洞血栓症は，帝王切開分娩，高血圧，肺炎と関連していた。

台湾での，1984〜2002年の検討[19]では，15〜40歳の脳卒中患者402例のうち49例が妊娠中および産褥期発症で，脳出血19例，脳梗塞16例，脳静脈洞血栓症11例，クモ膜下出血3例であった。妊娠に関連した脳卒中発症率は46.2例/10万妊娠で，67%が妊娠後期および産褥期に発症，脳静脈洞血栓症は73%が産褥期に発生していた。脳出血の主原因は，子癇（37%），脳動静脈奇形（arteriovenous malformation；AVM）（26%）であった。脳梗塞の主原因はリウマチ性心疾患（44%），脳静脈洞血栓症の主原因は凝固異常（64%）であった。

米国での，1993〜2002年の脳出血の検討[20]では，423例の妊娠に関連した脳出血が報告され，6.1例/10万分娩の発症率であり，産褥期にリスクが増加していた。

台湾での，1992〜2004年，66,781分娩例の検討[21]では，脳出血21例と脳梗塞11例を認めた。脳出血の主原因は，脳動静脈奇形（29%），妊娠高血圧腎症/子癇病態（24%），凝固異常（19%）で，脳梗塞の主原因は，心原性塞栓（36%），脳静脈洞血栓症（27%），妊娠高血圧腎症/子癇（18%）であった。

3 脳卒中の原因疾患

妊娠高血圧症候群では，妊娠中，分娩時，産褥期には脳卒中に罹患する危険が高いことが指摘されている[6, 10]が，慢性の生活習慣病を背景としないことが多く，脳卒中の発症を予知することは困難である。虚血性脳卒中の原因疾患としては，心疾患（心房細動，弁膜症，右-左シャントを伴う心奇形など），モヤモヤ病などの血管疾患，およびプロテインCやプロテインSの欠損症などの血液凝固異常がある。出血性脳卒中の原因疾患としては，脳動静脈奇形，脳動脈瘤，モヤモヤ病などが挙げられる。わが国の調査では，妊娠週数32週未満の出血性脳卒中ではその90%以上がこのような原因疾患を有していたが，32週以後で原因疾患を有していたのは53%であった[14]。脳動静脈奇形は妊娠週数とはあまり相関せず，妊娠早期においても出血発症が認められたが，脳動脈瘤の破裂によるクモ膜下出血は妊娠後期に増加する傾向が認められた[14]。

4 妊娠に関連した脳卒中発症時期

妊娠関連脳卒中は，妊娠後期から産褥期に発症しやすい[19]。重症高血圧を伴い脳卒中により死亡した多くの例は，分娩周辺期に発症している。米国における検討[18]では，妊産褥婦脳卒中は10%が妊娠中，40%が分娩時，50%が産褥期の発症であった。わが国での妊娠に関連した脳出血97例の調査[14]では，妊娠中（62%），分娩時（13%），産褥期（25%）であった。分娩時脳卒中は妊娠時脳卒中に比べて多くはないが，産褥早期を含めると全症例の30%前後にみられる。しかも，分娩，産褥早期は妊娠期間に比べて短期間であることを考えると，発症頻度は必ずしも低くない。わが国の悉皆調査[14]では，出血性脳卒中は妊娠週数が増すとともに発症が増加していた。

5 PRESあるいはRPLS

PRES（posterior reversible encephalopathy

syndrome）あるいは RPLS（reversible posterior leucoencephalopathy syndrome）とも呼ばれる病態は，主に血液脳関門の破綻により引き起こされる血管原性浮腫であり，子癇の病態はこれに酷似している（「Ⅶ 子癇『CQ1 子癇の病態は？』」参照）。PRESには2つの病態が考えられている。①高血圧に伴う脳血管収縮による虚血，脳浮腫が起こる。②高血圧に伴う脳灌流圧上昇が脳細動脈血管の脳循環自動調節能力を超え，血液脳関門の破綻，血漿成分の血管外漏出から，脳浮腫が生じる。最近の画像診断によって②の病態がより明らかにされてきた[22〜24]。一般的に，平均血圧が60〜150mmHgでは脳循環自動調節機構によって脳血流の恒常性が保たれ，血圧の急激な変化に対する防御機構として働いている。この調節機構は血管壁圧の変化後数秒以内で始動し，15〜30秒以内で完了する[24]。それを超える血圧上昇時にPRESが発症する。非妊娠時では収縮期血圧≧250mmHg，拡張期血圧≧150mmHgになると発症するとされる[25]。PRESでは，高血圧に伴う強度頭痛，嘔気，嘔吐，痙攣，眼症状，脳局所所見，精神症状[22,23]などを呈する。頭部CTやMRIによる一過性脳浮腫所見から診断され，その局在は後頭葉に多いがそれ以外にも認められる。

6 脳出血

高血圧性脳出血はほとんどが片側性に発症し，好発部位は皮質下（15.0〜40.5％）に比して被殻，視床，小脳，橋（45.9〜77.3％）が多く，中でも被殻，視床が70〜80％を占めるとされる[26〜28]。脳実質内の出血による一次的脳障害や脳浮腫，さらに脳圧亢進およびそれに伴う脳ヘルニアが母体予後を悪化させる。脳出血発症時における重要な臨床症候として，意識障害，運動麻痺，失語，痙攣，眼球位置異常，視野障害などが挙げられる。急性期脳出血の診断にはCTが優れており，高吸収域像が得られる。痙攣合併妊産婦の場合には，子癇と脳出血の鑑別は必ずしも容易ではない[29]。外科的治療法として，開頭血腫除去術，CT定位的血腫吸引除去術，内視鏡下血腫除去術がある。HELLP症候群やDICなどを合併した場合には，脳出血に対する外科的治療／保存的治療法と妊娠の終結（児娩出）のいずれを優先するかなど，脳神経外科医などと連携して慎重な対応を行う。わが国での妊娠関連の調査[14]では，出血性脳卒中97例中54例（56％）において原因となる血管病変が指摘されており，脳出血の原因となる脳動静脈奇形や，モヤモヤ病などの検索も必要になる。

7 クモ膜下出血

妊産褥期におけるクモ膜下出血の発症頻度は，5.8〜17.1件/10万分娩と報告されている[30]。クモ膜下出血の主な原因は脳動脈瘤の破裂である。妊娠中の脳動脈瘤破裂の頻度は3〜10回/出産10万回程度と考えられる[31〜33]。脳動脈瘤の部位としては内頸動脈に多い傾向にあり，発症時期は妊娠後半に多い[34]。症状としては，突発する頭痛でしばしば嘔吐を伴うが，より重症例では意識障害をきたす。妊娠中の破裂脳動脈瘤に対する治療原則は，「非妊娠時と同様に検査治療を行う」ことである。胎児娩出可能な状況であれば，緊急帝王切開を行った後，直ちに脳動脈瘤の治療を行うのがよいと考えられるが，妊娠初期から中期に発症した場合は，妊娠を継続したまま脳動脈瘤治療を行う場合もある。破裂脳動脈瘤に対する外科治療は，主に開頭手術による脳動脈瘤クリッピングと脳血管カテーテルインターベンションによる脳動脈瘤コイル塞栓術である。後者においては胎児への放射線被曝量を低減させる配慮が必要である。急性水頭症や大きな脳内血腫を伴う場合は，脳外科手術を優先させる場合もある[35]。

8 脳梗塞

発症頻度は4〜11件/10万分娩と推定される[6,10]。妊娠中の脳梗塞発症リスクは，非妊娠女性と比較した相対リスクが0.7と報告されるが，産褥期には発症リスクが高まり，相対リスクは5.4とされる[6]。脳梗塞による母体死亡は脳出血に比べて少なく，発症時期も産褥期に多い傾向をみる[18,19]。症状としては運動障害や言語障害などがみられやすく，意識障害を伴うこともある。血圧は必ずしも高血圧を示すとは限らない。発症4.5時間以内の超急性期には，遺伝子組み換え型組織プラスミノゲンアクチベータ（rt-PA）による血栓溶解療法が選択肢になる[36]

が，胎盤早期剥離や子宮内出血を惹起する恐れがあるため，適応については産科医，脳卒中医の協議が必要である．rt-PAは高分子量蛋白であり胎盤通過性を有せず，動物実験でも催奇形性は報告されていない[37]．

9 脳静脈血栓症

硬膜静脈洞などの脳静脈血栓症は，脳浮腫，静脈性脳梗塞，脳出血をきたし，頭痛や痙攣発作，意識障害，片麻痺など種々の症状を呈する[38]．妊娠・分娩・産褥は急性発症が多く，予後は比較的良好で死亡率は低いとされる[39]．リスク因子として，妊娠（産褥），感染，外傷，血液凝固・線溶系異常，悪性腫瘍などがある．AHA/ASAの報告[40]によると，脳静脈血栓症は妊産褥婦脳卒中の約2%を占め，その88%が産褥期に発症し，感染，急速遂娩，帝王切開が発症リスク因子とされた．発病初期には単純CTでは診断に至らないことも多いため，確定診断まで時間を要することがある．診断にはCT-venography，MR-venographyが有用である．また，脳静脈洞血栓症の既往は以後の妊娠の禁忌とはならず，既往者においてはヘパリンによる予防が有益と考えられる[40]．

10 モヤモヤ病

モヤモヤ病は両側内頸動脈終末部が進行性に狭窄閉塞し，代償的に穿通動脈（モヤモヤ血管）の発達を認める原因不明の疾患である[41]．男女比は1：1.8と女性に多く，小児や若年成人に多いため，本疾患患者が妊娠出産を経験する可能性は少なくない．過換気により脳虚血発作が誘発される一方で，モヤモヤ血管の破たんによる脳出血を発症することもある．妊娠前にモヤモヤ病の診断がなされた例では，血圧管理や妊娠高血圧症候群予防により脳血管イベントリスクは概して低いが，妊娠後期に初発し，初めて診断がなされた出血発症例は予後不良である[42]．分娩方法については，分娩時の血圧上昇や過換気による脳虚血のリスクを避けるために帝王切開が選択されることが多いが，厳重な血圧管理のもとでの硬膜外無痛経腟分娩の選択の可能性も報告されている[42]．モヤモヤ病をもつ女性の分娩については，脳神経外科医との密接な連携が重要である．

11 脳動静脈奇形（AVM）

脳動静脈奇形（AVM）は，動静脈間短絡がみられる先天性異常で，流入動脈，異常血管塊（ナイダス；nidus），流出静脈より形成され，一般人における発症頻度は1.1～1.2/10万人とされる[43]．症状としては，痙攣が27～38%，頭痛が7～48%にみられる．妊娠中のAVMの出血のハザード比は7.91との報告[44]があるように，妊娠によりAVMの出血率は上昇する．日本脳神経外科学会による調査では，AVMは妊娠関連頭蓋内出血を起こす既存の脳血管疾患として，脳動脈瘤をおさえて最も頻度が高かった[14]．妊娠前期～中期のAVM破裂の場合は母体救命が優先されるため，非妊娠時と同様のAVM治療（摘出術など）がなされる傾向が強く，妊娠後期の破裂の場合は緊急帝王切開で胎児を娩出し，出血に対する急性期治療を行う傾向にある．AVMの急性期外科治療はナイダス（nidus）の根治的摘出，血腫のみの除去，脳室ドレナージなど，病変に応じて適切な方法を選択する[14]．

文献

1) 小林祥泰：脳卒中データバンク2009. 中山書店，2009，pp22-3, pp52-3.（レベルⅣ）
2) Awada A, Al Rajeh S, Duarte R, et al：Stroke and pregnancy. Int J Gynecol Obstet 1995；48：157-61（レベルⅢ）
3) DiCarlo A, Lamassa M, Consoli D, et al：Sex differences in presentation, severity, and management of stroke in a population based study. Neurology 2010；75：670-1.（レベルⅡ）
4) Sidorov EV, Caplan LR：Stroke in pregnant and postpartum women. Cardiovasc Ther 2011；9：1235-47.（レベルⅢ）
5) Benedetto C, Marozio L, Tavella AM, et al：Coagulation disorders in pregnancy：acquired and inherited thrombophilias. Ann NY Acad Sci 2010；1205：106-17.（レベルⅢ）
6) Kittner SJ, Stern BJ, Feeser BR, et al：Pregnancy and the risk of stroke. N Engl J Med 1996；335：768-74（レベルⅢ）
7) Witlin AG, Friedman SA, Egerman RS, et al：Cerebro-vascular disorders complicating pregnancy－Beyond eclampsia. Am J Obstet Gynecol 1997；176：1139-48（レベルⅡ）
8) Lanska DJ, Kryscio RJ：Risk factors for peripartum and

postpartum stroke and intracranial venous thrombosis. Stroke 2000；31：1274-82(レベルⅡ)
9) Simolke GA, Cox SM, Cunningham FG：Cerebrovascular accidents complicating pregnancy and the puerperium. Obstet Gynecol 1991；78：37-42(レベルⅢ)
10) Sharshar T, Lamy C, Mas JL：Incidence and causes of strokes associated with pregnancy and puerperium. A study in public hospitals of Ile de France. Stroke in Pregnancy Study Group. Stroke 1995；26：930-6(レベルⅢ)
11) Jaigobin C, Silver FL：Stroke and pregnancy. Stroke 2000；31：2948-51(レベルⅢ)
12) Lanska DJ, Kryscio RJ：Peripartum stroke and intracranial venous thrombosis in the National Hospital Discharge Survey. Obstet Gynecol 1997；89：413-8(レベルⅡ)
13) 池田智明：厚生労働省科学研究費補助金子ども家庭総合研究事業「乳幼児死亡と妊産婦死亡の分析と提言に関する研究」, 平成18年度～20年度総合研究報告書 2009.(レベルⅣ)
14) Takahashi JC, Iihara K, Ishii A, et al：Pregnancy-Associated Intracranial Hemorrhage：Results of a Survey of Neurosurgical Institutes across Japan. J Stroke Cerebrovasc Dis 2014；23：e65-71.(レベルⅢ)
15) 高橋淳, 宮本享：日本脳神経外科学会による悉皆調査報告.妊娠分娩と脳卒中. The 31st Meeting of the Mt. Fuji Workshop on CVD. にゅーろん社, 東京, 2013, pp108-14.(レベルⅣ)
16) Ros HS, Lichtenstein P, Bellocco R, et al：Pulmonary embolism and stroke in relation to pregnancy：how can high-risk women be identified？Am J Obstet Gynecol 2002；186：198-203(レベルⅡ)
17) Lin SY, Hu CJ, Lin HC：Increased risk of stroke in patients who undergo cesarean section delivery：a nationwide population-based study. Am J Obstet Gynecol 2008；198：391.e1-391.e7(レベルⅡ)
18) James AH, Bushnell CD, Jamison MG, et al：Incidence and risk factors for stroke in pregnancy and the puerperium. Obstet Gynecol 2005；106：509-16(レベルⅡ)
19) Jeng JS, Tang SC, Yip PK：Incidence and etiologies of stroke during pregnancy and puerperium as evidenced in Taiwanese women. Cerebrovasc Dis 2004；18：290-5(レベルⅡ)
20) Bateman BT, Schumacher HC, Bushnell CD, et al：Intracerebral hemorrhage in pregnancy：frequency, risk factors, and outcome. Neurology 2006；67：424-9(レベルⅡ)
21) Liang CC, Chang SD, Lai SL, et al：Stroke complicating pregnancy and the puerperium. Eur J Neurology 2006；13：1256-60(レベルⅡ)
22) Schwartz RB, Jones KM, Bajakian RL, et al：Hypertensive encephalopathy：findings on CT, MRI, and SPECT imaging in 14 cases. Am J Roentgenol 1992；159：379-83(レベルⅢ)
23) Hauser RA, Lacey DM, Knight MR：Hypertensive encephalopathy. Arch Neurol 1988；45：1078-83(レベルⅢ)
24) Strandgaad S, Paulson OB：Cerebral autoregulation. Stroke 1984；15：413-6(レベルⅣ)
25) Prisant LM, Carr AA, Hawkins DW：Treating hypertensive emergencies：controlled reduction of blood pressure and protection of target organs. Postgrad Med 1993；93：92-6(レベルⅣ)
26) Bogousslavsky J：The Lausanne stroke registry：analysis of 1000 consecutive patients with first stroke. Stroke 1988；19：1083-92.(レベルⅢ)
27) Massaro AR：Clinical discriminators of lobar and deep hemorrhages：the Stroke Data Bank. Stroke 1991；41：1881-5.(レベルⅢ)
28) Broderick J：Lobar hemorrhage in the elderly：the undiminishing importance of hypertension. Stroke 1993；24：49-51.(レベルⅣ)
29) Tuttelman RM, Gleicher N：Central nervous system hemorrhage complicating pregnancy. Obstet Gynecol 1981；58：651-6.(レベルⅣ)
30) Bateman BT, Olbrecht VA, Berman MF, et al：Peripartum subarachnoid hemorrhage：nationwide data and institutional experience. Anesthesiology 2012；116：324-33.(レベルⅡ)
31) Kriplani O, Relan S, Misra NK, et al：Ruptured intracranial aneurysm complicating pregnancy. Int J Obstet Gynecol 1995；48：201-6.(レベルⅢ)
32) Simolke GA, Cox SM, Cunningham FG：Cerebrovascular accidents complicating pregnancy and the puerperium. Obstet Gynecol 1991；78：37-42.(レベルⅢ)
33) Stoodley MA, Macdonald RL, Weir BK：Pregnancy and intracranial aneurysms. Neurosurg Clin N Ann 1998；9：549-56.(レベルⅣ)
34) Dias MS, Sekhar LN：Intracranial hemorrhage from aneurysms and arteriovenous malformations during pregnancy and the puerperium. Neurosurgery 1990；27：855-65.(レベルⅢ)
35) Kataoka H, Miyoshi R, Neki R, et al：Subarachnoid hemorrhage from intracranial aneurysms during pregnancy and the puerperium. Neurol Med Chir 2013；53：549-54.(レベルⅢ)
36) Wardlaw J, Murray V, Berge E, et al：Recombinant tissue plasminogen activator for acute ischemic stroke：an updated systematic review and meta-analysis. Lancet 2012；379：2364-72.(レベルⅠ)
37) Leonhardt G, Gaul C, Nietsch HH, et al：Thrombolytic therapy in pregnancy. J Thromb Thrombolysis 2006；21：271-6.(レベルⅢ)
38) Stam J：Thrombosis of cerebral veins and sinuses, N Engl J Med. 2005, 28；352：1791-8.(レベルⅢ)
39) Cantu C, Barinagarrementeria F：Cerebral venous thrombosis associated with pregnancy and puerperium. Review of 67 cases. Stroke 1993；24：1880-4.(レベルⅢ)
40) Saposnik G, Barinagarrementeria F, Brown RD, et al：American heart association stroke council and the council on epidemiology and prevention：Diagnosis and management of cerebral venous thrombosis：a statement for healthcare professionals from the American heart association/American stroke association. Stroke 2011；42：1158-92.(レベルⅣ)
41) Suzuki JC, Takaku A：Cerebrovascular 'moyamoya' disease. Disease showing abnormal net-like vessels in base of brain. Arch Neurol 1969；20：288-99.(レベルⅢ)
42) Takahashi JC, Ikeda T, Iihara K, et al：Pregnancy and delivery in moyamoya disease：results of a nationwide survey in Japan. Neurol Med Chir 2012；52：304-10.(レベルⅢ)
43) Ogilvy CS, Stieg PE, Awad I, et al：Recommendation for the management of intracranial arteriovenous malformation. Circulation 2001；103：2644-57.(レベルⅣ)
44) Gros BA, Du R：Hemorrhage from arteriovenous malformation during pregnancy. Neurosurgery 2012；71：349-56.(レベルⅢ)

VIII 特殊な病態

5. 播種性血管内凝固症候群（DIC）

CQ 播種性血管内凝固症候群（DIC）の診断・治療は？

推奨

1. 妊娠高血圧症候群では，常位胎盤早期剥離やHELLP症候群などのDICの発症に注意する。（グレードA）

2. DICの可能性がある場合には産科DICスコアを用いてその臨床診断を行い，DICと判定された場合には，妊娠高血圧症候群に対する降圧療法とともに速やかに抗DIC治療を開始する。（グレードB）

3. DICの診断検査として血液検査（血小板数，フィブリノーゲン値，FDPあるいはD-ダイマー値，アンチトロンビン値など）測定を行う。（グレードB）

4. DIC治療のための凝固因子補充としては，新鮮凍結血漿，アンチトロンビン製剤，血小板減少に対しては濃厚血小板の輸血を行う。（グレードB）

5. DIC改善後のフィブリノーゲン値に注意し，静脈血栓塞栓症を発症することがあるので注意する。（グレードC）

解説

1 産科DICの病態

DICの診断と対応には止血機構の理解が不可欠である（Ⅳ 妊婦管理「6. 抗凝固療法 血液凝固・線溶系の病態評価」参照）。

種々の原因により凝固機転の亢進が起こり，血管内で広範に血液が凝固して全身の細小血管内に多数の微小血栓が形成され，最終的に凝固因子の欠乏から出血傾向を呈する。トロンビンの産生亢進は炎症性サイトカインの誘導を引き起こし，組織因子発現からトロンビン産生を亢進する。さらに二次的線溶能の亢進が起こり，出血傾向をさらに増悪する。

産科DICの病態としては，常位胎盤早期剥離によくみられる子宮内圧の上昇の結果，脱落膜，胎盤絨毛細胞の母体血中への流入，もしくは母体血との接触が引き金になる形式がある。脱落膜細胞には活性化マクロファージ，胎盤には絨毛細胞といった組織トロンボプラスチンの豊富な細胞が多い。これらの細胞膜は組織因子—フォスファチジルセリン・フォスファチジルコリンミセル体（組織トロンボプラスチン）の形態をとっており，第Ⅶa−第Ⅶ因子の受容体として働く組織因子がフォスファチジルセリン・フォスファチジルコリンを伴うことで組織因子依存性凝固カスケードの急速な活性化の開始点となり，結果として消費性凝固障害にいたるもので，少量の胎盤後血腫が全身性の消費性凝固障害を引き起こす理由である。妊娠後期では妊婦フィブリノーゲン値は約300〜600mg/dlあり，止血不良，出血傾向などの二次血栓形成不良を示す臨床症状はフィブリノーゲン値100mg/dl以下で発現することが観察されており[1]，診断治療の目安となっている。

循環血液量減少性ショックを伴うような多量出血により引き起こされるDICとともに，出血時の大量のコロイド液などの細胞外液輸液は凝固因子を希釈し，希釈性の凝固障害を引き起こして出血傾向をさらに増悪させる機序をもっている[2]。

循環血液量の減少による組織低酸素症，代謝

性アシドーシスの結果，血管内皮細胞が障害され，血管内皮細胞膜上への組織因子の発現が誘導されてトロンビン産生を亢進しDICに移行していく。

2 産科DICの診断

産科DICの特徴は産科的基礎疾患と関連性が大きく，急性で突発的に発生する。

産科的基礎疾患として常位胎盤早期剥離，羊水塞栓症，DIC型後産期出血（分娩時多量出血に伴う弛緩出血，前置胎盤，産道裂傷など），子癇発作，HELLP症候群などが挙げられる。特に妊娠高血圧症候群合併妊婦では常位胎盤早期剥離，子癇発作や関連疾患であるHELLP症候群に合併するDIC発症に注意する。臨床症状としては，次のものに注意する。
①止血しにくい出血，凝血塊の乏しいさらさらした出血
②皮下・鼻・歯肉などの出血
③縫合した創部や注射孔など出血するはずのない部位からの出血

こうした症状の出現はDICがすでに完成しつつあることを疑わせる。産科DICは臨床症状がすべて完成する前に対応すべきであり，産科DICへの移行が想定される場合には，基礎疾患や臨床症状を重視した産科DICスコア[3]（表1）に基づいて速やかな治療開始を推奨する。国際血栓止血学会の「overt DIC診断基準」は，産科DICスコアと比較して検査結果に重点をおいたもので参考とする（表2）[4]。

血清フィブリノーゲン値は簡便で非常に参考となるが，緊急検査が困難な施設ではその結果を待つことなく15分程度で判定できる凝血塊観察テスト（clot observation test）など，簡便なベッドサイド検査を参考とする（図1）。

表1　産科DICスコア

Ⅰ．基礎疾患	点数	Ⅱ．臨床症状	点数	Ⅲ．検査項目	点数
a. 常位胎盤早期剥離		a. 急性腎不全		・血清FDP≧10μg/ml	1
・子宮硬直，児死亡	5	・無尿（≦5ml/時）	4	・血小板数≦10×10⁴/μl	1
・子宮硬直，児生存	4	・乏尿（5〜20ml/時）	3	・フィブリノーゲン≦150mg/dl	1
・超音波断層および CTG所見による早剥の診断	4	b. 急性呼吸不全（羊水塞栓症を除く） ・人工換気またはときどきの補助呼吸	4	・プロトロンビン時間（PT）≧15秒（≦50％）またはヘパプラスチンテスト≦50％	1
b. 羊水塞栓症		・酸素放流のみ	1	・赤沈≦4mm/15分または≦15mm/時	1
・急性肺性心	4	c. 心，肝，脳，消化管などに重篤な障害があるときはそれぞれ4点を加える		・出血時間≧5分	1
・人工換気	3			・その他の凝固・線溶・キニン系因子（例：ATⅢ≦18mg/dlまたは≦60％，プレカリクレイン，α2-PI，プラスミノゲン，その他の凝固因子≦50％）	1
・補助呼吸	2	・心（ラ音または泡沫性の喀痰など）	4		
・酸素放流のみ	1	・肝（可視黄疸など）	4		
c. DIC型後産期出血		・脳（意識障害および痙攣など）	4		
・子宮から出血した血液または採血血液が低凝固性の場合	4	・消化管（壊死性腸炎など）	4		
・2,000ml以上の出血（出血開始から24時間以内）	3	d. 出血傾向 ・肉眼的血尿およびメレナ，紫斑，皮膚粘膜・歯肉・注射部位などからの出血	4		
・1,000ml以上2,000ml未満の出血（出血開始から24時間以内）	1	e. ショック症状			
d. 子癇		・脈拍≧100/分	1		
・子癇発作	4	・血圧≦90mmHg（収縮期）または40％以下の低下	1		
e. その他の基礎疾患	1	・冷汗	1		
		・蒼白	1		

［判定］
(i) 7点以下：その時点でDICとはいえない
(ii) 8〜12点：DICに進展する可能性が高い
(iii) 13点以上：DICと診断する（ただし確認のためには，13点中2点，またはそれ以上の検査成績スコアが含まれる必要がある）

（文献3）より引用改変）

表2 国際血栓止血学会（ISTH）overt DIC診断基準

1. リスク評価
   overt-DIC に関連するとされている基礎疾患があるか？ あれば2に進む。なければ，この基準は使用しない。
2. 一般止血検査の施行 血小板数，PT，フィブリノーゲン，フィブリン関連産物（可溶性フィブリン モノマー，またはフィブリン分解産物）
3. 一般止血検査のスコアリング

DICスコア	0点	1点	2点	3点
血小板数（×10^3/μl）	＞100	＜100	＜50	
フィブリン関連産物			中等度増加	著明増加
PT延長（秒）	＜3	3＜＜6	＞6	
フィブリノーゲン（mg/dl）	＞100	＜100		

4. スコアの合計
   5 ≦ 　スコア合計　overt-DIC，毎日評価
   5 ＞ 　スコア合計　Non-overt DIC が疑われる。1〜2 日以内に再評価

（文献4）より改変）

図1 産科DICベッドサイド検査

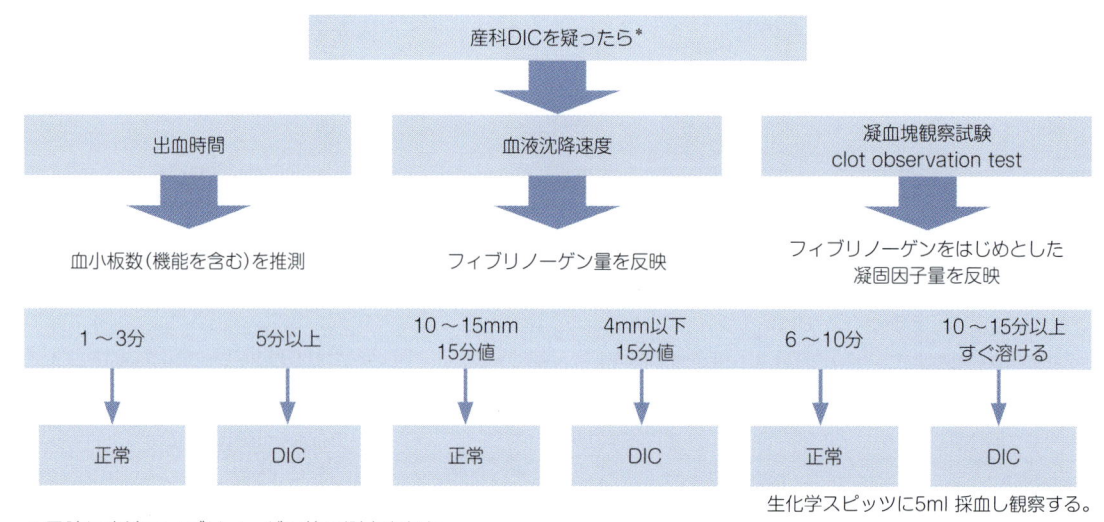

産科DICを疑ったら＊
- 出血時間 → 血小板数（機能を含む）を推測
  - 1〜3分 → 正常
  - 5分以上 → DIC
- 血液沈降速度 → フィブリノーゲン量を反映
  - 10〜15mm 15分値 → 正常
  - 4mm以下 15分値 → DIC
- 凝血塊観察試験 clot observation test → フィブリノーゲンをはじめとした凝固因子量を反映
  - 6〜10分 → 正常
  - 10〜15分以上 すぐ溶ける → DIC

生化学スピッツに5ml 採血し観察する。

＊同時に血清フィブリノーゲン値の測定を行う。

3 産科DICの治療管理

産科DICの治療の原則は基礎疾患の除去，抗DIC療法，抗ショック療法である。

①基礎疾患の除去

出血やDICの原因が子宮内の胎児胎盤にある場合は，循環動態が安定している限りは速やかな娩出が基礎疾患の除去となり，経腟的急速遂娩や帝王切開術の適応となる。

常位胎盤早期剥離では（「Ⅷ 特殊な病態 『3. 常位胎盤早期剥離』」参照），DICを増悪させる可能性はあるが，児が生存し胎児機能不全状態のときのみ，帝王切開術は児の神経学的予後改善につながる可能性がある。しかし，大量の出血があり輸血による十分な凝固因子の補充が行えない，もしくは産科的に経腟分娩が行えない場合を除いてすでに児が死亡している状態では，人工破膜をして経腟分娩を行うことを勧める意見もある。十分な循環血漿量を維持し凝固因子の補充が可能であれば，分娩までの時間に制限はないとするものであるが，産科DICでは腎障害などDICに伴う臓器障害への進展は急速であり，一般臨床においてDICの程度とその後の臓器障害の予測が十分評価できないことも多い。日本産科婦人科学会／日本産婦人科医会編

の『産婦人科診療ガイドライン産科編2014』では，DICの評価・治療を行いながら積極的経腟分娩促進，または緊急帝王切開が選択される[5]。

②抗DIC療法

抗DIC療法の主体は薬物療法であるが，新鮮凍結血漿(frozen fresh plasma；FFP)，濃厚血小板，クリオプレシピテートを別として多くの製剤について安全性と有用性についての大きなランダム化比較試験(RCT)はなく，十分なエビデンスがあるとはいえない[6]。病態に応じた治療指針が示されているが，産科領域については乏しい[7]。

抗DIC療法としては以下の薬物療法を状況に応じて考慮する。

1)新鮮凍結血漿

フィブリノーゲンを含む凝固因子の補充に有効で，止血不良などの二次血栓形成不良を示す臨床症状の発現するフィブリノーゲン値100mg/dl以下，もしくは異常PT値aPTT値の例では直ちに投与開始を推奨する。消費性凝固障害，希釈性凝固障害例において用いる。

Caキレート剤による低カルシウム血症に注意する。産科DICでは治療が奏効した場合，急速にフィブリノーゲンの消費が改善し，フィブリノーゲン産生が亢進した状態が継続するために，高フィブリノーゲン血症を示すことが多い。そのためDIC改善後の輸血に伴うフィブリノーゲン値の推移に注意し，VTEを発症するリスクが上昇する点に注意する(「Ⅳ 妊婦管理 『6. 抗凝固療法』」参照)。

2)濃厚血小板

一次血栓である血小板血栓形成不良に伴う出血傾向により，さらに凝固因子を消費することを回避するために投与する。

外科的治療を要さない患者でも，血小板数の急激な1万/μl以下への低下は出血傾向を示すことが知られ，補充を行うことを推奨する。特に帝王切開術では外科的手技に伴う出血により凝固因子や血小板の大量消費が予想され，5万/μl以下では十分な補正を推奨する。

3)アンチトロンビン

DICの原因であるトロンビンの産生によりアンチトロンビンは大量消費されている可能性が高く，トロンビン産生を抑制するために投与を推奨する。アンチトロンビンによるLPS刺激単球からのIL-6の産生抑制や，抗サイトカイン療法薬としての側面をもつ。1,500～3,000U/日の点滴静注を行うが，DICでは消費が亢進しており，半減期も短縮しているため活性100%以上を目標に補正する。

保険診療上は血中活性70%以下での投与とされているが，アンチトロンビン活性の測定は時間を要することも多く，投与前採血の結果を待たず，DICと診断された時点での投与が推奨される。本剤は生物製剤である点を除き，凝固学的には副作用はほとんどなく，わが国では有効性を示唆する検討が複数ある[8,9]。

4)未分画ヘパリン，低分子量ヘパリン，ヘパラン硫酸

未分画ヘパリンはアンチトロンビンと複合体を形成し，トロンビンと第Xa因子の抑制作用を示す。低分子量ヘパリンはトロンビン阻害作用は小さく，第Xa因子を選択的に阻害する。産科DICといったアンチトロンビン活性の50%以下の低下を伴う可能性のある場合ではアンチトロンビンの投与が必要である。ただし，過凝固状態から非常に短時間に線溶亢進状態に至っていると判断される場合にはヘパリンの使用は推奨しない。

線溶亢進型DICにおいては，出血症状が特に著しく臨床上の管理が難渋する場合には，ヘパリン類の併用下にDICに対して通常禁忌とされている抗線溶療法が適応となりうる場合がある。ただし，DICに対するtranexamic acid(トランサミン®)などの抗線溶療法は，VTEや臓器障害合併の報告があり，適応や使用方法を誤ると重大な合併症をきたすことになり注意が必要である(表3)[10]。抗線溶療法は専門医へのコンサルトが推奨される。

未分画ヘパリンでは10,000～15,000U/日の点滴静注が推奨される。

低分子量ヘパリンは4,000～5,000抗FXa IU/日の点滴静注が推奨される。

5)多価酵素阻害薬　ulinastatin, gabexate mesilate, nafamostat mesilate

ulinastatinはトリプシン阻害，白血球エラスターゼ阻害などの作用を有し，抗ショック，腎血流改善を図る。10万～30万U/日静注が推奨

表3　各種治療法のDIC病態別推奨度

DICの病態		基礎疾患の治療	抗凝固療法A						抗線溶療法	線溶療法	補充療法	
			UFH	LMWH	DS	GM	NM	AT			FFP	PC
総合的		○	C	B2	C	B2	B2	B1#	D	D	○*	○*
無症候型	輸血基準不適合	○	C	B2	C	B2	B2	B2#	D	D		
	輸血基準適合	○	C	B2	C	B2	B2	B2#	D	D	B2*	B2*
出血型	軽度	○	C	B2	C	B2	B2	B2#	D	D		
	著明	○	D	D	D	B1	B1	B2#	C$	D	○*	○*
臓器障害型		○	C	B2	C	B2	B2	B1#	D	D		
合併症	大血管の血栓合併	○	B2	B1	B2	C	C	B2#	D	注		

○；コンセンサス，#；適応は血中AT<70%の症例に限定される，*；輸血基準適合症例に限定される，注；致死的な血栓症に対しては，例外的に線溶療法が行われる場合がある．適応，投与時期・方法などは専門医に相談する必要があり，脳梗塞などでは禁忌になる場合もある．
$；抗線溶療法は専門医に相談する，UFH；未分画ヘパリン，LMWH；低分子ヘパリン，DS；ダナパロイドナトリウム，GM；メシル酸ガベキサート，NM；メシル酸ナファモスタット，AT；アンチトロンビン，FFP；新鮮凍結血漿，PC；濃厚血小板．出血型；線溶亢進型，臓器障害型；線溶抑制型．DICを病態別に分類すると，大きく無症候型，出血型，臓器障害型，その他の合併症に分けられる．それぞれの病態により適応薬剤が決まってくる．

(日本血栓止血学会学術標準化委員会DIC部会：科学的根拠に基づいた感染症に伴うDIC治療のエキスパートコンセンサス：DICの治療／病態別治療．日本血栓止血学会誌 2009；20：86．より改変)

される。

gabexate mesilateは抗トロンビン作用，抗第Xa因子作用，抗プラスミン作用，抗トリプシン作用を有する．1,000～2,000mg/日持続点滴静注が推奨される．ただし抗DIC療法として単独投与は推奨しない．

6) 活性化プロテインC

トロンビンにより活性化された第Ⅴa凝固因子，第Ⅷa凝固因子を補酵素であるプロテインSとともに失活させ，凝固抑制する．常位胎盤早期剥離DIC例での新たな治療[11]や重症敗血症においては有効性[12]が報告されているが，第一選択薬としては推奨しない．

7) 遺伝子組み換え血液凝固第Ⅶ因子製剤

本来は第Ⅷ因子または第Ⅸ因子に対するインヒビターを保有する先天性/後天性血友病患者に適応のある，遺伝子組み換え活性型第Ⅶ因子製剤である．DICに対し，FFPによる十分な凝固因子の補充と，アンチトロンビンによる過剰なトロンビン産生の抑制が行われていると考えられるにもかかわらず局所の止血が困難な例において，効果的に止血が得られる例がある[13]．循環動態が不安定である例や子宮全摘術による再度のDICの重症化が予想される例で，塞栓術によっても止血が図れない場合などでの投与が考慮される．ただし，同剤投与のあとFFPの投与を行うとVTEを惹起する可能性に留意する．

8) 遺伝子組み換えヒトトロンボモジュリン

活性化プロテインC投与と比較して，過剰なトロンビン産生のみを抑制することから出血の危険度は低下する．救急医学ではその有用性が次第に示されてきているが[14, 15]，妊産褥婦においては十分なデータの蓄積はない．

文献

1) Pritchard JA：Fetal death in utero. Obstet Gynecol 1959；14：573．(レベルⅣ)
2) Obstetrical hemorrhage. In Cunningham FG, Leveno KJ, Bloom SL et al (eds)：Williams Obstetrics, 22nd ed. p841, McGraw-Hill, New York, 2005 (レベルⅢ)
3) 真木正博，寺尾俊彦，池ノ上克：産科DICスコア．産婦人科治療 1985；50：119-24．(レベルⅣ)
4) Taylor Jr FB, Toh CH, Hoots WK, et al：Towards definition, clinical and laboratory criteria, and a scoring system for disseminated intravascular coagulation-On behalf of the Scientific Subcommittee on disseminated intravascular coagulation (DIC) of the International Society on Thrombosis and Haemostasis (ISTH). Thromb Haemost 2001；86：1327-30．(レベルⅡ)
5) 日本産科婦人科学会／日本産婦人科医会 (編)：産婦人科診療ガイドライン 産科編2014．(2014年版)．

日本産科婦人科学会, 2014.(レベルⅢ)
6) Martí-Carvajal AJ, Comunián-Carrasco G, Peña-Martí GE：Haematological interventions for treating disseminated intravascular coagulation during pregnancy and postpartum. Cochrane Database of Systematic Reviews 2011, Issue 3.(レベルⅠ)
7) Wada H, Thachil J, Di Nisio M, et al：The Scientific Standardization Committee on DIC of the International Society on Thrombosis Haemostasis. J Thromb Haemost 2013；11：2078-9.(レベルⅢ)
8) Sameshima H, Kodama Y, Ikenoue T, et al：Antithrombin improves fetal condition in women with severe pre-eclampsia before 32 weeks of gestation：a randomized, double-blind, placebo-controlled trial J Obst Gynaecol Res 2008；34：34-9(レベルⅢ)
9) 真木正博, 寺尾俊彦, 池ノ上 克 ほか：産科的DICに対するアンチトロンビンⅢ濃縮製剤の治療効果 多施設共同研究成績. 日本産婦人科・新生児血液学会誌 1994；4：37-49(レベルⅣ)
10) 日本血栓止血学会学術標準化委員会DIC部会：科学的根拠に基づいた感染症に伴うDIC治療のエキスパートコンセンサス DICの治療／病態別治療. 日本血栓止血学会誌 2009；20：77-113.(レベルⅡ)
11) Kobayashi T, Terao T, Maki M et al：Diagnosis and management of Obstetrical DIC. Semin Thromb Hemost 2001；27：161-7(レベルⅢ)
12) Bernard GR, Vincent JL, Laterre PF, et al：Efficacy and safety of recombinant human protein C for severe sepsis. N Engl J Med 2001；8：699-709.(レベルⅢ)
13) James AH, McLintock C and Lockhart E：Postpartum hemorrhage：when uterotonics and suture fail. Am J Hematol. 2012；87：S16-22.(レベルⅢ)
14) Saito H, Maruyama I, Shimazaki S, et al：Efficacy and safety of recombinant human soluble thrombomodulin (ART-123) in disseminated intravascular coagulation：results of a phaseⅢ, randomized, double-blind clinical trial. J Thromb Haemost 2007；5：31-41.(レベルⅡ)
15) Mimuro J, Takahashi H, Kitajima I, et al：Impact of recombinant soluble thrombomodulin (thrombomodulin alfa) on disseminated intravascular coagulation. Thromb Res 2013；131：436-43(レベルⅢ)

VIII 特殊な病態

6. 急性腎不全

CQ1 急性腎不全の診断は？

推奨　acute kidney injury(AKI)診断基準(**表1**)を参考に，数時間から数日で進行する尿量の減少，または血清クレアチニン(Cr)値の上昇をもって急性腎不全と診断する。(**グレードB**)

解　説

　急性腎不全(acute renal failure；ARFまたは，aute kidney injury；AKI)とは，急激な腎機能の低下の結果，体液の恒常性が維持できなくなった状態をいう[1]。急性腎不全は原因により，①腎血流量の減少による腎前性急性腎不全，②腎実質に障害がある腎性急性腎不全，③尿管や下部尿路の閉塞による腎後性急性腎不全の3つに分類される。

　急性腎不全と診断するうえでの「腎機能低下の程度や低下速度に関する診断基準」として明文化されたものはないが，血清Cr値が2.0～2.5mg/dl以上へ急速に上昇したもの(基礎に腎機能低下がある場合には血清Cr値が前値50％以上上昇したもの)，または血清Cr値が0.5mg/dl/日以上，BUNが10mg/dl/日以上の速度で上昇するもの，を一般的には急性腎不全として扱っている[1]。

　急性腎不全に統一された診断基準が存在しないことにより，疫学研究や臨床試験に大きな弊害がもたらされてきたことから，近年になって急性腎不全を明確に定義する試みが国際的に始まっている。Acute Dialysis Quality Initiative(ADQI)が2004年にRIFLE分類(Risk, Injury, Failure, Loss, End-stage renal failure)という重症度分類を提唱した[2]。さらにacute Kidney Injury Network(AKIN)が，従来，急性腎不全に対して使われてきたARFに代わり，より早期の段階の腎障害を含めた"acute kidney injury (AKI)"という用語を提唱し，RIFLE分類を一部改訂・発展させたAKIN分類を2007年に発表した[3]。そして，2012年3月には腎疾患に関する国際的なガイドライン策定を目指して設立されたKDIGO(Kidney Disease：Improving Global Outcomes)がRIFLE分類とAKIN分類を合わせて，AKIに関するガイドラインを作成した[4]。このガイドラインによると，AKIは血清Cr値の上昇と尿量の減少により，以下のように定義されている。すなわち，①48時間以内に血清Cr値が0.3mg/dl以上上昇する，または②血清Cr値が過去7日以内にベースラインの1.5倍以上に上昇する，または③尿量が6時間以内に0.5ml/kg/時以下である。ステージ分類を**表1**に示す。今後はKDIGO分類によるデータの集積が行われると考えられる。

　以上のように，非妊婦においては診断基準の統一が図られつつあるが，妊婦の診断基準については決まったものはない。妊娠に伴って腎機能は変化し，腎血漿流量(renal plasma flow；RPF)・糸球体濾過量(glomerular filtration rate；GFR)が上昇する[5,6]。この上昇は血清Cr値，BUN，尿酸(UA)値を低下させ，糖やアミノ酸，蛋白質，ある種水溶性ビタミンの尿中排泄を増加させる。このような妊娠による生理的変化を勘案して，非妊婦の診断基準を一部変更すべきであるという意見[7]や，腎機能マーカーとして妊娠中はGFRのほうが優れているという意見[8]があるが，今後の検討が必要である。

表1　KDIGOによるAKI診断基準

ステージ	血清クレアチニン値による分類	尿量による分類
1	ベースラインから1.5倍以上の上昇 または 0.3mg/dl 以上の上昇	0.5ml/kg/時 未満が6時間以上持続
2	ベースラインから2倍以上の上昇	0.5ml/kg/時 未満が12時間以上持続
3	ベースラインから3倍以上の上昇 または 4.0 mg/dlを超える上昇 または 腎代替療法の開始	0.3ml/kg/時 未満が24時間以上持続 または 無尿が12時間以上持続

KDIGO；kidney disease：improving global outcomes
AKI；acute kidney injury

（文献4）より引用）

文献

1）菱田　明：急性腎不全. 日本腎臓学会誌 2002；44：94-101.（レベルⅣ）
2）Bellomo R, et al：Acute renal failure - definition, outcome measures, animal models, fluid therapy and information technology needs：the Second International Consensus Conference of the Acute Dialysis Quality Initiative（ADQI）Group. Crit Care 2004；8：R204-12.（レベルⅣ）
3）Mehta RL, et al：Acute Kidney Injury Network：report of an initiative to improve outcomes in acute kidney injury. Crit Care 2007；11：R31.（レベルⅣ）
4）KDIGO（Kidney Disease：Improving Global Outcomes）：KDIGO Clinical Practice Guideline for Acute Kidney Injury. http：//www.kdigo.org/clinical_practice_guidelines/AKI.php（レベルⅣ）
5）Machado S, et al：Acute kidney injury in pregnancy：a clinical challenge. J Nephrol 2012；25：19-30.（レベルⅢ）
6）Nwoko R, et al：Acute kidney injury in the pregnant patient. Clin Nephrol 2012；78：478-86.（レベルⅢ）
7）Lafayette R：AKI in the pregnant patient：two lives at stake. Nephrology Times 2010；3：9-10.（レベルⅢ）
8）Piccoli GB, et al：Pregnancy in chronic kidney disease：need for a common language. J Nephrol 2011；24：282-99.（レベルⅢ）

6．急性腎不全
CQ2 急性腎不全の治療は？

推奨

1. 妊娠に関連した原因疾患の診断と治療を適確に行う。必要ならば，妊娠の終結も考慮する。（グレードB）
2. 腎不全に対する保存的治療（食事療法，輸液療法，薬物療法）が奏効しない場合は透析導入を考慮する。（グレードB）

解　説

　急性腎不全（acute renal failure；ARFまたは，acute kidney injury；AKI）の治療は「原因に対する治療」と「腎不全から回復するまでの腎不全期の管理」の2つからなる[1]。

　妊娠に関連した急性腎不全の原因疾患を**表1**に示す[2]。発症時期でみると，妊娠初期には妊娠悪阻や敗血症性流産が多く，妊娠後期には妊娠高血圧症候群やHELLP症候群，急性妊娠脂肪肝（acute fatty liver of pregnancy；AFLP）に伴うものが多い。産褥期には敗血症や大量出血に伴うものが多く，溶血性尿毒症症候群（hemolytic uremic syndrome；HUS）もみられる[3,4]。これらの疾患を可及的速やかに診断し，治療を開始することが重要である。敗血症などの重症感染症には適切な抗菌薬投与を行い，産科出血に対しては凝固因子を含む血液製剤の適切な補充を行う。血栓性血小板減少性紫斑病（thrombotic thrombocytopenic purpura；TTP）やHUSでは早期に血漿交換療法を行う。

　妊娠高血圧症候群やHELLP症候群，AFLPでは妊娠の終結を適切な時期に行う必要がある[2,5]。妊娠高血圧症候群によるAKIで妊娠の終結を考慮する要件は，血清クレアチニン（Cr）値が1.1mg/dl以上または2倍以上の上昇とされている[6]が，分娩時期や分娩様式については母児の状態や分娩施設の診療能力を勘案して決定する必要がある（「Ⅸ　分娩周辺期および分娩時の管理『2.妊娠終結の決定条件』」参照）。

　原疾患に対する治療や自然経過により腎機能が回復するまでの期間，「腎不全による高窒素血症，水・Naの貯留による心不全や高血圧，高カリウム血症による不整脈」などにより生じる生命の危険や苦痛を回避するために，腎不全による症状の出現の防止や症状の軽快を図る治療として，食事療法，輸液療法，薬物療法などの保存的療法と血液浄化療法がある。

　食事療法としては，食塩，水，カリウム，窒素代謝産物などが体内に蓄積するのを防ぐ目的で，これらの摂取を制限する食事療法（具体的には低蛋白，減塩，カリウム制限食）を行う。食事療法によっても体内にこれらが蓄積する場合には，輸液による水・電解質管理を行い，利尿薬，K^+イオン交換樹脂などにより水，食塩，カリウムなどの吸収を阻害したり，体外への排泄を促進することによって体内蓄積を軽減する。血清K値が時間単位で上昇する場合には，高カリウム血症に対する緊急治療（グルコース・インスリン，グルコン酸Caなどの静注）を行いつつ血液浄化療法を開始することが必要になる[1]。

　食事療法や薬物療法によっても著しい高窒素血症や高カリウム血症，アシドーシス，さらには肺水腫，消化器症状，神経症状などが出現し

表1　妊娠中のAKIの原因

	原因疾患
腎前性	産科出血 妊娠悪阻 うっ血性心不全 敗血症
腎性	急性尿細管壊死 腎盂腎炎 腎皮質壊死 血栓性微小血管症（thrombotic microangiopathy） 　血栓性血小板減少性紫斑病（TTP） 　溶血性尿毒症症候群（HUS） 妊娠高血圧症候群/子癇/HELLP症候群 急性妊娠脂肪肝（AFLP） 糸球体腎炎 薬物性
腎後性	尿路閉塞

AKI；acute kidney injury　　　　　　　　　　　　　　　（文献2）より引用）

た場合には血液浄化療法を開始する。日本腎臓学会『腎疾患患者の妊娠−診療の手引き−』によれば，血清Cr値＞3.5〜4.5mg/dl，BUN＞50mg/dlになった場合，透析導入を考慮するとされており，原則的に非妊婦と変わりはない[7]。透析開始の基準は，BUN＞60〜80mg/dl，Cr＞5〜7mg/dl，GFR＞20ml/分とされる（米国）。妊娠週数の進行とともに透析回数，時間を増加させることが必要であり，透析時間を20時間/週以上にすると胎児の生存率が75％であったのに対し，15〜19時間では33.3％であったと報告されている[8]。同様に，透析前のBUN値を＜50mg/dlに維持するとよいとされている[9,10]。

妊娠高血圧症候群におけるAKIの発症頻度は1.5〜2.0％，HELLP症候群では7％であり，母体の死亡率は0〜10％，周産期死亡率は34〜41％，短期間の透析を必要とした頻度は10〜50％と報告されている[11]。

文献

1) 菱田 明：急性腎不全．日本腎臓学会誌2002；44：94-101．（レベルⅣ）
2) Machado S, et al：Acute kidney injury in pregnancy：a clinical challenge. J Nephrol 2012；25：19-30.（レベルⅢ）
3) Utaş C, et al：Acute renal failure in Central Anatolia. Nephrol Dial Transplant 2000；15：152-5.（レベルⅢ）
4) Silva GB Jr, et al：Acute kidney injury requiring dialysis in obstetric patients：a series of 55 cases in Brazil. Arch Gynecol Obstet 2009；279：131-7.（レベルⅢ）
5) Nwoko R, et al：Acute kidney injury in the pregnant patient. Clin Nephrol 2012；78：478-86.（レベルⅢ）
6) ACOG：Hypertension in Pregnancy. http://acog org/Resources_And_Publication/Task_Force_amd_Work_Group_Reports/Hypertension_in_Pregnancy.（レベルⅣ）
7) 日本腎臓学会（編）：腎疾患患者の妊娠−診療の手引き−．東京医学社，東京，2007（レベルⅣ）
8) Hou S：Modification of dialysis regimens for pregnancy. Int J Artif Organs 2002；25：823-6.（レベルⅢ）
9) Okundaye I, et al：Registry of pregnancy in dialysis patients. Am J Kidney Dis 1998；31：766-73.（レベルⅢ）
10) Toma H, et al：Pregnancy in women receiving renal dialysis or transplantation in Japan：a nationwide survey. Nephrol Dial Transplant 1999；14：1511-6.（レベルⅢ）
11) Gammill HS, et al：Acute renal failure in pregnancy. Crit Care Med 2005；33：S372-84.（レベルⅢ）

VIII 特殊な病態

7. 深部静脈血栓症／肺血栓塞栓症

CQ 妊娠産褥期における静脈血栓塞栓症（VTE）患者の診断・治療は？（妊娠高血圧症候群患者については別章参照）

推奨

1. 治療的抗凝固療法としては未分画ヘパリン（unfractionated heparin；UFH）の用量調節性投与を行うことが推奨される。（グレードA）

2. 血栓の器質化後は，分娩前であればUFHによる予防的抗凝固療法，分娩後であればUFHからwarfarinによる予防的抗凝固療法に同時併用の期間を設けて移行することが推奨される。（グレードB）

3. 産褥期VTE予防薬としてはwarfarinが推奨される。（グレードA）

4. 肺血栓塞栓症（pulmonary thromboembolism；PTE）を発症した場合には，PTEの重症度に応じて妊娠終了を考慮する。（グレードB）

解説

深部静脈血栓症（deep vein thrombosis；DVT）／肺血栓塞栓症（PTE）〔DVT/PTEあわせて静脈血栓塞栓症（venous thromboembolism；VTE）と表記する〕の診断・治療の原則は，母体救命が基本となる。母体の生命が安全な状態と判断される場合にのみ，妊娠の継続や妊娠高血圧症候群といった個別の産科合併症の管理，胎児管理といったプロセスに進むこととなる。そのため，急性VTEの初期診断・治療段階では循環器内科医，血管外科医が管理の主体となる。

図1に急性VTEの治療のフローチャート例を示した。産科医が関与するのは診断時の#1ならびに#2の母体の危機的状態を脱出した時点である。また，妊娠自体は血栓溶解療法の相対禁忌であり，#3，#4といったショックや低血圧が遷延する場合のみ血栓溶解療法は対象となる[1]が，投与時の胎盤後血腫などの産科合併症に関連する出血に十分注意を払う必要がある。

妊娠高血圧症候群合併例や分娩周辺期におけるVTEについては別章に述べる（「IV 妊婦管理『6. 抗凝固療法』」，「IX 分娩周辺期および分娩時の管理『8. 帝王切開術 CQ5』」参照）。

1 深部静脈血栓症／肺血栓塞栓症（VTE）の診断

妊娠産褥期におけるVTEのリスク因子を把握し，かつ以下の臨床症状より疑うことから始まる。診断・治療のフローチャートを図2に示す。

①深部静脈血栓症（DVT）

臨床的には下肢筋肉（特に腓腹筋）の違和感から始まり，腫脹，発赤，疼痛は最終症状である。突然の発熱もよく経験される。帝王切開術後の場合，子宮筋切開層縫合部の圧痛と鑑別が困難であるが，膝窩部，鼠径部の圧痛を確認すること。先天性の血栓性素因のある例は少ないが，家族歴，既往歴は重要である。

②肺血栓塞栓症（PTE）

胸部違和感からはじまり，呼吸困難を訴えることが多い。帝王切開後であれば術後初回歩行後に突然，広範囲の肺動脈血栓塞栓となり，ショック状態となることもある。また，一般にPTEは下肢DVTに起因するため，下肢DVT例では当然疑うことになる。特に右下肢のDVTは左下肢と比較してPTEの危険が高くなるので注意する。ただ，妊娠産褥例では腸骨静脈領域のDVT中心となるため，時期によっては明らかな下肢DVTの所見のないPTEもある。そ

図1　急性VTEの治療のフローチャート（例）

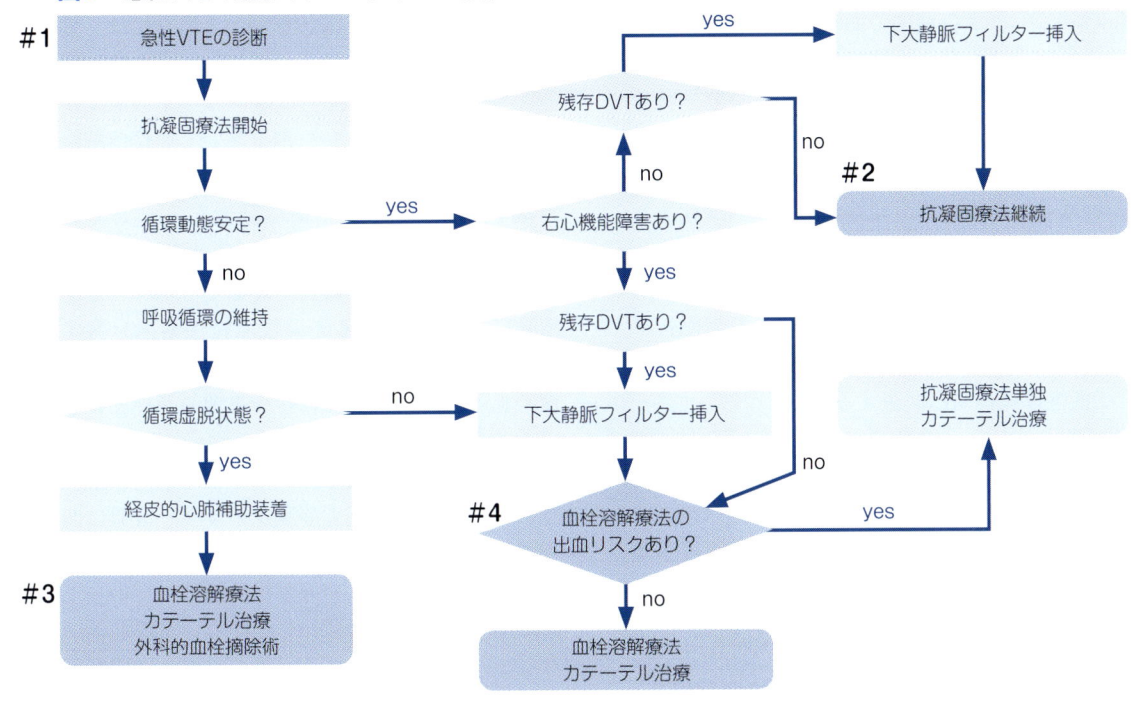

#1 急性VTEの診断
↓
抗凝固療法開始
↓
循環動態安定？ — yes → 右心機能障害あり？ — no → 残存DVTあり？ — yes → 下大静脈フィルター挿入 → #2 抗凝固療法継続
　↓ no　　　　　　　　　　　　　　↓ yes　　　　　　　　　　　　↓ no
呼吸循環の維持　　　　　　　　残存DVTあり？　　　　　　　　　#2 抗凝固療法継続
　↓　　　　　　　　　　　　　　　↓ yes
循環虚脱状態？ — no → 下大静脈フィルター挿入
　↓ yes　　　　　　　　　　　　　↓
経皮的心肺補助装着　　　　　#4 血栓溶解療法の出血リスクあり？ — yes → 抗凝固療法単独 カテーテル治療
　↓　　　　　　　　　　　　　　　↓ no
#3 血栓溶解療法
　カテーテル治療
　外科的血栓摘除術　　　　　血栓溶解療法 カテーテル治療

VTE：venous thromboembolism（DVT/PTE）

（文献1）より改変）

図2　DVT/PTEの診断・治療チャート

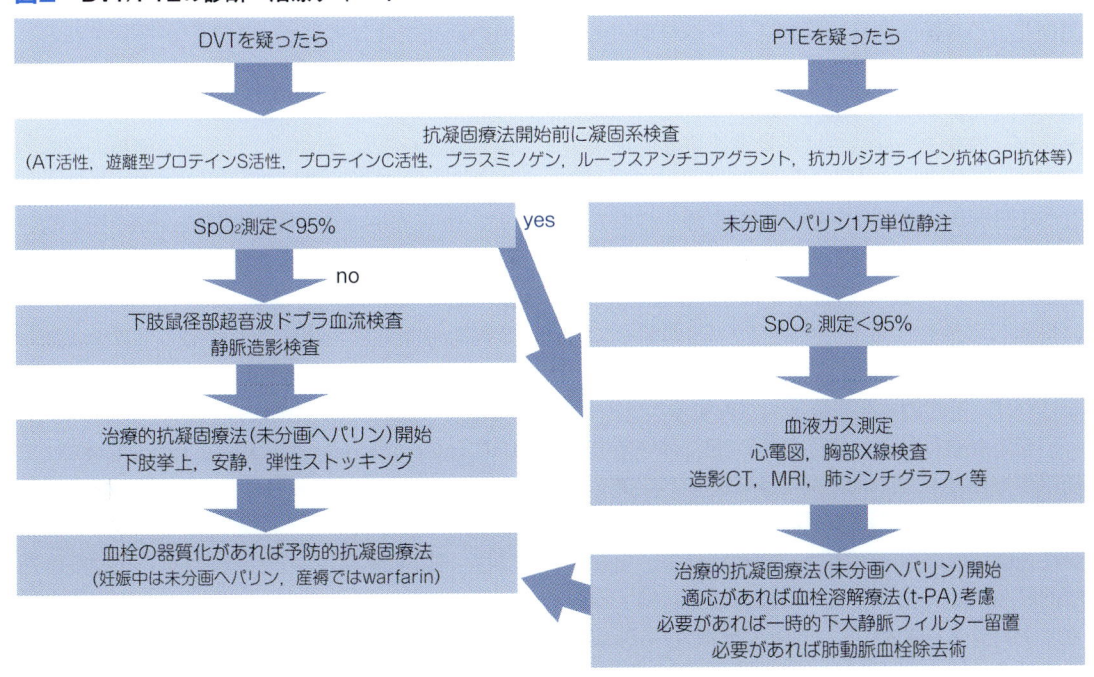

DVTを疑ったら　　　　　　　　　PTEを疑ったら
　　　　　　　　↓　　　　　　　　　　↓
抗凝固療法開始前に凝固系検査
（AT活性，遊離型プロテインS活性，プロテインC活性，プラスミノゲン，ループスアンチコアグラント，抗カルジオライピン抗体GPI抗体等）

SpO₂測定＜95% — yes →　　　未分画ヘパリン1万単位静注
　↓ no　　　　　　　　　　　　　　↓
下肢鼠径部超音波ドプラ血流検査　SpO₂測定＜95%
静脈造影検査　　　　　　　　　　↓
　↓　　　　　　　　　　　　　血液ガス測定
治療的抗凝固療法（未分画ヘパリン）開始　心電図，胸部X線検査
下肢挙上，安静，弾性ストッキング　造影CT，MRI，肺シンチグラフィ等
　↓　　　　　　　　　　　　　　　↓
血栓の器質化があれば予防的抗凝固療法　治療的抗凝固療法（未分画ヘパリン）開始
（妊娠中は未分画ヘパリン，産褥ではwarfarin）　適応があれば血栓溶解療法（t-PA）考慮
　　　　　　　　　　　　　　　　必要があれば一時的下大静脈フィルター留置
　　　　　　　　　　　　　　　　必要があれば肺動脈血栓除去術

うしたPTEの場合，疑うことが一番重要である。SpO$_2$の測定が非侵襲的であり簡便である。

抗凝固療法を行う前に，先天性・後天性血栓性素因スクリーニングのための採血を推奨する。また，DVTと診断された場合は速やかに抗凝固療法の開始を推奨する。

妊娠産褥期の凝固系は非妊娠時から変化をしているため，その解釈には以下の点に留意する（「Ⅳ 妊婦管理『1. 母体評価　CQ4 血液凝固・線溶系マーカーによる母体評価は？』」参照）。
① 妊娠中，生理的に低下した遊離型プロテインS活性は産褥期に回復する。
② 妊娠産褥期は活性化プロテインC（APC）に対する感受性が低下し，約1カ月で妊娠前に復する。
③ 胎盤内ならびに産褥子宮内での凝固・線溶現象の結果，FDP-D-ダイマー値は妊娠産褥期は，DVTの診断の参考にならない[2]。

2 深部静脈血栓症／肺血栓塞栓症（VTE）の治療

①急性VTE治療

急性VTE合併妊婦では薬物治療の第一選択は抗凝固療法であり，禁忌でない限り治療的抗凝固療法ののち予防的抗凝固療法を妊娠全期間中投与することを推奨する（グレード1A）。急性肺血栓塞栓症に施行する治療的抗凝固療法はfull-dose抗凝固療法，もしくは用量調節抗凝固療法である。急性VTEが疑われた段階で初回投与として未分画ヘパリン（UFH）5,000Uを静注ののち1,300U/時か17,500Uを1日2回皮下注し，aPTTが正常対照の1.5～2.5倍延長するように6時間ごとに測定して調節するものである。2週間前後で血栓の評価を行い，新たな血栓形成が認められなければ，予防的抗凝固療法へ移行する。

不安定な血行動態を伴う急性PTEにおいて血栓溶解療法として，組織型プラスミノゲンアクチベータ（t-PA）（遺伝子組み換えmonteplase；発症後6時間以内に13,750～27,500 IU/kg）を静脈内投与する。『循環器病の診断と治療に関するガイドライン（2008年度合同研究班報告）：肺血栓塞栓症および深部静脈血栓症の診断，治療，予防に関するガイドライン（2009年改訂版）』[1]では，①正常血圧で右心機能障害も有しない場合は，抗凝固療法を第一選択とする，②正常血圧であるが右心機能障害を有する場合には，効果と出血のリスクを慎重に評価して，血栓溶解療法も選択肢に入れる，③ショックや低血圧が遷延する場合には，禁忌例を除いて血栓溶解療法を第一選択として推奨する，としている。

図1に示すように，循環動態が安定しているが残存DVTがある場合には下大静脈フィルターが考慮される。ただ，妊娠産褥期に発症するVTE症例における先天性血栓性素因を有する症例の割合は，各種報告で差があるが10％程度である。また，妊娠に伴う生理的過凝固状態での影響は一時的であることから，PTE予防のための永久型下大静脈フィルター留置は推奨されない。一時的下大静脈フィルター留置に関しても約20％程度に感染，血栓形成などの合併症があることから，その留置は慎重に行い，①妊娠34週前後での器質化していない遊離血栓の存在，②ヘパリン抵抗性血栓の存在，③抗凝固療法が困難である例が対象となる。

②妊娠産褥期の抗凝固療法

血栓の器質化後は，分娩前であればUFHによる予防的抗凝固療法，分娩後であればUFHからwarfarinによる予防的抗凝固療法に同時併用の期間を設けて移行することが推奨される。

抗凝固療法の具体例としては『ACOG Practice Bulletin 2011』に提示されているものが参考となる[3]。わが国では開腹手術後の予防的投与として保険が認められている低分子量ヘパリン（low-molecular weight heparin；LMWH）enoxaparinは，現時点で妊娠期間中の投与に保険適応がないため，改変したのが表1である。産褥期静脈血栓治療・予防薬としてはwarfarinが推奨される。thrombo-test（TT）では9～16％を目標とし，国際的に標準化されたPT-INR（international normalized ratio）においては2.0～3.0を目標に投与する。3～5mg朝1回内服から始めて調節する。先天性素因のない場合は10～12週間程度の投与を考慮する。産褥期の過凝固能の低下傾向とwarfarinの分解酵素活性能の個人差があり（最大10倍差があるといわれている），維持量の設定に時間のかかることがある[4]ので留意する。授乳に関しては，添付文書上は避けるように，という記載がある。た

だし，乳汁への移行は少なく，児への影響はないと考えられている[5]。投与に際しては，十分な説明を行うことが望ましい。また，先天性血栓性素因合併妊娠における妊娠中および産褥期の血栓予防対策例も参考となる（表2）。

③急性PTEに伴う問題点

妊娠・分娩，特に帝王切開時には，予測される合併症としてVTEの予防と対策について十分なインフォームドコンセントを行い，文書で残すことを推奨する[6]。

また，重症急性PTE例では児の娩出を図り，母体の治療を優先しなければならない場合がある。特に，肺動脈本幹部血栓例などで，発症直後に，血圧低下など不安定な循環動態を示す場合はt-PA投与の適応となるが，その場合は，胎盤後血腫形成の危険から児の娩出も考慮する。産褥期はその特性に配慮し，産科，新生児科，血管外科，循環器内科などの当該診療科は，密接な診療連携が必要となることに留意する[7]。

表1　抗凝固療法の具体例（ACOG Practice Bulletin 2011）

抗凝固療法	投与量
予防的 未分画ヘパリン	UFH；5,000〜10,000 U　皮下注　12時間ごと UFH；5,000〜 7,500 U　皮下注　12時間ごと 第1三半期 UFH；7,500〜10,000 U　皮下注　12時間ごと 第2三半期 UFH；　　　　　10,000 U　皮下注　12時間ごと 第3三半期 　　　　　　　　　　　　　　　　　　　　　aPTT延長がない限り
治療的 未分画ヘパリン	UFH；10,000 U 以上　　皮下注　12時間ごと 治療域　aPTT（1.5〜2.5 投与6時間後）に投与量を調整
産褥期抗凝固療法	低分子量ヘパリンまたは未分画ヘパリンの4〜6週間予防投与，またはINR2.0〜3.0を目標としたwarfarinの4〜6週間投与，または初めの2日間未分画ヘパリンまたは低分子量ヘパリンを併用し，INRが2.0以上になるまでwarfarinを投与

注：わが国では低分子量ヘパリンの治療的，もしくは妊娠中の予防的投与は認められていない。

（文献4）より改変）

表2 先天性血栓性素因合併妊娠*での推奨される血栓予防対策

臨床経過	妊娠期間中	産褥期
VTE既往(-)低リスク血栓性素因†	抗凝固療法なしで観察	抗凝固療法なしで観察 もし付加的リスクあれば産褥期予防的抗凝固療法
1回VTE既往の低リスク血栓性素因† 非長期抗凝固療法者	予防的もしくは中用量LMWH/UFH もしくは抗凝固療法なしの観察	産褥期抗凝固療法もしくは予防的もしくは中用量LMWH/UFH
VTE既往(-)高リスク血栓性素因§	予防的LMWH/UFH	産褥期抗凝固療法
1回VTE既往の高リスク血栓性素因§ 非長期抗凝固療法者	予防的, 中用量, 用量調節LMWH/UFHレジメン	産褥期抗凝固療法もしくは6週間の中用量もしくは用量調節LMWH/UFH
血栓性素因(-) 現在はない一時的リスク因子に関連したVTE既往 ただし妊娠もしくはエストロゲン関連の因子を除く	抗凝固療法なしで観察	産褥期抗凝固療法
血栓性素因(-) 妊娠もしくはエストロゲン関連の一時的因子に関連したVTE既往	予防的量LMWHまたはUFH	産褥期抗凝固療法
血栓性素因(-) 1回VTE既往 関連リスクなし 非長期抗凝固療法者	予防的量LMWHまたはUFH	産褥期抗凝固療法
血栓性素因(+)もしくは血栓性素因(-)2回以上VTE既往 非長期抗凝固療法者	予防もしくは治療的量LMWH または予防もしくは治療的量UFH	産褥期抗凝固療法 または6週間の治療的量LMWH/UFH
血栓性素因(+)もしくは血栓性素因(-)2回以上VTE既往 長期抗凝固療法者	治療的量LMWHまたはUFH	長期抗凝固療法の続行

LMWH;低分子量ヘパリン, UFH;未分画ヘパリン, VTE;静脈血栓塞栓症
*産褥期の治療は, 妊娠期間中の治療と同等かそれ以上であるべきである. 急性VTE治療および抗リン脂質抗体症候群の治療は別章.
†低リスク血栓性素因;プロトロンビンG20210A保因者 プロテインC もしくはプロテインS欠損症
§高リスク血栓性素因:アンチトロンビン欠損症

(文献4)より改変)

文献

1) 循環器病の診断と治療に関するガイドライン(2008年度合同研究班報告):肺血栓塞栓症および深部静脈血栓症の診断, 治療, 予防に関するガイドライン(2009年改訂版). 2009.(レベルⅡ)
2) 杉村 基:血栓止血の臨床 研修医のために:産科領域における抗血栓療法の特殊性(産婦人科の立場より). 日本血栓止血学会誌 2008;19:745-9.(レベルⅣ)
3) James A;Committee on Practice Bulletins-Obstetrics:Practice bulletin no. 123:thromboembolism in pregnancy. Obstet Gynecol 2011;118:718-29.(レベルⅠ)
4) 杉村 基:産婦人科領域における血液凝固阻害薬-その特殊性と今後の適正使用の検討. 産科と婦人科 2010;65:931-6.(レベルⅣ)
5) 妊娠と薬情報センター:www.ncchd.go.jp/kusuri/lactation/druglist.html(レベルⅣ)
6) 杉村 基:静脈血栓症:産婦人科における深部静脈血栓症.関東連合産科婦人科学会 2012;49:143-5.(レベルⅣ)
7) 杉村 基:産婦人科領域における肺血栓塞栓症. 日本血栓止血学会誌 2001;12:460-6.(レベルⅣ)

IX 分娩周辺期および分娩時の管理

1．妊娠継続のための留意点

CQ1 妊娠高血圧症候群重症の管理法は？
CQ2 妊娠高血圧症候群軽症の管理法は？

推奨

妊娠高血圧症候群重症の管理法
1. すべて入院による管理が必要である。（グレードB）
2. 待機的に妊娠を継続する場合は，厳重な母児管理のもと，降圧薬投与によって軽症高血圧レベルに維持されるよう努める。（グレードB）
3. 重症高血圧を伴う症例は，妊娠34週をめどとした待機的妊娠継続も可能である。（グレードC）
4. 管理中に病態が悪化し，妊娠高血圧症候群に関連した母体臓器障害を併発した場合は，妊娠週数にかかわらず妊娠の終結を行う。（グレードB）

妊娠高血圧症候群軽症の管理法
5. 軽症であっても，妊娠40週未満で分娩を終了させることが望ましい。（グレードC）
6. 軽症例で血圧が安定し，母体の異常がみられず胎内環境が良好な場合は，外来管理を一時的に行うこともできる。（グレードC）

解 説

1 妊娠高血圧症候群における重軽症分類と臨床管理上の重症化

妊娠高血圧症候群の定義・分類における重軽症は，蛋白尿および高血圧ごとに症候の亜分類として記載されている。たとえば妊娠高血圧腎症で高血圧，蛋白尿のいずれか一方でも重症域の場合は，妊娠高血圧腎症重症と分類される。

症候の重軽症の記載を行うことは分類上重要であるが，妊娠高血圧症候群の管理上，妊娠の終結時期を決定する指標は，血圧・蛋白尿の重症度のみではない。

これまでNational High Blood Pressure Education Program（NHBEP）によるpreeclmapsia syndrome[1]や，Brownらのnon-proteinuric preeclampsia[2]などが提唱されてきた。ACOGでは2013年，Robertsら task force on hypertension in pregnancyから，管理指針が示された[3]。

妊娠高血圧腎症重症（severe features）の記載については，「妊娠高血圧腎症の重症化指標は，①収縮期血圧160mmHg以上，または拡張期血圧110mmHg以上が，ベッド上安静下，降圧薬が開始される以前の状態で，少なくとも4時間の間隔をあけて2回計測される場合，②血小板減少（10万/mm³未満），③肝機能異常（基準値の2倍以上），治療薬に反応せず診断できない，持続する強い右季肋部痛または心窩部痛のいずれか，④進行する腎機能障害〔ほかに腎疾患が存在しない場合，クレアチニン（Cr）≧1.1mg/dlまたは2倍以上の上昇〕，⑤肺水腫，⑥中枢神経異常または視覚異常，の①〜⑥のいずれかの症状・徴候がみられた場合に診断する。すなわち，妊娠高血圧腎症の血圧が軽症レベル（収縮期血圧140〜160mmHg，または拡張期血圧90〜110mmHg）であっても，血小板減少や肝機能異常，腎機能障害，肺水腫や中枢神経障害・視覚障害がある場合は重症化病態としてみなされる。

この意味で，欧米の文献での"severe pre-eclampsia"の記載を，『妊娠高血圧腎症重症』と邦訳しても，わが国の症候の亜分類に基づいた診断名とは一致しない。

さらに，蛋白尿についても，従来欧米では重症蛋白尿の定義が明確にされてこなかった。NHBPEPでは，5g/日をpreeclampsia syndromeとして記載していたが，近年の研究では，蛋白尿の程度と妊娠高血圧腎症における妊娠合併症の発生との関連は少なく，妊娠の終結の指標としては扱わなくなった。

従って，わが国では重症蛋白尿は，妊娠高血圧症候群重症と診断され，病態の進行や臓器障害の発生に注意を要するが，重症高血圧を伴わなければ，直ちに妊娠終結の指標としなくてもよい。

2 妊娠高血圧症候群重症の管理

妊娠高血圧症候群重症の管理の基本は，重要臓器の障害やそれに伴う症状〔10万/mm³未満の血小板減少，上腹部痛を伴う肝機能異常，腎機能障害の進行，乏尿，肺水腫，中枢神経障害，頭痛，痙攣，子癇，視力障害，意識障害など〕の併発や，増悪を防止することである。そのため，根本的な治療として積極的な妊娠の終結が選択される。

しかし，早発型重症例の妊娠の終結は，児にとっては発症が早期であるほど未熟性が強く，児の神経学的予後不良のリスクが高い。従って，早発型重症例では厳重な管理下で，降圧薬投与を用いるなどして，母児のリスクを抑えながら，児の成熟が見込まれるまでの妊娠継続が可能になるのであれば，母児双方にとっても有益な治療になる。

胎児の成熟がある程度期待でき，母体の合併症を併発するリスクが予見される重症妊娠高血圧症候群病態では，妊娠34週以降の待機的管理は勧められない。

3 待機的治療の新生児予後

妊娠24週未満に発症した重症妊娠高血圧症候群は，いずれの療法を選択しても児の予後はきわめて不良である[4〜7]。しかし，妊娠24〜32週（ないし34週）に発症した症例では，降圧薬，ステロイド，$MgSO_4$などの投与により可能な限りの妊娠期間の延長を図ることは，児の予後改善につながると考えられる。

一方，母体予後は，待機的治療策と早期妊娠終結を図る積極療法的治療策の間に明らかな差がみられていない[6, 8, 9]。

2002年，Cochrane review[11]はOdendaalら[8]とSibaiら[10]のランダム化比較試験（RCT）の成績から，待機療法による児の予後改善はみられるが，少数例のため結論は下せないとしている。その後，2007年，Sibaiら[12]のレビュー（2RCTs+several observational studies）では，妊娠24〜34週の母児状態が安定した症例での待機療法は，母体に大きな障害を招かずに児の予後改善につながると報告した。2013年のCochrane review[13]でも，妊娠24〜34週のsevere preeclampsiaにおける待機的治療と早期介入治療の比較では，母体の予後に差はなかったが，新生児予後については早期介入によって新生児の脳内出血（相対リスク：2.30, 95％ CI：1.39〜3.81），RDS（相対リスク：2.30, 95％ CI：1.39〜3.81）の有意な増加やNICU入室期間が長く，帝王切開率が増加した（相対リスク：1.09, 95％ CI：1.01〜1.18）。

高血圧合併妊婦の25〜34％は，加重型妊娠高血圧腎症を併発する。妊娠24〜34週の重症加重型の待機療法による母児予後は，妊娠高血圧腎症重症と比べて差がないことから[14]，母児の安定した状態が維持できれば，待機的治療による妊娠継続が勧められる。

4 妊娠高血圧症候群軽症の妊娠終結時期

2013年にACOGは妊娠37〜42週未満までの正期産期を，37週0日から38週6日までをearly term，39週0日から40週6日までをfull term，41週0日から41週6日までをlate termと細分して定義した。また34週0日から36週6日まではlate pretermとして分類した[15, 16]。

妊娠34〜39週までの新生児予後は妊娠週数が増加するに従い，死亡率，罹患率，乳児死亡率は減少する[15, 17, 18]（表1）。

従って，妊娠高血圧症候群軽症症例では，急激な経過で重症化し母児予後不良となることがあるため，入院による管理が望ましいが，妊娠

表1　分娩週数と新生児および乳幼児の死亡率

妊娠齢 (週)	新生児死亡率 (1,000出生当たり)	相対リスク (95% CI)	乳幼児死亡率 (1,000出生当たり)	相対リスク (95% CI)
34*	7.1	9.5 (8.4〜10.8)	11.8	5.4 (4.9〜5.9)
35*	4.8	6.4 (5.6〜7.2)	8.6	3.9 (3.6〜4.3)
36*	2.8	3.7 (3.3〜4.2)	5.7	2.6 (2.4〜2.8)
37*	1.7	2.3 (2.1〜2.6)	4.1	1.9 (1.8〜2.0)
38*	1.0	1.4 (1.3〜1.5)	2.7	1.2 (1.2〜1.3)
39	0.8	1.00†	2.2	1.00†
40	0.8	1.0 (0.9〜1.1)	2.1	0.9 (0.9〜1.0)

CI：信頼区間，＊：P＜0.001，†基準とした集団

(Reddy UM, Ko CW, Raju TN, et al：Delivery indications at late-preterm gestations and infant mortality rates in the United States. Pediatrics 2009；124：234-40.より引用)

37週以降のearly term時期(38週6日)まで妊娠継続を図ることも可能である。ただし妊娠継続限界の厳密なエビデンスはなく，expert opinionによるものである。本委員会では，early termまで(38週6日)とは記載せず，妊娠39週までの妊娠継続は許容できるとの意見が過半数を占めたため，妊娠40週未満で妊娠を終了させることが望ましいとした。また十分な観察のうえで，一時的な外来管理も不可能ではないとした。

妊娠高血圧症候群軽症症例の外来管理には，経過中に重症化するリスクを否定できないことから，患者家族に対しても妊娠高血圧症候群病態とそのリスクについて十分な説明が求められる。妊娠高血圧症候群病態に関連した母体症状が悪化した場合や陣痛発来時には早期に来院するなどの，患者，家族への指示が必要となる。

5 重症高血圧と重症蛋白尿の取り扱い：特にhP型症例

妊娠高血圧腎症の妊娠継続例では蛋白尿増量をみることがあるが，尿中蛋白量が増加しない症例と比べて母児予後に差がみられない[19, 20]。妊娠高血圧症候群重症でも，蛋白尿増加のみを指標にしては妊娠終結を決定する指標とはしがたい。しかしながら，病態把握のために，定期的な蛋白尿の測定を否定するものではない。症例によっては急性腎傷害の発症や未診断のネフローゼ症候群といった慢性腎臓病の既存病態の増悪も否定できない。

同じく軽症高血圧で重症蛋白尿を示す症例(hP型)は，蛋白尿の重症化が予後に影響しないという観点から，妊娠34週を基準とした妊娠終結に従う必要はない。ただしhP型では妊娠高血圧症候群軽症と同じように，40週までの待機的管理や，一時的な外来管理を行うことは勧められない。わが国の診断基準では，hP型は妊娠高血圧症候群重症の診断であり，入院管理を行うことが望ましい。また妊娠34週以降を基準とした妊娠の終結に準ずる。

6 待機的管理における妊娠高血圧腎症と妊娠高血圧の合併症

妊娠高血圧に比べて，妊娠高血圧腎症のほうが産科合併症や母体予後が一般に悪い。

Pauliらは2013年の報告で，34週未満で待機的治療を行う方針とした妊娠高血圧について報告した。妊娠高血圧の産科合併症(母体死亡，子癇，HELLP症候群，肺水腫，深部静脈血栓症，胎盤早期剥離，病態の増悪：170/100mmHgを超える重症高血圧または5g/日を超える蛋白尿，または1,000ml/分娩後24時間を超える産科出血)は，4.3〜5.0％で，新生児合併症(新生児死亡，5分後Apgarスコア＜7，臍帯動脈血ガスpH＜7.05，またはNICU管理を定義)は，6.0〜7.5％

と報告した[21]）。

一方，妊娠高血圧腎症は，妊娠高血圧に比べて，特にHELLP症候群をはじめとした母体合併症は多い。Mageeらは2009年にメタアナリシスによる報告を行っている[22]）。

妊娠34週未満の"severe preeclampsia"に待機的療法を行ったとき，重症高血圧の管理不能56.4％，子癇28.2％，HELLP症候群53.8％，肺水腫35.9％，腎機能障害35.9％がみられたと報告しており，母体死亡はなかったが，重症高血圧の再燃は中央値8.5％（3.3～27.5％），高血圧性脳症2.3％（2.1～2.6％）であり，何らかの母体合併症25.1％（12.4～32.7％）と，妊娠高血圧に比べて明らかに高かった。内訳でも，子癇1.1％（0～2.0％），脳卒中0.4％（0～3.1％），なんらかの中枢神経異常28.6％，HELLP症候群11.0％（5.3～17.6％），肺水腫2.9％（1.4～4.3％），深部静脈血栓症1.0％（0.5～1.6％），胎盤早期剥離5.1％（2.2～8.5％），胎内死亡2.5％（0～11.3％），新生児死亡7.3％（5.0～10.7％）などと報告され，特に中枢神経異常やHELLP症候群の頻度が妊娠高血圧に比べて高かった。

このように，待機的治療による管理中に妊娠高血圧腎症の場合は，妊娠高血圧に比べてadverse outcomeの頻度が高い。

しかしながら，妊娠高血圧であるか妊娠高血圧腎症であるかは，基本的に妊娠が終結し分娩後12週以降に診断されるものである。妊娠高血圧であるからadverse outcomeの頻度は低いといって管理を怠ることは適切ではない。妊娠高血圧が，妊娠高血圧腎症に急速に進行する場合もある。

さらに，重症の妊娠高血圧は，軽症の妊娠高血圧腎症よりも早産率（37週未満で54.2％ vs 17.8％，p=0.001，35週未満で25.0％ vs 8.4％，p=0.0161）や，SFD（small-for-dates）児の頻度（20.8％ vs 6.5％，p=0.024）が有意に高いとも報告されている[23]）。

なおnon-proteinuric preeclampsiaの概念で示されるように，蛋白尿を示さずとも臓器障害を示す場合は臨床的にpreeclampsiaと診断する考え方が用いられるようになってきた。妊娠高血圧と妊娠高血圧腎症の待機的管理に，厳重な観察と臓器障害の併発に対する注意が必要であることに本質的な差異はない。

入院加療による管理下で降圧治療によって降圧目標が達成されていた場合に，妊娠高血圧腎症と妊娠高血圧の予後に差異があることを考慮すれば，妊娠高血圧では妊娠の終結を考慮すべき週数を遅くすることができる（表2）。

7 管理方針決定までの妊婦の取り扱い

妊娠24～32週または34週までに発症した妊娠高血圧症候群重症に対し，入院安静下で母児評価を行い待機的管理が可能であるかどうかは，12～24時間以内に決定する。そして待機的管理を行う場合は，母体および新生児の集中管理が行える施設で管理することが望ましい。

安静によっても重症高血圧が持続する場合は，経口降圧薬（長時間作用型nifedipineまたはlabetalol，methyldopa，hydralazine）と，子癇痙攣発作防止にMgSO$_4$投与を行う。静脈投与降圧薬の選択やMgSO$_4$の投与については，施設ごとの投与マニュアルを作成し，降圧開始基準と降圧目標を設定した系統的な投与が行われることが望ましい（表3）。

ただし，短時間作用型nifedipineのカプセルを口腔内で使用すると降圧効果は高いが，急激な降圧とその後の反跳的な血圧上昇を招くことがあるため用いない。

降圧管理はなるべく安定的で持続的な降圧目標を達成できることが最良であり，産科的高血圧緊急症（180/120mmHg以上）を示す場合や，経口薬では管理困難な重症高血圧が持続する場合，または子癇やHELLP症候群を併発する場合は，特に調節性のより高い持続点滴静注による降圧薬の選択（nicardipine注など）も考慮される[25]）。なお，妊娠34週までの症例では，胎児成熟を目的に副腎皮質ホルモンを投与する。

母体観察項目は，血圧重症度に応じて定期的に血圧測定，尿量測定，母体体重測定（全身浮腫のよい指標となる），尿蛋白/尿クレアチニン定量，さらに頭痛，腱反射亢進，上腹部痛，切迫早産徴候や子宮の圧痛などの症状の把握と，定期的に血算（特に血小板数），血液生化学（血清クレアチニン，血清尿酸，尿酸値，肝酵素，LDH，FDPまたはD-ダイマー，ATⅢ活性値など）の測定が必要である。

表2 妊娠高血圧症候群各病型の妊娠終結を考慮する妊娠週数（症例に応じて変更される）

妊娠高血圧症候群分類	病型	ICD-10	降圧治療を行っていない時期の日本産科婦人科学会診断病型	加療および降圧治療に反応し，他に臓器障害も伴わない場合，妊娠終結を考慮する妊娠週数	解説	推奨グレード
妊娠高血圧症候群重症	高血圧腎症 preeclampsia severe	O141 O141	HP Hp	34週 34週	降圧治療を行って血圧の軽症化がみられていたとしても，降圧によって妊娠高血圧症候群の病態は治癒していない	B B
		O141	hP	37週	重症蛋白尿は妊娠終結の根拠としない。ただし厳重な観察と臓器障害の併発に対する注意が必要	C
	加重型妊娠高血圧腎症 superimposed preeclampsia severe	O11 O11	HP-s Hp-s	34週 34週	降圧治療を行って血圧の軽症化がみられていたとしても，降圧によって妊娠高血圧症候群の病態は治癒していない	B B
		O11	hP-s	37週	重症蛋白尿は妊娠終結の根拠としないが，蛋白尿が基礎疾患に基づいている場合，基礎疾患の増悪に注意する	C
	妊娠高血圧 gestational hypertension severe	O13	H	34〜37週	妊娠高血圧腎症の併発に注意する。降圧治療に反応した場合，妊娠継続の延長は可能。また蛋白尿を伴わない臓器障害の併発に注意する 当然ながら重症高血圧が管理不能な場合は，妊娠高血圧腎症重症と同様に妊娠34週が妊娠継続限界とする	C
妊娠高血圧症候群軽症	妊娠高血圧腎症 preeclmapsia mild	O140	hp	37〜40週	妊娠高血圧症候群を発症した場合は37〜38週までに妊娠終結をすることが望ましい。降圧治療を行っていたり，その他の薬物療法を併用している場合，特に求められる しかしながら降圧治療薬を用いる必要がなく病態が安定していた場合は，妊娠40週までの妊娠継続を許容してもよいとの改訂委員会の意見を過半数認めたため，妊娠40週までの継続も許容するとした	C
	加重型妊娠高血圧腎症 superimposed preeclampsia mild	O11	hp-s	37〜40週		
	妊娠高血圧 gestational hypertension mild	O131	h	37〜40週		
妊娠高血圧症候群以外の病型	高血圧症 chronic hypertension	O10	妊娠中の増悪	36〜37週	Spongら（2011）[15]の報告に基づいているが，妊娠継続が許容できる妊娠週数の安全限界について詳細に示した研究はない。ただし降圧薬の使用，さらには高血圧症の増悪がみられる場合は，妊娠継続に対するリスクが増加すると予見され，安全管理上から早期の妊娠終結時期を考慮したほうがよい	B
		O10	降圧薬あり妊娠中の増悪なし	37〜40週		
		O10	降圧薬なし妊娠中の増悪なし	38〜40週		

診断基準の重軽症は，病型の亜分類（高血圧，蛋白尿重症度分類）に基づくものであり，病態そのものの重軽症と1対1に対応しているものではない

時間（または定時）尿量を測定し，過剰水分投与を注意しながらの補液が勧められる。脱水状態の回避は降圧薬による急激な血圧低下や，帝王切開麻酔時の過度な血圧下降の防止を期待できる。

160/110mmHg以上の高血圧持続は血管壁を障害し，特に脳や心血管障害を招きやすくする可能性がある[24]。一方，急激な降圧は重要臓器の虚血により母児リスクを高めることにも留意する。

160/110mmHg以上の重症高血圧時の血圧測定は，重症度に応じて少なくとも3〜6時間ごとに測定する。また180/120mmHg以上の産科的高血圧緊急症を示す場合は，さらに短時間ご

表3 妊娠高血圧症候群および高血圧合併妊娠における妊娠中の降圧管理の例

病態	降圧開始基準	降圧目標	推奨グレード	解説
妊娠高血圧腎症 (妊娠中)	160/110mmHg 産科重症高血圧	140〜160/ 90〜100mmHg	B	妊娠中は過度な降圧は胎児胎盤循環を障害し，胎児機能不全を誘発させる可能性があるため，降圧目標を非妊娠時の血圧管理に比して緩和し，軽症血圧レベルで止めることとする
妊娠高血圧 (妊娠中)	160/110mmHg 産科重症高血圧	140〜160/ 90〜100mmHg	B	
加重型妊娠高血圧腎症(妊娠中) (糖尿病，腎炎，自己免疫疾患合併妊娠など)	160/110mmHg 産科重症高血圧	140〜160/ 90〜100mmHg	B	臓器障害を併発していた高血圧症の場合でも，加重型妊娠高血圧腎症を併発した場合は，過度な血圧下降は胎児胎盤機能が障害されやすくなると推定され，妊娠高血圧腎症に準じた降圧目標とする
臓器障害を伴わない高血圧症 (妊娠中) (加重型妊娠高血圧腎症は未併発)	160/110mmHg または 160/100mmHg 産科重症高血圧 または 内科Ⅱ度高血圧	140〜160/ 90〜100mmHg または140〜160/ 90〜100mmHg	C	臓器障害を伴わない高血圧症について，『妊娠高血圧症候群管理ガイドライン2009版』では180/110mmHg以上としたが，2010年の他報告では160/100mmHg未満とする報告も出されている
臓器障害を伴う高血圧症(妊娠中) (加重型妊娠高血圧腎症は未併発)	140/90mmHg 内科Ⅰ度高血圧	120〜140/ 80〜90mmHg	C	糖尿病や慢性腎炎，自己免疫疾患などの合併があり，妊娠前から臓器障害合併母体がある症例では，妊娠初期から血圧管理を厳密に行う
陣痛時・分娩時の高血圧	180/110mmHg または 180/120mmHg 内科Ⅲ度高血圧 または 産科的高血圧緊急症	140〜180/ 90〜110mmHg	C	妊婦健診時に高血圧を認めなくても，分娩時に高血圧を呈する症例が存在する。症例に応じて陣痛時の定期的な血圧測定が望ましい。原則的に妊娠中の管理に準ずるが，陣痛に伴う血圧上昇も考慮して，妊娠中の管理に比して緩和する。(加重型)妊娠高血圧腎症や臓器障害を伴う妊娠高血圧症例では，妊娠中と同じく産科的重症高血圧(160/110mmHg)を降圧開始基準としたほうが望ましい
分娩直後(分娩後24時間，重症例によっては3〜4日)の高血圧 (胎児胎盤循環を考慮しなくてもよい)	160/100mmHg 内科Ⅱ度高血圧	160/100mmHg 未満	C	降圧目標は140/90mmHg未満が望ましいが，分娩後の子宮弛緩出血のリスクや分娩時，分娩直後の脱水傾向なども考慮して，140〜160/90〜100mmHgでも構わない
子癇等の母体中枢神経障害併発時 (分娩後) HELLP症候群	140/90mmHg または 160/110mmHg	120〜140/ 80〜90mmHg	C	子癇は高血圧性脳症に準じた降圧治療を行う。HELLP症候群の場合は血小板減少を伴っていることを考慮して降圧目標を低く設定している。いずれも安定的な降圧管理(血圧が高くなったから降圧するのではなく，血圧が高くならないよう降圧管理する)が必要になる
分娩後急性期 (分娩後3〜4日目以降)を過ぎた症例	140/90mmHg 内科Ⅰ度高血圧	120〜140/ 80〜90mmHg	C	直接母乳を優先した管理を行う。授乳が可能と思われる薬剤を選択して母乳哺育と降圧管理の両立を図る。特に，早発型症例で未熟児出生の場合は母乳の優先を図る。産褥期であれば内科Ⅱ度高血圧(160/100mmHg)未満でもよい。退院後の家庭血圧測定や内科と連携した分娩後の長期的な高血圧管理，高血圧発症予防，生活指導が実施されることが望ましい

(次頁へつづく)

表3 妊娠高血圧症候群および高血圧合併妊娠における妊娠中の降圧管理の例（つづき）

病　態	降圧開始基準	降圧目標	推奨グレード	解　説
脳内出血，クモ膜下出血血栓溶解療法も念頭に入れた脳梗塞	180/105～110mmHg	140～160/90～100mmHg	C	CT, MRIによる画像診断が必須脳梗塞では脳血管自動能が破壊されているため，降圧治療によって脳梗塞を増悪させる可能性がある
産科的高血圧緊急症	180/120mmHg	周産期病態に応じた降圧目標	B	妊娠中，分娩時，分娩後のいずれの時期においても180/120mmHg以上の重症高血圧が反復してみられる場合は，高血圧緊急症として速やかな降圧治療を開始する。ただし，過度な降圧は妊娠中，分娩時の胎児機能不全や母体の中枢神経をはじめとした重要臓器の虚血をきたすことがあるので，調節性の高い降圧薬（nicardipine 注射液など）を用いて，降圧プロトコールに基づいた厳重な観察下での降圧を図ることが望ましい

（降圧開始基準，降圧目標は，各症例ごとの基礎疾患，病態に応じて変更される）

との測定と速やかな降圧が求められる。

　血液検査も重症度に応じて定期的に行う（1～3回/週）。ただし，心窩部痛や右季肋部痛などHELLP症候群が疑われる場合には，3～6時間ごとに測定することも検討する。

　本項では，推奨される包括的な血圧管理指針例を，降圧目標が異なる妊娠・分娩時，分娩後，および子癇・HELLP症候群に分けて例示した（表4～6）[25～29]。これらの包括的指示は，各症例における病態の経過や施設の状況によって異なってくるが，あらかじめ包括的な方針と指示を準備しておくことで，病態の急速な悪化に際しても迅速な対応が可能となる。

　妊娠終結が考慮される場合として，妊娠高血圧症候群病態の増悪（子癇，肺水腫，血小板減少，肝機能障害，HELLP症候群），播種性血管内凝固症候群（disseminated intravascular coagulation；DIC），腎機能障害，胎児機能不全，子宮内胎児発育不全，高度羊水過少，胎盤早期剥離を示す所見，高度な頭痛，視覚異常（皮質盲など），腱反射亢進，不穏状態，呼吸困難，上腹部痛，などの症状・徴候のチェックを行う。血圧測定（早朝血圧を含む），母体体重測定（全身浮腫の指標となる），ヘマトクリット，ヘモグロビン，血小板，肝機能（AST，ALT，LDH），腎機能（UA，BUN，Cr），FDP（またはD-ダイマー），ATⅢ活性値，24時間尿蛋白量（または随時尿尿蛋白定量/クレアチニン定量）などを測定する。

表4 妊娠中の臓器障害，子癇を伴わない妊娠高血圧症候群重症症例の重症高血圧時の包括的指示の一例

注意レベルと報告

バイタルサインの異常

収縮期血圧	160mmHg以上	100mmHg未満
拡張期血圧	110mmHg以上	--------------------
心拍数	110/分 以上	50/分 未満
SpO₂	----------------	95%未満
時間尿量	200ml/時 以上	50ml/時 未満

バイタルサイン測定間隔（血圧，心拍，SpO₂，尿量）

①バイタルサイン1時間おき6時間観察，以降3時間おき
②収縮期血圧180mmHg以上，拡張期血圧110mmHg以上がみられたとき10分おき，2時間継続
③収縮期血圧160mmHg以上，拡張期血圧100mmHg以上がみられたとき60分おき，2時間継続
④nicardipine注の開始時，増量時，減量時，中止後30分おき，1時間継続
　　（nicardipine注の増量・減量・再開がなければ①の測定間隔）

nicardipine投与表

nicardipine注射液原液（1mg＝1ml）としてシリンジポンプで使用
①拡張期血圧　110mmHg以上のとき　0.5ml/時 から開始
②開始後，増量後，減量後30分以上経過後，以下のとき増量
　拡張期血圧　110mmHg以上のとき　＋0.5ml/時 増量
　拡張期血圧　120mmHg以上のとき　＋1.0ml/時 増量
③以下のとき，減量または中止
　拡張期血圧　90mmHg未満のとき　－2.0ml/時 減量
　拡張期血圧　80mmHg未満のとき　中止
④中止後30分以上経過後，以下のとき再開
　拡張期血圧　110mmHg以上のとき　0.5ml/時 から再開
⑤投与量が以下のとき，主治医または病棟担当医まで連絡
　投与量　　　6.0ml/時

注：基本的に拡張期血圧のみで増・減量を行う
　　ただし，下記の場合は，収縮期血圧を優先して適応する．

1）収縮期血圧が160mmHgを超えるとき
　　拡張期血圧の値にかかわらず，増量または中止は行わない
2）収縮期血圧160mmHg以上が1時間以上持続するとき
　　＋0.5ml/時 増量
3）収縮期血圧180mmHg以上がみられたとき
　　＋1.0ml/時 増量
15分後も同値以上のときは再適応

降圧目標

（目標であって，常時達成しなければならないものではない）
　収縮期血圧　　120mmHg以上　　**160mmHg未満**
　拡張期血圧　　80mmHg以上　　**110mmHg未満**

尿量管理

furosemide 20mg×4A＋5%ブドウ糖液20ml　シリンジポンプで使用
尿量測定ごとで判定
①時間尿量　200ml/時 未満のとき　1ml/時 から開始または＋1.0ml/時 増量
②時間尿量　400ml/時 以上のとき　－1.0ml/時 減量
　　（子癇の場合）

尿産生目標（各症例の病態ごとに設定）

時間尿量　200〜400ml/時（子癇の場合の一例）
　　　　　50〜200ml/時（HELLP症候群の場合の一例）

症状・徴候の観察および報告

- 意識障害またはその疑い
- 失見当識またはその疑い
- 高度の頭痛の訴え
- 視野・視力異常の訴え
- 瞳孔の散大・縮小
- 瞳孔不同
- めまいの訴え
- ろれつの異常
- 四肢の知覚異常の訴え
- 四肢の筋力低下の訴え
- 突然の胸痛，胸内苦悶の訴え
- 心窩部痛の訴え
- 下肢の腫脹，疼痛の訴え，下肢の発赤
　　以上の症状があるか疑われるとき
　　①バイタルチェック10分おき
　　②バイタルサインの異常も伴うときは，5分おき
　　③主治医または病棟担当医まで連絡

1）nicardipine（ペルジピン®）の開始量は体重にかかわらず添付文書の記載に比べて少量から開始している．
2）輸液は80〜100ml/時，MgSO₄シリンジポンプ8〜10ml/時を併用し，症例の経過によって，バイタル測定間隔，降圧目標，nicardipine増・減量を変更する．

（文献25〜29）より作成）

表5 子癇またはHELLP症候群を伴わない妊娠高血圧症候群重症症例の分娩後急性期の包括的指示の一例

注意レベルと報告	
バイタルサインの異常	
収縮期血圧	160mmHg以上　　100mmHg未満
拡張期血圧	100mmHg以上　　--------
心拍数	110/分以上　　　　50/分未満
SpO₂	----------------　　95%未満
時間尿量	200ml/時 以上　　50ml/時 未満

バイタルサイン測定間隔（血圧，心拍，SpO₂，尿量）
①＿日＿時まで，バイタルサイン1時間おき，以降3時間おき
②収縮期血圧180mmHg以上，拡張期血圧110mmHg以上がみられたとき10分おき，2時間継続
③収縮期血圧160mmHg以上，拡張期血圧100mmHg以上がみられたとき60分おき，2時間継続
④nicardipine注の開始時，増量時，減量時，中止後30分おき，1時間継続
（nicardipine注の増量・減量・再開がなければ①の測定間隔）

nicardipine投与表
nicardipine注射液原液（1mg=1ml）としてシリンジポンプで使用
①拡張期血圧　100mmHg以上のとき　1.0ml/時から開始
②開始後，増量後，減量後30分以上経過後，以下のとき増量
拡張期血圧　100mmHg以上のとき　＋1.0ml/時 増量
拡張期血圧　110mmHg以上のとき　＋2.0ml/時 増量
③以下のとき，減量または中止
拡張期血圧　80mmHg未満のとき　－2.0ml/時 減量
拡張期血圧　70mmHg未満のとき　中止
④中止後30分以上経過後，以下のとき再開
拡張期血圧100mmHg以上のとき　1.0ml/時から再開
⑤投与量が以下のとき，主治医または病棟担当医まで連絡
投与量　6.0ml/時

注：基本的に拡張期血圧のみで増・減量を行う
　　ただし，下記の場合は，収縮期血圧を優先して適応する

1) 収縮期血圧が160mmHgを超えるとき
　拡張期血圧の値にかかわらず，増量または中止は行わない
2) 収縮期血圧160mmHg以上が1時間以上持続するとき
　＋1.0ml/時 増量
3) 収縮期血圧180mmHg以上がみられたとき
　＋1.0ml/時 増量
　15分後も同値以上のときは再適応

降圧目標	
（目標であって，常時達成しなければならないものではない）	
収縮期血圧	120mmHg以上　　**160mmHg未満**
拡張期血圧	80mmHg以上　　　**100mmHg未満**

尿量管理
furosemide 20mg×4A＋5%ブドウ糖液20ml　シリンジポンプで使用
尿量測定ごとで判定
①時間尿量　200ml/時 未満のとき　1ml/時から開始または＋1.0ml/時 増量
②時間尿量　400ml/時 以上のとき　－1.0ml/時 減量（子癇の場合）

尿産生目標（各症例の病態ごとに設定）
時間尿量　200～400ml/時（子癇の場合の一例）
50～200ml/時（HELLP症候群の場合の一例）

症状・徴候の観察および報告
・意識障害またはその疑い　　・失見当識またはその疑い
・高度の頭痛の訴え　　　　　・視野・視力異常の訴え
・瞳孔の散大・縮小　　　　　・瞳孔不同
・めまいの訴え　　　　　　　・ろれつの異常
・四肢の知覚異常の訴え　　　・四肢の筋力低下の訴え
・突然の胸痛，胸内苦悶の訴え・心窩部痛の訴え
・下肢の腫脹，疼痛の訴え，下肢の発赤
以上の症状があるか疑われるとき
①バイタルチェック10分おき
②バイタルサインの異常も伴うときは，5分おき
③主治医または病棟担当医まで連絡

1) nicardipine（ペルジピン®）の開始量は体重にかかわらず添付文書の記載に比べて少量から開始している。
2) 輸液は80～100ml/時，MgSO₄シリンジポンプ8～10ml/時を併用し，症例の経過によって，バイタル測定間隔，降圧目標，nicardipine増・減量を変更する。

（文献25～29）より作成）

表6 子癇またはHELLP症候群症例の分娩後急性期の包括的指示の一例

注意レベルと報告			降圧目標		
バイタルサインの異常			（目標であって，常時達成しなければならないものではない）		
収縮期血圧	160mmHg以上	100mmHg未満	収縮期血圧	110mmHg以上	**140mmHg未満**
拡張期血圧	100mmHg以上	―――	拡張期血圧	70mmHg以上	**90mmHg未満**
心拍数	110/分 以上	50/分 未満			
SpO_2	―――	95％未満			
時間尿量	200ml/時 以上	50ml/時 未満			

バイタルサイン測定間隔（血圧，心拍，SpO_2，尿量）

①＿日＿時まで，バイタルサイン1時間おき，以降3時間おき
②収縮期血圧180mmHg以上，拡張期血圧110mmHg以上がみられたとき10分おき，2時間継続
③収縮期血圧160mmHg以上，拡張期血圧100mmHg以上がみられたとき60分おき，2時間継続
④nicardipine注の開始時，増量時，減量時，中止後30分おき，1時間継続
（nicardipine注の増量・減量・再開がなければ①の測定間隔）

尿量管理

furosemide 20mg×4A＋5％ブドウ糖液20ml シリンジポンプで使用
尿量測定ごとで判定
①時間尿量　200ml/時 未満のとき　　1ml/時 から開始または＋1.0ml/時 増量
②時間尿量　400ml/時 以上のとき　　－1.0ml/時 減量
　　（子癇の場合）

尿産生目標（各症例の病態ごとに設定）

時間尿量　200〜400ml/時（子癇の場合の一例）
　　　　　50〜200ml/時（HELLP症候群の場合の一例）

nicardipine投与表

nicardipine注射液原液（1mg＝1ml）としてシリンジポンプで使用
①拡張期血圧　　90mmHg以上のとき　　1.0ml/時 から開始
②開始後，増量後，減量後30分以上経過後，以下のとき増量
　拡張期血圧　　90mmHg以上のとき　　＋1.0ml/時 増量
　拡張期血圧　　100mmHg以上のとき　＋2.0ml/時 増量
③以下のとき，減量または中止
　拡張期血圧　　70mmHg未満のとき　　－2.0ml/時 減量
　拡張期血圧　　60mmHg未満のとき　　中止
④中止後30分以上経過後，以下のとき再開
　拡張期血圧　　90mmHg以上のとき　　1.0ml/時 から再開
⑤投与量が以下のとき，主治医または病棟担当医まで連絡
　投与量　　6.0ml/時

注：基本的に拡張期血圧のみで増・減量を行う
　　ただし，下記の場合は，収縮期血圧を優先して適応する

1) 収縮期血圧が140mmHgを超えるとき
　　拡張期血圧の値にかかわらず，増量または中止は行わない
2) 収縮期血圧140mmHg以上が1時間以上持続するとき
　　＋1.0ml/時 増量
3) 収縮期血圧160mmHg以上がみられたとき
　　＋1.0ml/時 増量
　　15分後も同値以上のときは再適応

症状・徴候の観察および報告

- 意識障害またはその疑い　　・失見当識またはその疑い
- 高度の頭痛の訴え　　　　　・視野・視力異常の訴え
- 瞳孔の散大・縮小　　　　　・瞳孔不同
- めまいの訴え　　　　　　　・ろれつの異常
- 四肢の知覚異常の訴え　　　・四肢の筋力低下の訴え
- 突然の胸痛，胸内苦悶の訴え・心窩部痛の訴え
- 下肢の腫脹，疼痛の訴え，下肢の発赤
　　以上の症状があるか疑われるとき
　　　①バイタルチェック10分おき
　　　②バイタルサインの異常も伴うときは，5分おき
　　　③主治医または病棟担当医まで連絡

1) nicardipine（ペルジピン®）の開始量は体重にかかわらず添付文書の記載に比べて少量から開始している。
2) 輸液は80〜100ml/時，$MgSO_4$シリンジポンプ8〜10ml/時を併用し，症例の経過によって，バイタル測定間隔，降圧目標，nicardipine増・減量を変更する。

（文献25〜29）より作成）

文献

1) Report of the National High Blood Pressure Education Program Working Group on High Blood Pressure in Pregnancy. Am J Obstet Gynecol 2000；183：S1-S22.（レベルⅣ）
2) Homer CS, Brown MA, Mangos G, et al：Non-proteinuric pre-eclampsia：a novel risk indicator in women with gestational hypertension. J Hypertens 2008；26：295-302.（レベルⅣ）
3) American College of Obstetrics and Gynecologists：the Task Force on Hypertension in Pregancy. Obstet Gynecol 2013；122：1122-31. doi: 10.1097/01.AOG.0000437382.03963.88. http://www.acog.org/~/media/Task%20Force%20and%20Work%20Group%20Reports/Hypertension-inPregnancy.pdf.（レベルⅣ）
4) Sibai BM, Taslimi M, Abdella GD, et al：Maternal and perinatal outocome of conservative management of severe preeclampsia in midtrimester. Am J Obstet Gynecol 1985；152：32-7.（レベルⅢ）
5) Sibai BM, Akl S, Fairlie F, et al：A protocol for management severe preeclampsia in the second trimester. Am J Obstet Gynecol 1990；163：733-8.（レベルⅣ）
6) Jenkins SM, Head BB, Hauth JC：Severe preeclampsia at <25weeks of gestation:Maternal and neonatal outcomes. Am J ObstetGynecol 2002；186：790-5.（レベルⅢ）
7) Gaugler-Senden IP, Huijssoon AG, Visser W, et al: Maternal and perinatal outcome of preeclampsia with an onset before 24 weeks' gestation audit in a tertiary referral center. Eur J Obstet Gynecol Reprod Biol 2006；128：216-21.（レベルⅢ）

8) Odendaal HJ, Pattinson RC, Bam R, et al: Aggressive or expectant management for patients with severe pre-eclampsia between 28-34 weeks' gestation: a randomized controlled trial. Obstet Gynecol 1990；76：1070-5.（レベルⅡ）
9) Olah KS, Redman CWG, Gee H：Management of severe, early preeclampsia:is conservative manage- ment justified? Eur J Obstet Gynecol Reprod Biol 1993；51：175-80.（レベルⅣ）
10) Sibai BM, Mercer BM, Shiff E, et al：Aggressive versus expectant management of severe preeclampsia at 28 to 32 weeks' gestation:A randomized controlled trial. Am J Obstet Gynecol 1994；171：818-22.（レベルⅡ）
11) Churchill D, Duley L：Interventionist versus expectant care for severe preeclampsia before term. Cochrane Database Syst Rev 2002；3CD003106.（レベルⅠ）
12) Sibai BM, Barton JR:Expectant management of severe preeclampsia remort from term：patient selec- tion, treatment, and delivery indications. Am J Obstet Gynecol 2007；196：514.e1-9.（レベルⅢ）
13) Churchill D, Duley L, Thornton JG, et al：Interventionist versus expectant care for severe pre-eclampsia between 24 and 34 weeks' gestation.Cochrane Database Syst Rev 2013；26：7：CD003106. doi：10.1002/14651858.CD003106.pub2.（レベルⅠ）
14) Paulino VG, Carlos MR, Juan R: Expectant management of severe preeclampsia and preeclampsia superimposed on chronic hypertension between 24 and 34 weeks' gestation. Eur J Obstet 2003；107：24-7.（レベルⅢ）
15) Spong CY, Mercer BM, D'Alton M, et al：Timing of indicated late-preterm and early-term birth. Obstet Gynecol 2011；118：323–33.（レベルⅢ）
16) Spong CY：Defining "term" pregnancy：recommend- ations from the Defining "Term" Pregnancy Workgroup. JAMA 2013；309：2445–6.（レベルⅣ）
17) American College of Obstetricians and Gynecologists：Nonmedically indicated early-term deliveries. Committee Opinion No. 561. Obstet Gynecol 2013；121：911–5.（レベルⅣ）
18) American College of Obstetricians and Gynecologists：Medically Indicated Late Preterm and Early Term Deliveries. Committee Opinion No. 560. Obstet Gynecol 2013；121：908–10.（レベルⅣ）
19) 日高敦夫, 中本 收, 江口勝人, ほか：日本妊娠中毒症学会学術委員会・重症妊娠中毒症ケースカード調査. 妊中誌 1998;6:155-214,子癇前症, 妊娠高血圧, そして妊娠蛋白尿（早, 遅発型）の臨床的意義―妊娠中毒症学会重症妊娠中毒症ケースカードから―. 産婦治療 2004；89：239-45.（レベルⅢ）
20) Schiff E, Friedman SA, Kao L, et al：The importance of urinary protein excreation during conservative management of severe preeclampsia. Am J Obstet Gynecol 1996；175：1313-6.（レベルⅢ）
21) Pauli JM1, Lauring JR, Stetter CM, et al：Management of gestational hypertension the impact of HYPITATa. J Perinat Med 2013；41：415-20.（レベルⅢ）
22) Magee LA, Yong PJ, Espinosa V, et al：Expectant management of severe preeclampsia remote from term: A structured systematic review. Hypertension in Pregnancy 2009；28：312–347.（レベルⅣ）
23) Buchbinder A, Sibai BM, Caritis S,et al：National Institute of Child Health and Human Development Network of Maternal-Fetal Medicine Units：Adverse perinatal outcomes are significantly higher in severe gestational hypertension than in mild preeclampsia. Am J Obstet Gynecol 2002；186：66-71.（レベルⅢ）
24) Goldby FS, Beilen LJ：How an acute rise in arterial pressure damage arterioles. Cardiovasc Res 1972；6：569-84.（レベルⅢ）
25) 中本 收：母体脳血管リスク因子としての重症高血圧と分娩管理指針の提言. 日本妊娠高血圧学会誌 2009；17：91-101.（レベルⅢ）
26) 中本 收, ほか：Ⅱ妊娠中の合併症 7. 腎疾患. 産科と婦人科. 2005；72：S56-S64.（レベルⅣ）
27) 中本 收：産褥期の肺水腫（特集 知っておきたい重症産褥合併症）. 産科と婦人科 2012；79：1119-25.（レベルⅣ）
28) 中本 收：子癇の発症リスク因子と予防, 治療（特集 妊娠高血圧症候群（PIH）の最新知見）. 産婦人科の実際 2014；63：215-25.（レベルⅣ）
29) 中本 收：加重型妊娠高血圧腎症における降圧薬の使い方：管理法① 主として本態性高血圧, 二次性高血圧. 産科医の見地から. 日本妊娠高血圧学会編, 妊娠と高血圧. p139-52, 金原出版, 東京, 2013.（レベルⅣ）

IX 分娩周辺期および分娩時の管理

2. 妊娠終結の決定条件

CQ 妊娠終結の決定条件は？

推奨

1. 妊娠34週未満では，胎児の成熟を図るため待機的管理が原則である。(グレードB)
2. 母体要件による妊娠終結は，児の予後の如何にかかわらず妊娠継続が母体にとって危険と考えられるときに決定される。(グレードB)
3. 胎児要件による妊娠終結は，妊娠週数にかかわらず胎内環境の悪化が推定され，胎外での管理のほうが少しでも良好な予後を期待できるという判断ができるときに決定される。(グレードB)

解 説

妊娠34週未満に発症した妊娠高血圧症候群重症において，母体臓器障害の併発やコントロール不能な重症高血圧，胎児機能不全などの所見を1つ以上認めるときには，妊娠終結を施行することが勧められる。帝王切開が第一選択ではないが，頸管熟化が不良な場合や母児の異常所見が高度である場合は選択的帝王切開も考慮する。妊娠終結の際，母体の臓器障害が緩徐な病態進行を示すときや軽快する場合には，胎児肺成熟を期待し副腎皮質ホルモンを投与しながら48～72時間後の分娩誘発も考慮できる。胎児機能不全を認めるときには，速やかな児娩出が必要となる。

妊娠34週以降，重症高血圧を伴った妊娠高血圧症候群重症で，母児に異常所見がみられたときには妊娠終結を行う。妊娠高血圧症候群重症でも重症蛋白尿のみ，すなわちhP型では妊娠34週以降でも妊娠終結の適応とはせず，待機的管理可能なことが多い。妊娠37週以降は，母児の異常所見がなくても妊娠高血圧症候群を発症している場合は妊娠終結の適応となり，妊娠40週未満で分娩を完遂できることが母児の安全管理上望ましい。

妊娠終結の具体的要件は，母体および胎児別に示される(表1)。胎児要件の妊娠終結は，妊娠高血圧症候群を合併しない症例における要件と異なることはない。

なお，近年，欧米およびオーストラリアでは，severe preeclampsiaを，わが国のように蛋白尿の重症度によって妊娠高血圧症候群重症といったように記載するのではなく，蛋白尿がなくても上記のような母体の臓器障害や胎内環境の異常所見を伴った場合に"severe features"または"severe preeclampsia"として記載するようになってきている。

1 母体適応による妊娠終結

①重症高血圧がコントロールできない場合

収縮期血圧170mmHg以上，または拡張期血圧が110mmHg以上の場合は母児双方の予後がきわめて悪いとの報告[4]があり，また収縮期血圧が160mmHg以上，拡張期血圧が110mmHg以上の場合は降圧治療の適応となる[5]と報告されている。収縮期血圧が160mmHg以上，または拡張期血圧が110mmHg以上の状態が入院安静下でも持続する場合は，降圧治療を開始すべきである。さらに，降圧薬投与にもかかわらず収縮期血圧が160mmHg以上，拡張期血圧が110mmHg以上で持続する場合は妊娠終結を考慮すべきである。

10年間で423例(10万分娩当たり6.1例の頻度)の妊婦頭蓋内出血例を調べたところ，高血圧合併妊娠，妊娠高血圧，妊娠高血圧腎症，および加重型妊娠高血圧腎症のいずれの病型も，正常

表1 妊娠高血圧症候群症例で妊娠週数に関係なく妊娠終結を考慮する要件

	母体要件
1	治療に抵抗する高血圧（降圧薬を投与してもsBP≧160mmHg,and/or dBP≧110mmHg）
2	血小板減少（10万/mm³未満） 凝固系異常（6〜12時間で急激に増悪する場合）
3	肝機能障害（基準値の2倍以上）
4	持続する右季肋部痛，心窩部痛
5	HELLP症候群
6	進行する腎機能障害 （ほかに腎疾患が存在しない場合，Cr≧1.1mg/dlまたは2倍以上の高値）
7	肺水腫
8	高度な胸水貯留，高度な腹水貯留，漿液性網膜剥離
9	中枢神経障害（子癇，脳卒中）または視覚異常（皮質盲）
10	高度な頭痛，切迫子癇
11	胎盤早期剥離
12	重症高血圧を伴う妊娠高血圧症候群重症例の妊娠34週以降
	胎児要件
1	胎児胎盤機能不全 non-reassuring fetal status（NRFS） 臍帯動脈血流異常（逆流，持続する拡張期血流の途絶は厳重管理） 高度子宮内胎児発育不全，胎児発育または胎児頭位発育の停止（2週間以上） 羊水過少（AFI≦5.0cm,最大 pocket≦2.0cm）

Cr；クレアチニン，NRFS；non-reassuring fetal status；胎児機能不全，AFI；amniotic fluid index；羊水インデックス

血圧妊婦より頭蓋内出血発生が有意に高いという報告[6]がある。妊婦の高血圧は，頭蓋内出血に関連する。

②子癇

母児の死亡率，罹患率が高いことから，子癇発症をもって妊娠終結の適応とすることは妥当と考えられる[7, 8]。

なお，子癇については，その発症がきわめて切迫していることを示す強い頭痛，盲目（皮質盲；盲目であることの自覚がない：Anton症候群）が持続する場合も，妊娠終結の適応と考えてよい[7]。

③HELLP症候群：溶血，肝機能障害，血小板減少

HELLP症候群は，確定診断後，病態の重症度に応じて母体の安定化後に，または速やかな妊娠終結が適応と考えられている[7, 8]。しかし，HELLP症候群に対する待機的管理を試みた研究もある。Visserら[9]によれば，妊娠34週未満のHELLP症候群（n=128）と妊娠高血圧腎症（n=128）をそれぞれ待機的に管理したところ，母児予後には差がなかったうえHELLP症候群の43％で検査所見が回復した。また，van Pampusら[10]は，同様の検討でHELLP症候群のほうがpreeclampsiaよりも母体合併症や緊急帝王切開が多いが，児予後は出生週数によって決まり，HELLP症候群の有無とは関係ないとした。

ただし，HELLP症候群だけを対象にした待機管理と積極的娩出管理の多数例での比較検討成績はない。待機的管理による児予後改善の可能性は今後さらに検討を要するが，少なくとも母体にとっては明確な有益性はない[11]。そのため，現時点ではHELLP症候群と診断された場合は，速やかな妊娠終結の適応とすべきである。

一方，HELLP症候群の三徴候のうち，1つないし2つを呈するpartial HELLP症候群についても重症病型として認識する必要がある[8]。しかし，HELLP症候群に比べpartial HELLP症候群では，母体のDIC発症や輸血の頻度，あるいは帝王切開の頻度は有意に低いとの成績[12]もあ

り，厳重な観察下で妊娠終結の時期を検討することも可能かもしれない．

副腎皮質ホルモン投与によるHELLP症候群の治療の試みもあるが，550例(11研究)のメタアナリシスでは，臨床的な予後改善はみられなかったと報告されている[13]．

④常位胎盤早期剥離

急性の常位胎盤早期剥離の場合は，胎児の生存の有無にかかわらず妊娠終結が必要であることは言うまでもないが，妊娠高血圧症候群の合併と病態の進行の可能性を考慮すれば，短時間に妊娠終結の完遂が期待できない場合は，適切な分娩様式を決定する．

⑤肺水腫，高度の胸・腹水

これらの病態を，速やかな妊娠終結の適応とする明確なエビデンスはない．しかし，肺水腫や，高度の胸・腹水の原因は血圧上昇，血管透過性亢進，膠質浸透圧バランスの崩れ[14]などであるため，妊娠継続下では改善が期待できない．分娩前後には母体の呼吸・循環状態を十分に評価し，尿量の確保および治療をはじめとした，厳重な全身管理が求められる．

⑥眼底出血，漿液性網膜剥離

頻度は少なく，まとまった症例検討の報告はないが，いずれも母体視力の温存という観点から，また，疾患の重症度を反映するものであることから，妊娠終結の適応と考えられる．

⑦急性腎障害，播種性血管内凝固症候群(DIC)

急性腎障害(acute kidey injury；AKI)は，妊娠高血圧腎症やHELLP症候群で遭遇するが，分娩前に症状の現れることは少ない．背景にDICが関与していることがある[15]ので，腎機能低下例ではFDP(D-ダイマー)やアンチトロンビン活性値，TATも検索しておく．特に帝王切開術後など，乏尿，無尿状態を一般的な術後乏尿期として扱わず，術後早期から尿量の確保に留意する．

2 胎児適応による妊娠終結

①胎児の状態と未熟性

妊娠34週以降は比較的肺は成熟し，腎形成もほぼ完了すると考えられ，妊娠高血圧症候群に伴う臨床症状が重症化し，母体に危険な徴候があれば妊娠終結を考慮する．

②胎児の状態(児発育や羊水量など)

妊娠28週未満では児の中枢神経の未熟性のため，NST(non stress test)による児のwell beingの評価が難しい．この時期は超音波検査による羊水量，児発育や臍帯動脈/中大脳動脈の血流波形解析で評価する．

児発育が2週間以上みられない場合は妊娠終結が考慮される．羊水過少は，胎児機能不全の徴候として参考となる所見である．

③胎児機能不全

胎児心拍数陣痛図(cardiotocogram；CTG)によって胎児機能不全(NRFS)と判定された症例を妊娠終結とする．

分娩時に胎児機能不全などの所見が得られた場合，胎児発育不全(fetal growth restriction；FGR)児では正常発育児に比べ，アシドーシスが有意に進んでいるとの後方視的研究の成績[16]から，児の発育度など個別要因も含めてリスク判定する．

④FGRを伴う場合の管理

306例のpreeclmapsiaの検討では，FGRと診断された母体の15％が妊娠高血圧腎症を発症していた．FGRを認める場合は，妊娠高血圧腎症発症に対する注意が必要となる[17]．RDSや壊死性腸炎，敗血症，痙攣，低酸素脳症，輸血，人工換気，光線療法，または新生児死亡などは，妊娠高血圧腎症を伴うFGR例では50％にみられ，妊娠高血圧腎症を伴わないFGR例の15.5％に比べ，有意に高い[18]．

176例のsevere preeclampsiaの検討では39％にFGRを合併していたが，母体の重症度とは相関しなかった[19]．一方，severe preeclampsiaにFGRを合併した場合，胎児死亡率が有意に高かった．

一般にFGRは予後不良であり，10パーセンタイル未満のFGRでは発育障害が高度になるに従い児の予後は不良になる[20]．

妊娠24～33週の妊娠高血圧腎症重症239例を待機療法(妊娠延長期間2～35日)で管理した報告では，24％の児に5パーセンタイル未満の高度発育不全が認められ，しかも胎児死亡となる頻度が有意に高かった[21]．

妊娠高血圧症候群発症時期に関しては，2007年，Habbardら[22]が，妊娠24～33週の重症preeclampsiaの5パーセンタイル未満のFGR（58例）の待機療法と，FGRを伴わない181例における待機療法を比較した結果,それぞれの妊娠延長期間は5日,分娩週数もおよそ妊娠30週で,母体予後に差がみられなかったが，5パーセンタイル未満のFGR群では児死亡（オッズ比：6.4, 95％ CI：1.05〜39.35, p=0.04）が多くみられたと報告している。

また2013年，妊娠26〜32週までの胎児腹囲10パーセンタイル未満で臍帯動脈PIが95パーセンタイル以上のFGRについて，前方視的多施設無作為化調査を542例で検討した報告でも，新生児死亡や罹患率は研究に登録された妊娠週数や分娩週数と関連したが，母体の高血圧病態の罹患の有無とも有意に関連した[23]。

以上のように，FGRを伴う妊娠高血圧腎症の待機的管理において，胎児予後は必ずしも良好ではない。

しかしながら，FGR児の予後決定因子は妊娠週数と生下時体重でもある[24]。1994年には，妊娠30週以降の高度FGR（＜5パーセンタイル）には待機療法よりも妊娠終結が勧められるとの報告がある[25]。2007年，Shearらは妊娠30週未満では，FGR病態が児の予後に与える影響より，むしろ児の未熟性が強く影響することから，妊娠25〜30週までの待機療法はFGRであっても考慮できるとしている[26]。

胎盤形成期の異常を背景として発症するearly-onset FGRは，妊娠高血圧腎症発症の病因とオーバーラップしているといわれ[27]，妊娠高血圧症候群早発型とFGRとの関連は深い。妊娠高血圧腎症で妊娠32週未満にFGRを伴う場合は，母体評価とともに胎内環境を慎重に評価する必要があるが，妊娠継続の意義が否定されるものではない[28]。

文献

1) National High Blood Pressure Education Program Working Group on High Blood Pressure in Pregnancy：Report of the National High Blood Pressure Education Program Working Group on High Blood Pressure in Pregnancy. Am J Obstet Gynecol 2000；183：S1-22（レベルⅣ）
2) Roberts JM, et al：American Colleg of Obstetricins and Ghnecologists, The Task Force on Hypertension in Pregancy：Hypertension in Pregnancy. ACOG 2013；Practice Guideline WQ244 RG575.5 618,3' 6132-dc23. （レベルⅣ）
3) Tranquilli AL, Dekker G, Magee L, et al：Classification, diagnosis and management of the hypertensive disorders of pregnancy：A revised statement form the ISSHP. Pregnancy Hypertension 2014；4：97-104. http://dx.doi.org/10.1016/j.preghy.2014.02.001（レベルⅣ）
4) 日高敦夫, 中本収：各種降圧剤の効果と副作用, 並びに至適降圧レベル. 妊娠中毒症から妊娠高血圧症候群へ-過去から未来へ-, 日本妊娠高血圧学会編. メジジカルビュー社, 東京, 2005, p274-81.（レベルⅢ）
5) Sibai BM：Diagnosis and Management of Gestational Hypertension and Preeclampsia. Obstet Gynecol 2003；102：181-92.（レベルⅣ）
6) Bateman BT, Schumacher HC, Bushnell CD：Intracerebral hemorrhage in pregnancy：frequency, risk factors, and outcome. Neurology 2006；67：424-9.（レベルⅢ）
7) 中山道男：妊娠中毒症における妊娠のterminationの適応指針（1990年妊娠中毒症問題委員会報告）. 日本産科婦人科学会雑誌 1990；46：N91-4.（レベルⅣ）
8) National High Blood Pressure Education Program Working Group on High Blood Pressure in Pregnancy：Report of the National High Blood Pressure Education Program Working Group on High Blood Pressure in Pregnancy. Am J Obstet Gynecol 2000；183：S1-S22.（レベルⅣ）

9) Visser W, Wallenburg HCS：Temporizing management of severe preeclampsia with and without the HELLP syndrome. Br J Obstet Gynaecol 1995；102：111-7.（レベルⅢ）
10) van Pampus MG, Wolf H, Westenberg SM, et al：Maternal and perinatal outcome after expectant management of the HELLP syndrome compared with pre-eclampsia without HELLP syndrome. Eur J Obstet Gynecol Reprod Biol 1998；76：31-6.（レベルⅢ）
11) Sibai BM：Diagnosis, controversies, and management of the syndrome of hemolysis, elevated liver enzymes, and low platelet counts. Obstet Gynecol 2004；103：981-91. （レベルⅣ）
12) Audibert F, Friedman SA, Frangieh AY, et al：Clinical utility of strict diagnostic criteria for the HELLP (hemolysis, elevated liver enzymes and low platetalets) syndrome. Am J Obstet Gynecol 1996；175：460-4.（レベルⅢ）
13) Woudstra DM, Chandra S, Hofmeyr GJ, et al：Corticosteroids for HELLP（hemolysis, elevated liver enzymes, low platelets）syndrome in pregnancy. Cochrane Database Syst Rev. 2010 Sep 8；(9)：CD008148. doi：10.1002/14651858.CD008148.pub2.（レベルⅠ）
14) Zlatnik MG：Pulmonary edema：etiology and treatment. Semin Perinatol 1997；21：298-306.（レベルⅣ）
15) Alexopoulos E, Tambakoudis P Bill H, et al：Acute renal failure in pregnancy. Ren Fail 1993；15：609-13.（レベルⅢ）
16) Lin CC, Moawad AH, Rosenow PJ, et al：Acid-base characteristics of fetuses with intrauterine growth retardation during labor and delivery. Am J Obstet Gynecol 1980；137：553-9.（レベルⅢ）
17) Mitani M1, Matsuda Y, Makino Y, et al：Clinical features of fetal growth restriction complicated later by pre-eclampsia. J Obstet Gynaecol Res 2009；35：882-7.（レ

ベルⅢ）
18) Kovo M, Schreiber L, Elyashiv O, et al：Pregnancy Outcome and Placental Findings in Pregnancies Complicated by Fetal Growth Restriction With and Without Preeclampsia. Reprod Sci 2014；6：1933719114542024. [Epub ahead of print].（レベルⅢ）
19) Weiler J, Tong S, Palmer KR：Is Fetal Growth Restriction Associated with a More Severe Maternal Phenotype in the Setting of Early Onset Pre-Eclampsia? A Retrospective Study. PLos One 2011；6：e26937.（レベルⅢ）
20) Manning FA：Fetal medicine: Principal and practice. Appleton & Lange, Norwalk（CT）, 1995, p31-7.（レベルⅣ）
21) Robertson CM, Etches PC, Kyle JM：Eight-year school performance and growth of preterm, small for gesta- tional age infants: a comparative study with subjects matched for birth weight or for gestational age. J Pediatr 1990；116：19-26.（レベルⅢ）
22) Habbard B, Kayem G, Deis S, et al：Are perinatal and maternal outcomes different during expectant management if severe preeclampsia in the presence growth restriction? Am J Obstet Gynecol 2007；196：237.e1-5.（レベルⅢ）
23) Lees C, Marlow N, Wolf H et al：TRUFFLE Group. Perinatal morbidity and mortality in early-onset fetal growth restriction: cohort outcomes of the trial of randomized umbilical and fetal flow in Europe（TRUFFLE）. Ultrasound Obstet Gynecol 2013；43：400-8.（レベルⅠ）
24) Baschat AA：Neurodevelopment following fetal growth restriction and its relationship with antepartum parameters of placental dysfunction. Ultrasound Obstet Gynecol 2011；37：501-14.（レベルⅣ）
25) Shear RM, Reinfret D, Leduc L：Should we offer expectant management in cases of severe preterm preeclampsia with fetal growth restriction? Am J Obstet Gynecol 2005；192：1119-25.（レベルⅢ）
26) Sibai BM, Mercer BM, Shiff E, et al：Aggressive versus expectant management of severe preeclampsia at 28 to 32 weeks' gestation. A randomized controlled traial. Am J Obstet Gynecol 1994；171：818-22.（レベルⅡ）
27) Mifsud W, Sebire NJ：Placental pathophysiology in early-onset and late-onset fetal growth restriction. Fetal Diagn Ther 2014；DOI:10.1159/000359969.（レベルⅢ）
28) Baschat AA, Cosmi E, Bilardo CM,et al：Predictors of neonatal outcome in early-onset placental dysfunction. Obstet Gynecol 2007；109：253–61.（レベルⅢ）

IX 分娩周辺期および分娩時の管理

3. 分娩様式の決定

CQ 分娩様式の選択は？

推奨
1. 病態の緊急性や帝王切開の適応について個別の条件を考慮して，分娩様式を選択する。(グレードB)
2. 分娩様式の選択にあたり，医学的ならびに社会的条件を考慮する。(グレードB)

解 説

妊娠高血圧症候群，それが重症の妊娠高血圧腎症（preeclampsia）であっても，原則としては産科的適応より帝王切開が考慮される。また，急激な病態増悪や胎児機能不全，常位胎盤早期剥離の疑いなど，急速遂娩が望ましい場合には帝王切開を選択する。ただし，帝王切開は，入院期間の延長や静脈血栓症のリスクとなることが一般的に認知されており，また，既往帝王切開妊婦の次回妊娠では，子宮破裂，前置胎盤，癒着胎盤，腹腔内臓器損傷，子宮摘出の可能性が増加する[1]ため，その選択に当たっては慎重な対応が要求される。

分娩誘発を行うかどうかの判断においては，妊娠週数の影響についても考慮しなくてはならない。児が未熟である早発型の妊娠高血圧腎症症例においても，複数の検討で経腟分娩と帝王切開の比較が行われているが，経腟分娩が児の予後を悪くすることはなかったと報告されている[2,3]。

また，妊娠高血圧腎症症例の分娩誘発時の帝王切開率についての後方視的研究では，正期産の初産婦で30％（81/267例），正期産の経産婦で16％（10/64例），早産の初産婦で29％（48/164例），早産の経産婦で18％（13/72例）の帝王切開率であった。これらの帝王切開率は，非妊娠高血圧腎症症例に比べ高くなっていた（オッズ比：1.90，95％ CI：1.45〜2.48）が，半数以上の症例では経腟分娩に至っており，帝王切開を積極的に推奨する結果ではないと考えられる[4]。

分娩誘発において，経腟分娩の成功には子宮頸管熟化の因子が大きく関与する。Parkらの妊娠高血圧腎症を対象とした後方視的研究[5]によれば，プロスタグランジンE_2腟錠と，オキシトシン点滴を併用した分娩誘発の失敗に関する独立したリスク因子は，頸管熟化不全（Bishopスコア4点未満）（オッズ比：22.81，95％ CI：2.86〜182.05）$MgSO_4$使用（オッズ比：17.78，95％ CI：1.62〜195.14），母体体重70kg以上（オッズ比：3.79，95％ CI：1.47〜9.75）であった。

しかし，経腟分娩の成功率については，初産で頸管が熟化不良の妊娠高血圧腎症重症145例に対し，プロスタグランジンE_1の腟内投与による頸管熟化法を併用した分娩誘発を行った報告によると，全体の経腟分娩成功率は66％であったが，妊娠34週未満，34〜36週，37週以降ではそれぞれ55％，69％，73％と，妊娠週数が進むにつれて成功率が高くなっていた[4]。

なお，諸外国におけるこれらの研究はわが国における臨床背景と異なるところが多いため，実際の決定に際しては慎重な評価が求められる。

以上より，分娩誘発を行わずに帝王切開を選択する場合では，表1のような条件を総合的に考慮し，十分な説明と同意のうえで個々に決定する。ただし，経腟分娩を試みる場合においては，いつでも帝王切開に切り替えられる状況で行うことが推奨される。

表1　分娩様式の選択にあたり考慮すべき医学的・社会的条件

Ⅰ．医学的条件
　①母体の状態：産科歴，帝王切開の適応となる疾患の有無，血圧，検査異常，母体の諸症状の重症度
　②胎児の状態：成熟度，児体重，胎児発育不全（FGR）の有無，well-being，胎児合併症の有無
　③子宮頸管の条件：分娩誘発から24時間を目安として分娩に至るか
Ⅱ．社会的条件
　①母体管理：ICU管理が可能か。看護体制（特に「時間外」の監視体制）
　②新生児管理：周産期専門医（新生児）の有無，NICUの受け入れ体制
　③手術施行：麻酔専門医の有無，緊急帝王切開への対応可能時間

文献

1) Amercan College of Obstetricians and Gynecologists：ACOG Committee Opinion No. 394, December 2007. Cesarean delivery on maternal request. Obstet Gynecol 2007；110：1501.（ガイドライン：レベルⅣ）
2) Nassar AH, Adra AM, Chakhtoura N, et al：Severe preeclampsia remote from term：labor induction or elective cesarean delivery? Am J Obstet Gynecol 1998；179：1210-3.（レベルⅢ）
3) Alexander JM, Bloom SL, McIntire DD, et al：Severe preeclampsia and the very low birth weight infant：is induction of labor harmful? Obstet Gynecol 1999；93：485-8.（レベルⅢ）
4) Kim LH, Cheng YW, Delaney S, et al：Is preeclampsia associated with an increased risk of cesarean delivery if labor is induced? J Matern Fetal Neonatal Med 2010；23：383-8.（レベルⅢ）
5) Park KH, Cho YK, Lee CM, et al：Effect of preeclampsia, magnesium sulfate prophylaxis, and maternal weight on labor induction：a retrospective analysis. Gynecol Obstet Invest 2006；61：40-4.（レベルⅢ）

IX 分娩周辺期および分娩時の管理

4. 分娩誘発
CQ1 分娩誘発の適応と時期は？

推奨

1. 妊娠高血圧症候群の病型および重症度，母児の状態を考慮し，分娩誘発を行う。（グレードA）
2. 妊娠高血圧腎症軽症および妊娠高血圧軽症症例では，妊娠40週未満をめどに分娩誘発を考慮する。（グレードB）
3. 妊娠34週以降の妊娠高血圧腎症重症では分娩誘発を考慮する。（グレードB）
4. 人工早産となる症例に対しては，新生児医療などの施設条件を考慮して決定する。（グレードB）

解 説

妊娠高血圧症候群における妊娠の終結を判断するポイントとしては，①妊娠高血圧症候群の病型および重症度，②妊娠週数，③母体の臓器障害の有無（子癇発作，HELLP症候群，肺水腫，血栓症，常位胎盤早期剝離），④胎児の状態〔胎児発育不全（FGR），well-being〕，が挙げられる。

2009年に，妊娠高血圧腎症軽症および妊娠高血圧軽症症例756例を対象として，妊娠36週での分娩誘発と待機的管理を比較した多施設によるランダム化比較試験（RCT）が発表された（HYPITAT研究）[1]。この検討では，母体死亡および子癇発作，新生児死亡は認められなかったが，母体合併症（HELLP症候群，肺水腫，血栓症，常位胎盤早期剝離）が待機群では44％であったのに対し誘発群では31％であり，36週での分娩誘発が有意に母体予後を改善させた（相対リスク：0.71，95％ CI：0.59〜0.86）。また，帝王切開率はやや低かったが有意差はなく（誘発群14％，待機群19％，相対リスク：0.75，95％ CI：0.55〜1.04），新生児の罹病率についても有意差を認めなかった（誘発群6％，待機群8％，相対リスク：0.75，95％ CI：0.45〜1.26）。この結果から，妊娠高血圧軽症例および妊娠高血圧腎症軽症例においては，妊娠36週まで待機し，妊娠36週の時点での分娩誘発が望ましいとしたが，現在，追試が進行中であり，検証結果がまたれる[2]。

妊娠高血圧腎症重症症例では，妊娠34週に至った時点で妊娠の終結を検討するとNational High Blood Pressure Education Program Working Group（NHBPEP）では推奨している[3]。34週以前の症例についての待機的管理と積極的介入の比較については，Cochrane reviewで2つのRCTについてメタアナリシスがなされている[4]。これらのRCTは，妊娠高血圧腎症重症の診断後にMgSO$_4$，ステロイド，降圧薬により母体を24〜48時間安定化させた後，直ちに分娩とする群と妊娠34週まで分娩を待機（症状増悪があれば娩出）する群の2群に分け，その母体および児の予後を比較したものである。メタアナリシスの結果としては，母体合併症については有意差を認めず，早期娩出群ではSGA（small for gestational age）児の割合が減少したものの（相対リスク：0.36，95％ CI：0.14〜0.90），RDS（相対リスク：2.3，95％ CI：1.39〜3.81），壊死性腸炎（相対リスク：5.5，95％ CI：1.04〜29.56），NICUへの入院（相対リスク：1.32，95％ CI：1.13〜1.55）が有意に増加した。この結果を考えると，妊娠高血圧腎症重症の場合，母体や胎児に妊娠の終結の適応が認められなければ，少なくとも妊娠34週までは待機的に管理を行う。実際に妊娠の終結を決定するにあたっては，麻酔科，新

生児科，看護部などの関係部署との連携のうえで十分な説明を行い，同意のもとで決定する。以上より本委員会では，妊娠高血圧腎症軽症および妊娠高血圧軽症の場合は，分娩誘発の成功率，児の予後を考慮したうえで，妊娠40週未満での妊娠終結を推奨することとした。

妊娠37週以降に診断された症例であれば，原則的には母体の全身状態や胎児評価を行い，帝王切開の適応がなければ分娩誘発とする。妊娠終結決定の条件の詳細については別項（IX 分娩周辺期および分娩時の管理『2. 妊娠終結の決定条件』）を参照していただきたい。

文献

1) Koopmans CM, Bijlenga D, Groen H, et al：Induction of labour versus expectant monitoring for gestational hypertension or mild pre-eclampsia after 36 weeks' gestation（HYPITAT）：a multicentre, open-label randomised controlled trial. Lancet 2009；374：979-88.（レベルⅠ）
2) Langenveld J, Broekhuijsen K, van Baaren GJ, et al；HYPITAT-II study group：Induction of labour versus expectant monitoring for gestational hypertension or mild pre-eclampsia between 34 and 37 weeks' gestation（HYPITAT-II）：a multicentre, open-label randomised controlled trial. BMC Pregnancy Childbirth 2011；11：50.（レベルⅡ）
3) National High Blood Pressure Education Program Working Group：Report of the National High Blood Pressure Education Program Working Group on High Blood Pressure in Pregnancy. Am J Obstet Gynecol 2000；183：S1-S22.（レベルⅣ）
4) Churchill D, Duley L：Interventionist versus expectant care for severe pre-eclampsia before term. Cochrane Database Syst Rev. 2002；(3)：CD003106.（レベルⅠ）

4. 分娩誘発
CQ2 分娩誘発の方法と注意点は？

推奨

1. 緊急帝王切開へ移行できるよう対応する。（グレードB）
2. 妊娠高血圧腎症重症症例では，子癇予防のため原則的にMgSO$_4$を誘発開始時から分娩後24時間まで静脈内投与する。（グレードB）
3. 母体の観察項目として，血圧計測や尿量のチェックとともに，意識レベルの変容や自覚症状（頭痛，上腹部痛・心窩部痛，眼症状）が重要である。（グレードB）
4. 分娩誘発中は，持続的な胎児心拍モニタリングを行う。（グレードA）
5. 新生児への対応を準備しておく。（グレードA）

解説

妊娠高血圧症候群の分娩誘発においても，基本事項として『産婦人科診療ガイドライン産科編2014：「CQ412 分娩誘発の方法は？」』[1]および『子宮収縮薬による分娩誘発・陣痛促進に際しての留意点：改訂2014年版』[2]を参考にする。

原則的にいつでも帝王切開に切り替えられるよう対応する。絶飲食とする場合，脱水を引き起こさないように適切な量の補液を行う。子癇予防策として，MgSO$_4$の持続投与の併用が望ましい（「Ⅶ 子癇『CQ2 子癇の管理法は？』」参照）。順調に分娩が進行しない場合や血圧のコントロールが不良な場合では症例に応じて検討

し，帝王切開を考慮する。

分娩の所要時間としては，National High Blood Pressure Education Program(NHBPEP)の報告では，妊娠高血圧腎症重症例の分娩誘発では24時間以内に娩出するという方針を勧めている[3]。また，Royal College of Obstetricians and Gynaecologists(RCOG)のガイドライン委員会は，妊娠37週以降の妊娠高血圧腎症軽症の分娩誘発において24～48時間以内の分娩を推奨している[4]。

分娩誘発では，子宮頸管の熟化が経腟分娩の成功率に影響する。また，「妊娠高血圧症候群妊婦では分娩が早く進む」ということはなく，分娩週数や子宮頸管熟化状態をマッチさせた初産婦の正常血圧群68人と妊娠高血圧腎症群68人を対象に，プロスタグランジンE_2腟錠で分娩誘発を行い分娩所要時間の比較をしたところ，正常血圧群では平均762.5分であったのに対し妊娠高血圧腎症群では平均1049.5分と有意に延長していた[5]（なお，この検討における分娩第2期の所要時間は妊娠高血圧腎症群で73分，正常血圧群で76分であり，有意差を認めていない）。諸外国では子宮頸管熟化を目的としたプロスタグランジンE_2の腟内投与などが行われているが，わが国では薬事承認がなされていないため使用できない[1]。よって，頸管熟化法としては，ラミナリア桿などの子宮頸管拡張器やメトロイリンテル，卵膜剥離，人工破膜のような物理的方法が選択される。これらの機械的頸管熟化法は，24時間以内の分娩を妨げるものではないとされている[6]。

十分な頸管熟化がなされた場合には，陣痛促進剤の使用となるが，オキシトシンは妊娠高血圧症候群には慎重投与，プロスタグランジンF_{2a}も高血圧には慎重投与としている[2]ため，いずれも血圧や全身状態に注意して投与する。なお，分娩時の血圧の測定間隔についての明確なエビデンスはない[7]。2011年版のRCOGの『NICE臨床ガイドライン』では，軽症～中等症の血圧では1時間ごと，重症高血圧例では持続的血圧測定を推奨している[4]。少なくとも10～60分ごとの血圧測定を行い，頭痛，上腹部・心窩部痛，眼症状や意識の変化がないかについて常時観察を行う。

陣痛発作時に血圧が上昇する（収縮期血圧≧180mmHg，拡張期血圧≧110mmHg）ことがあるが，持続的もしくは反復して生じる場合には降圧薬の使用を考慮する。

分娩進行中は，分娩監視装置を用いて持続的な胎児心拍数モニタリングを行う。胎児機能不全の発生も考慮し，新生児への対応を準備しておく。

硬膜外麻酔は血圧上昇の抑制に有用であると考えられている[8,9]（「Ⅸ 分娩周辺期および分娩時の管理『7. 無痛分娩』」参照）が，硬膜外麻酔の実施に熟練したスタッフが担当することが望ましい。

文献

1) 日本産科婦人科学会／日本産婦人科医会（編）：CQ412分娩誘発の方法は？ 産婦人科診療ガイドライン 産科編2011. p206-10, 日本産科婦人科学会，東京，2011.（ガイドライン：レベルⅣ）
2) 日本産科婦人科学会／日本産婦人科医会（編）：子宮収縮薬による分娩誘発・陣痛促進に際しての留意点：産婦人科診療ガイドライン産科編 2011. p335-9, 日本産科婦人科学会，東京，2011.（ガイドライン：レベルⅣ）
3) National High Blood Pressure Education Program Working Group：Report of the National High Blood Pressure Education Program Working Group on High Blood Pressure in Pregnancy. Am J Obstet Gynecol. 2000；183：S1-S22.（レベルⅣ）
4) Royal College of obstetricians and gynaecologists：NICE clinical guideline, Hypertension in pregnancy：the management of hypertensive disorders during pregnancy 2010.(revised 2011)（ガイドライン：レベルⅣ）
5) Griffiths AN, Hikary N, Sizer AR：Induction to delivery time interval in patients with and without preeclampsia：a retrospective analysis. Acta Obstet Gynecol Scand 2002；81：867-9.（レベルⅢ）
6) Jozwiak M, Bloemenkamp KW, Kelly AJ, et al：Mechanical methods for induction of labour. Cochrane Database Syst Rev. 2012；3：CD001233.（レベルⅠ）
7) 日本産科婦人科学会／日本産婦人科医会（編）：CQ312 妊娠高血圧腎症の取り扱いは？ 産婦人科診療ガイドライン産科編2011. p130-5, 日本産科婦人科学会，東京，2011.（ガイドライン：レベルⅣ）
8) Lucas MJ, Sharma SK, McIntire DD et al：A randomized trial of labor analgesia in women with pregnancy-induced hypertension. Am J of Obstet and Gynecol 2001；185：970-5.（レベルⅠ）
9) Patel P, Desai P, and Gajjar F：Labor epidural analgesia in pre-eclampsia：a prospective study. J Obstet Gynaecol Res 2005；31：291-5.（レベルⅡ）

IX 分娩周辺期および分娩時の管理

5. 分娩時の血圧管理

CQ　分娩時の血圧管理とその注意点は？

推奨

1. 分娩目的入院時には血圧測定と尿中蛋白半定量を行う。(グレードB)
2. 分娩進行中は血圧を測定する。(グレードB)
3. 妊娠高血圧症候群およびその既往症例，入院時高血圧を示す症例，尿蛋白陽性症例では定期的に血圧を測定する。(グレードB)
4. 分娩中に頭痛，嘔吐，上腹部痛，意識障害や視覚障害を含む神経学的異常症状を訴えた場合は，速やかに血圧を測定する。(グレードB)
5. 陣痛発来後に初めて高血圧を呈する症例の存在を認識する。(グレードB)
6. 各施設において，医師へ報告する血圧値を設定する。(グレードB)

解説

子癇発症前1週間以内の妊婦健診時に高血圧を示していた患者は47％，蛋白尿のみを示していた患者は8〜10％であった[1,2]。分娩子癇の25〜30％は発症前に高血圧，蛋白尿いずれも認められていない[2,3]。これらは，分娩直前に初めて高血圧や蛋白尿を示した妊婦においても子癇の危険が高いことを示唆している。そこで，外来で異常が認められなかった妊婦でも，分娩のための入院時には全例において血圧測定と尿中蛋白半定量検査を勧める。子癇例では，子癇発作発症直後に測定された血圧は高血圧を示すことが多い。子癇発作直前にも発作後と同様な高血圧を示していたかについては知られていないが，発作前に急激な血圧上昇を示す例があり，血圧のモニターは子癇予知に有効である可能性がある。

陣痛時は子宮収縮による血液再配分[4]や交感神経緊張増加が関与するため，妊娠高血圧症候群の病態における血圧の管理指標としては子宮収縮間欠時血圧を用いる。しかし，陣痛発作時においても180/120mmHgを超える血圧が反復して持続していないか留意する必要がある。

2005年の米国の報告では，脳卒中のうち10％が分娩前，40％が分娩時，50％が分娩後または退院後に発生しており，分娩時と分娩後の脳卒中発症の危険が示されている[5]。妊娠中には妊娠高血圧症候群を認めず，陣痛発来後から高血圧を発症する場合がある。妊娠中に妊娠高血圧症候群がなかった分娩患者1,013人を対象とした分娩中血圧に関する検討では，正常血圧群(分娩中最高SBP＜140mmHg)：761人(75％)，軽症分娩時高血圧群(140mmHg≦分娩中最高SBP＜160mmHg)：186人(18％)，重症分娩時高血圧群(160mmHg≦分娩中最高SBP＜180mmHg)：50人(5％)，緊急分娩時高血圧群(分娩中最高SBP≧180mmHg)：16人(2％)であった。全対象1,013人の入院時血圧は，正常血圧：927人(91％)，軽症高血圧：77人(8％)，重症高血圧：9人(1％)，入院時正常血圧927人の分娩Ⅰ/Ⅱ期血圧は，正常血圧群：761人(82％)，軽症高血圧群：129人(14％)，重症高血圧群：28人(3％)，緊急高血圧群：9人(1％)であった。入院時血圧が正常であっても，その後に血圧上昇を認める症例の存在を認識する必要がある[6]。

分娩Ⅰ/Ⅱ期の母体血圧測定と血圧値の医師

への報告について，医療スタッフの判断に任せている医療施設が各々14％，23％存在するとの報告がある[7]。分娩中の血圧上昇は子癇や脳出血リスク因子の可能性があり，医療介入が必要となる場合がある。高血圧が確認されたらスタッフは直ちに医師に伝え，医師は医療介入の要否について判断する。報告する血圧カットオフ値は，各施設で事前に設定しておく。

文献

1) Knight M：Eclampsia in the United Kingdom 2005. Br J Obstet Gynecol 2007；1072-8.（レベルⅢ）
2) Douglas KA, Redman CW：Eclampsia in the United Kingdom. Br Med J 1994；309：1395-400.（レベルⅢ）
3) Kullberg G, Lindeberg S, Hanson Ulf：Eclampsia in Sweden. Hypertens Preg 2002；21：13-21.（レベルⅢ）
4) Cardeyro-Barcia R, Poseiro JJ：Physiology of the uterine contraction. Clin Obstet Gynecol 1960；3：386（レベルⅢ）
5) James AH, Bushnell CD, Jamison MG, Myers ER：Incidence and risk factors for stroke in pregnancy and the puerperium. Obstet Gynecol 2005 Sep；106(3)：509-16（レベルⅡ）
6) Ohno Y, Kawai M, Morikawa S, et al：Management of eclampsia and stroke during pregnancy. Neurol med chir 2013；53：513-9.（レベルⅣ）
7) Ohno Y, Ishikawa K, Kaseki S, et al：Questionnaire-based study of cerebrovascular complications during pregnancy in Aichi Prefecture, Japan(AICHI DATA). Hypertens Res Preg 2013；1：40-5.（レベルⅣ）

IX 分娩周辺期および分娩時の管理

6. 分娩時の高血圧

CQ 分娩時の高血圧に対する降圧療法は？

推奨

1. 血圧160/110mmHg以上180/120mmHg未満を反復して認める場合，降圧薬による降圧治療，MgSO₄による痙攣予防を考慮する。（グレードC）
2. 血圧180/120mmHg以上を反復して認める場合，降圧薬による降圧治療，MgSO₄による痙攣予防を行う。（グレードB）

解説

分娩時の降圧目標は，子宮収縮間歇時において軽症レベル（140～160/90～110mmHg）を基準とする。急激で過度な降圧は子宮胎盤循環の低下を招き，胎児機能不全を惹起する可能性がある。一方，陣痛発作時，分娩時には疼痛や妊婦の体動，体位の変動，陣痛間隔の短縮化などにより正確な血圧をモニタリングすることが困難である。陣痛発作時血圧も軽症レベルに降圧目標を設定すると，陣痛間歇時血圧が過度な降圧に陥る可能性もあり，陣痛発作時血圧と間歇時血圧が乖離している場合は，血圧管理が困難な場合も多い。

陣痛発作時の降圧目標として，高血圧緊急症の治療基準も参考となる。高血圧緊急症は，高度な血圧上昇（一般的には180/120mmHg以上）によって，脳・心・腎・大血管などの標的臓器に急速に障害が生じる切迫した病態とされている。直ちに降圧を図るべき狭義の緊急症（emergency）と，数時間以内に降圧を図るべき切迫症（urgency）に分類される[1～3]。緊急症には高血圧性脳症，急性大動脈解離を合併した高血圧，肺水腫を伴う高血圧性左心不全，重症高血圧を伴う急性心筋梗塞や不安定狭心症，褐色細胞腫クリーゼ，子癇などが該当する。このような重症高血圧が，陣痛発作時に瞬間的であっても反復する場合は，母体に急性脳血管障害や高血圧性脳症（子癇を含む）を発症する可能性が否定できない。高血圧緊急症では，入院治療と緊急な降圧治療が原則であるが，過度な降圧は臓器灌流圧低下により，脳虚血，脳梗塞，心筋虚血，心筋梗塞，腎機能障害，子宮胎盤循環障害に伴う胎児機能不全を引き起こす可能性がある。内科領域の高血圧緊急症における一般的な降圧目標は，はじめの1時間以内は平均血圧で25％以上は降圧させず，次の2～6時間で160/100～110mmHgとすることとされる[1]。従って，妊娠高血圧症候群の分娩管理における陣痛間歇時の血圧は軽症レベルの140～160/90～110mmHgとしつつ，陣痛発作時の血圧は，高血圧緊急症発症のリスクとなる180/120mmHgを，子宮収縮ごとに反復して超えることのないように管理することが望ましい。

分娩子癇は，きわめて厳重な降圧管理が求められる。迅速な分娩が完遂できない場合は降圧管理の限界と考えられ，緊急帝王切開と術中術後の厳密な降圧管理が望ましい。

文献

1) Chobanian AV, Bakris GL, Black BHR, et al：Seventh report of the Joint National Committee on prevention, detection, evaluation, and treatment of high blood pressure. Hypertension 2003；42：1206-52.（レベルIV）
2) 日本高血圧学会高血圧治療ガイドライン作成委員会：高血圧治療ガイドライン（2009年改訂版）. p90-5, ライフサイエンス出版, 東京, 2009.（レベルIV）
3) Kaplan NH：Hypertensive crises. In Clinical Hypertension, 8th ed. p339-56. Lippincott Williams & Wilkins, Baltimore, 2002.（レベルIV）

IX 分娩周辺期および分娩時の管理

7. 無痛分娩

CQ1 妊娠高血圧症候群の分娩管理で硬膜外麻酔は有用か？

推奨　妊娠高血圧症候群の経腟分娩管理では，硬膜外麻酔による無痛分娩が有用である。
（グレードC）

解 説

妊娠高血圧症候群では分娩経過中に血圧が上昇し帝王切開の適応となることがあるが，硬膜外麻酔による無痛分娩を選択することにより疼痛による血圧上昇の危険を軽減することが可能である[1〜6]。またストレスホルモンやカテコラミンの上昇を防ぐことにより，子宮胎盤血流の増加が期待できる[7,8]。妊娠高血圧症候群患者における硬膜外無痛分娩がオピオイド静注による鎮痛法と比較して帝王切開術を減らすかを調べたランダム化比較試験（RCT）によれば，帝王切開率には差がなかった。鎮痛効果は硬膜外麻酔が優れており，新生児のnaloxone必要例も少なかった[4]。

さらに硬膜外カテーテルが挿入されていれば，分娩中に緊急帝王切開が必要になった場合でも硬膜外麻酔で管理することが可能であり，気管挿管および抜管時の血圧上昇などの危険を伴う全身麻酔を避けることができる。

文献

1) Moore TR, Key TC, Reisner LS, et al：Evaluation of the use of continuous lumbar epidural anesthesia for hypertensive pregnant women in labor. Am Obstet Gynecol 1985；152：404-12.（レベルⅢ）
2) Newsome LR, Bramwell RS, Curling PE：Severe preeclampsia：hemodynamic effects of lumbar epidural anesthesia. Anesth Analg 1986；65：31-6.（レベルⅢ）
3) Lucas MJ, Sharma SK, McIntire DD, et al：A randomized trial of labor analgesia in women with pregnancy-induced hypertension. Am J Obstet Gynecol 2001；185：970-5. 13.（レベルⅡ）
4) Head BB, Owen J, Vincent RD Jr, et al：A randomized trial of intrapartum analgesia in women with severe pre-eclampsia. Obstet Gynecol 2002；99：452-7.（レベルⅡ）
5) National Collaborating Centre for Women's and Children's Health：Hypertension in pregnancy. The management of hypertensive disorders during pregnancy. National Institute for Health and Clinical Excellence Guideline 107. August 2010 revised reprint January 2011 ed. RCOG, London, 2011.（レベルⅣ）
6) Dennis AT：Management of pre-eclampsia：issues for anaesthetists. Anaesthesia 2012；67：1009-20.（レベルⅣ）
7) Ramanathan J, Coleman P, Sibai B：Anesthetic modification of hemodynamic and neuroendocrine stress responses to cesarean delivery in women with severe preeclampsia. Anesth Analg 1991；73：772-9.（レベルⅢ）
8) Jouppila P, Jouppila R, Hollmen A, et al：Lumbar epidural analgesia to improve intervillous blood flow during labor in severe preeclampsia. Obstet Gynecol 1982；59：158-61.（レベルⅢ）

7. 無痛分娩

CQ2 妊娠高血圧症候群で硬膜外麻酔による無痛分娩を行う場合の注意点は何か？

推奨
1. 血小板数を確認する。（グレードA）
2. 過剰輸液を避ける。（グレードB）
3. 昇圧薬は慎重に投与する。（グレードB）

解説

妊娠高血圧症候群の妊婦では血小板数の減少を伴うことが多いので，硬膜外麻酔を行う前に血小板数の確認を必ず行う。特に血小板数が継続して著明な低下傾向にある場合や，急激に減少してきた場合には，穿刺直前（1〜3時間前）の再検査が必要である。凝固止血機能に異常がある患者で区域麻酔を行うと，硬膜外血腫の危険性を伴う。

以前は血小板数が10万/mm³未満の場合には硬膜外麻酔は禁忌とされていたが，最近ではこの基準は7.5万/mm³未満に緩和されている[1〜4]。軽症の妊娠高血圧症候群の患者で血小板数が10万/mm³以上の場合は，凝固機能異常を伴うことは非常にまれであるので，追加の凝固機能検査は必須ではない。しかし，血小板数が10万/mm³以下の場合は凝固機能異常を伴うことがあるので，播種性血管内凝固症候群（DIC）などのリスクが高い場合はPT，aPTT，フィブリノーゲン濃度などの凝固機能検査を追加すべきである[5]。血小板数が5万/mm³未満の場合は絶対的禁忌と考えられるが，血小板数が5万〜7.5万/mm³の間の場合は，リスクとベネフィットを勘案して慎重に選択すべきである。いずれにしても妊娠高血圧症候群の妊婦で硬膜外麻酔による無痛分娩を選択する場合は，導入時期を遅らせた結果，血小板数の減少により穿刺の時期を逸することのないように早めに導入するとよい。

なお，血小板数が減少傾向にある妊婦で硬膜外麻酔を選択した際には，穿刺後の神経学的異常の有無（下肢の運動麻痺や背部痛など）を定期的に観察して記載し，カテーテルを抜去する際にも血小板数が低下していないことを確認する。

以前は，無痛分娩のための硬膜外麻酔導入時の低血圧予防のために，輸液による容量負荷が推奨されていたが，最近では低濃度の局所麻酔薬が用いられるようになり麻酔導入時のルーチンでの容量負荷は推奨されていない。特に妊娠高血圧症候群の妊婦では肺水腫のリスクが高いので，過剰な輸液は慎むべきである[6]。

妊娠高血圧症候群患者では，昇圧薬に対して過剰な反応（急激な血圧上昇）を呈する可能性が指摘されている[3,7]。その証拠は十分でないが，慎重を期して昇圧薬の初回投与は通常よりも少ない量（ephedrine 2.5mg，phenylephrine 25μg）を用いるべきである。また硬膜外カテーテルの試験投与（テストドーズ）には，血管内誤注入を発見する目的でadrenalineが添加されるが，妊娠高血圧症候群患者では少量のadrenalineであっても高血圧反応をきたす恐れがあるため，adrenaline添加を避けるべきであるとの意見もある。妊娠高血圧症候群患者の帝王切開術の硬膜外麻酔に，adrenaline添加lidocaineを通常量投与して異常高血圧をきたした報告もある[8]。

文献

1) Dennis AT：Management of pre-eclampsia: issues for anaesthetists. Anaesthesia 2012；67：1009-20.（レベルⅣ）
2) Sharma SK, Philip J, Whitten CW, et al：Assessment of changes in coagulation in parturients with preeclampsia using thromboelastography. Anesthesiology 1999；90：385-90.（レベルⅢ）
3) Dyer RA, Piercy JL, Reed AR, et al：Hemodynamic changes associated with spinal anesthesia for cesarean delivery in severe preeclampsia. Anesthesiology 2008；108：802-11.（レベルⅢ）
4) Orlikowski CE, Rocke DA, Murray WB, et al：Thrombelastography changes in pre-eclampsia and eclampsia. British Journal of Anaesthesia 1996；77：157-61.（レベルⅢ）
5) Leduc L, Wheeler JM, Kirshon B, et al：Coagulation profile in severe preeclampsia. Obstet Gynecol 1992；79：14-8.（レベルⅢ）
6) National Collaborating Centre for Women's and Children's Health：Hypertension in pregnancy. The management of hypertensive disorders during pregnancy. National Institute for Health and Clinical Excellence Guideline 107. August 2010 revised reprint January 2011 ed. RCOG, London, 2011.（レベルⅣ）
7) Aya AG, Vialles N, Tanoubi I, et al：Spinal anesthesia-induced hypotension：A risk comparison between patients with severe preeclampsia and healthy women undergoing preterm cesarean delivery. Anesth Analg 2005；101：869-75.（レベルⅢ）
8) Hadzic A, Vloka J, Patel N, et al：Hypertensive crisis after a successful placement of an epidural anesthetic in a hypertensive parturient：Case report. Reg Anesth 1995；20：156-8.（レベルⅣ）

8. 帝王切開術

CQ1 妊娠高血圧症候群に対する帝王切開の注意点は？

推奨
妊娠高血圧症候群に伴いやすい個別状況や、合併症（高血圧、血管透過性亢進、血液濃縮、出血傾向、肺水腫、HELLP症候群、羊水過少、児の未熟性等）に注意する。（グレードB）

解説

妊娠高血圧症候群妊婦に対する帝王切開においては、血圧の変動、肺水腫、腎機能障害、出血傾向、弛緩出血、播種性血管内凝固症候群（DIC）、HELLP症候群、子癇などの母体全身状態と、羊水過少、児の未熟性、胎児機能不全（non-reassuring fetal status；NRFS）など児の状態に注意することが求められる。各項目の注意点を簡単に解説する。

妊娠高血圧症候群すべてに共通する帝王切開時の注意点は報告されていない。『ACOG Practice Bulletin』[1]、『Williams Obstetrics』[2]、『UpToDate』[3]のいずれにおいても「妊娠高血圧症候群帝王切開の際の注意点」の記載はない。ただし、妊娠高血圧症候群に対する帝王切開率は上昇してきており[4]、今後、この問題は議論の対象となる可能性が高い。現時点では、各施設における手慣れた帝王切開法を採用する。

妊娠高血圧症候群に合併（併存）しやすい状態を認識し、それらが存在する場合には、適切な対策を講ずる。以下に記載する。

①出血傾向への対応

妊娠高血圧症候群においては、血小板減少や凝固能低下を合併する例が多い。帝王切開時出血量増加への対策を講ずる。妊娠高血圧症候群では術前からすでに循環血漿（血液）量が減少しているので、妊娠高血圧症候群を合併しない症例に比べて、術中術後出血が循環動態へ与える影響が大きいと見込まれる。具体的には、切開創の止血を十分に確認する。切開創だけでなく、癒着剥離部位や子宮把持部位などからの出血有無を確認し、出血があれば止血する。弛緩出血にも注意する。

②羊水過少への対応

羊水過少を合併することがあり、帝王切開時にメスなどによる外傷性の児損傷が起こらぬように細心の注意を払う。

③児未熟性への対応

週数が早い場合には、被膜児分娩（幸帽児分娩：en caul delivery）を試みてもよい。児は予備能が小さい場合が多いので、帝王切開前にNRFSの所見が認められない場合でも、小児科医（あるいは新生児蘇生に経験深い医師）の立ち会いが望ましい。

④胸水や腹水への対応

出血量が多い場合に、補液量が過多になりやすく、術中術後に胸水・肺水腫を示しやすい。本章の「麻酔」の項（「CQ2～4」）でも述べられるが、術者も補液過多に留意する。腹水を伴う場合、出血量の判定が困難になる。大量腹水を認めた場合には、可能な限り吸引し、正確な出血量評価ができるよう留意する。

文献

1) ACOG Committee on Practice Bulletins：ACOG practice bulletin. Diagnosis and management of preeclampsia and eclampsia. Number 33, January 2002. Obstet Gynecol 2002；99：159-67.（レベルⅣ）
2) Cunningham FG, Leveno KJ, Bloom SL et al.：Pregnancy hypertension. Cunningham FG, Leveno KJ, Bloom SL et al. eds. Williams Obstetrics. 23rd ed. 706-56. McGrawHill, New York, 2010.（レベルⅣ）
3) Norwitz ER, Repke JT：Preeclampsia：Management and prognosis. UpToDate. Nov 2012.（Topic 6825, Version 28.0）.（レベルⅣ）
4) Basso O, Rasmussen S, Weinberg CR, et al：Trends in fetal and infant survival following preeclampsia. JAMA 2006；296：1357-62.（レベルⅢ）

8．帝王切開術

CQ2 妊娠高血圧症候群に対する帝王切開時麻酔の方法は？

推奨

1. 妊娠高血圧腎症重症患者を含む妊娠高血圧症候群妊婦の帝王切開術において，脊髄くも膜下麻酔による血行動態変化は管理可能なことが多く，一般に推奨される（グレードB）。
2. 子癇患者の帝王切開において，脊髄くも膜下麻酔の安全性は確立していない（グレードC）。
3. HELLP症候群を含めた血小板数減少患者においては，麻酔直前の血小板数に基づいて麻酔法を選択する（グレードA）。

解 説

帝王切開の麻酔法は，母体死亡のリスク[1]や児への影響の少なさから，一般に区域麻酔が推奨される[2]。妊娠高血圧症候群においては，全身麻酔導入時の気管挿管や抜管時の異常高血圧が脳出血のリスクとなりうるほか，咽頭喉頭の浮腫により気管挿管困難のリスクも高い。妊娠高血圧症候群での全身麻酔のリスクについては，次項で解説する。

しかし，妊娠高血圧症候群，とくにHELLP症候群の合併により血小板数が減少している場合は，脊椎内硬膜外血腫のリスクから，全身麻酔を選択することが多い。区域麻酔を安全に行える血小板数は確立していないが，10万/μl以上あれば多くの麻酔科医は区域麻酔を選択する。血小板数が低いながらも8万/μl以上で安定している場合にも，区域麻酔を選択可能である[3]。しかしHELLP症候群では血小板数が急激に減少するため，麻酔施行直前の血小板数に基づいて麻酔法を選択する必要がある。区域麻酔の中では，脊髄くも膜下麻酔よりもカテーテルを留置する硬膜外麻酔のほうが，硬膜外血腫のリスクは高いと考えられている[4,5]。米国食品医薬品局（FDA）による「低分子量ヘパリン投与患者での脊柱管内出血を減らすための推奨改訂版」（2013）によれば，リスク因子として，穿刺やカテーテル挿入時の血管穿刺，硬膜外法，カテーテル留置患者での低分子量ヘパリン投与，などが挙げられている[6]。血小板数が減少している患者であっても，挿管困難が予想されるなど全身麻酔のリスクが著しく高いと考えられる患者では，リスクとベネフィットを比較して，径の細い針での脊髄くも膜下麻酔を選択することが実際の臨床で行われることはある。

FDAの推奨では，カテーテル抜去時も脊柱管内出血のリスクとしている[6]。従って，HELLP症候群では血小板数が帝王切開後もさ

らに減少することが多いことから，硬膜外麻酔施行例でのカテーテル抜去は血小板数が回復してから行う。術後鎮痛として持続硬膜外注入を行う場合は，局所麻酔薬の濃度を低濃度（例えば0.1% ropivacaineにfentanylを2〜5μg/ml添加）として投与することにより運動神経遮断を最小限として，硬膜外血腫の徴候である下肢運動麻痺を発見できるようにする。さらに頻回の観察も推奨される[6]。

血小板数が10万/μl以下の妊娠高血圧症候群患者では，特に妊娠高血圧腎症が重症であれば凝固機能や血小板機能が低下している可能性があるため[7,8]，麻酔前に臨床的出血傾向の有無を評価し，必要に応じて凝固機能や出血時間を検査する。区域麻酔が施行可能と考えられる値は，PT，aPTTは正常値の1.5倍未満，出血時間は6分以内と一般に考えられている。

妊娠高血圧症候群妊婦の帝王切開においても，麻酔法の第一選択は前述したように区域麻酔であるが，なかでも妊娠高血圧腎症重症においては，脊髄くも膜下麻酔が避けられてきた[9]。その理由として，妊娠高血圧腎症重症では循環血液量が減少していることが多いために，脊髄くも膜下麻酔により急激に交感神経遮断が生じ，著明な低血圧に伴う子宮血流減少[10]により児の安全性が脅かされる危険性があることと，血管透過性が亢進している妊娠高血圧症候群妊婦では，脊麻後低血圧治療として行われる輸液負荷が，

表1 妊娠高血圧症候群妊婦の帝王切開における硬膜外麻酔の例

手順	根拠および注意点
標準モニター装着（ECG，NIBP，SpO$_2$）	SpO$_2$＜96%では呼吸音を聴診し肺水腫を鑑別
hydroxyethyl starch（ヒドロキシエチルデンプン）500ml輸液開始。術中輸液量合計1,000ml以内を目指す	硬膜外麻酔での血圧低下は脊麻より緩徐なため，急速輸液負荷は不要
metoclopramide 10mg静注	術操作に伴う悪心・嘔吐を予防　全身麻酔が必要となった際の誤嚥性肺炎予防
右側臥位にてL2/3もしくはL3/4椎間より硬膜外穿刺・カテーテル留置	術中の子宮左方転位を考慮し，右側への麻酔効果を狙う　仙髄領域の麻酔効果も必要なため，腰椎椎間に穿刺
試験注入：2% lidocaine+20万倍 adrenaline 3ml	血管内注入の所見（心拍数15bpm以上増加）や，くも膜下注入の所見（下肢運動麻痺）がないことを確認
仰臥位，子宮左方転位，頭部軽度挙上，上記局所麻酔薬を3mlずつ2回硬膜外注入	少量分割注入により，血管内や，くも膜下誤注入時の影響を最小限とする。頭部挙上により仙髄領域への効果を狙う
水平仰臥位（子宮左方転位は児の娩出まで継続）として麻酔薬を3mlずつ2〜3回硬膜外投与，T4以下の痛覚脱失を目指す	麻酔効果を頭側に広げる
fentanyl 50μg+生理食塩水9mlを硬膜外投与	鎮痛効果増強
血圧を毎分測定	妊娠高血圧腎症重症例ではSBPを120〜140mmHgの範囲に維持
低血圧をphenylephrine 0.05〜1mgで治療　HR＜60bpm時はephedrine 4〜8mg静注　輸液負荷	ephedrineは胎盤通過性が高く，胎児pH低下の可能性があるためphenylephrineを第一選択とする
児の娩出まで酸素投与	胎児の過酸化脂質増加の可能性はあるが，妊娠高血圧症候群では，母体の酸素化障害や子宮血流減少の可能性から，投与を推奨する
児娩出後はoxytocinをボトル内に混注	methylergometrine maleate（マレイン酸メチルエルゴメトリン）は必要時のみ緩徐静注
局所麻酔薬を45分ごとに初回量の1/3〜1/2量追加	lidocaineは45分ごと，bupivacaineやropivacaineは60分ごとを目安に追加
術後鎮痛目的に硬膜外カテーテルよりmorphine 3mg+生理食塩水10ml投与，HELLP症候群ではカテーテル抜去して帰室	morphineは脂溶性が低く，遅発性呼吸抑制の危険性があるため，SpO$_2$や呼吸数を24時間監視する

肺水腫を引き起こす危険性があるためである。そこで妊娠高血圧腎症においては，交感神経遮断が緩徐な硬膜外麻酔が推奨されてきた。妊娠高血圧症候群の帝王切開における硬膜外麻酔の例を表1に示す。

近年になって，妊娠高血圧腎症重症における脊髄くも膜下麻酔の安全性に関する研究が相次いだ。妊娠高血圧腎症重症における麻酔法の優劣についてのシステマティックレビューはないが，全身麻酔と硬膜外麻酔と脊髄くも膜下麻酔とを比較した80例を対象としたランダム化比較試験(RCT)によれば，術中の血圧は全身麻酔のほうが安定してはいたが，重篤な母体・胎児の合併症は，どの麻酔法でも起こらなかった[11]。脊髄くも膜下麻酔と硬膜外麻酔とを比較した100名を対象としたRCTによれば，脊髄くも膜下麻酔群のほうが低血圧頻度が高く，ephedrine使用量も多かったが，血圧管理に難渋する例はなく，児の転帰に差はなかった[12]。さらに妊娠高血圧腎症の患者のほうが健常妊婦と比較して，脊髄くも膜下麻酔による低血圧頻度が少ない[13, 14]，あるいはephedrine使用量が少ない[15]とする観察研究がある。

一方で，胎児機能不全(non-reassuring fetal status；NRFS)を伴う妊娠高血圧腎症重症患者70名を対象として全身麻酔と脊髄くも膜下麻酔とを比較したRCTにおいては，脊麻群のほうがephedrine使用量が多く，臍動脈血pHが低かったが，いずれの麻酔方法においても母体の血行動態は同様で，許容できる範囲だった[16]。しかし，予定帝王切開術の脊麻後低血圧治療目的の昇圧薬として，ephedrineはphenylephrineよりも臍動脈pHを低下させることが示されており[17]，本研究でもephedrineが臍動脈pHに影響した可能性がある。NRFSを伴う妊娠高血圧腎症重症患者の帝王切開に脊髄くも膜下麻酔を選択し，昇圧をphenylephrineで行うことは理に適っていると考えられる。

表2 妊娠高血圧症候群妊婦(特に妊娠高血圧腎症重症)の帝王切開における脊髄くも膜下麻酔の例

手順	根拠および注意点
モニター装着(ECG，NIBP，SpO$_2$，観血的動脈圧)	SpO$_2$＜96％では呼吸音聴診し肺水腫を鑑別，動脈ラインは血圧管理と血液ガス分析に有用
hydroxyethyl starch(ヒドロキシエチルデンプン)500ml急速輸液開始。術中輸液量合計1,000ml以内を目指す	急速輸液負荷は行うが，総量を制限する 晶質液よりは膠質液のほうが酸素化を悪化させないことを期待
metoclopramide10mg静注	術操作に伴う悪心・嘔吐を予防 全身麻酔が必要となった際の誤嚥性肺炎予防
右側臥位にてL2/3もしくはL3/4椎間よりくも膜穿刺 可能ならば27Gペンシルポイント針を使用	術中の子宮左方転位を考慮し，右側への麻酔効果を狙う 細径ペンシルポイント針にて脊麻後頭痛を0.1％に減らす
麻酔薬：0.5％高比重bupivacaine 2.4ml(12mg) fentanyl 10μg(0.2ml)とmorphine 0.15mg(1mg/mlに希釈したものを0.15ml)	95％有効投与量(ED$_{95}$)が11.2mg くも膜下fentanylにより術中鎮痛効果増強 くも膜下morphineにより術後長時間の鎮痛効果
ただちに仰臥位とし，子宮左方転位	
NIBPのみなら血圧を毎分測定	妊娠高血圧腎症重症例ではSBPを120〜140mmHgの範囲に維持
低血圧をphenylephrine 0.05〜1mgで治療 HR＜60bpm時はephedrine 4〜8mg静注 輸液負荷	ephedrineは胎盤通過性が高く，胎児pH低下の可能性があるためphenylephrineを第一選択とする
児の娩出まで酸素投与	胎児の過酸化脂質増加の可能性はあるが，妊娠高血圧症候群では，母体の酸素化障害や子宮血流減少の可能性から，投与を推奨する
児娩出後はoxytocinをボトル内に混注	methylergometrine maleate(マレイン酸メチルエルゴメトリン)は必要時のみ緩徐静注
尿量監視	乏尿(＜0.5ml/kg/時)時には，25％ albumin 50〜100ml負荷 無反応もしくはSpO$_2$低下時にはfurosemide 10〜20mg静注

これらの研究を総合して，妊娠高血圧症候群(妊娠高血圧腎症重症を含む)における帝王切開時麻酔法としても，慎重な輸液管理と厳密な血圧管理の下で行う脊髄くも膜下麻酔が推奨される．妊娠高血圧腎症重症妊婦の帝王切開における脊髄くも膜下麻酔の例を**表2**に示す．

　子癇患者の帝王切開においては，硬膜外麻酔の安全性を示唆する報告はある[18]が，脊髄くも膜下麻酔についての安全性については十分なエビデンスがない[19]．これら子癇患者での区域麻酔に関する研究は，あくまで痙攣がコントロールされ意識が清明となった患者での研究である．妊婦の痙攣が，子癇ではなく脳出血が原因である可能性や，子癇患者で脳出血を合併する可能性もある．脳出血により頭蓋内圧が上昇している患者での区域麻酔は，急な脳脊髄圧減少による脳ヘルニアの危険性があるため禁忌である．

　術後鎮痛には長時間の鎮痛を提供でき運動神経遮断をきたさない，くも膜下や硬膜外morphine少量投与が一般の帝王切開と同様に推奨される[2]．持続硬膜外麻酔による交感神経遮断は，術後の血圧管理に有用な可能性がある．非ステロイド性抗炎症薬(non-steroidal anti-inflammatory drugs；NSAIDs)は血小板凝集を阻害するため，血小板数減少患者での使用は注意が必要であるほか，腎血流を減らす可能性がある．

文献

1) Hawkins JL1, Chang J, Palmer SK, et al：Anesthesia-related maternal mortality in the United States：1979-2002. Obstet Gynecol 2011；117：69-74.(レベルⅢ)
2) American Society of Anesthesiologists Task Force on Obstetric Anesthesia：Practice guidelines for obstetric anesthesia：an updated report by the American Society of Anesthesiologists Task Force on Obstetric Anesthesia. Anesthesiology 2007；106：843-63.(レベルⅣ)
3) Beilin Y, Zahn J, Comerford M：Safe epidural analgesia in thirty parturients with platelet counts between 69,000 and 98,000mm^{-3}. Anesth Analg 1997；85：385-8.(レベルⅢ)
4) Ruppen W, Dery S, McQuay H, et al：Incidence of epidural hematoma, infection, and neurologic injury in obstetric patients with epidural analgesia/anesthesia. Anesthesiology 2006；105：394-9.(レベルⅢ)
5) Tryba M：Epidural anesthesia and low molecular weight heparin. Pro. Anaesth Intensivmed Notfallmede Schmerzther 1993；28：179-181.(レベルⅢ)
6) Updated recommendations to decrease risk of spinal column bleeding and paralysis in patients on low molecular weight heparins. FDA Drug Safety Communications.(http://www.fda.gov/downloads/Drugs/DrugSafety/UCM373735.pdf, last accessed on 11/14/2014)(レベルⅡ)
7) Schindler M, Gatt S, Isert P, et al：Thrombocytopenia and platelet function defects in preeclampsia：implications for regional anaesthesia. Anaesth Intensive Care 1990；18：169-74.(レベルⅢ)
8) Sharma SK, Philip J, Whitten CW, et al：Assessment of changes in coagulation in parturients with preeclampsia using thromboelastography. Anesthesiology 1999；90：385-90.(レベルⅢ)
9) Cunningham FG, Gant NF, Leveno KJ, et al：Hypertensive disorders in pregnancy. Williams Obsteterics, 22nd ed, p628. McGraw-Hill, New York, 2004.(レベルⅢ)
10) Montan S, Ingemarsson I：Intrapartum fetal heart rate patterns in pregnancies complicated by hypertension. Am J Obstet Gynecol 1989；160：283-7.(レベルⅢ)
11) Wallace DH, Leveno KJ, Cunningham FG, et al：Randomized comparison of general and regional anesthesia for cesarean delivery in pregnancies complicated by severe preeclampsia. Obstet Gynecol 1995；86：193-200.(レベルⅡ)
12) Visalyaputra S, Rodanant O, Somboonviboon W, et al：Spinal versus epidural anesthesia for cesarean delivery in severe preeclampsia：a prospective randomized, multicenter study. Anesth Analg 2005；101：862-8.(レベルⅡ)
13) Aya AGM, Mangin R, Vialles N, et al：Patients with severe preeclampsia experience less hypotension during spinal anesthesia for elective cesarean delivery than healthy parturients：a prospective cohort comparison. Anesth Analg 2003；97：867-72.(レベルⅢ)
14) Aya AGM, Vialees N, Tanoubi I, et al：Spinal anesthesia-induced hypotension：a risk comparison between patients with severe preeclampsia and healthy women undergoing preterm cesarean delivery. Anesth Analg 2005；101：869-75.(レベルⅢ)
15) Clark VA, Sharwood-Smith GH, Stewart AVG：Ephedrine requirements are reduced during spinal anaesthesia for cesarean section in preelampsia. Int J Obstet Anesth 2005；14：9-13.(レベルⅢ)
16) Dyer RA, Els I, Farbas J, et al：Prospective, randomized trial comparing general with spinal anesthesia for cesarean delivery in preeclamptic patients with a non-reassuring fetal heart trace. Anesthesiology 2003；99：561-9.(レベルⅡ)
17) Lee A1, Ngan Kee WD, Gin T：A quantitative, systematic review of randomized controlled trials of ephedrine versus phenylephrine for the management of hypotension during spinal anesthesia for cesarean delivery. Anesth Analg 2002；94：920-6.(レベルⅠ)
18) Moodley J, Jjuuko G, Rout C：Epidural compared with general anaesthesia for caesarean delivery in conscious women with eclampsia. BJOG 2001；108：378-82.(レベルⅢ)
19) Singh R, Kumar N, Jain A, et al：Spinal anesthesia for lower segment Cesarean section in patients with stable eclampsia. J Clin Anesth 2011；23：202-6.(レベルⅢ)

8. 帝王切開術

CQ3 妊娠高血圧症候群に対する全身麻酔のリスクは？

推奨　妊娠高血圧症候群の帝王切開における全身麻酔は，気管挿管・抜管時の異常高血圧，挿管困難，誤嚥のリスクがあることを認識する(グレードA)。

解　説

帝王切開術における麻酔が原因での母体死亡は，海外においてもわが国においても，誤嚥や挿管困難など全身麻酔の合併症に起因することが報告されている[1, 2]。妊娠高血圧症候群においては，気道にも浮腫をきたすために，挿管困難の危険性がさらに高まる可能性がある。挿管困難で気道確保に時間を要している場合に，誤嚥の危険性がさらに増大する。

妊婦における挿管困難の頻度は，2.0～8.7％と報告されている。挿管不成功の頻度は0.1～0.4％である[3]。妊娠高血圧症候群での挿管困難頻度は報告されていないが，HELLP症候群442例についての報告では，母体死亡4例中2例は，挿管困難に起因する低酸素性脳障害が原因であった。喉頭浮腫を4例に認め，そのうち2例が上記の母体死亡となっている[4]。これらの患者では短頸や肥満など，ほかの挿管困難因子を認めなかったため，妊娠高血圧症候群に起因する浮腫が挿管困難の原因だったと考えられる。同じグループによる最近の報告では，HELLP症候群183例のうち死亡は2例であり，原因は脳出血および急性呼吸窮迫症候群(acute respiratory distress syndrome；ARDS)に敗血症を合併した例が各1例であり，挿管困難による死亡はなかった[5]ことから，リスクを認識したことによる診療の向上があったものと思われる。

帝王切開の全身麻酔における誤嚥の頻度は0.1％と報告されており，胃内容液の逆流は0.7％に認めた[6]。絶飲食がなされた予定帝王切開や，抜管時にも発生していることは注目に値する。妊娠高血圧症候群患者での全身麻酔下帝王切開での誤嚥の頻度は報告されていないが，気道確保困難時には胃内容物の逆流やその刺激による喉頭痙攣を伴いやすいことは経験的に知られているため，妊娠高血圧症候群患者での誤嚥のリスクは通常よりも高い可能性がある。

妊娠高血圧症候群患者の全身麻酔下帝王切開で特に注意すべきリスクは，気管挿管と抜管時の異常高血圧[7]であり，中大脳動脈血流速度増加を伴うため[8]，術中脳出血を引き起こす可能性がある。従って，特に妊娠高血圧腎症重症例の帝王切開で全身麻酔を行う際には，気管挿管時の血圧上昇を防ぐ必要がある。その方策としては，fentanylなどを中等量併用することや，remifentanilの併用が有効[9]であるが，挿管後の低血圧や児の抑制がみられる。landiololは気管挿管時の血圧上昇を抑制するが[10]，妊娠高血圧症候群患者での検討はまだない。nitroglycerinは子宮血流を減らさない利点があるが，気管挿管時の血圧上昇抑制は不十分だった[11]。labetalol静注による血圧上昇防止効果も示されている[12]が，わが国には静注用製剤がないため実用的でない。

妊娠高血圧症候群患者の周術期管理においては，収縮期血圧を150mmHg以下に保つことで脳出血を防ぎ[13]，平均動脈圧を維持することで子宮血流や腎血流を維持する必要があるため，より厳密な血行動態と全身管理が肝要である。妊娠高血圧症候群妊婦における全身麻酔の例を**表1**に示す。

表1　妊娠高血圧症候群妊婦の帝王切開における全身麻酔の例

手順	根拠および注意点
モニター装着(ECG, NIBP, SpO₂, カプノグラフ, 観血的動脈圧)	SpO₂＜96％では呼吸音聴診し肺水腫を鑑別, 動脈ラインは血圧管理と血液ガス分析に有用
子宮左方転位	
100％酸素吸入(脱窒素化)3分間(超緊急時では4回深呼吸)	妊婦の無呼吸による低酸素血症は, 非妊婦の倍速く出現
ranitidine 50〜100mg, metoclopramide 10mg静注	抜管時の誤嚥予防
消毒・布かけ後に麻酔導入(NRFSでは直ちに)	導入から児娩出までの時間を最短にし麻酔薬の影響を回避
降圧薬(nicardipine 0.5〜1mg, hydralazine 4〜12mg, NTG100〜200μgなど)静注して挿管時の異常高血圧回避	hydralazineは作用発現が遅く, 反射性頻脈ありnicardipineが使用しやすい
fentanyl 100〜200μg静注	喉頭展開・気管挿管時の高血圧予防
thiopental 4mg/kg, suxamethonium 100mg静注による迅速導入	precurarization(非脱分極性筋弛緩薬少量前投与によるsuxamethonium由来線維束攣縮回避策)は, 感受性の高い妊婦では筋弛緩をきたす恐れがあり危険
輪状軟骨圧迫 Sellick's maneuver	エビデンスは乏しいが, 高い胃内圧でも逆流を防ぐとする研究あり。嘔吐時は解除する
内径6.5mmのチューブで気管挿管, カプノグラフで確認	挿管困難時は患者を覚醒させて区域麻酔
亜酸化窒素, 酸素各50％(NFRSでは100％酸素)	
児娩出までsevoflurane 2〜3％ rocuronium 10〜20mg静注して筋弛緩維持	
児娩出後はsevoflurane 0.5〜1％ または, バランス麻酔(midazolam, fentanyl)や完全静脈麻酔TIVA(propofol, remifentanil 持続静注)	揮発性吸入麻酔薬による弛緩出血リスクは, 1MAC程度の濃度でoxytocin併用であれば問題ないとされる propofolにも子宮弛緩作用あり
oxytocin 5〜10Uをボトル内混注	必要時のみmethylergometrine maleate(マレイン酸メチルエルゴメトリン)0.2mg緩徐静注
完全覚醒にて抜管	抜管時も誤嚥のリスク
術後鎮痛に腹横筋膜面(TAP)ブロックおよび静注自己管理鎮痛法(IV-PCA)	

文献

1) Hawkins JL, Chang J, Palmer SK, et al：Anesthesia-related maternal mortality in the United States：1979-2002. Obstet Gynecol 2011；117：69-74.(レベルⅢ)
2) Nagaya K, Fetters MD, Ishikawa M, et al：Causes of maternal mortality in Japan. JAMA 2000；283：2661-7.(レベルⅢ)
3) Boutonnet M, Faitot V, Keïta H：[Airway management in obstetrics]. Ann Fr Anesth Reanim 2011；30：651-64. [Article in French](レベルⅣ)
4) Sibai BM, Ramadan MK, Usta I, et al：Maternal morbidity and mortality in 442 pregnancies with hemolysis, elevated liver enzymes, and low platelets (HELLP syndrome). Am J Obstet Gynecol 1993；169：1000-6.(レベルⅢ)
5) Haddad B, Barton JR, Livingston JC, et al：Risk factors for adverse maternal outcomes among women with HELLP (hemolysis, elevated liver enzymes, and low platelet count) syndrome. Am J Obstet Gynecol 2000；183：444-8.(レベルⅢ)
6) McDonnell NJ, Paech MJ, Clavisi OM, et al：Difficult and failed intubation in obstetric anaesthesia：an observational study of airway management and complications associated with general anaesthesia for caesarean section. Int J Obstet Anesth 2008；17：292-7.(レベルⅢ)
7) Hodgkinson R, Husain FJ, Hayashi RH：Systemic and pulmonary blood pressure during caesarean section in parturients with gestational hypertension. Can Anaesth Soc J 1980；27：389-94.(レベルⅢ)
8) Ramanathan J, Angel JJ, Bush AJ, et al：Changes in maternal middle cerebral artery blood flow velocity associated with general anesthesia in severe preeclampsia. Anesth Analg 1999；88：357-61.(レベルⅢ)
9) Yoo KY, Kang DH, Jeong H, et al：A dose-response study of remifentanil for attenuation of the hypertensive response to laryngoscopy and tracheal intubation in severely preeclamptic women undergoing caesarean delivery under general anaesthesia. Int J Obstet Anesth 2013；22：10-8.(レベルⅢ)
10) Suehiro K, Okutani R：Landiolol attenuates cardiovascular response at induction of general anesthesia for cesarean delivery. J Anesth 2012；26：200-5.(レベルⅢ)
11) Longmire S, Leduc L, Jones MM：The hemodynamic effects of intubation during nitroglycerin infusion in

severe preeclampsia. Am J Obstet Gynecol 1991；164：551-6.（レベルⅢ）
12) Ramanathan J, Sibai BM, Mabie WC：The use of labetalol for attenuation of the hypertensive response to endotracheal intubation in preeclampsia. Am J Obstet Gynecol 1988；159：650-4.（レベルⅢ）
13) Cantwell R, Clutton-Brock T, Cooper G, et al：Saving Mothers' Lives：Reviewing maternal deaths to make motherhood safer：2006-2008. The Eighth Report of the Confidential Enquiries into Maternal Deaths in the United Kingdom. BJOG 2011；118 Suppl 1：1-203.（レベルⅢ）

8．帝王切開術
CQ4 抗凝固療法中の妊婦の麻酔方法は？

推奨

1. 抗凝固・抗血栓療法中の区域麻酔の施行は，脊椎内血腫の危険性があるため，薬物が凝固止血機能に及ぼす影響を総合的に評価して麻酔法を選択する。（グレードA）
2. 抗凝固・抗血栓療法を受けている，もしくは最近まで受けていた妊婦に区域麻酔を選択する場合は，脊髄くも膜下麻酔よりも硬膜外麻酔のほうが脊椎内血腫の危険性が高いことを考慮する。（グレードB）
3. 持続硬膜外麻酔法を用いる場合は，硬膜外カテーテルの挿入・抜去ともに，凝固止血機能が正常の状態で行う。（グレードB）

解　説

　帝王切開術の麻酔においても，分娩時の産痛緩和においても，区域麻酔が一般的である[1]。しかしHELLP症候群や産科DIC（disseminated intravascular coagulation；播種性血管内凝固症候群）などの産科病態において，区域麻酔に伴う脊椎内硬膜外血腫の報告が複数ある[2]。さらに，抗リン脂質抗体症候群など，妊娠高血圧症候群に関連しうる疾患では，抗血小板薬を内服したり抗凝固療法を受けていたりすることがある。『深部静脈血栓/肺塞栓症予防ガイドライン』に則り抗凝固療法を受けている帝王切開の麻酔法の選択に際しては，抗凝固療法の影響を評価し，区域麻酔施行や硬膜外カテーテル抜去のタイミングを調整する必要がある。

　産科患者における脊椎内血腫の症例報告をまとめると，American Society of Regional Anesthesia and Pain Medicine（ASRA）による『抗血栓または血栓溶解療法中の患者における区域麻酔：エビデンスに基づくガイドライン（第3版）』[2]によれば，産科患者における区域麻酔後の脊椎内血腫16例のうち，13例が硬膜外麻酔であった。妊娠高血圧腎症重症が2例，妊娠高血圧症候群とループスアンチコアグラント合併例が1例，HELLP症候群が2例，産褥出血中に硬膜外カテーテルが自己抜去された事例が1例であった。

　FDAによる『低分子量ヘパリン投与患者での脊柱管内出血を減らすための推奨 改訂版（2013）』によれば，そのリスク因子として，穿刺やカテーテル挿入時の血管穿刺，硬膜外法，カテーテル留置患者での低分子量ヘパリン投与，などが挙げられている[3]。抗凝固療法中もしくは併用予定の患者においては，硬膜外麻酔法は脊髄くも膜下麻酔よりも脊椎内血腫のリスクが高いことを考慮して麻酔法を選択する必要がある。

　わが国においては，妊娠に関連した脊椎内血

腫の報告が15例あり，12例が妊娠中の発症で3例が分娩後の発症であり，大部分が特発的な血腫であった．妊産褥婦における区域麻酔に関連した脊椎内血腫の報告は会議録が2編あり，さらに自験例を含む2例の硬膜外血腫はすべて，帝王切開周術期の抗凝固療法に関連したものだった．

各種ガイドラインや文献を総合して，抗凝固・抗血栓薬別の区域麻酔施行ガイドラインは以下のようにまとめることができる．

●抗血小板薬

区域麻酔の施行は禁忌ではないが，作用機序の異なる複数の抗血小板薬の併用によるリスクは定まっていないため，個々の薬物に応じた中止期間を設けることが望ましい．抗血小板薬と抗凝固療法の併用は出血リスクをさらに高めると考えられるため，術後に抗凝固療法併用が予定されている患者では，区域麻酔を避けることが望ましい．

●低用量未分画ヘパリン

1日1万U以下の皮下注は，区域麻酔の禁忌とはならない．しかし抗血小板薬などの併用は，区域麻酔による脊椎内血腫の危険性を高めると考えられている．それ以上の投与量における区域麻酔の安全性は定まっていない．術後に低用量未分画ヘパリン投与を受けている患者での硬膜外カテーテル抜去は，次回ヘパリン投与の1時間前に行うのが理想的である．なお，高濃度未分画ヘパリン5,000 U 1日2回皮下注を深部静脈血栓症(deep vein thrombosis；DVT)予防に使用した帝王切開患者199名において，術後1日目のaPTTが1.5倍に延長した例が1.1％あったと報告されている[4]．そのため，術後の硬膜外カテーテル抜去に際しては注意を要する．

●低分子量ヘパリン

術前に予防投与を受けている患者では，区域麻酔は最終投与から少なくとも10～12時間後に行う．術後に投与を受けている患者での硬膜外カテーテル抜去は，最終投与の少なくとも10～12時間後に行う．

●fondaparinux sodium(Ⅹa阻害薬)

本薬の初回投与は，硬膜外カテーテル抜去あるいは腰椎穿刺から少なくとも2時間を経過してから行うこと．また，初回投与以降にこれらの処置を行う場合には，前回投与から十分な時間をあけ，かつ予定した次回の投与の少なくとも2時間以上前に実施すること[5]．

●抗凝固薬

warfarin投与中の区域麻酔の安全性は定まっていない．区域麻酔の施行や硬膜外カテーテル抜去は，PT INR＜1.5で行うべきである．

●血栓溶解薬

区域麻酔は禁忌である．

文献

1) D'Angelo R, Smiley RM, Riley ET, et al：Serious complications related to obstetric anesthesia：the serious complication repository project of the Society for Obstetric Anesthesia and Perinatology. Anesthesiology 2014；120：1505-12.(レベルⅣ)
2) Horlocker TT, Wedel DJ, Rowlingson JC, et al：Regional anesthesia in the patient receiving antithrombotic or thrombolytic therapy：American Society of Regional Anesthesia and Pain Medicine Evidence-Based Guidelines (Third Edition). Reg Anesth Pain Med 2010；35：64-101.(レベルⅣ)
3) Updated recommendations to decrease risk of spinal column bleeding and paralysis in patients on low molecular weight heparins. FDA Drug Safety Communications. (http://www.fda.gov/downloads/Drugs/DrugSafety/UCM373735.pdf, last accessed on 11/14/2014)(レベルⅣ)
4) 高野友美子，平林由広，井上荘一郎，ほか：静脈血栓塞栓症に対する予防的ヘパリンの凝固機能への影響　硬膜外麻酔併用脊髄くも膜下麻酔における検討．麻酔 2008；57：959-62.(レベルⅢ)
5) アリクストラ®皮下注1.5mg, 2.5mg添付文書(2013年9月改訂第5版)(レベルⅣ)

8. 帝王切開術

CQ5 妊娠高血圧症候群患者の帝王切開時静脈血栓塞栓症(VTE)に対する予防的抗凝固療法は？

推奨

1. 妊娠高血圧症候群を合併する妊婦に帝王切開術後の静脈血栓塞栓症(venous thromboembolism；VTE)に対する予防的抗凝固療法を行う際は慎重に行う。(グレードB)
2. 妊娠高血圧症候群合併妊娠例での予防的抗凝固療法時には出血事象の回避のため，体重，BMI(body mass index)，腎機能の評価を十分行う。(グレードB)
3. 調節不良の高血圧例(収縮期血圧≧180mmHg，拡張期血圧≧120mmHg)では予防的抗凝固療法は行わないか，延期する。(グレードB)
4. 術後出血傾向に十分注意し，出血を認めた場合には速やかに予防的抗凝固療法を中止する。(グレードB)

解説

1 産褥期におけるVTE予防の現状

わが国における妊産褥婦でのVTEの正確な発症頻度，リスク因子についての疫学調査検討は少ない[1]。1996年度の厚生省心身障害研究における後方視的な妊産婦死亡全国調査で初めてVTEの詳細な死亡例の検討を行っており，VTEはこの調査期間においては妊産婦死亡の死亡原因の第3位となっている[2]。同調査によると，帝王切開分娩後はVTE死亡例全体の76.5%(17例中13例を占めていた。しかしながら，わが国においては過去，無作為対照研究がなされておらず，一定の発症率に対してどのような予防法が妥当なのか科学的に評価した研究は今日まで存在しない。

そのため『肺血栓塞栓症／深部静脈血栓症(静脈血栓塞栓症)予防ガイドライン2004年版』[3]が，日本血栓止血学会において策定された(表1)。わが国での発症頻度の概数から北米のガイドラインに該当する対策を採用したものである。

日本妊娠高血圧学会では，『重症妊娠高血圧症候群における帝王切開時の抗凝固療法と麻酔法に関する検討委員会報告』(2012年)[4]において，わが国の全国主要周産期施設における標準的治療の現状を報告している。

約82%の施設においてVTE予防のための薬物療法が考慮，実施されているものの(図1)，その管理は約37%の施設において担当医により個別に行われ，施設としての管理方法の標準化はなされていなかった。使用する薬剤についても，内容，投与量，投与期間は一定ではない。さらに妊娠高血圧症候群重症におけるヘパリン投与に関して，腎機能，出血傾向を考慮した投与量の減量，投与間隔の延長，投与の中止時期をどのように決めるかも明確に決定されていなかった。27%の施設で妊娠高血圧症候群重症を術後抗凝固療法の方針とする判断項目に加えていたが，投与法を考慮していたのは約半分の施設のみであった。約3%の施設において，因果関係を伴う後遺症を残す出血事象を経験しているなど，注意が必要である。

日本産科婦人科学会による『産婦人科診療ガイドライン産科編2014年版』(以下産科編2014年版)[5]では，表2に示しているような分娩後のVTEリスク因子を提示している。帝王切開，妊娠高血圧腎症などのリスク因子は第3群中に

表1　産科領域における静脈血栓塞栓症(VTE)予防のガイドライン

最高リスク	血栓性素因/既往/合併の帝王切開術	ヘパリン製剤かつIPC
高リスク	高齢肥満妊婦の帝王切開術	ヘパリン製剤またはIPCかつGCS
	血栓性素因/既往/合併の経腟分娩	
中等度リスク	帝王切開術(高リスク以外)	IPC かつ/または GCS
低リスク	正常分娩	早期離床および積極的運動

IPC：間欠的空気圧迫法　　GCS：弾性ストッキング
切迫早産に伴う長期臥床例などについて，リスクレベルを上げて判定するか否かは施設の判断に任せられている。
血栓性素因：先天性素因としてはアンチトロンビン欠損症，プロテインC欠損症，プロテインS欠損症，後天性素因として抗リン脂質抗体症候群

(『肺血栓塞栓症/深部静脈血栓症予防ガイドライン作成委員会2004』より改変)

図1　すべての帝王切開術後のVTEに対する予防的抗凝固療法
日本妊娠高血圧学会「重症PIHにおける帝王切開時の抗凝固療法と麻酔法に関する検討委員会」報告

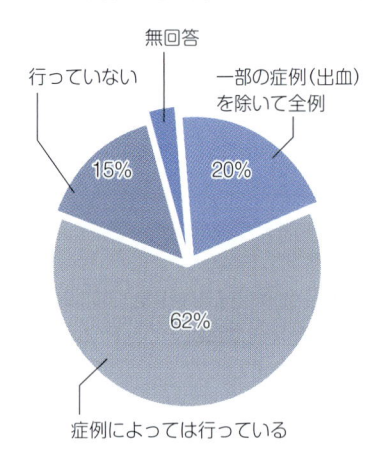

行っていない 15%
無回答
一部の症例(出血)を除いて全例 20%
症例によっては行っている 62%

対象症例の内訳

肥満*	26		凝固異常	1
血栓症既往あり**	11		高度静脈瘤	1
長期臥床***	10		喫煙	1
年齢	8		下肢腫脹	1
具体的な基準の記述なし	7		正期産多胎で多量出血	1
血栓症，血栓性素因の家族歴あり	6		血栓症と診断された症例	1
血栓性素因	6		羊水過多	1
抗リン脂質抗体症候群(APS)	5		母体発熱(絨毛膜羊膜炎CAM疑い)	1
常位胎盤早期剝離既往	3		脱水が疑われる例	1
多胎	3		遷延分娩例	1
D-ダイマー高値	2		硬膜外麻酔なしの症例	1
妊娠高血圧症候群	2		日本血栓止血学会の基準による	1
			糖尿病合併	1
			自己免疫疾患	1
			主治医が判断した症例	1
			予防ガイドライン産科領域の最高リスクの場合	1

*　：肥満の記述のみ：13，高度肥満：1，BMI25以上：2，27以上：2，28以上：2，30以上：4，35以上：2
**　：長期臥床の記述のみ：7，2週間以上：2，48時間以上：1
***　：35歳以上：4，40歳以上：3，高齢：1

示され，分娩後抗凝固療法，あるいは間欠的空気圧迫法を検討する(グレードC)としているが，これまでの他のわが国の予防ガイドラインと管理方針[3,6]が異なることになった。

2 妊娠高血圧症候群の帝王切開術後のVTE予防

本指針では，妊娠高血圧症候群の帝王切開術後のVTE予防については，妊娠高血圧腎症以外の妊娠高血圧や加重型妊娠高血圧腎症症例についても産科編2014年版[5]に準拠して適応することとした。

なお英国産婦人科学会による『RCOG Green-top guideline 2009 No.37a』[7](以下RCOG 2009)では，選択的帝王切開ならびに妊娠高血圧腎症の2個以上のリスク因子が存在する場合には中リスクと判定し，少なくとも産褥7日間の低分子量ヘパリン(LMWH)による予防を考慮することとしている。また，もし持続するリスクもしくは2個以上のリスク因子がある場合，LMWH投与の延長を考慮するとしている。

米国胸部疾患会議『第9版ACCPガイドライン2012』[8]では，胎児発育不全を伴う妊娠高血圧腎症を大リスク因子と判定，予防的LMWH投与を推奨している(**表3**)。

一方，RCOG 2009では，出血と凝固のリス

表2 分娩後の静脈血栓塞栓症(VTE)リスク因子

第1群	分娩後抗凝固療法が必要な女性 　　1) VTE既往が1回以上ある 　　2) 妊娠中にVTE予防(治療)のため長期間抗凝固療法が実施された
第2群	分娩後抗凝固療法あるいは間欠的空気圧迫法が必要な女性 　　1) 血栓性素因があり、3群に示すリスク因子を有している 　　2) BMI>40kg/m² 　　3) 以下のような疾患(状態)を有している 心疾患、肺疾患、全身性エリテマトーデス(SLE;免疫抑制剤服用中)、悪性腫瘍、炎症性消化器疾患、多発関節症、ネフローゼ症候群、鎌状赤血球症
第3群	分娩後抗凝固療法あるいは間欠的空気圧迫法が考慮される女性 　　1) 以下のリスク因子を2つ以上有している 帝王切開、35歳以上、BMI>30kg/m²、3回以上経産婦、喫煙者、分娩前安静臥床2週間以上、表在性静脈瘤が顕著、全身感染症、四肢麻痺・片麻痺、産褥外科手術、妊娠高血圧腎症、分娩所要時間36時間以上、輸血を必要とする分娩時出血、両親のいずれかにVTE既往

(文献5)より引用)

表3 静脈血栓塞栓症(VTE)リスク因子群(3%の頻度の産褥VTEを引き起こす)

Major risk factors(オッズ比:6):少なくとも1個以上のリスク因子の存在は産褥VTE(3%の頻度)のリスクが存在することを示唆する	Minor risk factors(オッズ比:6 複数併存時);少なくとも2個のリスク因子、または緊急帝王切開時での1個のリスク因子の存在は産褥VTE(3%の頻度)のリスクが存在することを示唆する
運動制限(分娩前の1週間以上の絶対床上安静) 1,000 ml以上の産褥出血(観血的処置に伴う) VTE既往 胎児発育不全を伴う妊娠高血圧腎症 血栓性素因 　アンチトロンビン異常症 　factor V Leiden (homozygous or heterozygous) 　プロトロンビン G20210A (homozygous or heterozygous) 内科的背景 　SLE 　心疾患 　輸血 　産褥子宮感染症	BMI>30kg/m² 多胎 産褥子宮出血＞1,000ml 喫煙10本/日 胎児発育不全 　gestational age + sex-adjusted birth weight 　＜25th percentile 血栓性素因 　プロテインC異常症 　プロテインS異常症 妊娠高血圧腎症

＊1個のmajor riskまたは2個以上のminor riskが存在している帝王切開患者では予防的低分子量ヘパリン投与、また、薬剤禁忌患者には理学的予防が示唆される。(グレード2B)

(文献8)より改変)

クバランスを考慮しLMWH投与を行わない、中止する、もしくは延期すべき例を挙げている(**表4**)。

本指針においては、降圧薬に反応しない調節不良の高血圧例(産科的高血圧緊急症、収縮期血圧≧180mmHgまたは拡張期血圧≧120mmHg)では、予防的抗凝固療法を行わない、もしくは延期することを推奨することとした。

3 投与の開始時期と注意点

予防的抗凝固療法として、未分画ヘパリン(UFH)の場合には術後6〜12時間経過後に5,000〜10,000IU/日を皮下注もしくは静脈投与する。LMWH(enoxaparin)では、原則として術後24時間以上経過後に1回2,000 IUを12時間ごとに1日2回連日皮下注射する。

選択的Xa阻害薬(fondaparinux)は1日1回1.5 mgまたは2.5mgを皮下注する。また投与時にはPT、aPTT、血小板数、肝機能などを適宜測定する。UFH、LMWH使用の場合はヘパリン誘発性血小板減少症(heparin-induced thrombocytopenia；HIT)の発症に注意し、投与開始後5〜7日目頃

表4　低分子量ヘパリン(LMWH)投与の禁忌
出血と凝固のリスクバランスを考慮しLMWHの投与を行わない，中止，もしくは延期すべき例

- 持続する分娩前もしくは産褥出血を呈している例
- 大出血のリスクが上昇していると考えられる例(たとえば前置胎盤)
- von Willebrand病，血友病，後天性凝固障害などの出血傾向を示す例
- 血小板減少症(血小板数が 75,000/μ以下)の例
- 過去4週間以内の脳血管障害(虚血性もしくは出血性)の例
- 重症腎疾患(GFRが30ml/分/1.73m^{2}以下)
- 重症肝疾患(プロトロンビン時間が正常範囲を超えている)
- 降圧不良高血圧(収縮期血圧＞200 mmHg　もしくは　拡張期血圧＞120 mmHg)

妊婦でのエビデンスが乏しいことから，臨床診断もしくは検査値については非妊婦のデータに基づいている。

(文献7)より改変)

に血小板数を測定する。

選択的Xa阻害薬はLMWHと比較してXa選択性が高いため，より出血のリスクは低いとされているが(UFH：抗 Xa/トロンビン 比1対1，enoxaparin：2〜5対1，fondaparinux：7,400対1)，半減期が長く(UFH：0.5〜1時間，exnoxaparin：2〜4時間，fondaparinux：17時間)，中和薬がないため出血時の注意と対策が必要である。LMWHもUFHと比較してXa阻害活性が高く，出血リスクが少ないといわれているが，UFHに比べて半減期が長い。

またLMWH，fondaparinuxとも腎排泄であるので，腎機能低下症例では適応する場合には十分な注意が必要である。enoxaparinはクレアチニンクリアランス30ml/分未満では投与禁忌である。

低体重女性(体重45kg以下，BMI 18kg/m^{2}以下)，ならびに妊娠高血圧腎症例など，一過性に腎機能が低下する可能性のある例では手術創部血腫などに十分に注意し，減量投与もしくは投与を中止することも考慮する。予防的投与量においても血腫形成例の報告があり，2014年時点では一般的な臨床検査ではないが，Xa活性の評価モニタリングや凝固能評価モニタリングの検討が今後必要と考えられる。

さらに，脊髄硬膜外麻酔あるいは腰椎穿刺等との併用によって，穿刺部位に血腫が生じ神経の圧迫による麻痺があらわれることがある。さらに反復穿刺や血性髄液，術後の非ステロイド性抗炎症薬(NSAIDs)の併用は，脊髄出血や脊髄硬膜下血腫形成のリスク要因になる。このため脊髄硬膜外麻酔時には初回投与2時間前までにカテーテルを抜去すること，併用する場合には投与後10〜12時間経過したのちにカテーテルを抜去し，投与はその後2時間以上経過して投与することが求められている。適正投与で出血する可能性は非常に低いが，カテーテル抜去(自己抜去，事故抜去)による血腫形成，脊髄神経麻痺症状(背部痛，下肢・臀部の感覚および運動障害，膀胱直腸障害など)を十分に注意し観察する。

LMWHは乳汁への移行が認められるが，新生児消化管での分解により，新生児への影響はほとんど無視できると考えられている。

文献

1) 杉村 基，ほか：産婦人科領域における肺血栓塞栓症．日本血栓止血学会誌 2001；12：460-6.(レベルⅣ)
2) 石川睦男：妊産婦死亡と肺血栓塞栓症．妊産婦死亡に関する研究，平成8年度厚生省心身障害研究報告書，123-8.(レベルⅣ)
3) 肺血栓塞栓症/深部静脈血栓症(静脈血栓塞栓症)予防ガイドライン作成委員会：肺血栓塞栓症/深部静脈血栓症(静脈血栓塞栓症)予防ガイドライン. Medical Front International Limited, 東京 2004.(レベルⅣ)
4) 日本妊娠高血圧学会「重症PIHにおける帝王切開時の抗凝固療法と麻酔法に関する検討委員会報告」：日本妊娠高血圧学会雑誌．2012.(レベルⅢ)
5) 日本産科婦人科学会/日本産婦人科医会(編)：産婦人科診療ガイドライン 産科編2014.(2014年版)．日本産科婦人科学会, 2014.(レベルⅣ)
6) 循環器病の診断と治療に関するガイドライン(2008年度合同研究班報告)肺血栓塞栓症および深部静脈血栓症の診断治療予防に関するガイドライン(2009年改訂版). 2009.(レベルⅣ)
7) Royal College of Obstetrician and Gynaecologist Thromboprophylaxis during pregnancy and after vaginal delivery (Reducing the risk of thrombosis and embolism during pregnancy and the puerperium) Green-top Guideline 37a. p1-35. 2009.(レベルⅣ)
8) American College of Chest Physicians Evidence-Based Clnical Practice Guidelines (9th Edition)　Venous thromboembolism, thrombophilia, antithrombotic therapy, and pregnancy 2012；141：e691S-e736S.(レベルⅣ)

X 分娩直後から産褥早期の管理

1. 観察と検査

CQ 観察すべき症候と実施すべき検査は？

推奨

1. 分娩後少なくとも24時間は血圧，心拍，経皮酸素のモニターや尿量，尿中蛋白量の定期的観察で全身状態をチェックし，重症例では採血検査で血小板数，ヘモグロビン，ヘマトクリット，凝固機能，腎機能，肝機能，電解質などを確認する。（グレードB）

2. 肺水腫，子癇，HELLP症候群などを疑った際は，上記のような分娩後の管理に加え，理学的所見，神経学的所見を診察し，病態に応じて超音波検査，X線検査，MRI検査，CT検査などの画像検査を追加し，他疾患との鑑別を行う。（グレードB）

3. 妊娠高血圧症候群重症（特に妊娠高血圧腎症）では，血液濃縮・脱水状態となっているため，正常妊婦よりも少量の出血量でショックに至ることがあるため注意する。（グレードB）

解説

妊娠高血圧症候群は分娩後に改善されるが，分娩後数日間はその影響が残っており，妊娠高血圧症候群の病態を理解し，重症度に応じて併発リスクを考慮した管理を行う必要がある。

妊娠高血圧症候群重症（特に妊娠高血圧腎症）では，全身で「血管攣縮」と「血管内皮障害」が起こっている[1]。末梢血管の攣縮により高血圧，内皮機能不全から血管透過性の亢進（血漿成分が血管外漏出しやすい状態）と循環血漿量の不足（血液濃縮）が起こっている[2,3]。また，血管内皮障害は血小板数やアンチトロンビン活性の低下を引き起こし，慢性的な播種性血管内凝固症候群（DIC）の状態となっている。

以上のことを考慮に入れ，分娩後は少なくとも24時間は血圧，心拍，経皮酸素飽和度のモニタリングや尿量などで患者の全身状態を慎重に管理し，採血検査で血小板数，ヘモグロビン，ヘマトクリット，凝固機能，腎機能，肝機能，電解質などを確認する。また，併発する以下の合併症が考えられる場合には，必要に応じて適宜検査を追加する。妊娠高血圧症候群軽症の場合，重症病態ほどの管理は不要と考えられるが，定期的な観察が必要であり，分娩後も重症化する場合は監視を強化する。

①肺水腫

分娩後36〜48時間は循環血液量の減少と血管透過性の亢進が続き，また，高血圧に伴う肺静脈圧の亢進や膠質浸透圧の低下などにより肺水腫が起こる。呼吸困難をはじめ，心不全や腹水が合併することもあるため，厳重なモニター管理が必要となる。特に，SpO_2モニタリングにおいて$SpO_2<90\%$を認めた際には，急性心不全ガイドライン[4]を参考に積極的に酸素投与を行い，$SpO_2>95\%$，$PaO_2>80mmHg$を維持させるようにする。また，血液検査により血管内脱水や血栓症の有無を確認し，肺野の聴診を行いながら血液ガス検査や胸部X線検査を追加する。

②子癇発作

子癇は全妊婦の0.05〜0.3％にみられ，そのうち18〜36％が産褥期に起こるとされている[5]。子癇発作は突然発症するが，前駆症状として頭痛（50〜70％），嘔気・嘔吐（20〜35％），視覚障害（19〜32％），心窩部・上腹部痛（12〜19％）などが認められることもある。子癇が始まると，失神や顔面痙攣から始まって全身痙攣が起き，昏睡に至るという特有な臨床経過を辿る。

子癇発作は妊娠高血圧腎症に急激な血圧上昇

が合併することにより生じることが多いため，血圧モニター管理や降圧薬の併用により血圧を厳重管理し，刺激を避けて安静を保つ．子癇を起こした場合は，神経学的検査とMRIやCTなどの頭部画像検査を行い，頭蓋内出血や脳梗塞との鑑別を行う．発作後少なくとも48時間は，尿量や水分出納のチェック，肺水腫の管理，降圧管理を行う．

③HELLP症候群

HELLP症候群は，全妊婦の0.2〜0.6％にみられ，その1/3は産褥期に発症する．高血圧や尿蛋白に加え，突然の右上腹部痛・心窩部痛や嘔気・嘔吐に代表される消化器症状や，疲労感・倦怠感が初発症状とされている．分娩前に認められた場合は分娩により改善に向かうが，血小板数は分娩後24〜48時間減少して72時間以内には最低レベルとなり，その後，緩やかに改善していく[6]．分娩後24〜48時間はHELLP症候群が発症，または病態が悪化する可能性があるので注意する．心窩部痛や腹膜刺激症状が持続する場合や肝腫大を認める場合には，採血に加え，上腹部超音波検査やCT，MRIなどの画像検査を用いて，急性脂肪肝，胃腸炎，肝炎，虫垂炎，胆石，特発性血小板減少性紫斑病（idiopathic thrombocytopenic purpura；ITP），血栓性血小板減少性紫斑病（thrombotic thrombocytopenic purpura；TTP）などと鑑別する．

文献

1) 江口勝人：13. 妊娠高血圧症候群. ハイリスク妊娠の診療を極める. 江口勝人編. p155-78. 永井書店, 大阪 2009.（レベルⅣ）
2) Silver HM, Seebeck MA, Carlson R：Comparison of total blood volume in normal, preeclamptic, and nonproteinuric gestational hypertensive pregnancy by simultaneous measurement of red cell and plasma volume. Am J Obstet Gynecol 1998；179：87-93.（レベルⅢ）
3) Gallery ED, Mitchell MD, Redman CW：Fall in blood pressure in response to volume expansion in pregnancy-associated hypertension（pre-eclampsia）：why does it occur? J Hypertens 1984；2：177-82.（レベルⅢ）
4) 急性心不全治療ガイドライン2011年改訂版：循環器病の診断と治療に関するガイドライン（2010年度合同研究班報告）（http://www.j-circ.or.jp/guideline/pdf/JCS2011_izumi_h.pdf）（レベルⅣ）
5) 川上裕一, 松田秀雄, 芝崎智子, ほか：子癇とその予測. 産婦人科治療 2007；94：1086-91.（レベルⅣ）
6) Shibai BM：Diagnosis, controversies, and management of the syndrome of hemolysis, elevated liver enzymes, and low platelet count. Obstet Gynecol 2004；103：981-91.（レベルⅣ）

X 分娩直後から産褥早期の管理

2. 降圧薬療法

CQ 産褥早期の高血圧に対する加療は？

推奨

1. 妊娠高血圧症候群の病型と重症度に応じて血圧管理を行う．分娩後1〜2週間は循環動態が不安定であり，特に3〜6日間は注意が必要である．（グレードB）
2. 妊娠高血圧腎症重症では，＜160/110mmHgを目標に降圧治療を行うとともに，頭痛や心窩部痛などの有無，血小板数，AST/ALT，クレアチニン(Cr)値などの血液検査，水分出納バランスの測定を定期的に行う．（グレードB）
3. 帝王切開後などで非ステロイド性抗炎症薬(NSAIDs)を使用する際は腎機能障害を起こすことがあるため，高度腎機能障害，乏尿，血中Cr上昇などを認める場合には使用を避けることが望ましい．（グレードB）
4. 降圧薬は，labetalol，nifedipine，captopril，enalaprilなど，母乳移行でも安全性が証明されているものを使用する．（グレードB）

解説

　この時期の降圧管理は，胎児の循環動態を考慮する必要はなく，高血圧性脳症や重要臓器障害の予防の観点から妊娠高血圧症候群の病型と重症度に応じた血圧域を目標に管理する．その際，分娩後1〜2週間は循環動態が不安定であり，特に3〜6日目は妊娠中に蓄積された細胞外液が移動するため注意する[1,2,3)]．

　降圧治療は，分娩中に行っていた場合は継続し，重症でも＜160/110mmHgまたは妊娠前のコントロール域を目標に管理する．降圧療法中は尿量低下に注意する．妊娠高血圧腎症では25％以上が産後に悪化する可能性があるため[3)]，血圧測定とともに血小板数，AST/ALT，Crなどの血液検査や水分出納を測定し，軽症の場合でも重症に移行しないかを注意観察する．妊娠高血圧腎症重症や早発型ではより厳重な降圧管理が必要であり，目標血圧域に関しては一定の基準はないが，『NICE臨床ガイドライン』[2)]では＜150/100mmHg，SOGC[3)]やACOG[4)]では＜160/110mmHgを保つことを推奨している．

　降圧薬の選択は，基本的には妊娠中と同様である．ACOG[4)]はhydralazineやlabetalolの静注を第一選択薬とし，子癇予防としてMgSO$_4$の静注使用を同時に行うことを推奨している．NICE[2)]では，経口labetalolが第一選択薬で，使用できない場合はmethyldopaやnifedipineを使用する．子癇や高血圧緊急症には，labetalolの経口または静脈投与，hydralazine静脈投与，nifedipineの経口投与などを行う．BCRCP(British Columbia Reproductive Care Program)[5)]では，軽症高血圧に対してはmethyldopaもしくはlabetalolが第一選択，nifedipineが第二選択薬とされ，重症に対してはnifedipineもしくはlabetalolを第一選択とすることを推奨している．

　重症高血圧，産褥子癇，脳出血，腎不全，HELLP症候群，DIC徴候などの重篤な合併症が危惧される妊娠高血圧腎症重症の場合は，病状と薬理作用に注意して薬剤を選択し，頻回に血圧を測定しながら投与量を調節する．特に，hydralazineは反射性交感神経作用と血管拡張作用から脳出血急性期，過度の頻脈，心臓病合併には禁忌であり，また，蓄積性薬剤であることから中止後も低血圧(収縮期血圧＜90mmHg)に気を付ける．そのため，高血圧緊

急症や子癇発作の場合はnicardipineの持続点滴のほうが安全である。nicardipineは静脈製剤の中でも最も半減期が短く，調節性も優れているので使用しやすい[6,7]。また，labetalolは喘息や心臓病合併の場合は禁忌であることに注意する。帝王切開後などで疼痛緩和目的でNSAIDsを使用する際は，NSAIDsのプロスタグランジン（PG）産生抑制作用により腎機能障害を起こすことがある。特に，高度腎機能障害（eGFR＜50〜60ml）や，乏尿，血中Cr上昇（≧1.3mg/dl）などを認める場合には使用を避けることが望ましい[3,8,9]。

また，降圧薬使用の際は乳汁移行の問題も考慮する。現在は，labetalol，metoprolol，propranololなどのβ遮断薬・αβ遮断薬や，nifedipine，nicardipineなどのCa拮抗薬，captopril，enalaprilなどのACE阻害薬については，少量の乳汁移行はあるものの，その安全性が確認されている。しかし，ARBでは安全性の情報がまだ少ない。

文献

1) Hypertension in pregnancy-Medical Management. Women & Newborn Health Service 2011. http://www.kemh.health.wa.gov.au/development/manuals/O&G_guidelines/sectionb/2/5146.pdf（レベルIV）
2) NICE clinical guideline 107. Hypertension in pregnancy. National Institute for Health and Clinical Excellence 2010. http://guidance.nice.org.uk/CG107（レベルIV）
3) JOGC 2008. Diagnosis, Evaluation, and Management of the Hypertensive Disorders of Pregnancy. http://www.sogc.org/guidelines/documents/gui206CPG0803.pdf（レベルIV）
4) ACOG Committee on Obstetric Practice. ACOG practice bulletin. Diagnosis and management of preeclampsia and eclampsia. Int J Gunecol Obstet 2002；77：67-75.（レベルIV）
5) BCRCP 2006. Obstetric guideline 11. Hyypertension in pregnancy. http://www.rcp.gov.bc.ca（レベルIV）
6) Nij Bijcank SWA, Duvekot JJ：Nicardipine for the treatment of severe hypertension in pregnancy：A review of literature. Obstet Gynecol Surv 2010；65：341-7.（レベルIII）
7) 竹田 省：降圧薬と高血圧管理．妊娠高血圧症候群の治療戦略．日本産科婦人科学会雑誌 2012；64：1399-1405.（レベルIV）
8) Makris A, Thornton C, Hennessy A：Postpartum hypertension and nonsteroidal analgesia. Am J Obstet Gynecol 2004；190：577-8.（レベルIII）
9) 日本腎臓学会編：CKD診療ガイド．東京医学社，東京 2012. http://www.jsn.or.jp/guideline/pdf/CKDguide2012.pdf（レベルIV）

X 分娩直後から産褥早期の管理

3．輸液療法，その他の薬物療法
CQ 分娩直後の輸液療法の実際と注意点は？

推奨

1. 妊娠高血圧症候群に対する分娩後や帝王切開術後の輸液負荷管理は，血漿成分の血管外漏出により全身浮腫や胸水，腹水貯留，肺水腫などのリスクを助長する可能性がある。(グレードB)
2. 妊娠高血圧腎症重症は，分娩後36～48時間はバイタルモニタリング，尿量管理，水分出納管理，血液学的検査，画像検査を密に行いながら，絶飲・絶食状態に対する最低限の補液と，輸血や抗DIC療法・抗ショック療法などの必要輸液を加味した，厳重な輸液管理が必要である。(グレードB)
3. 分娩後は降圧療法だけでなく，利尿薬・MgSO₄の投与や抗凝固療法（「Ⅷ 特殊な病態『7. 深部静脈血栓症／肺血栓塞栓症』」参照）などを行う。(グレードB)
4. 子癇予防対策としてのMgSO₄投与時は，その副作用に注意する。特に腎機能障害の症例において高マグネシウム血症に注意する。(グレードB)

解 説

妊娠高血圧症候群に対する分娩後や帝王切開術後の過量な輸液は，血漿成分の血管外漏出により全身浮腫や胸水，腹水貯留，肺水腫などのリスクを助長する可能性があり推奨されていない。妊娠高血圧症候群や高血圧を伴う過量輸液投与と急性肺水腫発症には強い相関関係があり，5,000ml以上での相対リスクは1.9倍，10,000mlで4.0倍，15,000mlで9.0倍にまで上昇し，また＋5,500ml以上の水分出納と分娩後急性肺水腫には強い関連性を認めたとの報告がある[1, 2]。

妊娠高血圧腎症重症においては，分娩後，速やかに症状の軽快があるとは限らず，子癇や肺・肝・腎などの重要臓器の機能不全を併発してくることから，分娩後36～48時間はバイタルモニタリング，尿量管理，水分出納管理，血液学的検査，画像検査を密に行うと同時に，絶飲・絶食状態に対する最低限の補液と，上記のような必要輸液の有無を加味した厳重な管理が必要となる。腎機能障害，高度浮腫，胸水・高度腹水貯留，漿液性網膜剥離，子癇・皮質盲，HELLP症候群，産科DIC徴候またはこれらが疑われる症例では，分娩後早期から，①高血圧に対する降圧療法（前項参照），②高度浮腫に対する利尿薬投与，③子癇予防のためのMgSO₄投与，④深部静脈血栓予防の対応などを検討し，それらを含めた輸液管理を行わなければならない。

呼吸不全を伴う急性肺水腫は妊娠高血圧腎症重症の2.9％に起こり，その70％は分娩後に起こる[3]。そのため，SpO₂モニタリングのもとに分娩後早期から利尿薬の開始が必要となる。利尿薬投与に関してガイドライン化されているものは少ないが，英国の『BCRCP 2006』[4]では，抗菌薬以外に生理食塩液や等張液を80ml/時で点滴静注し，4時間を1つのブロックとして尿量を記録し，2ブロック連続で40ml/ブロック未満の場合は輸液量に合わせてfurosemideやアルブミン製剤を利用して利尿を図ることを勧めている。

文献

1) Thornton CE, von Dadelszen P, Makris A, et al：Acute pulmonary oedema as a complication of hypertension during pregnancy. Hypertension in Pregnancy 2011；30：169-79.（レベルⅣ）
2) Carlin AJ, Alfirevic Z, Gyte GM：Interventions for treating peripartum cardiomyopathy to improve outcomes for women and babies. Cochrane Database of Systematic Reviews 2010；9：CD008589.（レベルⅠ）
3) Norwits ER, Hsu CD, Repke JT：Acute complications of preeclampsia. Clinical Obstetrics and Gynecology 2002；45：308-29.（レベルⅣ）
4) BCRCP 2006. Obstetric guideline 11. Hypertension in pregnancy. http://www.rcp.gov.bc.ca（レベルⅡ）

X 分娩直後から産褥早期の管理

4. 産褥期の薬物療法と授乳

CQ 産褥期の薬物療法と授乳は？

推奨
授乳中の女性に降圧薬を使用する場合，添付文書で禁忌となっている薬剤に関しては十分なインフォームドコンセントを行ったうえで使用することが望ましい。(グレードB)

解 説

母乳栄養は母児の愛着形成の促進作用，児の感染防御，神経発達促進，将来の肥満抑制ばかりでなく，母親においても乳癌や糖尿病の発症を抑制するなどその効用が疫学研究で示され，母児双方の健康維持に重要であることが知られてきている。

従って，薬物治療をする際には安易に母乳を中止するのではなく，母乳栄養の両立ができるかどうか客観的な情報をもとに検討する必要がある。

薬物の母乳移行と曝露レベルのパラメータとして，乳汁／血漿薬物濃度比(M/P比)，相対的乳児投与量(relative infant dose；RID)がよく使われる。ともに乳汁中の薬物濃度が測定されていないと算出できない。M/P比は単に母乳中の薬物濃度の指標であるが，RIDは母乳を介して乳児が摂取することになる薬剤量が治療量のどのくらいに相当するのかを示すもので，乳児の薬物曝露量の目安として有用である。RIDが10％以下であれば児への影響は少ないと考えられている[1]。〔RID＝母乳を介する薬の用量(mg/kg/日)／乳児の治療量*(mg/kg/日)×100％：*乳児の治療量が決まっていないときは母親の体重あたりの治療量で代用できる。〕

各降圧薬のRIDが算出された薬剤を**表1**に示す。RIDが10％を超える可能性のあるatenolol

表1 各降圧剤(子宮収縮抑制薬を含む)の相対的乳児投与量(RID)と授乳中の使用

種類	成分	代表的な薬品	RID	文献	授乳
中枢作動薬	methyldopa	アルドメット®	0.1～0.4	2, 3)	可能
血管拡張薬	hydralazine	アプレゾリン®	1.2	4)	可能
α・β遮断薬	labetalol	トランデート®	0.2～0.6	5)	可能
Ca拮抗薬	amlodipine	アムロジン®，ノルバスク®	1.4	6)	可能
	nifedipine	アダラート®	2.3～3.4	7～9)	可能
	nicardipine	ペルジピン®	0.07～0.1	10, 11)	可能
	diltiazem	ヘルベッサー®	0.9	12)	可能
β遮断薬	propranolol	インデラル®	0.3～0.5	13～16)	可能
	atenolol	テノーミン®	5.2～19.2	17～21)	慎重
ACE阻害薬	captopril	カプトリル®	0.002	22)	可能
	enalapril	レニベース®	0.07～0.2	23, 24)	可能
子宮収縮抑制薬	$MgSO_4$	マグネゾール®	0.2	25, 26)	可能

アンジオテンシンⅡ受容体拮抗薬(ARB)に関しては現在までのところ十分なデータがない。

以外の薬剤は乳汁中への移行率が低く，母乳栄養は容認される。

授乳中の薬剤使用に関する考え方ならびに「安全に使用できる薬剤・できない薬剤」については，「妊娠と薬情報センター（http：//www.ncchd.go.jp/kusuri/lactation/med_index.html）」で情報提供している。必要があれば患者に紹介することも有用である。

文献

1) 伊藤真也：薬剤の母乳移行と乳児の薬剤曝露. 伊藤真也・村島温子編. 薬物治療コンサルテーション 妊娠と授乳 改訂2版. p46-54, 南山堂, 2014.（レベルⅣ）
2) White WB, Andreoli JW, Cohn RD：Alpha-methyldopa disposition in mothers with hypertension and in their breast-fed infants. Clin Pharmacol Ther 1985；37：387-90.（レベルⅣ）
3) Jones HM, Cummings AJ：A study of the transfer of alpha-methyldopa to the human foetus and newborn infant. Br J Clin Pharmacol 1978；6：432-4. Letter. PMID：728288（レベルⅣ）
4) Liedholm H, Wahlin-Boll E, Hanson A, et al：Trans-placental passage and breast milk concentration of hydralazine. Eur J Clin Pharmacol 1982；21：417-9. PMID：7200428（レベルⅣ）
5) Lunell NO, Kulas J, Rane A：Transfer of labetaol into amniotic fluid and breast milk in lactating women. Eur J Clin Pharmacol 1985；28：597-9. PMID：4043203（レベルⅣ）
6) 石井真理子, 中島 研, 村島温子, ほか：高血圧合併妊娠におけるアムロジピンの胎児移行および母乳移行に関する検討 2例報告. 日本病院薬剤師会雑誌 2009；45：817-20.（レベルⅣ）
7) Ehrenkranz RA, Ackerman BA, Hulse JD：Nifedipine transfer into human milk. J Pediatr 1989；114：478-80. PMID：2921695（レベルⅣ）
8) Manninen AK, Juhakoski A：Nifedipine concentrations in maternal and umbilical serum, amniotic flud, breast milk and urine of mothers and offspring. Int J Clin Pharm Res 1991；11：231-6. PMID：1814844（レベルⅣ）
9) Penny WJ, Lewis MJ：Nifedipine is excreted in human milk. Eur J Clin Pharmacol 1989；36：427-8. PMID：2737237（レベルⅣ）
10) Jarreau PH, Le Beller C, Guillonneau M, et al：Excretion of nicardipine in human milk. Paediatr Perinat Drug Ther 2000；4：28-30.（レベルⅣ）
11) Bartels P, Hanff L, Mathot R, et al：Nicardipine in pre-eclamptic patients：placental transfer and disposition in breast milk. BJOG 2007；114：230-3. PMID：17166219（レベルⅣ）
12) Okada M, Inoue H, Nakamura Y, et al：Excretion of diltiazem in human milk. N Engl J Med 1985；312：992-3. PMID：3974691（レベルⅣ）
13) Smith MT, Livingstone I, Hooper WD, et al：Propranolol, propranolol glucuronide, and naphthoxylactic acid in breast milk and plasma. Ther Drug Monit 1983；5：87-93. PMID：6845404（レベルⅣ）
14) Lewis AM, Patel L, Johnston A, et al：Mexiletine in human blood and breast milk. Postgrad Med J 1981；57：546-7. PMID：7329891（レベルⅣ）
15) Taylor EA, Turner P：Anti-hypertensive therapy with propranolol during pregnancy and lactation. Postgrad Med J 1981；57：427-30. PMID：7312737（レベルⅣ）
16) Bauer JH, Pape B, Zajicek J, et al：Propranolol in human plasma and breast milk. Am J Cardiol 1979；43：860-2. PMID：425926（レベルⅣ）
17) Schimmel MS, Eidelman AI, Wilschanski MA, et al：Toxic effects of atenolol consumed during breast feeding. J Pediatr 1989；114：476-8. PMID：2921694（レベルⅣ）
18) Liedholm H, Melander A, Bitzen PO, et al：Accumulation of atenolol and metoprolol in human breast milk. Eur J Clin Pharmacol 1981；20：229-31. PMID：728604（レベルⅣ）
19) White WB, Andreoli JW, Wong SH, et al：Atenolol in human plasma and breast milk. Obstet Gynecol 1984；63：S42-4. PMID：6700880（レベルⅣ）
20) Thorley KJ, McAinsh J：Levels of the beta-blockers atenolol and propranolol in the breast milk of women treated for hypertension in pregnancy. Biopharm Drug Dispos 1983；4：299-301.（レベルⅣ）
21) Kulas J, Lunell NO, Rosing U, et al：Atenolol and metoprolol. A comparison of their excretion into human breast milk. Acta Obstet Gynecol. Scand Suppl 1984；118：65-9.（レベルⅣ）
22) Devlin R：Selective resistance to the passage of captopril into human milk. Clin Pharmacol Ther 1980；2：250.（レベルⅣ）
23) Redman CW, Kelly JG, Cooper WD：The excretion of enalapril and enalaprilat in human breast milk. Eur J Clin Pharmacol 1990；38：99. PMID：2158450（レベルⅣ）
24) Rush JE, Snyder DL, Barrish A, et al：Comment on Huttunen K, Gronhagen-Riska C, Fyrquist F. Enalapril treatment of a nursing mother with slightly impaired renal function. Clin Nephrol 1989；31：278. Clin Nephrol. 1991；35：234. Letter. PMID：1649713（レベルⅣ）
25) Cruikshank DP, Varner MW, Pitkin RM：Breast milk magnesium and calcium concentrations following magnesium sulfate treatment. Am J Obstet Gynecol 1982；143：685-8.（レベルⅣ）
26) Morris ME, LeRoy S, Sutton SC：Absorption of magnesium from orally administered magnesium sulfate in man. J Toxicol Clin Toxicol 1987；25：371-82.（レベルⅣ）

XI 産褥3日目以降〜1カ月の管理

CQ 観察すべき症候と実施すべき検査は？

推奨

1. 降圧治療は，原則的に妊娠中と同様の管理（Ⅳ 妊婦管理「5．降圧薬療法」参照）を行う。通常，産褥1週頃にかけて血圧が上昇する。産褥1週前後は脳卒中による母体死亡の頻度が高まるので，血圧の変動への注意が必要である。（グレードB）
2. 重症高血圧あるいは重症蛋白尿の場合は入院管理とする。軽症の場合は外来フォローアップでよいが，退院1〜2週間後に高血圧および蛋白尿の程度を外来で評価する。（グレードB）
3. 重症の妊娠高血圧症候群では循環血液量が減少している場合があり，水分出納バランスには十分に注意を払う必要がある。（グレードB）
4. 産褥1週頃でも，子癇や血小板減少，肝逸脱酵素上昇などの合併症が起こることもあるとの認識が必要である。（グレードC）

解 説

通常，妊娠高血圧症候群は分娩が終了すると軽快する。しかし，分娩後24〜48時間後に子癇を発症することはしばしばみられ，注意を要する[1,2]。さらに，通常，産褥1週頃にかけて血圧が再上昇し，脳卒中に関連した母体死亡の頻度が高まると報告されている[3]。高血圧の程度が軽症域に入れば，降圧薬を投与したまま退院とし，外来でフォローアップすることは可能である。しかし，自宅に戻ると育児の負担や睡眠不足などにより，高血圧が悪化する場合があるので，家庭での血圧測定を指導し，血圧の上昇を認めた場合の受診を十分に指導する必要がある。家庭での血圧の上昇が認められなくても，退院後1〜2週間後に外来受診を指導し，高血圧や蛋白尿の評価をする。

妊娠高血圧症候群重症症例は症状が軽症の程度になるまでは入院管理とし，軽症の状態になったら外来フォローアップとする。退院後2〜4週間に1度の割で来院させ，降圧薬などを使用しなくても正常化するまで外来で管理する。

妊娠高血圧症候群の定義分類に基づき，産褥12週に加重型か否かを診断する。産褥12週以降の高血圧や蛋白尿の持続は，引き続きフォローアップし，内科での管理への移行を考慮する。授乳と降圧薬投与については，「Ⅹ 分娩直後から産褥早期の管理『4.産褥期の薬物療法と授乳』」を参照されたい。

1 産褥期の生理的変化

①心血管系

分娩直後には循環血液量は約1,000ml失われるが，分娩後3日目までには細胞外から血管内への体液の移動により，血漿量は900〜1,200ml増加する。結果的に循環血液量は分娩前に比べ約16％減少する。赤血球量は分娩後8週までに正常に回復する[4]。心拍出量は分娩後8〜10週に測定すると正常に回復したとする報告がある[5]一方で，分娩後1年たっても心拍出量は高いままであるとする報告もある[6]。

②血液凝固系

血小板数は分娩後2週目では増加し，フィブリノーゲン濃度は分娩後2週間で徐々に低下し，正常化する[4]。

③腎泌尿器系

腎機能を分娩後1年にわたって観察した報告[7]では，妊娠中に増加していた糸球体濾過量とク

レアチニンクリアランスは分娩後8週までに正常に回復する。腎血漿量は妊娠初期に増加し、妊娠中期には50～70％の増加、そして妊娠末期に減少傾向を示す。この減少は分娩後24週まで続き、50～60週までにようやく正常に回復するといわれている。妊娠中にみられていた尿路系の拡張が元に戻るには数週間以上かかり、12週間以上持続することもある[8]。

2 妊娠高血圧症候群における産褥期の生理的変化

正常の妊娠にみられる循環血液量の増加は、妊娠高血圧症候群の主な病態である血管内皮細胞障害による血管透過性亢進のため、重症例では増加傾向は抑制される。妊娠・分娩の終了により血管外に漏出していた血漿成分が血管内に戻る現象が分娩後3～7日にみられるので、重症例においては安易に補液することによりかえって肺水腫の危険性は増す。その一方で、乏尿が続けば分娩後腎不全のリスクが出てくるので、水分出納バランスには十分に注意を払う必要がある[9]。

さらに、分娩後3～5日は血小板減少、肝逸脱酵素上昇などの合併症が起こりやすい時期でもあるので、注意深い観察が必要である。特に早発型や重症例、HELLP症候群、肝腎機能障害を示した症例では、血圧、検尿、尿量の測定以外に肝・腎などの検査を頻回に行う（4～6時間ごと）。特に母体適応で娩出となった症例では、娩出してもすぐには改善しない。子癇も分娩後によくみられることにも注意する[10]。

文献

1) Brown CE, Cunningham FG, Prichard JA：Convulsions in hypertensive, proteinuric primiparas more than 24 hours after delivery：eclampsia or some other course? J Reprod Med 1987；32：499-503.（レベルⅣ）
2) Lubarsky SL, Barton JR, Friedman SA, et al：Late postpartum eclampsia revisited. Obstet Gynecol 1994；83：502-5.（レベルⅢ）
3) World Health Organization（WHO）. WHO recommendations for Prevention and treatment of pre-eclampsia and eclampsia. Geneva: World Health Organization; 2011.（レベルⅣ）
4) Gabbe SG, Niebyl JR, Simpspn JL：Postpartum Care. Obstetrics Normal and Problem Pregnancies 4th ed. p704-6, Churchill Livingston, New York, 2002.（レベルⅣ）
5) Walters BNJ, Thompson ME, Lea E, et al：Blood pressure in the puerperium. Clin Sci 1986；71：589-98.（レベルⅢ）
6) Clapp JF Ⅲ, Capeless E：Cardiovascular function before, during, and after the first and subsequent pregnancies. Am J Cardiol 1997；80：1469-73.（レベルⅢ）
7) Sims EA, Krantz KE：Serial studies of renal function during pregnancy and the puerperium in normal women. J Clin Invest 1958；37：1764-72.（レベルⅢ）
8) Davison JM：Overview；Kidney function in pregnant women. Am J Kidney Dis 1987；9：248-52.（レベルⅢ）
9) Brown MA, Hague WM, Higgins J, et al：The detection, investigation and management of hypertension in pregnancy：full consensus statement. Aust N Z J Obstet Gynaecol 2000；40：139-55.（レベルⅣ）
10) Douglas K, Redman CW：Eclampsia in the United Kingdom. BMJ 1994；309：1395-400.（レベルⅣ）

XII 長期予後

1. 次回妊娠に向けた指導

CQ 妊娠高血圧腎症発症後の，次回妊娠時の母児に対する影響および再発予防法は？

推奨

1. 妊娠高血圧腎症発症後の次回妊娠時の再発率は高い。(グレードA)
2. 妊娠高血圧腎症発症後の次回妊娠時の児への影響として，早産，低出生体重児，胎児発育不全(fetal growth restriction；FGR)，死産率も高い。(グレードB)
3. 妊娠前のBMI(body mass index)の低下と次回妊娠時の体重コントロールは，妊娠高血圧腎症再発率を抑制する。(グレードC)

解説

妊娠高血圧腎症発症後の次回妊娠時における妊娠高血圧腎症の再発率は，人種，国によって大きな違いがあるが，13～18%との報告があり[1~4]，常位胎盤早期剝離，FGR，死産率も高いとされている[5~7]。正常妊娠と比較して，妊娠高血圧腎症発症後では次回妊娠時での妊娠高血圧腎症の発症率は高く[1, 4, 8~15]，発症リスクは妊娠高血圧腎症が6.6倍，妊娠高血圧発症が4.1倍，妊娠高血圧腎症発症後の次回妊娠時に妊娠高血圧の再発リスクは7.5倍であると報告されている[8]。

最近の報告では再発率は5.9%で，再発リスクは8.6倍高く，早産，FGR，常位胎盤早期剝離の発症リスクも高いとされ，また最初の妊娠時に，妊娠高血圧腎症に常位胎盤早期剝離の合併を認めた場合，次回妊娠時における妊娠高血圧腎症の再発リスクは10.8倍高くなることが報告されている[9]。また一方，妊娠37週以降に発症した妊娠高血圧腎症は，次回妊娠時のその再発率は低いと報告されている[10]。

妊娠高血圧腎症発症後の次回妊娠時の児への影響としては，早産，低出生体重児，FGR，死産率も高い[5~7]ことが報告されている。また，妊娠高血圧腎症発症後の次回妊娠時に連続して発症した場合は，早産，低出生体重児，FGR，死産となるリスクは高くなる[1, 16, 17]。

妊娠高血圧腎症発症患者の次回妊娠時の再発率に，妊娠直前のBMIと妊娠中の体重増加が大きく関与しており，BMIを減少させることにより再発率を低下させることができるとの報告もある[18~21]。また，妊娠中の過剰体重増加は再発率を増加させるとの報告もあり，妊娠前および妊娠中においても，体重コントロールは再発を抑制する可能性がある。従って，次回妊娠に向けて，再発のリスクと発症時の母児に対するリスクを十分説明し，適切な運動，食事指導などの生活指導を行う必要がある。

文献

1) Hnat MD, Sibai BM, Caritis S, et al：National Institute of Child Health and Human Development Network of Maternal-Fetal Medicine-Units. Perinatal outcome in women with recurrent preeclampsia compared with women who develop preeclampsia as nulliparas. Am J Obstet Gynecol 2002；186：422-6.(レベルIII)
2) Lie RT, Rasmussen S, Brunborg H, et al：Fetal and maternal contributions to risk of pre-eclampsia：population based study. BMJ 1998；316：1343-7.(レベルIII)
3) Mostello D, Jen Chang J, Allen J, et al：Recurrence of preeclampsia：effects of gestational age at delivery of the first pregnancy, body mass index, paternity, and interval between births. Obstet Gynecol 2010；116：667-72.(レベルIII)

4) Hjartardottir S, Leifsson BG, Geirsson RT, Steinthorsdottir V. Recurrence of hypertensive disorder in second pregnancy. Am J Obstet Gynecol 2006；194：916-20.（レベルⅢ）
5) Ananth CV, Peltier MR, Chavez MR, et al：Recurrence of ischemic placental disease. Obstet Gynecol 2007；110：128-33.（レベルⅢ）
6) Lykke JA, Paidas MJ, Langhoff-Roos J：Recurring complications in second pregnancy. Obstet Gynecol 2009；113：1217-24.（レベルⅢ）
7) Mbah AK, Alio AP, Marty PJ, et al：Pre-eclampsia in the first pregnancy and subsequent risk of stillbirth in black and white gravidas. Eur J Obstet Gynecol Reprod Biol 2010；149：165-9.（レベルⅢ）
8) Andersgaard AB, Acharya G, Mathiesen EB, et al：Recurrence and long-term maternal health risks of hypertensive disorders of pregnancy：a population-based study.Am J Obstet Gynecol 2012；206：143.e1-8.（レベルⅢ）
9) Melamed N, Hadar E, Peled Y, et al：Risk for recurrence of preeclampsia and outcome of subsequent pregnancy in women with preeclampsia in their first pregnancy. J Matern Fetal Neonatal Med 2012；25：2248-51.（レベルⅢ）
10) Dukler D, Porath A, Bashiri A, et al：Remote prognosis of primiparous women with preeclampsia. Eur J Obstet Gynecol Reprod Biol 2001；96：69-74.（レベルⅢ）
11) Trogstad L, Skrondal A, Stoltenberg C, et al：Recurrence risk of preeclampsia in twin and singleton pregnancies. Am J Med Genet A 2004；126A：41-5.（レベルⅢ）
12) Brown MA, Mackenzie C, Dunsmuir W, et al：Can we predict recurrence of pre-eclampsia or gestational hypertension？ BJOG 2007；114：984-93.（レベルⅢ）
13) van Rijn BB, Hoeks LB, Bots ML, et al：Outcomes of subsequent pregnancy after first pregnancy with early-onset preeclampsia. Am J Obstet Gynecol 2006；195：723-8.（レベルⅢ）
14) Hernández-Díaz S, Toh S, Cnattingius S：Risk of pre-eclampsia in first and subsequent pregnancies：prospective cohort study. BMJ 2009；338：2255.（レベルⅢ）
15) Bramham K, Briley AL, Seed P, et al：Adverse maternal and perinatal outcomes in women with previous pre-eclampsia：a prospective study. Am J Obstet Gynecol 2011. 204：512.e1-9.（レベルⅢ）
16) Sibai BM, Mercer B, Sarinoglu C：Severe preeclampsia in the second trimester：recurrence risk and long-term prognosis. Am J Obstet Gynecol 1991；165：1408-12.（レベルⅢ）
17) Mbah AK, Alio AP, Marty PJ, et al：Recurrent versus isolated pre-eclampsia and risk of feto-infant morbidity outcomes：racial/ethnic disparity.Eur J Obstet Gynecol Reprod Biol 2011；156：23-8.（レベルⅢ）
18) Mostello D, Jen Chang J, Allen J, et al：Recurrent preeclampsia：the effect of weight change between pregnancies. Obstet Gynecol 2010；116：667-72.（レベルⅢ）
19) Villamor E, Cnattingius S：Interpregnancy weight change and risk of adverse pregnancy outcomes：a population-based study. Lancet 2006；368：1164-70.（レベルⅢ）
20) Kiel DW, Dodson EA, Artal R, et al：Gestational weight gain and pregnancy outcomes in obese women：how much is enough? Obstet Gynecol 2007；110：752-8.（レベルⅢ）
21) Cedergren M：Effects of gestational weight gain and body mass index on obstetric outcome in Sweden. Int J Gynaecol Obstet 2006；93：269-74.（レベルⅢ）

XII 長期予後

2. 母体の長期予後

CQ 長期予後を見据えた管理方法は？

推奨

1. 妊娠高血圧症候群既往女性のlater life（中高年）は，高血圧，脳・心血管障害やメタボリックシンドローム，その他，腎疾患などを発症しやすい。（グレードA）
2. 妊娠高血圧症候群既往女性における分娩後の生活習慣の指導介入は，later lifeにおける脳・心血管障害の発症リスクを減少させる。（グレードB）

解 説

妊娠高血圧症候群は妊娠・分娩のみでなく，その後の身体的健康(physical health in later-life)に影響を及ぼす。妊娠高血圧症候群に罹患した妊婦はその後数十年を経て，高血圧，脳血管障害，虚血性心疾患をはじめ，糖尿病，脂質異常症などのメタボリックシンドローム（代謝異常症候群），さらには腎疾患などを発症しやすい[1〜10]。これを長期予後(long term prognosis)という。最近の研究では，妊娠高血圧症候群に罹患した女性への介入として，生活習慣の改善指導により将来の心血管疾患(cardiovascular disease；CVD)のリスクを減少させるとの報告もされており[9]，出産後も内科との連携をはかり，妊娠高血圧症候群既往女性のlater lifeにおける健康管理が重要である。

1 妊娠高血圧症候群既往に関連した中高年の疾病

①高血圧

中高年女性の高血圧発症は，妊娠高血圧症候群の既往，高血圧家系，現在のBMIの3つが重要因子であり，現在，高血圧を罹患している女性の約半数に妊娠高血圧症候群の既往があった[11]。特に妊娠高血圧症候群に罹患した妊婦が，その後肥満因子が加わると更年期以降になって高率に高血圧が発症する[11]。同じく，わが国の中高年高血圧女性の母子手帳の検討から，約70%の高率に妊娠高血圧の既往がみられた[12]。

初回妊娠が妊娠高血圧症候群重症であった症例で，次回の妊娠が正常であった群と，再び妊娠高血圧症候群重症となった群の両者の長期予後を比較すると，前者では高血圧発症は8%であるのに対して後者では72%と9倍に達した[13]。特に，早発型は遅発型に比べて，その後も高血圧症に罹患する率が高い[14]。

また最近では，日本妊娠高血圧学会の平成23年度課題研究として，妊娠高血圧症候群既往女性の中高年での脳・心・腎・血管疾患との関連性が母子手帳を使用して検討された。妊娠高血圧症候群既往女性が，中高年で降圧薬を内服するオッズ比は4.28(95% CI：2.14〜8.57)となり，わが国において，妊娠高血圧症候群既往女性はlater lifeでの高血圧を発症しやすいことが判明した[15]。

一方，諸外国の報告では，当初Chesleyら[16]は，子癇既往女性において，later lifeでの高血圧や腎障害との関連性を認めていなかったが，最近のメタアナリシスではわが国と同様に，妊娠高血圧腎症既往女性は，later lifeでの高血圧を発症しやすい（相対リスク：3.31，95% CI：2.51〜3.89)と報告されている[8]。

2 虚血性心疾患(ischemic heart disease；IHD)

スコットランドにおける初産婦129,920例のlater lifeの検討から，妊娠高血圧腎症の既往女

性のIHDによる死亡，あるいは入院は，正常血圧妊婦に比べて2倍のリスク，さらに胎児発育不全（FGR）と早産，妊娠高血圧腎症の3因子では7倍のリスクとなり，きわめてリスクが高くなると報告されている[17]。また，デンマークの初産婦626,272例から，妊娠高血圧腎症既往のIHDによる死亡に関し，妊娠高血圧腎症の早産ではハザード比は8.12（95％ CI：4.31～15.33），正期産では1.65（95％ CI：1.01～2.70）を示した[1]。

また，最近のメタアナリシスで，妊娠高血圧腎症／子癇によるIHDのリスクは，ケースコントロールスタディでオッズ比は2.47（95％ CI：1.22～5.01），コホートスタディで相対リスクは2.33（95％ CI：1.95～2.78）であった[18]。他のメタアナリシスでも，オッズ比は2.28（95％ CI：1.87～2.78）と同様の結果であった[8]。

従って，妊娠高血圧症候群既往女性は，later lifeにおける虚血性心疾患に罹患しやすい傾向にある。

3 脳血管障害

以前の報告では，妊娠高血圧腎症既往女性のlater lifeでの脳血管障害発症リスクは，相対リスクが1.39（95％ CI：0.89～2.16）と発症リスクになるといえるものではなかったが[17]，最近のメタアナリシスでは，相対リスクが2.03（95％ CI：1.54～2.67）[18]，オッズ比は1.77（95％ CI：1.43～2.21）[8]といずれも発症リスクが高くなるとの結果であった。

さらに，妊娠高血圧腎症と妊娠高血圧既往女性における脳血管障害発症リスクを比較すると，妊娠高血圧腎症既往女性で脳血管障害発症リスクが高い。脳血管障害による死亡は，妊娠高血圧腎症既往女性での補正罹患率は3.59（95％ CI：1.04～12.4）であったが，妊娠高血圧既往女性では2.89（95％ CI：0.81～10.2）であった。また，要入院も妊娠高血圧腎症既往女性での補正罹患率は2.10（95％ CI：1.02～4.32），妊娠高血圧既往女性では1.53（95％ CI：0.72～3.27）であった[19]。従って，妊娠高血圧症候群既往女性は，later lifeにおける脳血管障害がみられやすく，特に，妊娠高血圧腎症は妊娠高血圧よりもハイリスクである。

4 腎疾患

アルブミン尿は，心血管疾患（CVD）発症やCVDによる死亡と関連性があり，CVDのリスク因子と考えられている[20〜23]。軽度のアルブミン尿でさえもCVDの発症リスクは高くなる（補正ハザード比：2.92，95％ CI：1.75～5.44）[20]。出産後平均7年経過観察した，コホートスタディのメタアナリシスによる検討では，正常妊娠後の女性が，将来微量アルブミン尿をきたす頻度は7％であるのに対し，妊娠高血圧腎症既往女性では31％と約4倍の頻度でアルブミン尿をきたすことが示された[10]。この検討ではさらに，妊娠高血圧腎症重症後の微量アルブミン尿の発症リスクは8倍となるとの結果であった[10]。また，アルブミン尿が，5mg/Lから10mg/Lに増加することによりCVDによる死亡のリスクは，29％増加する（ハザード比：1.29，95％ CI：1.18～1.40）との報告もある[22]。妊娠高血圧腎症既往女性におけるアルブミン尿の出現は，腎障害末期の発症リスクが3倍となり，将来の腎障害を予知しているとも報告している[24]。

妊娠高血圧腎症を発症し，かつ低体重児（1,500g以上2,500g未満）を出産した女性は，正常妊娠に比べ，将来腎生検を必要とする相対リスクが4.5倍であり，超低体重児（1,500g未満）を出産した場合，そのリスクは17倍と高くなる。妊娠高血圧腎症既往女性は将来腎疾患を発症しやすいが，FGRを伴うか否かが母体の長期予後，特に腎障害に大きな影響を及ぼす[4]。

5 妊娠高血圧症候群既往女性における分娩後の生活習慣の指導

妊娠高血圧症候群既往女性はCVD発症率が高いと多くの報告がされていることから，妊娠高血圧症候群に罹患した女性への生活習慣の改善指導による介入で，将来のCVD発症リスクを減少させる目的のスタディが行われている。Literature-based studyでは，運動療法，食事制限，禁煙などの生活習慣の指導介入により，妊娠高血圧症候群既往女性のCVD発症リスクは，オッズ比が0.91（95％ CI：0.87～0.96）となると報告されている[9]。また，英国では，妊娠高血圧症候群既往女性にはプライマリ・ケア医が，CVD発症が増加することを説明するよう

索 引

あ

アネキシンV	78
アンジオテンシン	
―受容体阻害薬（ARB）	114
―変換酵素阻害薬（ACEI）	114
安静度，非薬物療法	90
アンチトロンビン	
―活性	74
―製剤	174

い

易血栓形成素因	43
インスリン抵抗性	43

お

オキシトシン	209

か

拡張期血圧	52
拡張早期切痕	49
加重型妊娠高血圧腎症	28
活性化プロテインC	78
家庭血圧	52, 54, 57
カテコラミン	213
カフオシロメトリック法	52
カルシウム経口補充療法	64
眼底出血	202

き

気管挿管	221
喫煙	161
急性腎炎症候群	123
急性腎障害	202
急性心不全	157
急性腎不全	180
急性妊娠脂肪肝（AFLP）	83, 146, 182
急速進行性腎炎症候群	123
凝固異常	170
胸水	216

く

区域麻酔	218
クモ膜下出血	169, 171
クレアチニンクリアランス	125

け

頸管熟化法	209
経口降圧薬	98, 192
軽症高血圧	94
痙攣	139
血液凝固・線溶系マーカー	74
血液浄化療法	182
血管拡張薬	98
血小板数	214, 217
血栓性素因	102
血栓性微小血管障害症	147
血栓溶解薬	224
血栓溶解療法	186

こ

抗DIC治療	174
降圧目標	96
降圧薬	94, 98, 231
交感神経抑制薬	98
抗凝固薬	224
抗凝固療法	159, 223
治療的―	102
予防的―	184
高血圧	28, 54
高血圧緊急症	67, 95, 140, 212
抗血小板薬	224

表3 妊娠高血圧の降圧薬選択

・他のβ遮断薬，Ca拮抗薬の使用については，患者に説明しインフォームドコンセントをとり，医師の責任のもとに使用する
・挙児希望の女性の高血圧患者も原則はこのなかから選ぶ

	第一選択薬	2剤併用
妊娠20週未満	メチルドパ ヒドララジン ラベタロール	メチルドパ＋ヒドララジン ラベタロール＋ヒドララジン
妊娠20週以降	メチルドパ ヒドララジン ラベタロール ニフェジピン	交感神経抑制薬（メチルドパ，ラベタロール）＋ 血管拡張薬（ヒドララジン，徐放性ニフェジピン）

表4 授乳が可能と考えられる降圧薬

	一般名	商品名
Ca拮抗薬	ニフェジピン ニカルジピン塩酸塩 アムロジピンベシル塩酸 ジルチアゼム塩酸塩	アダラート ペルジピン ノルバスク アムロジン ヘルベッサー
αβ遮断薬	ラベタロール	トランデート
β遮断薬	プロプラノロール塩酸塩	インデラル
中枢作動薬	メチルドパ	アルドメット
血管拡張薬	ヒドララジン	アプレゾリン
ACE阻害薬	カプトプリル エナラプリルマレイン塩酸	カプトリル レニベース

XIII 他のガイドラインにおける妊娠高血圧症候群の位置づけ

日本高血圧学会
（高血圧治療ガイドラインダイジェスト：妊娠に関連した高血圧より）

　妊娠高血圧症候群の薬物治療は通常160/110mmHg以上をもって開始するが，妊婦あるいは産褥女性に収縮期血圧≧180mmHgあるいは拡張期血圧≧120mmHgを認めた場合は「高血圧緊急症」と診断し，降圧治療を開始する。緊急に降圧が必要と考えられる場合は静注薬を用いる。

　ニフェジピンは，20週以降の妊婦に対しすべての剤形で有益性投与となっているが，長時間作用型の使用が基本となり，カプセル製剤の舌下は行わない。

　血圧値および母児の状態から2剤もしくは3剤併用の段階でも必要と思われる場合は，静注薬（ニカルジピン，ニトログリセリン，ヒドララジン）に切り替えることを考慮する。静注薬による降圧を行う場合，児の状態に留意し，胎児心拍モニタリングを行う。

　子癇の懸念がある場合もしくは子癇では$MgSO_4$を経静脈投与する。妊娠の可能性のある女性と妊婦に対してはACE阻害薬，ARBのいずれも原則として使用しない。

表1　妊娠に関連する高血圧の分類

1. 妊娠高血圧
   妊娠20週以降にはじめて高血圧（収縮期140mmHgもしくは拡張期90mmHg）が発症し，分娩後12週までに正常に復する場合
2. 妊娠高血圧腎症
   妊娠20週以降にはじめて高血圧（収縮期140mmHgもしくは拡張期90mmHg）が発症し，かつ蛋白尿（基本的には300mg/日以上）を伴うもので分娩後12週までに正常に復する場合
3. 子癇
   妊娠20週以降にはじめてけいれん発作を起こし，てんかんや二次性けいれんが否定されるもの，けいれん発作の起こった時期により，妊娠子癇，分娩子癇，産褥子癇と称する
4. 加重型妊娠高血圧腎症
   a) 高血圧が妊娠前あるいは妊娠20週までにすでに認められ，妊娠20週以降蛋白尿を伴う場合
   b) 高血圧と蛋白尿が妊娠前あるいは妊娠20週までに存在し，妊娠20週以降，いずれか，または両症状が増悪する場合
   c) 蛋白尿のみを呈する腎疾患が妊娠前あるいは妊娠20週までに存在し，妊娠20週以降に高血圧が発症する場合

表2　妊娠高血圧症候群における重症，軽症の病型分類

軽症
血　圧：次のいずれかに該当する場合
・収縮期血圧　140mmHg以上，160mmHg未満の場合
・拡張期血圧　90mmHg以上，110mmHg未満の場合
蛋白尿：300mg/日以上，2g/日未満

重症
血　圧：次のいずれかに該当する場合
・収縮期血圧　160mmHg以上の場合
・拡張期血圧　110mmHg以上の場合
蛋白尿：蛋白尿が2g/日以上のときは蛋白尿重症とする。なお，随時尿を用いた試験紙法による尿中蛋白の半定量は24時間蓄尿検体を用いた定量法との相関性が悪いため，蛋白尿の重症度の判定は24時間尿を用いた定量によることを原則とする。随時尿を用いた試験紙法による成績しか得られない場合は，複数回の新鮮尿検体で，連続して3+以上（300mg/dl以上）の陽性と判定されるときに蛋白尿重症とみなす

推奨しており[25]，米国でもCVD発症のリスク因子を明らかにし，生活習慣を修正するように指導されている[26]。

文献

1) Irgrens HU, Reisaeter L, Irgens LM, et al：Long term mortality of mothers and fathers after pre-eclampsia：Population based cohort study. BMJ 2001；323：1213-7.（レベルⅢ）
2) Linderberg SN, Hanson U：Hypertension and factors associated with metabolic syndrome at follow-up at 15 years in women with hypertensive disease during first pregnancy 2000；19：191-8.（レベルⅢ）
3) Wolf M, Hubel CA, Lam C, et al：Preeclampsia and future cardiovascular disease：potential role of altered angiogenesis and insulin resistence. J Clin Endocrinol Metab 2004；89：6239-43.（レベルⅢ）
4) Vikse BE, Irgens LM, Bostad L, et al：Adverse perinatal outcome and later kidney biopsy in the mother. J Am Soc Nephrol 2006；17：837-45.（レベルⅢ）
5) Laivuori H, Tikkanen MJ, Ylikorkala O：hyperinsulinemia 17 years after preeclamptic first pregnancy. J Clin Endocrinol Metab 1996；81：2908-11.（レベルⅢ）
6) Pouta A, Hartikainen AL, Sovio U, et al：Manifestations of metabolic syndrome after hypertensive pregnancy. Hypertension 2004；4：825-31.（レベルⅢ）
7) Hubel CA, Sunaedal S, Ness RB, et al：dyslipoproteinaemia in postmenopausal women with a history of eclampsia. Br J Obstet Gynecol 2000；107：776-84.（レベルⅢ）
8) Brown MC, Best KE, Pearce MS, et al：Cardiovascular disease risk in women with pre-eclampsia：systemic review and meta-analysis. Eur J Epidemiol 2013；28：1-19.（レベルⅠ）
9) Berks D, Hoedjes M, Raat H, et al：Risk of cardiovascular disease after pre-eclampsia and the effect of lifestyle interventions：a literature-based study. BJOG 2013；120：924-31.（レベルⅢ）
10) McDonald SD, Han Z, Walsh M, et al：Kidney Disease After Preeclampsia：A Systematic Review and Meta-analysis. American Journal of Kidney Disease 2010；55：1026-39.（レベルⅠ）
11) 村岡光恵, 黒島淳子, 中林正雄, ほか：妊娠中毒症の母児の予後, 母体の長期予後. 周産期医学 1995；25：1653-857.（レベルⅣ）
12) 日高敦夫：高血圧家系（素因）と妊娠中毒症. 周産期医学 2000；30：229-35.（レベルⅣ）
13) 飯沼博朗：妊娠中毒症follow upの意義. 産婦人科治療 1998；76：5768.（レベルⅣ）
14) 江口勝人：妊娠高血圧症候群のすべて, 保健指導・妊婦管理へのアドバイス. メディカ出版, 2007.（レベルⅣ）
15) Watanabe K, Kimura C, Iwasaki I, et al：Pregnancy-induced hypertension is associated with an increase in the plevalence of cardiovascular disease risk factor in Japanese women. Menopause 2014 in press.（レベルⅢ）
16) Chesley LC：Remote prognosis after eclampsia. Hypertension in Pregnancy, Lindheimer LC, et al, ed. Wiley Medical, New York, 1976, 31-40.（レベルⅢ）
17) Hannaford P, Ferry S, Hirsh S,：Cardiovascular sequelae of toxemia of pregnancy. Heart 1997；77：154-8.（レベルⅢ）
18) McDonald SD, Malinowski A, Zhou Q, et al：Cardiovascular sequelae of preeclampsia/eclampsia：a systematic review and meta-analyses. Am Heart J 2008；156：918-30.（レベルⅠ）
19) Wilson BJ, Watson MS, Prescott GJ, et al：Hypertensive disease of pregnancy and risk of hypertension and stroke in later life：results from cohort study. BMJ 2003；326：845-56.（レベルⅢ）
20) Arnlow J, Evans JC, Meigs JB, et al：Low-grade albuminuria and incidence of cardiovascular disease events in nonhypertensive and nondiabetic individuals：the Framingham Heart Study. Circulation 2005；112：969-75.（レベルⅢ）
21) Jensen JS, Feldt-Rasmussen B, Strandgaard S, et al：Arterial hypertension, microalbuminuria, and risk of ischemic heart disease. Hypertension 2000；35：898-903.（レベルⅢ）
22) Hillege HL, Fidler V, Diercks GF, et al：Urinary albumin excretion predicts cardiovascular and noncardiovascular mortality in general population. Circulation 2002；106：1777-82.（レベルⅢ）
23) Chobanian AV, Bakris GL, Black HR, et al：The Seventh Report of the Joint National Committee on Prevention. Detection, Evaluation, and Treatment of High Blood Pressure：the JNC 7 report. JAMA 2003；289：2560-72.（レベルⅣ）
24) Vikse BE, Irgens LM, Leivestad T, et al：Preeclampsia and risk of end-stage renal disease. N Engl J Med 2008；359：800-9.（レベルⅢ）
25) National Institute for Health and Clinical Excellence：Hypertension in pregnancy：the management of hypertensive disorders during pregnancy, vol. CG107. London：Royal College of Obstetricians and Gynecologists, 2010.（レベルⅣ）
26) Mosca L, Benjamin EJ, Berra K, et al：Effectiveness-based guidelines in women-2011 update：a guidline from the American Heart Association. Circulation 2011；123：1243-62.（レベルⅣ）

甲状腺機能異常 …………………………… 44
喉頭浮腫 …………………………………… 221
高度の胸・腹水 …………………………… 202
硬膜外カテーテル ………………………… 223
　　―試験投与 ………………………… 214
硬膜外血腫 ………………………………… 214
硬膜外麻酔 ………………………………… 218
抗リン脂質抗体症候群 …………………… 43
誤嚥 ………………………………………… 221
コロトコフ法 ……………………………… 52

さ

産科DICスコア …………………… 164, 174

し

子癇 …… 28, 35, 72, 136, 139, 170, 201, 220, 238
　　―発作 ……………………………… 229
弛緩出血 …………………………………… 165
子宮胎盤血流 ……………………………… 213
糸球体濾過量 ……………………………… 71
子宮動脈血流速度波形分析 ……………… 61
試験紙法 …………………………………… 58
自己免疫疾患 ……………………………… 43
脂質代謝 …………………………………… 83
歯周病 ……………………………………… 45
脂肪組織 …………………………………… 83
自由行動下血圧 …………………… 52, 56, 57
周産期事象 ………………………………… 33
周産期心筋症 ……………………… 153, 156
収縮期血圧 ………………………………… 52
重症高血圧 ………………………… 94, 191
重症蛋白尿 ………………………………… 191
出血事象 …………………………………… 225
循環血液量低下 …………………………… 95
昇圧薬 ……………………………………… 214
常位胎盤早期剥離
　　………………… 109, 161, 163, 165, 167, 202
漿液性網膜剥離 …………………………… 202

静脈血栓塞栓症 …………………………… 102
　　帝王切開術後の― ………………… 225
腎移植 ……………………………………… 132
心血管疾患 ………………………………… 241
腎血漿流量 ………………………………… 71
診察室(外来)血圧 ………………………… 52
心疾患 ……………………………………… 170
新鮮凍結血漿 ……………………………… 174
腎皮質壊死 ………………………………… 134
深部静脈血栓症 …………………………… 102
心不全 ……………………………… 81, 153, 155
心房性ナトリウム利尿ペプチド ………… 153

す

水分制限，非薬物療法 …………………… 91
ストレスホルモン ………………………… 213

せ

生殖補助医療 ……………………………… 45
脊髄くも膜下麻酔 ………………………… 219
脊椎内硬膜外血腫 ………………………… 223
全身性エリテマトーデス ………………… 43
全身麻酔 …………………………………… 221
選択的Xa阻害薬 ………………………… 227

そ

挿管困難 …………………………………… 221
早剥 ………………………… 161, 163, 165, 167
早発型 ……………………………………… 18
組織因子 …………………………………… 77
　　―依存性凝固抑制蛋白質 …………… 78
組織型プラスミノゲンアクチベータ(t-PA)
　　………………………………………… 186

た

胎児well-being ………………………… 84, 85
胎児機能不全 …………… 163, 165, 202, 219
胎児血流 …………………………………… 84

247

胎児死亡	167	―重症	231
胎児発育不全	96	妊娠蛋白尿	38
胎盤機能不全	84	妊娠中毒症	28
多胎妊娠	45	―定義・分類	28
蛋白尿	28, 33, 58	妊娠糖尿病	43
		妊娠の終結	190, 200, 207

ち

父親側リスク因子	44
遅発型	18
中等度高血圧	94
長期的な母体予後	36
治療的抗凝固療法	102

ね

ネフローゼ症候群	124

の

濃厚血小板	174
脳梗塞	169, 171
脳出血	169, 171
脳静脈血栓症	172
脳静脈洞血栓症	169
脳性ナトリウム利尿ペプチド	153
脳卒中	72, 139, 169
脳動静脈奇形	170, 172
脳動脈瘤	170

て

帝王切開	205
―術後の静脈血栓塞栓症	225
低蛋白血症	70
低分子量ヘパリン	217, 224
低用量アスピリン療法	65
低用量未分画ヘパリン	224

と

頭蓋内出血	96
透析	131
特発性血小板減少性紫斑病	147
トロンビン産生	77

は

肺血栓塞栓症	102
肺水腫	153, 202, 216, 233, 238
白衣高血圧	54, 57
播種性血管内凝固症候群	202
板状硬	163

に

二次性高血圧	108
入院管理	90
尿酸値	116
尿路感染症	45
妊娠高血圧	28, 33, 38
妊娠高血圧症候群	28, 217, 229, 231, 233
―軽症	189
―重症	189
―重症度	33
妊娠高血圧腎症	28, 33, 38, 94, 229

ひ

非ステロイド性抗炎症薬	220
被膜児分娩	216
肥満	43
非薬物療法	90
―塩分制限	91
―摂取カロリー制限	91
病型別合併症	33
病的蛋白尿	58

ふ

フィブリノーゲン	74
副腎皮質ホルモン	88, 192
腹部外傷	161
浮腫	28, 40
プロスタグランジンF2α	209
分娩時高血圧	210
分娩誘発	209

へ

ヘパリン誘発性血小板減少症	227

ほ

母児予後	33
母体予後	36
母乳栄養	235
本態性高血圧	108
慢性腎炎	
─合併妊娠	63
─症候群	123
慢性腎臓病	121

み

未分画ヘパリン	227

も

モヤモヤ病	170

や

夜間昇圧	56
夜間非降圧	56

ゆ

輸液負荷	93
─管理	233
輸液療法	71, 93

よ

溶血性尿毒症症候群	135, 182
羊水過少	216
用量調節性投与	184

ら

螺旋動脈のリモデリング	18

り

リウマチ性心疾患	170

れ

レニン-プロレニン受容体	22

数字

1型糖尿病	43
2型糖尿病	42

欧文

A

ACEI	114
ACE阻害薬	120
activated protein C；APC	78
acute fatty liver of pregnancy；AFLP	182
acute kidney injury；AKI	180
acute renal failure；ARF	180
AFLP	146
ambulatory blood pressure monitoring；ABPM	56, 57
ARB	114, 120
arteriovenous malformation；AVM	172
AT_1-AA	18
atrial natriuretic peptide；ANP	153

B

brain natriuretic peptide；BNP	81, 153

C

cardiovascular disease；CVD ········· 241
Couvelaire徴候 ································ 166

D

dangerous father ···························· 44
deep vein thrombosis；DVT··········· 102
disseminated intravascular coagulation；
DIC ························ 165, 174, 202, 216, 223

E

early diastolic notch ······················· 49
enoxaparin ····································· 227
ephedrine ······································· 219
essential hypertension ···················· 108

F

FDP-D-ダイマー値 ···························· 74
fentanyl ·· 221
feto-maternal interaction················ 19
FGR ····································· 84, 202
　　early-onset― ························· 85
　　late-onset― ··························· 85
fondaparinux································· 224, 227

G

gestational diabetes mellitus；GDM ····· 43
gestational hypertension ················ 33

H

HBP測定 ·· 54
HELLP症候群 ············ 82, 143, 182, 195, 201,
　　　　　　　　　216, 217, 221, 223, 238
hemolytic uremic syndrome；HUS ····· 182
heparin-induced thrombocytopenia；HIT
·· 227

home blood pressure measurement；HBPM
·· 57
home blood pressure；HBP··············· 54
hP型 ··· 191
hydralazine ····························· 98, 100, 112

I

idiopathic thrombocytopenic purpura；
ITP ··· 147

L

labetalol ································· 98, 112
landiolol ··· 221
LMWH ··· 227

M

methyldopa ··························· 98, 112
MgSO$_4$ ·································· 100, 192

N

nicardipine ···························· 99, 113
nifedipine ······························ 112, 192
　―長時間作用型 ··························· 99
nitroglycerin ·························· 100, 221
non-reassuring fetal status；NRFS
································ 163, 165, 216

P

P/C比 ······································ 58, 59
phenylephrine ································ 219
placental growth factor；PlGF ········· 49
placental hypoxia/ischemia ············· 20
posterior reversible encephalopathy
syndrome；PRES ················· 137, 170
precurarization ······························· 222
preeclampsia ······························ 18, 33
primipaternity ································ 44
proteaseactivated receptor；PAR ······ 77

pulmonary thromboembolism；PTE 102
pulsatility index；PI 49

R

remifentanil 221
resistance index；RI 49
reversible cerebral vasoconstriction syndrome；RCVS 138
reversible posterior leucoencephalopathy syndrome；RPLS 171

S

secondary hypertension 108
severe preeclampsia 192, 200
Sibaiの診断基準 144
soluble Endoglin；sEng 20
soluble fms-like tyrosine kinase-1；sFlt-1 20, 49
systematic erythematosus；SLE 43

T

thrombo-test（TT） 186
thrombophilia 43
thrombotic microangiopathy；TMA 147
tissue factor pathway inhibitor；TFPI 78
"two-stage disorder" theory 18

U

UFH 227

V

vascular endothelial growth factor；VEGF 20, 49
venous thromboembolism；VTE 102

W

warfarin 186, 224